全国中医药行业高等教育"十四五"规划教材
全国高等中医药院校规划教材（第十一版）

中西医结合肛肠病学

（供中医学、中西医临床医学、针灸推拿学等专业用）

主　编　何永恒

中国中医药出版社
·北　京·

图书在版编目（CIP）数据

中西医结合肛肠病学/何永恒主编 . -- 北京：中
国中医药出版社 , 2024.12
全国中医药行业高等教育"十四五"规划教材
ISBN 978-7-5132-8630-5

Ⅰ . ①中… Ⅱ . ①何… Ⅲ . ①肛门疾病—中西医结合
疗法—中医学院—教材②直肠疾病—中西医结合疗法—中
医学院—教材 Ⅳ . ① R574.05

中国国家版本馆 CIP 数据核字 (2023) 第 253740 号

融合出版数字化资源服务说明

全国中医药行业高等教育"十四五"规划教材为融合教材，各教材相关数字化资源（电子教材、PPT 课件、
视频、复习思考题等）在全国中医药行业教育云平台"医开讲"发布。

资源访问说明

扫描右方二维码下载"医开讲 APP"或到"医开讲网站"（网址：www.e-lesson.cn）注
册登录，输入封底"序列号"进行账号绑定后即可访问相关数字化资源（注意：序列号
只可绑定一个账号，为避免不必要的损失，请您刮开序列号立即进行账号绑定激活）。

资源下载说明

本书有配套 PPT 课件，供教师下载使用，请到"医开讲网站"（网址：www.e-lesson.cn）认证教师身份后，
搜索书名进入具体图书页面实现下载。

中国中医药出版社出版

北京经济技术开发区科创十三街 31 号院二区 8 号楼
邮政编码　100176
传真　010-64405721
河北省武强县画业有限责任公司印刷
各地新华书店经销

开本 889×1194　1/16　印张 25.5　字数 701 千字
2024 年 12 月第 1 版　2024 年 12 月第 1 次印刷
书号　ISBN 978-7-5132-8630-5

定价　98.00 元
网址　www.cptcm.com

服 务 热 线　010-64405720　　微信服务号　zgzyycbs
购 书 热 线　010-89535836　　微商城网址　https://kdt.im/LIdUGr
维 权 打 假　010-64405753　　天猫旗舰店网址　https://zgzyycbs.tmall.com

如有印装质量问题请与本社出版部联系（010-64405510）
版权专有　侵权必究

全国中医药行业高等教育"十四五"规划教材
全国高等中医药院校规划教材（第十一版）

《中西医结合肛肠病学》
编 委 会

主 编

何永恒（湖南中医药大学）

副主编

史学文（山东中医药大学）　　　　　冯文哲（陕西中医药大学）

张书信（北京中医药大学）　　　　　曹　波（贵州中医药大学）

高记华（河北中医药大学）　　　　　林爱珍（湖北中医药大学）

孙　锋（广州中医药大学）

编 委（以姓氏笔画为序）

王　红（天津中医药大学）　　　　　王东宏（新疆医科大学）

王亚晶（首都儿科研究所）　　　　　王振宜（上海中医药大学）

方征宇（浙江中医药大学）　　　　　邓松华（广西中医药大学）

石　荣（福建中医药大学）　　　　　曲牟文（中国中医科学院）

刘　飞（南京中医药大学）　　　　　刘　钰（内蒙古医科大学）

李　明（安徽中医药大学）　　　　　李国峰（长春中医药大学）

杨宗亮（湖南中医药大学）　　　　　张双喜（河南中医药大学）

张志云（云南中医药大学）　　　　　张磊昌（江西中医药大学）

崔雅飞（黑龙江中医药大学）　　　　康　健（成都中医药大学）

樊文彬（重庆中医药学院）　　　　　魏峰明（山西中医药大学）

学术秘书

王华帅（湖南中医药大学）

《中西医结合肛肠病学》
融合出版数字化资源编创委员会

全国中医药行业高等教育"十四五"规划教材
全国高等中医药院校规划教材（第十一版）

主　编

何永恒（湖南中医药大学）

副主编

史学文（山东中医药大学）　　　　　冯文哲（陕西中医药大学）

张书信（北京中医药大学）　　　　　曹　波（贵州中医药大学）

高记华（河北中医药大学）　　　　　林爱珍（湖北中医药大学）

孙　锋（广州中医药大学）

编　委（以姓氏笔画为序）

王　红（天津中医药大学）　　　　　王东宏（新疆医科大学）

王亚晶（首都儿科研究所）　　　　　王振宜（上海中医药大学）

方征宇（浙江中医药大学）　　　　　邓松华（广西中医药大学）

石　荣（福建中医药大学）　　　　　曲牟文（中国中医科学院）

刘　飞（南京中医药大学）　　　　　刘　钰（内蒙古医科大学）

李　明（安徽中医药大学）　　　　　李国峰（长春中医药大学）

杨宗亮（湖南中医药大学）　　　　　张双喜（河南中医药大学）

张志云（云南中医药大学）　　　　　张磊昌（江西中医药大学）

崔雅飞（黑龙江中医药大学）　　　　康　健（成都中医药大学）

樊文彬（重庆中医药学院）　　　　　魏峰明（山西中医药大学）

学术秘书

王华帅（湖南中医药大学）

全国中医药行业高等教育"十四五"规划教材
全国高等中医药院校规划教材（第十一版）

专家指导委员会

名誉主任委员

余艳红（国家卫生健康委员会党组成员，国家中医药管理局党组书记、局长）

王永炎（中国中医科学院名誉院长、中国工程院院士）

陈可冀（中国中医科学院研究员、中国科学院院士、国医大师）

主任委员

张伯礼（天津中医药大学教授、中国工程院院士、国医大师）

秦怀金（国家中医药管理局副局长、党组成员）

副主任委员

王　琦（北京中医药大学教授、中国工程院院士、国医大师）

黄璐琦（中国中医科学院院长、中国工程院院士）

严世芸（上海中医药大学教授、国医大师）

高　斌（教育部高等教育司副司长）

陆建伟（国家中医药管理局人事教育司司长）

委　员（以姓氏笔画为序）

丁中涛（云南中医药大学校长）

王　伟（广州中医药大学校长）

王东生（中南大学中西医结合研究所所长）

王维民（北京大学医学部副主任、教育部临床医学专业认证工作委员会主任委员）

王耀献（河南中医药大学校长）

牛　阳（宁夏医科大学党委副书记）

方祝元（江苏省中医院党委书记）

石学敏（天津中医药大学教授、中国工程院院士）

田金洲（北京中医药大学教授、中国工程院院士）

仝小林（中国中医科学院研究员、中国科学院院士）

宁　光（上海交通大学医学院附属瑞金医院院长、中国工程院院士）

匡海学（黑龙江中医药大学教授、教育部高等学校中药学类专业教学指导委员会主任委员）

吕志平（南方医科大学教授、全国名中医）

吕晓东（辽宁中医药大学党委书记）

朱卫丰（江西中医药大学校长）

朱兆云（云南中医药大学教授、中国工程院院士）

刘　良（广州中医药大学教授、中国工程院院士）

刘松林（湖北中医药大学校长）

刘叔文（南方医科大学副校长）

刘清泉（首都医科大学附属北京中医医院院长）

李可建（山东中医药大学校长）

李灿东（福建中医药大学校长）

杨　柱（贵州中医药大学党委书记）

杨晓航（陕西中医药大学校长）

肖　伟（南京中医药大学教授、中国工程院院士）

吴以岭（河北中医药大学名誉校长、中国工程院院士）

余曙光（成都中医药大学校长）

谷晓红（北京中医药大学教授、教育部高等学校中医学类专业教学指导委员会主任委员）

冷向阳（长春中医药大学校长）

张忠德（广东省中医院院长）

陆付耳（华中科技大学同济医学院教授）

阿吉艾克拜尔·艾萨（新疆医科大学校长）

陈　忠（浙江中医药大学校长）

陈凯先（中国科学院上海药物研究所研究员、中国科学院院士）

陈香美（解放军总医院教授、中国工程院院士）

易刚强（湖南中医药大学校长）

季　光（上海中医药大学校长）

周建军（重庆中医药学院院长）

赵继荣（甘肃中医药大学校长）

郝慧琴（山西中医药大学党委书记）

胡　刚（江苏省政协副主席、南京中医药大学教授）

侯卫伟（中国中医药出版社有限公司董事长）

姚　春（广西中医药大学校长）

徐安龙（北京中医药大学校长、教育部高等学校中西医结合类专业教学指导委员会主任委员）

高秀梅（天津中医药大学校长）

高维娟（河北中医药大学校长）

郭宏伟（黑龙江中医药大学校长）

唐志书（中国中医科学院副院长、研究生院院长）

彭代银（安徽中医药大学校长）

董竞成（复旦大学中西医结合研究院院长）

韩晶岩（北京大学医学部基础医学院中西医结合教研室主任）

程海波（南京中医药大学校长）

鲁海文（内蒙古医科大学副校长）

翟理祥（广东药科大学校长）

秘书长（兼）

陆建伟（国家中医药管理局人事教育司司长）

侯卫伟（中国中医药出版社有限公司董事长）

办公室主任

周景玉（国家中医药管理局人事教育司副司长）

李秀明（中国中医药出版社有限公司总编辑）

办公室成员

陈令轩（国家中医药管理局人事教育司综合协调处处长）

李占永（中国中医药出版社有限公司副总编辑）

张峘宇（中国中医药出版社有限公司副总经理）

芮立新（中国中医药出版社有限公司副总编辑）

沈承玲（中国中医药出版社有限公司教材中心主任）

编审专家组

组　长

余艳红（国家卫生健康委员会党组成员，国家中医药管理局党组书记、局长）

副组长

张伯礼（天津中医药大学教授、中国工程院院士、国医大师）

秦怀金（国家中医药管理局副局长、党组成员）

组　员

陆建伟（国家中医药管理局人事教育司司长）

严世芸（上海中医药大学教授、国医大师）

吴勉华（南京中医药大学教授）

匡海学（黑龙江中医药大学教授）

刘红宁（江西中医药大学教授）

翟双庆（北京中医药大学教授）

胡鸿毅（上海中医药大学教授）

余曙光（成都中医药大学教授）

周桂桐（天津中医药大学教授）

石　岩（辽宁中医药大学教授）

黄必胜（湖北中医药大学教授）

前　言

　　为全面贯彻《中共中央 国务院关于促进中医药传承创新发展的意见》和全国中医药大会精神，落实《国务院办公厅关于加快医学教育创新发展的指导意见》《教育部 国家卫生健康委 国家中医药管理局关于深化医教协同进一步推动中医药教育改革与高质量发展的实施意见》，紧密对接新医科建设对中医药教育改革的新要求和中医药传承创新发展对人才培养的新需求，国家中医药管理局教材办公室（以下简称"教材办"）、中国中医药出版社在国家中医药管理局领导下，在教育部高等学校中医学类、中药学类、中西医结合类专业教学指导委员会及全国中医药行业高等教育规划教材专家指导委员会指导下，对全国中医药行业高等教育"十三五"规划教材进行综合评价，研究制定《全国中医药行业高等教育"十四五"规划教材建设方案》，并全面组织实施。鉴于全国中医药行业主管部门主持编写的全国高等中医药院校规划教材目前已出版十版，为体现其系统性和传承性，本套教材称为第十一版。

　　本套教材建设，坚持问题导向、目标导向、需求导向，结合"十三五"规划教材综合评价中发现的问题和收集的意见建议，对教材建设知识体系、结构安排等进行系统整体优化，进一步加强顶层设计和组织管理，坚持立德树人根本任务，力求构建适应中医药教育教学改革需求的教材体系，更好地服务院校人才培养和学科专业建设，促进中医药教育创新发展。

　　本套教材建设过程中，教材办聘请中医学、中药学、针灸推拿学三个专业的权威专家组成编审专家组，参与主编确定，提出指导意见，审查编写质量。特别是对核心示范教材建设加强了组织管理，成立了专门评价专家组，全程指导教材建设，确保教材质量。

　　本套教材具有以下特点：

　　1.坚持立德树人，融入课程思政内容

　　将党的二十大精神进教材，把立德树人贯穿教材建设全过程、各方面，体现课程思政建设新要求，发挥中医药文化育人优势，促进中医药人文教育与专业教育有机融合，指导学生树立正确世界观、人生观、价值观，帮助学生立大志、明大德、成大才、担大任，坚定信念信心，努力成为堪当民族复兴重任的时代新人。

　　2.优化知识结构，强化中医思维培养

　　在"十三五"规划教材知识架构基础上，进一步整合优化学科知识结构体系，减少不同学科教材间相同知识内容交叉重复，增强教材知识结构的系统性、完整性。强化中医思维培养，突出中医思维在教材编写中的主导作用，注重中医经典内容编写，在《内经》《伤寒论》等经典课程中更加突出重点，同时更加强化经典与临床的融合，增强中医经典的临床运用，帮助学生筑牢中医经典基础，逐步形成中医思维。

3.突出"三基五性"，注重内容严谨准确

坚持"以本为本"，更加突出教材的"三基五性"，即基本知识、基本理论、基本技能，思想性、科学性、先进性、启发性、适用性。注重名词术语统一，概念准确，表述科学严谨，知识点结合完备，内容精炼完整。教材编写综合考虑学科的分化、交叉，既充分体现不同学科自身特点，又注意各学科之间的有机衔接；注重理论与临床实践结合，与医师规范化培训、医师资格考试接轨。

4.强化精品意识，建设行业示范教材

遴选行业权威专家，吸纳一线优秀教师，组建经验丰富、专业精湛、治学严谨、作风扎实的高水平编写团队，将精品意识和质量意识贯穿教材建设始终，严格编审把关，确保教材编写质量。特别是对32门核心示范教材建设，更加强调知识体系架构建设，紧密结合国家精品课程、一流学科、一流专业建设，提高编写标准和要求，着力推出一批高质量的核心示范教材。

5.加强数字化建设，丰富拓展教材内容

为适应新型出版业态，充分借助现代信息技术，在纸质教材基础上，强化数字化教材开发建设，对全国中医药行业教育云平台"医开讲"进行了升级改造，融入了更多更实用的数字化教学素材，如精品视频、复习思考题、AR/VR等，对纸质教材内容进行拓展和延伸，更好地服务教师线上教学和学生线下自主学习，满足中医药教育教学需要。

本套教材的建设，凝聚了全国中医药行业高等教育工作者的集体智慧，体现了中医药行业齐心协力、求真务实、精益求精的工作作风，谨此向有关单位和个人致以衷心的感谢！

尽管所有组织者与编写者竭尽心智，精益求精，本套教材仍有进一步提升空间，敬请广大师生提出宝贵意见和建议，以便不断修订完善。

国家中医药管理局教材办公室

中国中医药出版社有限公司

2023 年 6 月

编写说明

本教材是在全国中医药行业高等教育"十三五"创新教材基础上进行修订的，体例与内容均延续了原版教材的科学性及权威性，并按照修订原则适当增加了编委、完善了内容、修订了错误。编委均是在肛肠病学教学、科研、临床等方面享有盛誉的专家，编写内容结合了各自的专业优势，以便培养学生的临床思维和实践技能。

本教材总共二十五章，第一章至七章介绍了学科内涵、学科历史及学科"基石"，如中西医结合肛肠病学发展简史，结直肠肛门的胚胎学、解剖学、生理学、病理生理学、手术学及微生物学与免疫学等内容。第八章至二十五章为肛肠学科疾病各论，针对临床上各种具体的疾病，分别介绍其概述、病因病机、病因病理、临床分类、临床表现、诊断与鉴别诊断及治疗等。本教材内容贴近临床，深入浅出，循序渐进，突出了肛肠疾病中医药治疗特色和最新进展；以临床治疗和实际应用为侧重点，结合图片，翔实、生动、形象地论述了每种疾病的发生、发展和治疗过程。

本教材实行主编负责制，编写过程中邀请了全国多所高等医药院校肛肠病学专家担任编委。教材具体分工如下：何永恒、崔雅飞负责第一章，王振宜负责第二章，孙锋负责第三章，邓松华负责第四章，王东宏负责第五章，樊文彬负责第六章，王亚晶、张磊昌负责第七章，曲牟文负责第八章，史学文负责第九章，冯文哲负责第十章，张书信负责第十一章，曹波负责第十二章，李国峰负责第十三章，高记华负责第十四章，魏峰明负责第十五章，方征宇负责第十六章，李明负责第十七章，王红负责第十八章，刘飞负责第十九章，康健、林爱珍负责第二十章，张志云第二十一章，张双喜负责地二十二章，杨宗亮负责第二十三章，石荣负责第二十四章，刘钰负责第二十五章。教材融入数字化及课程思政内容。

本教材主要适用于高等中医药院校五年制本科、八年制本硕或本硕博连读学生及本专业博士后的临床课程学习，并可作为部分西医院校外科专业学生的选用教材，也可作为临床医师的学习参考用书。

本教材在编写过程中难免存在不足之处，恳请专家和读者提出宝贵意见，以便再版时修订提高。

《中西医结合肛肠病学》编委会

2024 年 6 月

目　录

扫一扫，查阅
本书数字资源

上篇

总　论

扫一扫，查阅本章数字资源，含PPT、音视频、图片等

大肠肛门病自远古时代至清代，包括了该学科的萌芽和缓慢发展阶段，在此时期，对于大肠肛门病的治疗并没有独立的学科，发展较为缓慢。近现代，随着科学技术的发展，大肠肛门病逐渐发展为一门独立的学科，划分为古代史和近现代史，下文分别进行简要论述。

一、古代史

（一）中医发展简史

中医学最早关于肛肠疾病的记载，始于春秋时期"痔""瘘"病名的提出，首见于《山海经》，被后世采用至今。《山海经·南山经》曰："浪水出焉，而南流注于海。其中有虎蛟，其状鱼身而蛇尾，其音如鸳鸯，食者不肿，可以已痔。"《山海经·中山经》曰："仓文赤尾，食者不痈，可以为瘘。"《山海经·西山经》曰："又西三百五十里曰天帝之山……有鸟焉，其状如鹑，黑文而赤翁，名曰栎，食之已痔。"这些原始资料生动形象地介绍了治疗肛肠疾病所用药物的名称、产地、形态及疗效。

战国时期，已有学者对一些常见肛门疾病有了相当深厚的认识。《庄子·列御寇》曰："秦王有病召医，破痈溃痤者，得车一乘，舐痔者得车五乘。"《韩非子·解老》曰："夫内无痤疽瘅痔之害。"《淮南子·说山训》曰："鸡头已瘘。"

1973 年于马王堆汉墓出土的《五十二病方》记载有"牡痔""牝痔""脉痔""胸痒""血痔""巢者""人洲出"（脱肛）等多种肛肠病的病名，并记载有多种治疗方法，如内治法、结扎法、灸法、熨法、熏洗法、切除法等：①如"牡痔居窍旁……絮以小绳，剖以刀"的结扎切除法；②治痔瘘所用"巢塞直者，杀狗，取其胲，以穿籥，入直（直肠）中，炊（吹）之，引出，徐以刀劙去其巢"的牵引切除法；③治"牡痔"之有数巧，"先道（导）以滑下铤（探针）令血出……坐以熏下窍"的肛门探查术及熏治法；④"牡痔……与地胆虫相半，和以傅之。燔小隋（椭）石，淬醯中，以熨"的敷布法和热熨法。《五十二病方》中对肛肠疾病的治疗方法较丰富，如药物内服法和外治法、心理疗法和体势疗法等。虽然这些记载距今时间较为久远，但它为后人提供了宝贵的治疗经验，其中记载的体势疗法具有简便、实用的特点。此外，《五十二病方》提出了治疗"牝痔"应该"日三熏"，内服药应"恒先食之"等，反映了古人在治病时已注意时间对药物疗效的影响。

我国现存最早的医学古籍是《黄帝内经》，成书于春秋战国时期，它以朴素的唯物主义观点阐述了中医学对肛肠疾病辨证论治的基本原则，对中医肛肠学的发展起到了非常重要的作用，突出表现为以下几个方面。

1.《黄帝内经》记述了回肠（结肠）、广肠（直肠）的长度、大小、行走方向。

2.《黄帝内经》对肛肠解剖、生理等有着详细的论述，如《素问·五脏别论》记载："魄门亦为五脏使，水谷不得久藏。"《素问·灵兰秘典论》记载："大肠者，传道之官，变化出焉。"《素问·五脏别论》中指出："夫胃、大肠、小肠、三焦、膀胱，此五者……此不能久留，输泻者也。"这些文献记载充分说明了我国中医学很早就认识胃肠功能是紧密联系的。

3.《黄帝内经》对肛门疾病的病因、病机有很多精辟的论述。其在论述外邪致病时，特别强调风、寒、热和寒热错杂等外邪对疾病的影响。如《素问·脉要精微论》曰："春伤于风，夏生飧泄。"《素问·举痛论》曰："寒气客于小肠，小肠不得成聚，故后泄腹痛矣。"《灵枢·水胀》曰："寒气客于肠外，与卫气相搏，气不得荣，因有所系，癖而内著，恶气乃起，瘜肉乃生。"这些文献记载强调了寒邪在肠道息肉发病中的作用，这是我国最早关于肠道息肉的论述。《灵枢·刺节真邪》曰："寒与热相搏，久留而内著……连以聚居，为昔瘤，以手按之坚。"其最早描述了肠道肿瘤的病因、证候。

4.《黄帝内经》曰："因而饱食，筋脉横解，肠澼为痔。"该论述首次提出了痔的病因，认为痔是由血管扩张、血液瘀滞所致，这与西医学研究静脉曲张是痔的发病因素之一相一致。

5.《黄帝内经》在对肛肠病的诊断上，注重从脉象来诊断肛门疾病。如《素问·平人气象论》曰："数动一代者，病在阳之脉也，泄及便脓血。"

6.《黄帝内经》在对肛肠病的治疗上，其针刺穴位的疗法从整体出发，结合症状，灵活取穴。如《灵枢·四时气》曰："飧泄，补三阴之上，补阴陵泉，皆久留之，热行乃止。"又曰："肠中不便，取三里，盛泻之，虚补之。"

东汉许慎《玉篇虫部》曰："蛔，人腹中长虫也。"这是对肠道寄生虫的最早记载。汉代《神农本草经》首次记载脱肛症，曰："蛞蝓味咸寒。主治贼风㖞僻，轶筋及脱肛，惊痫挛缩。一名陵蠡。生池泽。"

东汉张仲景在《伤寒杂病论》中首次提到了肛门栓剂和灌肠术。他提出对津亏便秘证候使用蜜煎导方：以食蜜炼后捻作梃，令头锐，大如指，长二寸许，冷后变硬，内谷道中，就是治疗便秘良好的肛门栓剂。又以土瓜根或大猪胆汁和少许醋灌谷道中以通便，发明了灌肠术。《伤寒杂病论》还对下利、便脓血、便血、便秘、肠痈、蛔厥、痔等肛肠疾病，确立了辨证施治、立方用药的原则。如《金匮要略·惊悸吐衄下血胸满瘀血病脉证并治》已有"远血"和"近血"之分，首次将上消化道出血和下消化道出血区分开，提出以黄土汤治疗"远血"，该法沿用至今。

西晋葛洪《肘后备急方》曰："治大便不通，土瓜根捣汁。筒吹入肛门中，取通。"从记载来看，当时已有了灌肠器——筒。西晋·皇甫谧《针灸甲乙经》记述了针灸治疗脱肛、痔、下痢等肛肠疾病的方法，并首次记载了"凡痔与阴相通者，死"是对肛肠病合并阴道、尿道瘘的最早论述。该书还首载了针刺穴位治疗痔疾的方法，曰："痔痛，攒竹主之；痔，会阴主之；痔篡痛，飞扬、委中及承扶主之。痔篡痛，承筋主之。脱肛，不刺气街主之。"

隋代巢元方《诸病源候论》详列痔病五种、瘘病三十五种、大便病五种、痢候四十种，对肛肠疾病的认识比较深入，如曰："脱肛者，肛门脱出也，多因旧痢后大肠虚冷所为。"在"痔病诸候"中，提出了"牡痔、牝痔、脉痔、肠痔、血痔"五种痔分类法，另外提出了"气痔、酒痔"，记载："痔久不瘥，变为瘘也。"又载："脓瘘候，是诸疮久不瘥成瘘。"后世"痔瘘"病名，即始于此。在防治肛肠疾病方面，最早记载了导引之术，曰："一足踏地，一足屈膝，两手抱犊鼻下，急挽向身极势，左右换易四七，去痔、五劳、三里气不下。"该书记载"谷道生疮候"："谷道，肛门大肠之候也。大肠虚热，其气热结肛门，故令生疮。"该书又记载"谷道痒候"："谷道痒者，由胃弱肠虚则蛲虫下浸谷道，重者食于肛门，轻者淡痒也。蛲虫状极细微，形如今之蜗虫状也。"这些描述与西医学的蛲虫病、肛门皮肤病及肛周炎症有相似之处。《诸病源候论》对肛肠疾病的病因、病机，可总结为以下几个方面：①与前人相比，《诸病源候论》强调了"劳伤"的致病作用，如"劳伤筋脉"导致"大便血"，"冒触劳动"导致"血痢"。②巢元方认为，冷热不调是引发大便异常的常见因素，如在"滞利候"中说："滞利，由冷热不调，大肠虚，冷热气客于肠间。"又如在"大便不通候"中说："三焦五脏不调和，冷热之气结于肠胃，津液竭燥，大肠壅涩，故大便不通。"③该书正确认识肛瘘是由肛周脓肿经久不愈演变形成的。④该书明确指出气虚下陷或腹压升高是引起直肠脱垂的主要原因。

唐代孙思邈的《备急千金要方》和《千金翼方》中首载了用鲤鱼肠、刺猬皮等治痔的疗法，记载了以鼻、面、舌、口唇出现的粟粒疹、斑点可辅助诊断肠道寄生虫。唐代王焘《外台秘要》中引用许仁则的记载："此病有内痔，有外痔，内但便时即有血，外无异。"其将痔分为内痔、外痔，并描述了它们不同的临床表现。该书引用《古今录验》疗关格、大小便不通方，曰："以水三升，煮盐三合使沸，适寒温，以竹筒灌下部，立通也。"其首创了利用竹筒作为灌肠器的盐水灌肠术。

宋代、元代、明代，中医肛肠学逐渐发展成为一个独立的学科，并取得了重大进展。

宋代《太平圣惠方》记载了将砒溶解于黄蜡中，捻为条形，纳痔瘘疮窍中的枯痔钉疗法，并发展了痔的结扎术。该书载有"用蜘蛛丝，缠系痔鼠乳头，不觉自落"的治疗方法。该书在诊断和治疗方面，较前人有所突破，如首先将痔、瘘分列为两章，对肛门瘘管的形成和主症都有详细的描述。南宋魏岘《魏氏家藏方》进一步详述了制作枯痔散的具体方法和过程。南宋《疮疡经验全书》在五痔基础上，将痔分为二十五种，虽然分法过于复杂，但是反映了作者较为细致和深入地研究了肛肠疾病，如作者最早提出"子母痔"的概念，正确反映了痔核之间的关系，为后世所沿用。

明代徐春甫《古今医统大全》首倡肛瘘挂线法，"上用草探一孔，引线系肠，外坠铅锤悬，取速效。药线日下，肠肌随长，僻处既补，水逐线流，未穿疮孔，鹅管内消"。挂线疗法的贡献在于成功解决了高位复杂性肛瘘手术后所引起肛门失禁的问题，对我国中医肛肠病学的发展作出了贡献。

明清时期学者对"痔""瘘"等疾病的病因、病机有了新的认识。明代陈实功《外科正宗》记载："夫痔者乃素积湿热，过食炙煿；或因久坐而血脉下（不）行；又因七情而过食生冷，以及担轻负重，竭力远行，气血纵横，经络交错；又或酒色过度，肠胃受伤，以致血流注肛门，俱能发痔。"清代祁坤《外科大成》曰："妇人或产难，小儿或夜啼等因，致使气血纵横，经络交错，流注肛门而成此痔矣。"在职业方面，《外科大成》提出了久坐、负重远行；在胃肠方面，其提出了久忍大便、久泄久痢；在生活习惯方面，其提出了饥饱无度，饮食不节；在腹压增高方面，其提出了妊娠、产妇或小儿夜啼等。这些观点，与西医学对痔的病因阐述颇有共同之处。

《外科正宗》一书较为全面地总结了明代以前的外科成就，对肛肠病以痔疮、脏毒立篇论述，提出了辨证施治、内外兼治的完整方法，其方药至今仍被临床习用，对后世影响较大。陈实功在前人基础上，发展了枯痔疗法、挂线疗法，并提出了许多新的内服外用方药。该书专门对结核性肛瘘、肛门病兼杨梅下疳、砒中毒的防治等有专门论述，如"又有虚劳久嗽，痰火结肿，肛门如粟（栗）者，破必成漏，沥尽气血必亡"，这是对全身结核病并发肛瘘的具体描述。《外科正宗》还记载了"三品一条枪"的制作方法及使用方法，由过去的外搽枯痔散到药钉插入痔核内，这在痔的治疗方面取得了突破性进展。

明代薛己《薛氏医案·外科枢要》提出肛门病的发生与局部气血运行不足有关，记载："臀，膀胱经部分也，居小腹之后，此阴中之阴。其道远，其位僻，虽太阳多血，气运难及，血亦罕到，中年后忧虑此患（指痔、漏）。"这种见解与西医学通过解剖学研究得出结论，认为痔是人类直立后局部进化未跟上，肛门部位的静脉回流受阻，血流运行阻滞而生痔的观点相似。

清代学者在学术方面缺乏创新，但在整理文献方面作出了重要的贡献。其中以祁坤的《外科大成》贡献最大，如书中《外科大成·痔漏》记载："锁肛痔，肛门内外如竹节锁紧，形如海蜇，里急后重，便粪细而带扁，时流臭水，此无治法。"这是对肛门直肠癌的生动描述。又如"钩肠痔，肛门内外有痔。褶缝破烂，便如羊粪，粪后出血，秽臭大痛"，这是对肛裂的生动描述。陈梦雷的《古今图书集成·医部全录》全面、系统整理了历代医学文献，其中收集的治疗肛肠疾病的方法有内治、外治、枯痔、结扎、熏洗、熨贴、针灸、引导等十余种，所载治疗肛肠疾病的内服方有242首，单验方317首，为后代学者的研究工作提供了宝贵的经验。值得提出的是，高文晋的《外科图说》中绘有我国自行创造发明的多种手术器械，其中治疗肛肠疾病的手术器械有弯刀、钩刀、柳叶刀、笔刀、尖头剪、小烙铁、探肛筒、过肛针等。这些器械设计独特，精巧实用，至今仍被沿用。赵濂的《医门补要》对肛瘘挂线、异物入肛、先天性无肛症的手术方法有进一步的改良和发展，反映了肛肠外科在清代的新进展。

（二）西医发展简史

目前已知最早关于西医学肛门直肠外科的文献记载始于公元前18世纪的《汉谟拉比法典》。公元前2500年的埃及壁画反映了当时的宫廷内已设有腹部内科医师和肛门保护医师，被后世尊为肛门专科医师的始祖。

希波克拉底（前460—前377年）被称为西方"医学之父"，根据痔出血症状，他最先提出痔病名为血球（hemorrhoiden）。对于痔的发病机理，他认为这是来自"脾血"和"胆液"的废物积聚而成，痔出血就是这些废物排出体外的过程。对于肛瘘，他认为是由于骑马、划船所引起的损伤，使血液积聚于接近肛门的臀部，先形成结节，然后化脓破溃成瘘。后来，古罗马的凯尔苏斯（前25—前14年）在其编写的书中描述了肛瘘切除术，并提到了结扎法和结扎切除法，主张切除痔疮的同时结扎痔上方直肠黏膜，为防止手术中流血影响术野，应当先切除位置较低的痔疮。盖伦（129—199年）通过对动物直肠的研究，提出了直肠（Rectum）名称。他还依据痔的大小、数目、形态、位置和性质，将痔分为五类，主张通过药物和必要的手术来治疗不同的痔，这对后世医生关于痔的治疗影响深远。

二、近现代史

（一）中医发展简史

中华人民共和国成立以前，我国有肛肠学科的医院和从事肛肠学科的医护人员少之又少，有文献记载的只有周伯纯、黄济川、钟辅辰、南京丁氏等从事肛肠疾病治疗工作，只有个别的中医院有痔瘘专科，仅有几个西医院有肛肠专科，广大的肛肠疾病患者基本依靠民间痔瘘医进行治疗。

中华人民共和国成立以后，在有关政策的支持下，中医肛肠专科迎来了辉煌的发展时期，其发展速度之快，取得的成就之多，是我国历代所未有的。在中国科学技术协会、中华中医药学会的支持下，全国肛肠学会于1980年成立，标志着我国肛肠学科进入了一个新的发展阶段。此后全国各省基本建立了其分会，定期开展形式多样的学术活动。

中华人民共和国成立以后，我国肛肠学科的专业队伍不断扩大，肛肠专科人才人数呈几何曲线上升，在全国建立了多个肛肠专科医院、科研单位、专业科室。1955 年，在北京举办了全国痔瘘学习班，以继承发掘为主，面向临床，面向基层，培养师资和人才。1958 年，在政策的推动下，出现了许多"西学中"的肛肠专家，日后许多专家成为现代肛肠界的重要人物。自 20 世纪 70 年代以来，我国中医院校不断开设肛肠学科硕士、博士研究生培养点，培养了一大批高级专业人才，这些人才对未来肛肠学科的发展作出了巨大贡献。

近年来，在肛肠专科人才的不断努力下，许多具有中医特色的治疗方法在临床被推广使用，如由中医传统结扎疗法发展而来的痔疮自动套扎术（RPH），通过胶圈的紧缩、绞勒阻断痔疮的血液供给，优化了传统结扎术线圈脱落不全、结扎组织过少等弊端。

（二）西医发展简史

18 世纪后，随着科学技术的巨大发展和人体解剖学与外科学的发展，大肠肛门病也得到了较快发展。1729 年，斯塔尔（Stahl）通过解剖学观察提出了门静脉回流受阻而导致痔静脉曲张生痔的学说。1749 年，根据动物无痔病理论，有学者提出了痔是人类直立行走才产生的病因假说，这一假说动摇了 2000 年前古希腊学者希波克拉底提出的痔是人体生理器官的"安全阀"学说，使人们从陈旧观念中解脱。1774 年，现代外科的创始人之一——佩蒂特（Petit），改进了痔切除术，进一步否定了痔出血有任何好处的传统观念。

1818 年，博伊森（Boyen）提出了治疗肛裂的侧方切断括约肌手术方法。1830 年，赫斯顿（Huston）首先报道了直肠瓣的分布。1835 年，布罗迪（Brodie）在他所著的《直肠病讲义》中详细描述了肛裂疼痛症状与肛门括约肌痉挛的关系，并详细描绘了肛裂的临床症状和体征。对于肛裂的手术治疗，他介绍用球头刀切开肛门括约肌。法国医生雷卡米埃（Recamier）于 1838 年采用扩张肛门括约肌的方法治疗肛裂，取得了良好的治疗效果。

大肠肛门病学科的确立归功于英国医生萨蒙（Salmon），1835 年他在伦敦创建了治疗肛门直肠病的圣马克医院，改进了痔的结扎术，之后该院医生对肛肠解剖、生理、病理做了大量研究工作。如结直肠癌的杜克斯（Dukes）分期由病理科医生卡斯伯特·埃斯奎尔·杜克斯（Cuthbert Esquire Dukes）创立；经典的痔手术由外科医生米利根（Milligan）和摩根（Morgan）创建。

1847 年，库尔森特（Cuersant）报告了青年性直肠息肉病。1875 年，威尔克斯（Wilks）与马克森（Maxon）首次将溃疡性大肠炎从细菌性疾病中分离出来。1869 年，英国医生莫尔加尼（Morgagni）将过硫化铁液注射至痔黏膜中，使痔核坏死脱落，达到治疗痔的目的，但当时这一方法未能被广泛采用。1871 年，美国米切尔（Mitchell）用高浓度苯酚杏仁油直接注射至脱出的内痔上，他用这种方法治愈了大量患者。1873 年，维也纳迪特尔（Dittel）介绍用弹性橡皮条对肛瘘做绞勒性结扎，这是采用橡皮条挂线疗法治疗肛瘘的最早记录。1882 年，克里普斯（Cripps）报告了家族性息肉病。1878 年，基里亚（Chiari）提出了肛门小管及肛门腺的命名。1888 年，塞明顿（Syminton）提出了肛管的命名。1882 年，怀特海德（Whitehead）首创痔环状切除术。1914 年，奎尔万（Quervain）与凯斯（Case）首先报告了大肠憩室症。1932 年，美国医生克罗恩（Crohn）报告了克罗恩病。

20 世纪 50 年代以后，随着科学技术的飞速发展，肛肠疾病的诊治有了长足进步。1966 年，日本松永藤雄研制成功光导纤维结肠镜，极大地提高了结肠疾病的诊断水平，使早期的息肉、肿瘤能够在肠镜下得以治疗，使许多患者免除开腹手术的痛苦。腹腔内 B 超的应用，对于明确大肠肿瘤与结直肠周围组织的关系具有重大意义，促进了肠道肿瘤切除手术技术的提高。计算机断层扫描（CT）技术、消化道电位测试和全消化道压力测试技术使人们能够更全面地了解肛肠疾病的发生机理和疾病的转归，为肛肠疾病的进一步治疗和研究创造了有利的条件。

1998 年，朗格（Longo）在托马森（Thomson）肛垫学说的基础上，成功进行了世界上第一例痔疮吻合器痔上黏膜环切术（PPH）。针对 PPH 可能造成术后肛门狭窄这一问题，我国肛肠专家王业皇发明了选择性痔上黏膜吻合术（TST），已经成为目前较为安全的肛肠微创术。

扫一扫，查阅本章数字资源，含PPT、音视频、图片等

第一节　中医对肛肠解剖学的论述

中医学对人体肛门直肠解剖的认识，在2000多年前就有大量的记载，最早见于《灵枢》和《难经》。《灵枢》曰："回肠大四寸，径一寸寸之少半，长二丈一尺，受谷一斗，水七升半。广肠大八寸，径二寸寸之大半，长二尺八寸，受谷九升三合八分合之一。胃肠之长，凡五丈八尺四寸，受水谷九斗二升一合，合之大半，此肠胃所受水谷之数也。"《难经》曰："广肠即回肠之更大者，直肠又广肠之末节也。下连肛门，是为谷道后阴，一名魄门。总皆大肠也。"以上记载了肛门直肠的长度、大小和走向，并将肛门直肠纳入大肠中。

第二节　中医对肛肠生理学的论述

一、肛肠的功能

大肠上连阑门，与小肠相接，下极为肛门。大肠具有排泄水谷糟粕等作用，肛门具有调节和控制排便的功能。故《素问·灵兰秘典论》曰："大肠者，传导之官，变化出焉。"

（一）属传化之腑，以通为用

大肠属六腑之一，六腑以通为用。故《素问·五脏别论》曰："夫胃、大肠、小肠、三焦、膀胱，此五者，天气之所生也，其气象天，故泻而不藏。此受五脏浊气，名曰传化之腑，此不能久留，输泻者也。"传导排泄糟粕这一功能，主要为"以通为用，以降为顺"。从形态上来看，大肠为一管状结构，内腔较小肠大而广，回运环曲亦少。清代顾世澄《疡医大全》曰："大肠者，传导之官，变化出焉。上受胃家之糟粕，下输于广肠，旧谷出而新谷可进，故字从肉从易，又畅也，通畅水谷之道也。"这一论述，从六腑的动态观角度，说明了大肠具有传导、以通为用的生理特点。

（二）"变化出焉"是小肠泌别清浊的延续

大肠的变化依靠小肠的余气，太过则实，不及则虚。大肠的变化功能是小肠泌别清浊功能的延续，所以小肠之余气，直接影响大肠的"变化"功能。

小肠通过泌别清浊，清者上输于脾，浊者下输于大肠，其中还有部分未被小肠吸收利用的

水液和精微物质，则要靠大肠的"变化"作用来完成，即将浊中之清重新吸收，浊中之浊由魄门排出。

大肠主津，靠肺肾气化，《灵枢》曰："大肠……是主津液所生病者。"张景岳注："大肠与肺为表里，肺主气而津液由于气化，故凡大肠之泄或秘，皆津液所生之病。"金元时期李东垣《脾胃论》曰："大肠主津，小肠主液，大肠小肠受胃之荣气乃能行津液于上焦。"大肠参与津液之代谢，并分泌某些物质，有的可濡润大肠，有的参与人体其他部位的生理活动。

二、肛门的生理特点

肛门古称魄门，明代张景岳《类经卷·藏象类》曰："魄门，肛门也。大肠与肺为表里，肺藏魄而主气，肛门失守则气陷而神去，故曰魄门。"正常生理状态下，成人排便较为规律，主要取决于大肠的传导变化和肛门的正常启闭。从子午流注的原理及时辰与脏腑的配属关系来看，大肠在一昼夜中有两个生理功能旺盛时期：一是卯时，因十二经脉气血充盈，有利于排便；另一是申酉（日入），与肺大肠金气相配。在这两个时期，大肠的传导功能最强，魄门随之开启而排便。

三、肛肠与脏腑经络的关系

《素问》曰："魄门亦为五脏使，水谷不得久藏。"人体脏腑之间在功能上既有明确分工，又有密切联系，既能相互促进，又能相互制约，从而保持着人体内外环境的统一，维持着人体的正常生命活动。

（一）肺主气，主宣发肃降，有助于大肠的传导

肺的生理功能正常，肺气充足，则大肠传导功能正常。若肺气虚弱或宣降失常，可导致大肠传导失常。肺气虚弱而致气虚便秘，肺热下迫大肠而致脱肛等。如大肠传导失司，腑气不通，魄门不能输泻浊气，则影响肺之肃降，发生咳喘胸闷，故古人用"泄肺大黄煎"治疗肺脏气实、心胸烦闷、咳嗽喘促、大肠气滞。

（二）脾主运化升清，关联大肠之传导

脾为后天之本，气血生化之源。脾气主升，胃气主降。脾为气机升降的枢纽。气机升降有序，则肛门启闭正常。此外，脾气具有升清固脱的作用，直肠肛门的位置居下，之所以能正常舒缩而不致脱垂，有赖于脾之升清固脱。若脾气虚弱，升清固脱失常，一方面可出现水谷精微不化等大肠传导功能的障碍，产生腹泻；另一方面则因中气下陷，摄纳无权而发生脱肛。中气下陷，脾虚运化失职，大肠传导无力，肛门开启迟缓，也会出现气虚便秘；反之，久泄、久痢可伤脾，出现神疲倦怠、形体消瘦、纳食呆滞等脾气虚弱之象。浊气不降可以影响脾胃气机，出现腹胀、腹痛、脘闷嗳气、食欲减退等症，甚至呕吐。此外，脾主统血，有统摄血液在经脉中运行，防止溢出脉外的功能。

（三）肾开窍于二阴，主司魄门之启闭

肾开窍于前后二阴，司二便，二阴的开阖与肾的气化功能有关。肾中精气充足，气化功能正常，则肛门启闭有度。若肾阳虚损，不能温煦下元，常可致五更泄；肾阴亏虚，可致肠液枯涸，魄门不利，便秘。肾的封藏失司、关门不利，可出现久泄滑脱。故《黄帝内经·素问》曰："五脏者，中之守也……仓廪不藏者，是门户不要也。"明代薛己《薛氏医案·脱肛》曰："肾主大

便，故肾虚者多患此证。"如肛门受损，泄泻日久，又可损伤肾阴、肾阳，出现腰膝酸痛、畏寒肢冷等。

（四）肝主疏泄，调畅气机

肝功能正常，则人体气机升降出入疏通畅达，魄门功能正常。肝气不和，气机壅滞，魄门启闭不利，则腹满胀闷，大便涩滞，疏泄失常，可致肝脾不和。

（五）心藏神，魄门亦为心使

心为五脏六腑之"大主"。心神主宰魄门的启闭，"主明则下安"，心神正常则魄门启闭有序，排便有时有节。心神不明，则魄门启闭无序，大便失禁。

第三节　病因病机

一、阴阳失衡，脏腑本虚

中医学强调人体整体平衡和阴阳协调，因此肛肠病的发生与阴阳失衡、脏腑本虚有着重要的关系，是肛肠病发病的内在因素。宋代王怀隐《太平圣惠方·治痔肛边生鼠乳诸方》曰："夫痔肛边生鼠乳者，由人脏腑风虚，内有积热，不得宣泄……此皆下元虚冷、肾脏劳伤，风邪毒热在内不散，蕴蓄日久，因兹生病。"

（一）先天禀赋不足

胎儿在母亲孕育期间由于母体营养不良，或早产，或先天发育不全，导致胎儿出生后先天不足，脏腑虚弱，或脏腑器官先天畸形。《薛氏医案·保婴撮要》曰："痔疮之症或因禀受胎毒或膏粱食积或过食炙煿厚味所致。"此外，痔疮等肛肠疾病可能与遗传因素有关。

（二）后天调摄失调

1.劳逸过度

人体正常的工作、劳动和适宜的锻炼有助于气血通畅，增强体质，预防疾病。过劳或过逸对人体的健康是有害的，如长期负重远行，或久站、久坐、久蹲等，都可使肛门局部气滞血瘀或中气下陷，诱发肛肠疾病。明代陈实功《外科正宗·痔疮论》曰："夫痔者乃素积湿热，过食炙煿，或因久坐而血脉不行……以及担轻负重，竭力远行，气血纵横，经络交错……以致浊气瘀血流注肛门，俱能发痔。"

2.房劳过度

正常的房事有利于人体健康，但房劳过度必伤元气。肾藏精，主封藏，若房事过频则易伤及肾精，湿热之邪乘虚下注，出现腰膝酸软、遗精多梦、眩晕耳鸣等症。

3.七情内伤

（1）怒伤肝　怒则气逆，肝失疏泄，横逆犯脾，伤及脾胃；肝气郁结，化火伤阴，阴虚内热；肝郁日久，气血不和，筋脉失养。

（2）喜伤心　喜则气缓，气缓则血行无力，心气虚弱，气血运行不畅，气滞血瘀，筋脉交错而成痔。

（3）思伤脾　脾失运化，气血生化之源不足，导致津枯血虚，则出现肠燥便秘；清浊不分，出现泄泻或完谷不化；脾伤湿聚，湿热下注，热盛肉腐，则发为肛门痈疽；脾气亏虚，中气下陷，可出现脱肛等；脾不统血，可致便血不止。

（4）忧伤肺　肺伤则气耗，肺气虚弱。肺与大肠相表里，肺失清肃，津液不能下达润滑肠腔，或肺气虚弱，大肠传导乏力，可出现便秘；肺气虚弱则肛门脱垂；肺阴亏损，痰热蕴于肛门，可致肛肠肿瘤、肛门痈疽等。

（5）恐伤肾　肾气不足，肾精不足，肾虚不司大便，则大便难下；肾阳虚寒，脾虚失运，可致虚寒泄泻。

4. 气血亏虚

（1）气虚　气虚是肛肠疾病常见的诱发因素，以脾胃失运、中气不足为主。妇人生育过多，小儿久泄久痢，老年气血衰退及患有某些慢性疾病等，都能导致中气不足，气虚下陷，无以摄纳而引起直肠脱垂不收，内痔脱出不纳。气虚则无力祛邪，在肛门直肠周围发生脓肿时，初期症状不明显，溃后气血不足，则脓水稀薄；肛瘘术后腐肉不易脱落，新肌生长缓慢。此外，患者可伴疲倦、呼吸短促、语声低微、胃纳不佳、大便不调、脉无力等全身症状。医者施治以补中益气为主。

（2）血虚　《灵枢·决气》曰："中焦受气取汁，变化而赤，是谓血。"血虚成因有二：一为失血过多，二为脾胃生化之源不足。失血过多或脾失健运，生血乏源，可致血虚。肛肠疾病常因长期便血而致血虚，血虚则气亦虚，气虚则无以摄血而致下血，更可导致血虚，如此往复，形成恶性循环。血虚生燥，无以润滑肠道，则大便燥结，易于擦伤痔核而便血；气血相依，血虚气亦不足，气血两虚，则五脏六腑、四肢百骸失于濡养，抵抗病邪能力下降，肛周易于感染，肛周脓肿溃后脓水稀薄，故肛瘘久治不愈，术后则腐肉不易脱落，新肌生长缓慢。

二、饮食失调

1. 饥饱失常

饮食应以适量为宜，过饥则因纳食量减少，人体气血生化之源不足，久则气血亏虚，可导致腹泻、脱肛、痔疮等肛肠疾病；过饱则因饮食过量，则运化功能失常，使胃肠积滞，气机不利。《素问·痹论》曰："饮食自倍，胃肠乃伤。"《素问·生气通天论》曰："因而饱食，筋脉横解，肠癖为痔。"

2. 饮食偏嗜

（1）过食醇酒肥甘者，多生湿热，下迫大肠肛门，致使气血瘀滞或壅遏不通，日久可出现大便下血、肛门痈疽等。《素问·生气通天论》曰："膏粱之变，足生大丁，受如持虚。"

（2）嗜食辛辣者，易致燥火结于肠胃，灼伤津液，粪便干结难下，或致肛门裂伤。宋代《太平圣惠方·治痔下血不止诸方》曰："夫酒痔者，由人饮酒过度，伤于肠胃之所成也。"

（3）恣食生冷者，易损伤脾阳，寒湿内生，导致腹痛、泄泻等。

3. 饮食不洁

由于误食污秽、腐败或不洁食物，或含毒之物等，直接伤及肠胃，引起多种胃肠道疾病，常出现腹痛、呕吐、腹泻、痢疾等，或引起肠道寄生虫病，如蛔虫病、蛲虫病等。

三、感受邪气

外感六淫邪气是肛肠疾病的主要致病因素，以风湿热燥邪较多见。《兰室秘藏》曰："治痔疾若破，谓之痔漏……是湿热风燥四气而合。"

1. 风邪

明代戴元礼的《证治要诀·诸血门》曰："血清而色鲜者，为肠风。"其说明风邪可以引起下血。风有善行而数变的特征，且多夹热，热伤肠络，血不循经，下溢而便血。因风而引起的便血，其色鲜红，出血急暴，呈喷射状，多见于内痔。除便血之外，可有口渴、舌红、脉数等症。

2. 湿邪

湿有内湿与外湿之分。外湿多由久居雾露潮湿之处所致；内湿多由饮食不节，损伤脾胃，脾失运化，湿自内生所致。湿性重浊，常先伤于下，故肛肠疾病中因湿邪致病者较多。湿与热结，致肛门部气血纵横、筋脉交错而发内痔便血；湿热蕴阻肛门，经络阻隔，气血凝滞，热盛肉腐而成脓，易形成肛周脓肿；湿热下注大肠，肠道气机不利，经络阻滞，瘀血凝滞，发为直肠息肉。患者常伴食欲不振、胸闷腹胀、身重体乏、苔腻、脉濡等全身症状。

3. 热邪

肛肠病中因热邪而致病者亦较多见。热为阳邪，易伤津动血，热积肠道，耗液伤津而致热结肠燥，大便秘结不通。便秘日久，可导致局部气血不畅，瘀滞不散，结而为痔；热盛迫血妄行，血不循经，则发生便血。热与湿结，蕴阻肛门，腐蚀血肉而发生肛周脓肿，表现为皮色鲜红，肿胀高突，疼痛剧烈；热盛肉腐，脓已成，则脓水黄厚带臭；并可伴有发热、口苦、喜饮、面色红赤、苔黄脉数等全身症状。

4. 燥邪

清代吴谦《医宗金鉴·外科心法要诀》曰："肛门围绕，折纹破裂，便结者，火燥也。"燥有内外之分，引起肛门疾病者多为内燥，常因饮食不节，恣饮醇酒，过食辛辣厚味，以致燥热内结，耗伤津液，无以下润大肠，则大便干结；或素有血虚，血虚津乏，肠道失于濡润，可致大便干燥，临厕努挣，常使肛门裂伤或擦伤痔核而致便血等。

四、损伤及气候因素

肛门部损伤主要是指排便过程中的损伤和各种外力引起的损伤。常见的有粪便干硬，排出时肛门裂伤；误食坚硬异物，排便时随之下行损伤大肠肛门；妇女分娩时肛门撕裂伤；跌坠、刀刃等直接损伤大肠肛门等。

从四季气候变化的情况来看，春季多风，秋季多燥，夏季多湿、多热，冬季多寒。因此，春季易致肠风下血、肛周瘙痒；夏季则肛门潮湿不洁，发为肛痈、肠炎、痢疾；秋季易津枯肠燥，发为便秘、疼痛；冬季多阴寒，易致下利清谷、血栓凝滞。由此可见，四季气候的变化对肛肠病的发病有较大影响。

扫一扫，查阅本章数字资源，含PPT、音视频、图片等

第一节　肛肠胚胎学

一、肠的发生

人体消化系统的多数器官是由原始消化管分化而成的。人胚胎在第 3～4 周时，胚盘向腹侧卷折，形成圆柱状胚体，内胚层被卷入胚体内，形成一条头尾走向的封闭管道，称为原始消化管（primitive gut）（图 3-1）。其头端起自口咽膜（oropharyngeal or buccopharyngeal membrane），尾端止于泄殖腔膜（cloacal membrane），它们分别于第 4 周和第 8 周破裂、消失，原始消化管遂与外界相通。从头端至尾端，原始消化管依次分为 3 段，分别称为前肠（foregut）、中肠（midgut）和后肠（hindgut）。中肠的腹侧与卵黄囊相通，随着胚体和原始消化管的增长，卵黄囊相对变小，它与中肠的连接部逐渐变细，形成卵黄蒂（viteline stalk），或称为卵黄管（viteline duct）。卵黄蒂于第 6 周闭锁并逐渐退化消失。中肠将分化为自十二指肠壶腹部至横结肠右 2/3 之间的消化管。后肠将分化为自横结肠左 1/3 至肛管上段的消化管及膀胱和尿道的大部。消化管的上皮及腺的实质大多来自原始消化管的内胚层，而结缔组织和肌肉组织则来自脏壁中胚层。

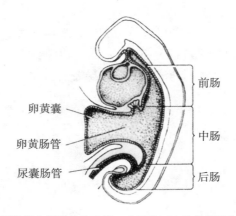

注：胚胎早期前肠和后肠均为主管，中肠前面有卵黄肠管与卵黄囊相通。

图 3-1　原始消化管

二、中肠的演变

人胚胎在第 4 周时，由于卵黄囊变窄，使中囊变为一条与胚体长轴平行的直管，借背系膜连于背侧体壁。后来，中肠生长迅速，其头段与前肠尾段首先形成一个突向腹侧的"C"形肠袢。随着胃的旋转，该肠袢转向右侧，形成十二指肠。因其背系膜与腹后壁融合，十二指肠被固定于腹后壁。

人胚胎在第 5 周时，由于中肠增长速度比胚体快，致使十二指肠以下的一段中肠向腹侧弯曲，形成一矢状位的"U"形肠袢，称为中肠袢（midgut loop）。中肠袢顶部与卵黄蒂相连并以此为界分为头、尾两支，分别称为中肠袢头支和尾支。肠系膜上动脉行于中肠袢背系膜的中轴部位（图 3-2A、图 3-2B），此时中肠袢腹系膜已消失。

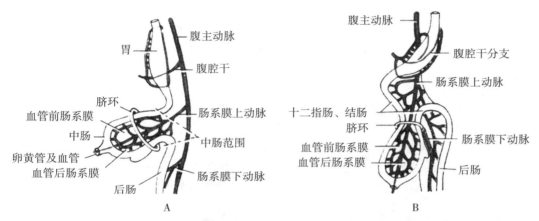

注：A. 胚胎中期，整个肠管被肠系膜固定在支状面上，近侧端右肠系膜的动脉之前，远侧端里动脉之后；
　　B. 胚胎第 8 周，肠曲以 90° 逆转回转。系膜血管前肠曲转向血管右侧，血管后肠曲转向右侧。

图 3-2　肠系膜上动脉

人胚胎在第 6 周时，中肠袢生长迅速，加之肝和中肾的增大，腹腔容积相对变小，迫使中肠袢突入脐带中的胚外体腔即脐腔（umbilical coelom）内，形成生理性脐疝（physiological umbilical herniation）。

人胚胎在第 6～8 周时，中肠袢在脐腔内继续增长，同时以肠系膜上动脉为轴，逆时针方向（由胚胎腹侧观）旋转 90°，致使中肠袢由矢状位转为水平位，即头支转至右侧，尾支转至左侧。此时，尾支出现一囊状隆起，称为盲肠突（caecal bud），是盲肠和阑尾的原基。

人胚胎在第 10 周时，由于中肾萎缩，肝生长缓慢和腹腔的增大，中肠袢开始从脐腔退回腹腔，脐腔随之闭锁。中肠袢在退回腹腔时，头支在前，尾支在后，同时，中肠袢逆时针方向再旋转 180°，使头支转至左侧，尾支转至右侧。中肠袢退回腹腔及旋转过程至第 11 周才完成（图 3-3A、图 3-3B）。在这一过程中，中肠袢继续发育，头支生长快，形成空肠和回肠的大部；尾支变化较小，盲肠突以前的部分形成回肠尾段，盲肠突以后的部分形成横结肠的右 2/3。盲肠突的近段形成盲肠，远段则形成阑尾。退回腹腔初期，空肠和回肠均位居于腹腔中部；盲肠和阑尾位置较高，位居肝右叶下方；横结肠则位居上腹部，横过十二指肠腹侧。后来，盲肠和阑尾降至右髂窝，升结肠遂形成（图 3-4A、图 3-4B）。

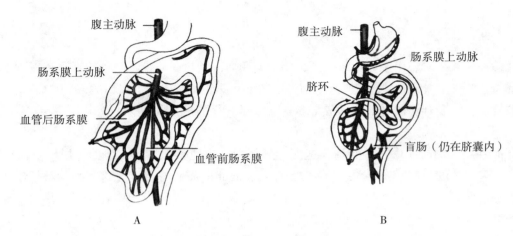

注：A. 中肠祥从脐腔退回腹腔，头支在前，尾支在后；
　　　B. 逆时针方向旋转180°，头支转向左侧，尾支转向右侧。

图 3-3　中肠祥退回腹腔及旋转过程

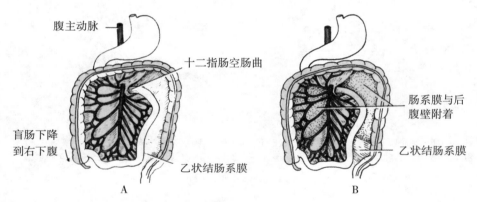

注：A. 原位于肝下的盲肠下降到右髂窝；
　　　B. 盲肠、升结肠和降结肠的系膜与后腹壁融合，肠系膜也逐渐附于腹后壁。

图 3-4　盲肠和阑尾下降

三、后肠的演变

当中肠祥退回到腹腔时，后肠的大部被推向左侧，形成横结肠的左 1/3、降结肠和乙状结肠。后肠的末段膨大，称为泄殖腔（cloacal membrane）。人胚胎在第 6～7 周时，尿囊与后肠之间的间充质增生，由头侧向尾侧，由两侧向中线生长，形成突入泄殖腔的镰状膈膜，称为尿直肠膈（urorectal septum）。当尿直肠膈与泄殖腔接触后，泄殖腔即被分为腹、背两份。腹侧份称为尿生殖窦（urogenital sinus），主要发育为膀胱和尿道。背侧份称为肛直肠管（anorectal canal），发育为直肠和肛管上段。泄殖腔膜被分为腹侧的尿生殖膜（urogenital membrane）和背侧的肛膜（anal membrane）。肛膜外方有一浅凹，称为肛凹（anal pit）或原肛（proctodaeum）。肛膜于第 8 周破裂，肛凹加深并演变为肛管的下段。肛管上段的上皮来自内胚层，下段的上皮来自外胚层，两者的分界线为齿状线。泄殖腔括约肌被会阴体分为尿生殖部和肛门部（肛门外括约肌）。肛门内括约肌形成较晚（第 6～8 周），其来自直肠环形肌层增大的纤维。括约肌在发育过程中明显迁移，外括约肌向头侧迁移而内括约肌向尾侧移动。同时，纵行肌下降进入括约肌间平面。

四、先天性直肠肛门畸形的胚胎学基础

每 5000 个新生儿中约有 1 例先天性的直肠肛门畸形，但也有研究显示，1500 个新生儿中约有 1 例先天性的直肠肛门畸形。我国门诊先天性直肠肛门畸形新生儿约为 0.35%，即 1∶2848，但根据对住院患者的统计结果显示，有此畸形者为 0.07%，即 1∶1438。这种畸形男性多于女性，即 1.6∶1。其发生原因为胚胎发生中此区域有某种缺陷。

直肠的发生：原始的泄殖腔（cloaca），腹侧与尿囊、外侧与中肾管（后衍化为男性输精管）及输尿管、后方与后肠（消化道的终端）相连接，以泄殖腔膜与胚胎外界分开。尿直肠膈（urorectal septum）呈楔形的中胚层，向尾侧泄殖腔方向延伸，将泄殖腔分隔成后方为直肠，前方为膀胱及其连续的尿生殖窦。在尿生殖窦与直肠之间彼此没有完全分隔之前，连接的是泄殖腔导管（cloacal duct）。

尿生殖窦与直肠的分开，是由于泄殖腔外侧皱襞相互长在一起，而不是尿直肠膈向下生长。1977 年，有学者认为泄殖腔被渐充至尿直肠膈分隔，此隔在尿囊与后肠间的夹角中。左右两侧的内胚层内褶相互靠拢并合并，将泄殖腔分为两部：①胚胎背侧的直肠与肛管上部；②腹侧的尿生殖窦。胚胎第 6 周末，尿直肠膈到达泄殖腔膜并与之合并，将泄殖腔膜分为背侧的肛膜和腹侧较大的尿生殖膜。尿直肠膈与泄殖腔膜合并处，成为会阴体。肛膜周围间充质增生隆起，中央凹陷形成肛凹，肛膜位于肛凹底部。肛膜破裂形成肛管，消化道末端遂与羊膜腔相通。

肛门直肠畸形的分类如下（图 3-5）。

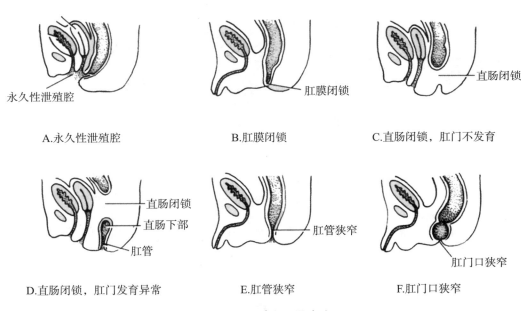

A.永久性泄殖腔　　　　　B.肛膜闭锁　　　　　C.直肠闭锁，肛门不发育

D.直肠闭锁，肛门发育异常　　　　E.肛管狭窄　　　　F.肛门口狭窄

图 3-5　肛门直肠罕见畸形

1. 永久性泄殖腔

泄殖腔存留，肠道、尿道与生殖道有共同的开口，为肛门直肠罕见畸形，见于女性。

2. 未穿孔肛门

（1）肛膜闭锁，肛门位置正常，但有一薄膜将肛管与外界相隔，此种畸形罕见。

（2）直肠闭锁，肛门不发育。直肠下端在盆腔内，甚至在骨盆以上形成盲端，与肛门间断，隔有一定的距离。

（3）直肠闭锁，肛门发育正常，而直肠有闭锁，上下呈不通的盲囊，间隔一定的距离。直肠闭锁可能由肠腔重建异常或供血障碍所致。

3. 肛门狭窄

肛门位置正常，但肛管狭窄。这种畸形可能是尿直肠膈向尾端生长与泄殖腔膜合并时稍偏向背侧，以致肛膜（以后的肛门）很小，为微小肛门，有时仅可插入一根细探针。

4. 直肠瘘管

男性直肠瘘管的类型可分三种：①直肠膀胱瘘，在膀胱内瘘管的开口一般在膀胱三角区；②直肠尿道瘘，开口在尿道前列腺部或膜部（图3-6）；③直肠会阴瘘，一般开口在肛门外括约肌及阴囊在会阴附着处的后方，但亦有开口更加前移，形成两裂阴囊。

女性瘘管类型可分五种：①直肠膀胱瘘，很少见，也有直肠阴道瘘者同时存在直肠膀胱瘘；②直肠阴道瘘，开口可沿阴道后壁任何处，但在阴道下1/3处较多见；③直肠舟状窝瘘，开口在阴道前庭处女膜的外侧；④直肠会阴瘘，开口在肛门外括约肌及阴唇系带之间；⑤直肠子宫瘘也曾有报道，但罕见。直肠瘘管如下所示。

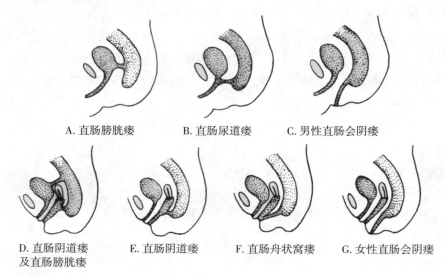

A. 直肠膀胱瘘　　　　B. 直肠尿道瘘　　　　C. 男性直肠会阴瘘

D. 直肠阴道瘘　　　E. 直肠阴道瘘　　　F. 直肠舟状窝瘘　　　G. 女性直肠会阴瘘
及直肠膀胱瘘

注：A～C：男性直肠瘘管合并未穿孔肛门；D～G：女性直肠瘘管合并未穿孔肛门。

图3-6　直肠瘘管

未穿孔肛门畸形，常与其他先天性变异同时存在，如心脏缺陷、食管闭锁、小肠闭锁、唇裂、腭裂、脊柱异常、尿道下裂、有膈阴道等。

第二节　肛肠手术解剖学

大肠分为盲肠、阑尾、结肠、直肠和肛管，全长约为1.5m。大肠的主要功能是吸收水分和电解质，将食物残渣形成粪便。

一、盲肠

（一）概述

盲肠（intestinum caecum）是大肠的起始部，全长也是大肠各段中最短的。盲肠的下端以膨大的盲端开始，其长短因人而异，一般向上 6～8cm，与回肠末端相连而延续为升结肠。在盲肠始端的后内侧壁上，附有一个游离细长的肠管，称为阑尾（蚓突）。一般情况下，盲肠与结肠相似，表面也有三条结肠带，它们向阑尾根部集中并与阑尾的肌层相延续。因此，无论阑尾的位置如何变动，都能沿着结肠带（特别是独立带）向下找到阑尾的根部。此外，在盲肠和升结肠相移行处的左后壁上，有回肠末端的开口，称此口为回盲口。回盲口的形状多呈扁圆形裂隙，其上下两缘各有一半月形的黏膜皱襞，称为结肠瓣（valvula coli），亦称回盲瓣。上缘的皱襞称为上唇，它大约位于回肠与结肠的交接线上，近似水平位。下缘的皱襞称为下唇，整个下唇皱襞较长而凹陷，大约位于回肠与盲肠的交接线上。上、下唇的前后端互相结合，并分别向前后延伸，构成结肠瓣系带。以上由黏膜皱襞形成的各种结构，均与回肠末端的环行肌层在回盲口处增厚有关。增厚的环行肌具有括约肌的功能，它不仅能防止大肠内容物反流回小肠，同时也可控制食糜不致过快地进入大肠，使食糜在小肠内得到充分的消化和吸收。阑尾所在位置如下所示（图 3-7）。

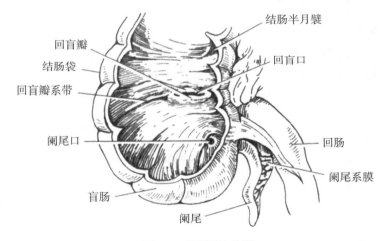

结肠半月襞
回盲瓣
回盲口
结肠袋
回盲瓣系带
阑尾口
回肠
阑尾系膜
盲肠
阑尾

图 3-7 阑尾所在位置

结肠瓣的表面可分为回肠面和大肠面，其黏膜结构也有明显的不同。前者与回肠末端的黏膜近似，尚有小肠绒毛存在；后者与大肠黏膜相同，已无绒毛，但有大量管状腺的开口。结肠瓣的体表投影，相当于右侧腹股沟韧带中点上方 8～10cm 处。初生儿结肠瓣的功能一般不全。

（二）盲肠的位置和毗邻关系

盲肠多位于右髂窝内，相当于腹股沟韧带外侧的上方，其位置可随盲肠的充盈程度而稍有变化。在胚胎发育过程中，也有少数情况，如盲肠没有按照一般的规律由右上腹部逐渐下降到右髂窝内，而遗留在右上腹肝的下部；相反，也有因下降过低而居于盆腔内者。此外，偶可见盲肠位于左髂窝或腹腔中部，这是由于胚胎发育时肠管的异位旋转所致。

盲肠的后面与髂腰肌相对，两者之间隔有髂腰筋膜、腹膜下组织和腹膜，并有髂腹股沟神经和股外侧皮神经横过，有时阑尾也位于其中。盲肠的内侧与右侧腰大肌、生殖股神经和输尿管相邻。

在一般情况下，盲肠外侧有腹膜包裹，且可有部分系膜，所以盲肠属腹膜内位器官，有一定程度的移动性。据统计，有5%的人盲肠不完全被腹膜包裹，而盲肠的后壁直接借结缔组织和髂筋膜相连。

（三）盲肠的应用解剖

1. 回盲部肠套叠的解剖学因素

在肠套叠患者中，以回盲部肠套叠最为多见。这是由于回肠末段几乎是呈直角连于升结肠内侧壁，有回盲瓣突入结肠腔内，加之回肠顺行蠕动的特点，在一定条件下极易形成回盲型肠套叠。手术治疗使其复位后，可同时将回肠末端并列固定缝合于升结肠内侧壁3～5针，改变原来直角汇入的解剖形态，以防肠套叠的复发。

2. 盲肠袋套叠的解剖学因素

本症多数发生于盲肠外侧的第一袋（在结肠前束带与结肠后外束带之间），或第二袋向盲肠腔内套入，如毡帽顶中央部的内陷状，陷窝呈圆形，直径为3～4cm，窝壁有严重浸润水肿，增厚，呈紫红色，浆膜有毛细血管扩张。本症于术前常被误认为阑尾炎，治疗方法主要是手法复位，即用轻柔的压挤手法，一般无困难。少数病例套入部似紧紧嵌套在两条束带之间，虽经按压仍不能复位时，可将束带切断后复位。防止复发的简单且有效的方法，是将已复位的盲肠袋与侧腹壁的腹膜固定2～3针。晚期病例有肠壁坏死者，可施行盲肠切除术。

3. 移动盲肠的解剖学因素

如果盲肠、升结肠系膜未与腹后壁腹膜融合，则盲肠的活动度可相应增大。这一不稳定因素常可导致一系列的临床表现，重者可致回盲部扭转或形成滑动疝。有症状的移动盲肠，原则上应手术治疗，方法是将移动盲肠固定缝合于后腹壁及右髂窝，术中注意勿伤及回盲血管。

二、结肠

结肠（colon）是指从盲肠上端到直肠上端之间的一段大肠，可分为升结肠、横结肠、降结肠和乙状结肠四部分。

（一）概述

1. 升结肠（colon ascendens）

升结肠长15～20cm，从盲肠上端开始，沿腹后壁前面上行，至肝右叶下面后，转向左前下方移行至横结肠，移行处形成的弯曲称为结肠右曲或称结肠肝曲。升结肠属于腹膜间位器官，其前面和两侧面均被腹膜所覆盖。这是因为胚胎早期，全部结肠均借背侧肠系膜附于体腔的后壁，使消化管在腹腔内处于浮游状态，以后由于结肠发生转位和变形，盲肠从右上方下降到右髂窝，结肠的一部分和腹后壁的腹膜融合，使升结肠和降结肠失去了原来的背侧肠系膜而埋没于后腹膜内，仅前面和两侧面盖有腹膜，其后面借疏松结缔组织与腹后壁相贴，无腹膜覆盖，故肠管的位置比较固定。如升结肠、降结肠的腹膜外部分受到损伤，可引起严重的腹膜后间隙感染。

2. 横结肠（transverse colon）

横结肠为位于结肠右曲和结肠左曲之间的一段结肠，长40～50cm，在右季肋部起，于结肠右曲后，先走向左前下方，越过正中线后，逐渐走向左后上方，达脾的下端内侧处，形成弯曲转向下方移行于降结肠，弯曲处称为结肠左曲或称为结肠脾曲，其位置较结肠肝曲高而深，后面借疏松结缔组织与左肾相接。横结肠属腹膜内位器官，表面有腹膜覆盖并借由腹膜形成的横结系膜连于腹后壁，横结肠系膜根部的附着线为一条通过第 2 腰椎水平的横行线，线的右端起自结肠右曲，横过右肾中部，经十二指肠降部和胰头，再沿胰体前缘和左肾中部止于结肠左曲。横结肠系膜的两端短，中间部分较长，其右端的系膜常缺如，使右端与右肾、十二指肠降部和胰头相连，故位置较固定，其余部分的活动性则较大。横结肠系膜构成网膜囊的后下壁，内有中结肠动、静脉通过，当做胃切除术分离胃结肠韧带时，应注意防止损伤中结肠动脉、静脉，以免可能造成横结肠缺血坏死。

3. 降结肠（descend colon）

降结肠长约 25cm，从结肠左曲起始，沿腹后壁前面下行，至左髂嵴处移行于乙状结肠。其前面和两侧面皆有腹膜覆盖，仅后面无腹膜覆盖，借疏松结缔组织与腹后壁相连，故位置较固定。

4. 乙状结肠（sigmoid colon）

乙状结肠为结肠的末段，长约 40cm，上端在左髂嵴处接降结肠，下端在第 3 骶椎上缘处接连直肠，因在左髂窝处形成不规则的"乙"字形弯曲而得名。乙状结肠属腹膜内位器官，除上端一小段的后面缺少腹膜外，其余部分均被腹膜覆盖，并构成乙状结肠系膜连于骨盆后壁。系膜根的附着线常呈"∧"字形，"∧"的左支起自髂外动脉中点处，向内上方在骶髂关节高度达"∧"的尖端，"∧"的右支向内下方延至第 3 骶椎前面。在尖端处形成一个向下开放的隐窝，称为乙状结肠间隐窝，隐窝有时由于小肠等器官进入，可形成内疝。隐窝的深处，在腹膜外有左输尿管通过，可作为术中寻找左输尿管的标志。因乙状结肠的系膜较长，活动性较大，发生扭转的机会也较多，对直肠癌手术，多选择在此部位做结肠造口。

（二）形态特征

结肠具有粗大的管径，但管壁较薄弱。在结肠的表面具有结肠带、结肠袋和肠脂垂三种结构，是肉眼能与小肠相鉴别的形态学特征。

1. 结肠带（colic bands）

结肠壁的外纵肌沿肠管的纵轴聚集成三条距离相等的肌束，称为结肠带。根据各带在横结肠上与横结肠系膜及大网膜的关系，分别称为系膜带、网膜带和独立带。结肠和结肠节的构造如下所示（图 3-8）。

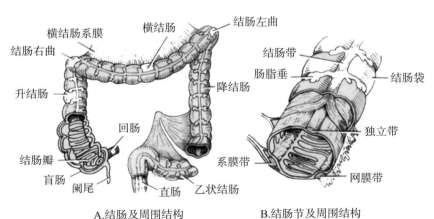

图 3-8　结肠的构造

（1）系膜带（taenia mesocolica）　此带在横结肠的后上壁，因有横结肠系膜附着而得名。在升结肠、降结肠和乙状结肠，系膜带则位于其后内侧壁。

（2）网膜带（taenia omentalis）　此带位于横结肠的前上壁，因有大网膜附着而得名；在升结肠、降结肠和乙状结肠，网膜带位于其后外侧壁。

（3）独立带（taenia libera）　因不与其他结构连接，独自存在而得名。此带位于横结肠的下壁；在升结肠、降结肠和乙状结肠则位于其前壁。

三条结肠带在盲肠处皆向阑尾的根部集中，故在做阑尾切除术时，常沿升结肠前面的独立带向下寻找阑尾；在做结肠切除端端吻合术时，结肠带可作为观察肠轴不发生扭转、正确吻合的标志。

2. 结肠袋（haustra coli）

由于结肠带具有一定的收缩性并较结肠的长度短，致使结肠壁形成许多向外膨出的囊状结构，称为结肠袋。相邻的结肠袋间存在着下陷的横沟，此处肠壁的环肌增厚，并使肠壁黏膜突向肠腔，形成横走的半月形皱襞称为结肠半月襞。在钡灌肠的 X 线片上，可借有无半月襞结构与小肠相区别。

3. 肠脂垂（appendices epiploicae）

肠脂垂为小的囊状结构，由结肠表层的浆膜覆盖，内含脂肪。在升结肠和降结肠，脂肪垂多存在独立带和网膜带附近；在横结肠，脂肪垂多存在独立带附近。营养肠壁的终末动脉的长支，多行走在肠脂垂的基底部。当肠内压降低时，此血管常呈弯曲状并靠近表面，故做结肠手术必须切断肠脂垂时，对肠脂垂不要过度牵拉或轻易切断，以免损伤长支，影响肠壁的血液供应。

（三）毗邻及连接的韧带

结肠右曲位于右季肋部，上方有肝脏和胆囊，并借肝结肠韧带与胆囊结肠韧带相连；后方有右肾和右输尿管，借肾结肠韧带与右肾的肾前筋膜相连；结肠右曲的外侧与膈之间形成的腹膜皱襞称为右膈结肠韧带。此韧带位于右结肠旁（外侧）沟的上端，多数人此韧带较薄弱，甚至缺如。故腹腔器官有穿孔时，内容物或脓液容易沿右结肠旁（外侧）沟上下蔓延。切除右半结肠时，需切断右膈结肠韧带，才能使结肠右曲游离。结肠左曲的上方与脾和胰尾相接，借脾结肠韧带与脾相连；其后内侧有左肾，借横结肠系膜的左端与之相连。结肠左曲与膈之间形成的腹膜皱襞称为左膈结肠韧带，此韧带位于左结肠旁（外侧）沟的上端，通常发育良好，对结肠左曲和脾有固定、支持作用，封闭左结肠旁（外侧）沟的上口。切除左半结肠时，需切断左膈结肠韧带并应注意保护胰尾。由于升结肠和降结肠均由腹膜固定于腹后壁上，当手术在后腹膜和肾前筋膜之间向结肠内侧进行钝性剥离时，应注意走行在结肠内侧的精索内动、静脉或卵巢动、静脉，以及左或右输尿管。结肠左右曲的毗邻和韧带如下所示（图3-9）。

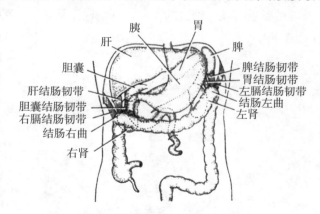

图 3-9　结肠左右曲的毗邻和韧带

（四）血液循环

1. 动脉

结肠的动脉来自肠系膜上动脉和肠系膜下动脉，它们分别供应右半结肠（盲肠、阑尾、升结肠、横结肠右半部）及左半部结肠（横结肠左半、降结肠和乙状结肠）的血液。肠系膜上动脉、肠系膜下动脉及分支如下所示（图 3-10）。

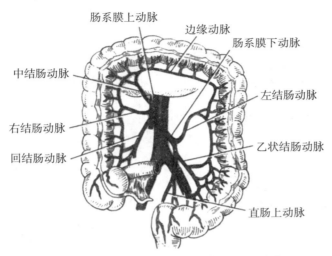

图 3-10　肠系膜上动脉、肠系膜下动脉及分支

（1）肠系膜上动脉　约平第 1 腰椎高度，起自腹主动脉前壁，经胰颈和十二指肠第三部之间进入小肠系膜，走向右下方，沿途发出许多分支到小肠和结肠。此动脉向结肠发出的分支有回结肠动脉、右结肠动脉和中结肠动脉。

1）回结肠动脉：是肠系膜上动脉的最下一条分支，发出后走向右下方，至回盲部附近分为升支和降支。升支（结肠支）与右结肠动脉的降支吻合；降支（回肠支）与肠系膜上动脉的小肠动脉终末支吻合。供应升结肠的下 1/3 段、盲肠、阑尾和回肠末段的血液。回结肠动脉降支与肠系膜上动脉终末支之间虽有吻合，但不够充分。当回结肠动脉被阻断时，会导致回肠末端血运不良，故切除右半结肠时，需同时切除回肠末端 10 ～ 15cm。

2）右结肠动脉：在回结肠动脉上方起自肠系膜上动脉，在腹膜壁层深面向右走行，跨过右精索内动、静脉（卵巢动、静脉）和右输尿管后，至升结肠内侧缘附近分为升、降两支。升支上行，在结肠右曲附近与中结肠动脉的右支吻合；降支下行与回结肠动脉的升支吻合，供应升结肠上 2/3 段和结肠右曲的血液。

3）中结肠动脉：在胰颈下缘处起自肠系膜上动脉，发出后立即进入横结肠系膜，偏右侧走向结肠右曲，在结肠右曲附近分为左、右两支。右支与右结肠动脉的升支吻合，供应横结肠右侧 1/3 段的血液；左支走向左侧，在结肠左曲附近和左结肠动脉的升支吻合，供应横结肠左侧 2/3 段的血液。此处动脉仅为一条者占（81±3.9）％。其中，单独起自肠系膜上动脉者占（58.0±3.8）％；与右结肠动脉共干起自肠系膜上动脉者占（22.0±4.2）％；与右结肠动脉、回结肠动脉共干起自肠系膜上动脉者占（1.0±1.0）％。有两条中结肠动脉者占（14.0±3.3）％，其中一条属于副中结肠动脉，它行于横结肠系膜的左侧部，在结肠左曲附近与左结肠动脉的升支吻合。中结肠动脉和副中结肠动脉均起自肠系膜上动脉者占（12.0±3.2）％；中结肠动脉和右结肠动脉共干，与副中结肠动脉分别起自肠系膜上动脉者约占 2.0％；中结肠动脉缺如者占5.0％，此时横结肠的血液是由扩大了的左结肠动脉的升支供应。临床上应注意中结肠动脉可能出现的变异，当胃切除时，切开横结肠系膜前，应注意有无副中结肠动脉；当中结肠动脉和右结肠动脉共干时，若误伤了其共干部，将使较长一段肠管的血液供应受阻，可能引起部分肠管缺血坏死；在行以中结肠动、静脉为血管蒂的结肠食管重建术时，应注意中结肠动脉有无变异及与其他结肠动脉的吻合情况，慎重选择结肠动脉的结扎部位，并于结扎前先阻断血流，待证实移植肠段有动脉搏动、肠壁的色泽良好后再行结扎。中结肠动脉的变异类型如下所示（图3-11）。

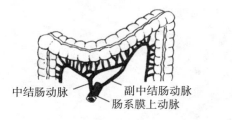

A.双中结肠动脉（不共干）

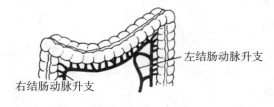

B.中结肠动脉缺如

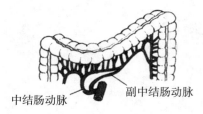

C.双中结肠动脉（共干）

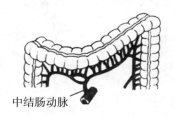

D.单中结肠中动脉

图 3-11　中结肠动脉的变异类型

（2）肠系膜下动脉　约平第 3 腰椎高度起自腹主动脉前壁，在腹膜壁层深面走向左下方，发出的分支有左结肠动脉、乙状结肠动脉和直肠上动脉。

1）左结肠动脉：是肠系膜下动脉的最上一条分支，发出后经腹膜壁层走向左上方，到降结肠上部附近分为升、降两支。升支在结肠左曲处进入横结肠系膜与中结肠动脉的左支吻合，降支下行进入乙状结肠系膜与乙状结肠动脉的升支吻合。在肠系膜上、下动脉干或其第一级分支（中结肠动脉或副中结肠动脉与左结肠动脉）之间，在横结肠系膜根部靠近十二指肠空肠曲处，有时形成一个短吻合袢，称为若兰氏（Riolan）弓（图 3-12）。

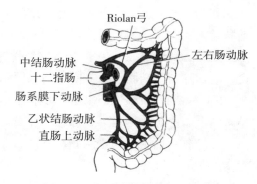

图 3-12　肠系膜下动脉及 Riolan 弓

2）乙状结肠动脉：在左结肠动脉下方起于肠系膜下动脉，其分支数目和起始情况较其他结肠动脉复杂，可有 1～4 支，以两支者居多，占（53.25±1.88）%。此动脉发出后，经腹膜壁层深面走向左下方，跨过左精索内动、静脉或卵巢动、静脉和左输尿管后进入乙状结肠系膜。每条血管皆分为升、降两支，彼此互相吻合，最上一条乙状结肠动脉升支与左结肠动脉降支吻合，最下一条乙状结肠动脉降支分布于乙状结肠下段。

3）直肠上动脉：为肠系膜下动脉发出乙状结肠动脉后向下的延续部分，经乙状结肠系膜两层之间下降至第 3 骶椎高度分为两支，沿直肠两侧下行与直肠下动脉的分支吻合。直肠上动脉进入盆腔后发出的分支称为乙状结肠直肠动脉，分布于乙状结肠和直肠上段。

（3）边缘动脉　从肠系膜上、下动脉发出的五条动脉，包括回结肠动脉、右结肠动脉、中结肠动脉、左结肠动脉和乙状结肠动脉的分支，在靠近结肠的边缘处彼此互相吻合，形成一个大的"血管弓"，称为边缘动脉。由边缘动脉发出的终末动脉，在未到达肠壁前，分为长支和短支。短支几乎与肠管纵轴呈垂直方向进入肠壁；长支在进入肠壁前，先分成前支和后支，分别沿肠管的前、后面经浆膜和肌层之间向系膜的对侧缘走行，逐渐穿过肌层到达黏膜下层，最后形成微弱的吻合，分布于系膜对侧 1/3 的肠壁。长支在走行过程中，除发出分支到肠壁外，还发出分支到肠脂垂（图 3-13）。如手术需切除肠脂垂时，勿将其过度牵拉，以免误伤长支造成肠壁缺血或坏死。

短支的数量较多，大部分起于长支或直接发自边缘动脉，穿过系膜带进入肠壁，分布于系膜侧 2/3 的肠壁，故结肠系膜侧的肠壁血液供应丰富。长、短支之间除在黏膜下层有吻合外，其他部位很少有吻合。根据肠壁血管分布的特点，如需切开肠管时，应在系膜对侧缘，即独立带和网膜带之间做纵行切开，以免损伤终末动脉。结肠的终末动脉如下所示（图 3-13）。

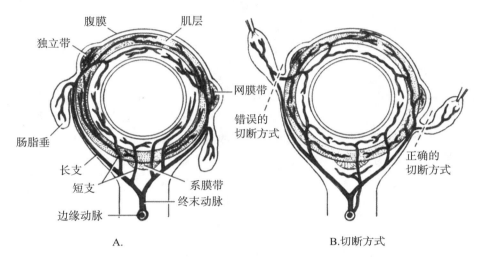

图 3-13 结肠的终末动脉

2. 静脉

结肠的静脉可分为肠系膜上静脉和肠系膜下静脉两个系统，肠系膜上静脉收集右半结肠的血液；肠系膜下静脉收集左半结肠的血液。它们的属支大多与同名动脉伴行，收集同名动脉分布区的血液，最后汇入门静脉。肠系膜下静脉的走行与同名动脉略有不同，它跨过腰大肌后呈弧形上升，注入脾静脉，其属支——左结肠静脉，在同名动脉的外侧注入肠系膜下静脉。结肠的静脉如下所示（图 3-14）。

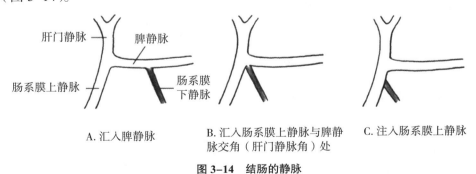

图 3-14 结肠的静脉

（1）肠系膜上静脉　在肠系膜上动脉的右侧上行，经胰切迹至胰颈后面与脾静脉汇合成门静脉。其属支：①回结肠静脉，由阑尾静脉、回肠支和盲肠前、后支汇合而成，收集阑尾、升结肠下 1/3 段、盲肠和回肠末段的血液；②右结肠静脉，收集升结肠上 2/3 段和结肠右曲的血液；③中结肠静脉，收集横结肠的静脉血液。

回结肠静脉和亨利氏（Henle）干（右结肠静脉和胃网膜右静脉的汇合支）之间的一段肠系

膜上静脉称为"外科干"（图 3-15）。临床上用该段静脉行肠系膜上静脉与下腔静脉分流术。

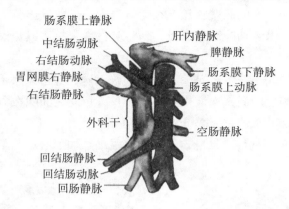

图 3-15　外科干及周围血管

（2）肠系膜下静脉　位于同名动脉的左侧，在腹膜壁层深面上行，越过腰大肌后，逐渐离开同名动脉，经屈氏（Treitz）韧带左侧至胰的后方，注入脾静脉、肠系上静脉与脾静脉交角处及注入肠系膜上静脉等处，其属支：①左结肠静脉，收集降结肠的静脉血液；②乙状结肠静脉，有 2～3 支，收集乙状结肠的静脉血液；③直肠上静脉，收集直肠上段的静脉血，通过直肠丛与直肠下静脉、肛门静脉有吻合。结肠的淋巴结如下所示（图 3-16）。

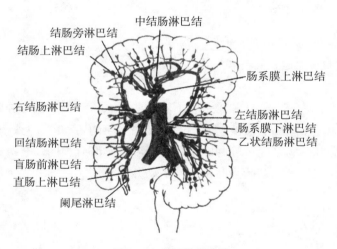

图 3-16　结肠的淋巴结

（五）淋巴结和淋巴管

1. 淋巴结（lymph node）

结肠的淋巴结按部位可分为四组（图 3-16）。

（1）结肠上淋巴结　位于肠壁浆膜的深面，数量较少，体积较小，多分布于网膜带和独立带附近。

（2）结肠旁淋巴结　沿边缘动脉排列。

（3）中间淋巴结　沿回结肠动脉、右结肠动脉、中结肠动脉、左结肠动脉和乙状结肠动脉排列，分别称为回结肠淋巴结、右结肠淋巴结、中结肠淋巴结、左结肠淋巴结和乙状结肠淋巴结。

（4）主要淋巴结　位于各结肠动脉的根部和肠系膜上、下动脉的根部。

2. 淋巴管（lymphatic vessels）

淋巴管起始部称为毛细淋巴管，在结肠黏膜层和黏膜下层内构成毛细淋巴管网，并与浆膜下的毛细淋巴管网互相沟通。毛细淋巴管汇合成淋巴管后，先注入结肠上淋巴结或结肠旁淋巴结，由结肠旁淋巴结发出的输出管再注入中间淋巴结，然后注入主要淋巴结。

（六）结肠的神经

盲肠、升结肠和横结肠的神经支配来自肠系膜上丛，含有交感神经和副交感神经两种纤维。降结肠及直肠近侧部的交感神经，来自肠系膜下丛；而副交感神经是由脊髓骶部 2～4 节发出的纤维，经两侧盆内脏神经、左下腹下丛，再上升分布到肠壁。直肠远侧部的交感神经来自上腹下丛，伴随直肠上、下动脉走行。脊髓骶部副交感纤维也经盆内脏神经、盆丛分布于直肠远侧部。肛门外括约肌受受阴部神经发出的肛门神经支配。结肠壁内也含有壁内神经丛，一般认为壁内神经节（副交感性）的缺乏，可导致先天性巨结肠症。交感神经能抑制肠蠕动，减少分泌，增加括约肌张力，使肛门内括约肌收缩；副交感神经促进肠蠕动，增强分泌功能，减少括约肌张力，使肛门内括约肌松弛。

结肠的痛觉传导神经纤维来自胸腰骶部的脊神经，分别经过肠系膜上丛、肠系膜下丛、上腹下丛和盆丛到达结肠的不同部分。研究表明，盲肠、阑尾、升结肠、横结肠右半部的痛觉纤维来自右侧脊神经，可因切除右侧交感干或有关的交感神经丛而丧失痛觉。而横结肠左半部、降结肠、乙状结肠受左侧脊神经支配，可因切除左侧交感干或有关的交感神经丛而丧失痛觉。直肠的痛觉传导纤维及反射性质的感觉纤维皆行于盆内脏神经，而不与交感神经伴行。升结肠、横结肠、部分降结肠的牵涉痛区位于脐下，腔盲肠的牵涉痛区则在右下腹部，降结肠的牵涉痛区则在左下腹部。

（七）结肠的应用解剖和结肠癌切除范围

1. 结肠血管和淋巴回流的应用解剖

（1）动、静脉　每条结肠动脉的起点、走行和分布范围的个体差异很大。如右结肠动脉的起点，单独起自肠系膜上动脉的，而与回结肠动脉共干的或与中结肠动脉共干的出现率却较高，缺如者的出现率也较高。其他的结肠动脉也有不同程度的变异，由于起点存在着差异，其走行和分布也相应发生变化。外科医生在实际操作中对可能出现的变异有明确认识后，才能准确地进行结扎或切断，若误伤了共干，将使其他血管分布区域的循环发生障碍，甚至导致坏死。结肠的边缘动脉是沟通肠系膜上、下动脉的各分支之间和肠系膜上、下动脉之间的桥梁，营养肠壁的终末动脉由此发出，其对维持肠壁的血液供应起重要作用。组成边缘动脉的各结肠动脉分支之间的吻合程度并不相同，有的良好，有的薄弱甚至中断，故在结扎前应先阻断血流，待证实欲结扎的结肠动脉分布区的边缘动脉有搏动，肠管色泽正常，表明边缘动脉的侧支循环良好后方可结扎。

（2）淋巴回流　结肠癌发生的淋巴转移，开始是在黏膜层，以后扩大到肠壁全层。受侵的淋巴结先是结肠旁淋巴结（占 22.3%），然后是中间淋巴结（占 10.2%），最后是主要淋巴结（占 2.4%）。因此，结肠旁淋巴结是最先受癌细胞侵犯的局部淋巴结，也是判断病变肠段有无淋巴结转移的标志。由结肠旁淋巴结发出的输出管沿边缘血管走行，走向就近的沿结肠动脉排列的中间淋巴结，然后到主要淋巴结。在做结肠癌切除术时，根据癌肿的部位可判断病变部位的淋巴流向和受累淋巴结的位置，从而确定切除的范围。

2. 结肠癌切除范围

由于癌肿发生部位不同，病程早晚也有差异，应在何处结扎血管，切除范围应有多大，文献的记载并不完全一致。仅以横结肠癌切除术为例，如癌肿位于横结肠中段，通常认为可从根部结扎中结肠动、静脉，肠管切除范围包括结肠右曲、横结肠和结肠左曲，以及相应范围的肠系膜、大网膜和淋巴结等。显然，这是根据中结肠动脉分布区域确定的切除范围。值得注意的是，中结肠动脉的变异出现率较高，与右结肠动脉共干起自肠系膜上动脉者约占 22.0%。根据淋巴管的分布与血管一致的原则，血管结扎的部位需要到达右结肠动脉，切除的范围应包括升结肠的上段；若中结肠动脉缺如（占 5.0%）而被扩大的左、右结肠动脉的升支代替时，横结肠的淋巴管将沿这两条血管下行，注入左、右结肠淋巴结，切除的范围应包括横结肠和升结肠、降结肠的上段。从另一角度来看，若右结肠动脉缺如，而由中结肠动脉和回结肠动脉的直接吻合代替时（占 21.0%），由于中结肠动脉和淋巴管分布区域的扩大，切除的范围应相应地扩大到升结肠的中部。因此，在实践中应考虑可能出现的各种血管变异，根据具体情况确定切除范围。

三、直肠

直肠为消化管的末段，位于盆腔内，在第 3 骶椎处上连乙状结肠，穿过盆膈到达肛门三角，以肛门开口于外界，全长为 12～15cm。

（一）直肠的形态

直肠走行方向不是直的，而呈弯曲状。在矢状面上沿骶、尾骨的前面下行，形成向后突的弯曲，为直肠骶曲，距肛门 7～9cm。接着直肠绕过尾骨尖，转向后下方又形成向前突的弯曲，为直肠会阴曲，距肛门 3～5cm。直肠在冠状面上有三个方向的侧方弯曲，一般中间较大的一个弯曲突向左侧，其上、下各一个侧方弯曲均突向右侧，而直肠的起始和终末两端均在中线上。做乙状结肠镜检查或经会阴切除前列腺术时，应注意这些弯曲，以免损伤直肠。直肠的弯曲内面观如下所示（图 3-17）。

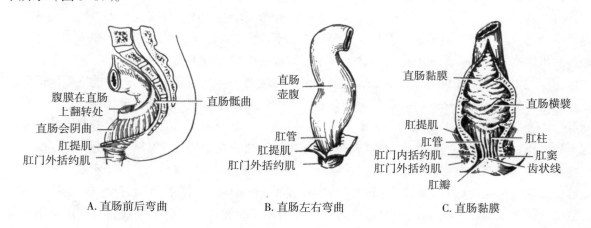

A. 直肠前后弯曲　　　　B. 直肠左右弯曲　　　　C. 直肠黏膜

图 3-17　直肠的弯曲内面观

直肠以盆膈为界，在盆膈以上部分，称为直肠盆部或壶腹部，盆膈以下部分为直肠肛门部或肛管。直肠的长度，成年人平均长度为 16.05cm，最大值为 19.10cm，最小值为 12.00cm。

（二）直肠各部的结构

1. 直肠盆部

乙状结肠移行至直肠，逐渐失去结肠的特征，继而直肠腔显著扩大，此部分称为直肠壶腹。直肠腔内有 2～5 条（一般为 3 条）半月状的黏膜皱襞，称为直肠横襞。最上方的一个直肠横襞称为上直肠横襞，位于乙状结肠与直肠交界附近的左侧壁，距肛门约 13.0cm。中间位置的直肠横襞称为中直肠横襞，为最大的一个，位置恒定，内部的环肌层特别发达，常称肛门第三括约肌，位于直肠右前壁，距肛门约为 11.0cm，相当于直肠外表腹膜返折的水平；最下方的直肠横襞称为下直肠横襞，其位置多位于直肠左后壁，距肛门约为 8cm。这些皱襞可能对粪块的支撑有一定作用。

直肠横襞包括黏膜、黏膜下层和环形肌，一般无纵形肌。正常时横襞边缘薄而柔软，若横襞的边缘水肿变厚，常是炎症的反应。横襞萎缩表示过去曾有慢性感染史。横襞的大小也有变异，每个横襞的平均长度约为 3.00cm（1.60～5.60cm），宽度约为 1.40cm（0.80～1.60cm）。

我国成年人直肠盆部（壶腹部）的平均长度为 11.66cm，最大值为 13.4cm，最小值为 10.00cm。

2. 直肠肛门部

直肠肛门部亦称肛管，是在盆膈以下由壶腹部向下延续突然变细的部分，向后下方绕尾骨尖终于肛门。有学者认为，肛管的上界是肛直肠线，与肛门内括约肌上缘一致，全长为 2.50～3.80cm。我国成人肛管的平均长度为 4.41cm，最大值为 6.10cm，最小值为 3.00cm。整个肛管可用四条线分成三个带（区）：四条线由上向下为肛直肠线、齿状线、白线及肛皮线；四线之间的三带为肛管柱带、肛管痔带（肛梳）及肛管皮带。

（1）肛管柱带 为肛直肠线到齿状线的环形带状区域。成年人该带上下宽度平均为 2.14cm，最大值为 4.20cm、最小值为 0.90cm。柱带内面有 6～10 条垂直的黏膜皱襞称为肛柱或称直肠柱。我国成年人肛柱数平均为 11.15 条，最大值为 16.00 条，最小值为 8.00 条。直肠扩张时肛柱可消失。肛柱内含有直肠上动脉终末支，属于痔内静脉丛的静脉位于肛柱的黏膜下层。肛柱常被误认是早期内痔，其鉴别点：前者呈直条形，黏膜光滑，粉红色；后者呈圆形或椭圆形，黏膜粗糙，或有糜烂，呈鲜红或紫红色。

瓣与直肠柱之间的直肠黏膜围成许多袋状小窝，称之为直肠窦或称肛窦。肛门瓣是直肠窦的游离边缘，此处若受到撕裂或感染，可继发肛裂、肛窦炎及肛乳头炎等。直肠窦口向上，窦底或肛门瓣上有肛门腺开口。并非每个直肠窦内都有肛门腺（肛管肌间腺），只有半数的直肠窦内有肛门腺，故正常直肠内仅有 4～8 个肛门腺，最多可达 16 个肛门腺，多集中在肠管后部。肛门腺在黏膜下由 1～6 个螺旋或直小管组成，还有一个导管。肛门腺周围被淋巴细胞包围，形成滤泡形式。有些肛门腺则完全位于黏膜下，有些分支伸入内括约肌层，或进入纵肌层、外括约肌，甚至进入坐骨直肠窝内。肛门腺延伸的方向一般是向外、向下，偶尔向上，但不超过肛门瓣的平面。目前肛门腺的功能尚不清楚，临床上的诊断重要性：一是腺癌的来源，二是感染的入口。细菌进入直肠窦，直接通过肛门腺引起肛管直肠周围感染。一般情况下，直肠窦呈闭合状，粪渣不易进入。腹泻时，稀粪易进入直肠窦内储存，发生感染致患肛窦炎，甚至发展成脓肿；大便过于干燥时，也可损伤肛门瓣或肛乳头，引起肛窦炎及肛乳头炎。

肛瓣与肛柱下端共同形成锯齿状的环形线，称为齿状线（linea dentata），或称为梳状线。由于齿状线是内、外胚层的移行地带，是黏膜和变形皮肤相移行的边界，故又称为黏膜皮线，为重要的解剖标志。齿状线上、下重要结构的区分：①齿状线以上直肠盆部黏膜为单层柱状或复层立方上皮；齿线以下为未角化的复层鳞状上皮（复层扁平上皮）。②齿状线以上分布直肠上动脉和直肠下动脉，静脉为痔内静脉丛，回流经直肠上静脉→肠系膜下静脉→脾静脉→门静脉，静脉曲张则形成内痔；齿状线分布肛门动脉，静脉丛为痔外静脉丛，回流经肛门静脉→阴部内静脉→髂内静脉→下腔静脉，静脉曲张时则形成外痔。内痔感染有时可经门静脉形成肝脓肿，外痔感染时可由下腔静脉向全身扩散。③齿状线以上的淋巴液主要回流至腹主动脉周围的淋巴结，故直肠癌通常向腹腔内转移；齿状线以下的淋巴液主要回流至腹股沟淋巴结，所以肛管癌通常向双侧腹股沟淋巴结转移。④齿状线以上受内脏神经支配，无刀割样疼痛感觉；齿状线以下肛管部受阴部神经支配，损伤时疼痛反应强烈。故内痔的注射、套扎、枯痔钉、结扎等疗法主要在齿状线以上进行，不可累及齿状线以下部分，以防水肿及剧烈疼痛。

（2）肛管痔带　在齿状线下方和白线之间，有一处约 1cm 的环状隆起区，称为肛梳或痔环，即痔带。我国成年人痔带的平均宽度为 1.01cm，最大值为 1.30cm，最小值为 0.80cm。此带由未角化的复层鳞状上皮覆盖，光滑而略有光泽，无汗腺、皮脂腺及毛囊，其厚度介于肛管上部（柱带）黏膜性上皮与肛管下部皮肤之间，为变形皮肤。痔带（环）的皮肤以致密的结缔组织与肌层紧密附着，故做保留肛门内括约肌的直肠切除手术时，剥离该层较为困难。痔带的结缔组织因慢性炎症刺激，常引起纤维增生，称为肛梳硬结，有学者称为肛梳带，可形成肛管狭窄，影响肛门括约肌松弛，引起排便困难、肛门疼痛或出血，严重者需切开肛梳带。因肛梳带与内括约肌相连，有时还需同时切开内括约肌，称为肛梳硬结切开术，或称内括约肌切开术。

（3）肛管皮带　白线以下覆以角化的复层扁平上皮，有毛，颜色较深。肛门是直肠下端连通外界的开口，约位于尾骨尖端前下方约 4cm 处，在会阴中心体的稍后方。肛门缘亦称为肛门皮线，即肛管与外界邻接的皮肤线，因呈斜坡移行，正常情况下，此处皮肤围绕肛门呈放射状。

（三）直肠的毗邻关系

直肠的前方，男性因腹膜自膀胱向后折返成直肠膀胱凹陷，继而向后覆盖至直肠，在腹膜返折线以上，直肠隔着直肠膀胱凹陷与膀胱底的上部和精囊腺相邻，在直肠膀胱凹陷内，常有回肠袢和乙状结肠袢垂入。

对于男性来说，隔直肠前壁可以触及前列腺。发生急性前列腺炎时，触之前列腺肿大，患者有压痛和灼热感。良性前列腺肥大者，触之前列腺增大，但对称、平滑、柔软，与周围无粘连。前列腺癌患者，指诊则有轻度或高度肿大，硬韧如石，表面不规则，呈结节状，边界不清楚。

对于女性来说，直肠前面由于腹膜形成直肠子宫凹陷，凹陷内也常有回肠袢和乙状结肠袢伸入。直肠指诊也可诊断女性生殖系统疾病，如子宫后倾、子宫肿瘤等。

直肠侧韧带位于腹膜以下直肠的左、右侧，将包围直肠的盆筋膜脏层连接到双侧盆壁的盆筋膜壁层，连接肛提肌上方的筋膜及闭孔内肌筋膜，是使直肠固定于骨盆的重要支持结构。在腹膜返折线以下的直肠癌手术，必须结扎直肠下血管，清除有关淋巴结，切断直肠侧韧带后才可将直肠游离。手术处理时注意勿损伤输尿管及盆神经丛。该丛内有支配排尿和阴茎勃起的神经，损伤后将导致长期尿潴留及性功能障碍。

直肠后虽无腹膜，但有盆筋膜脏层形成的直肠固有筋膜鞘，将直肠后面的脂肪组织、血管和淋巴结等包裹在内。直肠癌切除术分离直肠后壁时，应在骶前筋膜的前方疏松组织内进行。后正中线的直肠与骶中动、静脉，骶前静脉丛，尾神经节及直肠上动、静脉相邻；后中线的直肠两侧与下三对骶神经和尾神经前支（骶丛和尾丛），交感干，骶外侧动、静脉，骶淋巴结，梨状肌，肛提肌及尾骨等相邻，并有盆内脏神经由后向前下方走行，加入盆丛。

在骶前筋膜的后面，有丰富的血管，骶骨前面正中线有骶正中动脉及其伴行的骶正中静脉，常为两支小静脉，最后成一干汇入左髂总静脉或左、右髂总静脉的交界处。在骶前外侧有骶外侧动脉及其伴行的骶外侧静脉，该静脉可为1支、2支、3支及4支，最后多数注入髂内静脉或其属支，少数注入髂总静脉，偶见注入髂外静脉。骶前静脉丛位于骶外侧静脉与骶正中静脉之间，与直肠静脉丛、膀胱静脉丛及椎管内静脉丛相交通，故盆腔内的感染或肿瘤易扩展到脊柱及椎管内，或直接到达硬脑膜静脉窦，或经椎静脉丛扩展到胸腹部的其他脏器。

（四）直肠的血管、神经和淋巴

1. 直肠的动脉

直肠的动脉供应来自直肠上动脉、直肠下动脉、肛门动脉和骶中动脉的直肠支。

（1）**直肠上动脉**　又称痔上动脉，是肠系膜下动脉进入骨盆入口后再向下延续至盆内并分布于直肠的部分。肠系膜下动脉跨过左髂总动脉下缘以下入盆，至其分为左、右两终支处的一段，称为直肠上动脉。

肠系膜下动脉的起点在十二指肠第三段下方的腹主动脉前壁，下降进入乙状结肠系膜根部时，与左侧输尿管靠近，术中高位结扎肠系膜下动脉，或推动十二指肠向上和显露左侧输尿管时，应注意勿损伤此处。

（2）**直肠下动脉**　又称直肠中动脉，或痔中动脉。直肠下动脉多起自阴部内动脉或臀下动脉，也来自膀胱下动脉、闭孔动脉、脐动脉及髂内动脉等。

（3）**肛门动脉**　又称直肠下动脉，或痔下动脉。它在坐骨结节上方自阴部内动脉分出，穿过阴部管的筋膜壁进入坐骨直肠窝，分成2～3支，向内行分布于肛门附近的皮肤、肛管、直肠下部、肛门外括约肌等，与直肠上、下动脉及会阴动脉吻合。

（4）**骶中动脉的直肠支**　在腹膜后方，向前行至直肠后方，与分布直肠的其他动脉相吻合。

2. 直肠静脉

直肠有内、外两层静脉。内丛为位于直肠黏膜下及相当于肛门皮下组织的静脉丛；外丛为腹膜返折线以下肠管肌层外表的静脉丛。黏膜下丛（直肠内丛）由引流呈相反方向的两部分静脉组成，以齿状线为界，在该线以下的静脉丛（痔外丛），向下引流入肛门静脉（直肠下或痔下静脉），再进入阴部内静脉，经髂内静脉，最后到达下腔静脉。齿状线以上的静脉丛（痔内丛）排布在肛柱内，向上引流入直肠上静脉，经肠系膜下静脉，最后入门静脉。此静脉丛在黏膜下向上引流经相当距离，约在齿状线上方10cm处穿出肌层，并接受肠壁外丛的静脉，共同形成直肠上静脉。

3. 直肠的神经

直肠的神经来自盆丛。盆丛又称下腹下丛，位于直肠两侧，是上腹下丛的延续。支配直肠的交感神经节前纤维起自第1、第2腰节侧角，经肠系膜下丛、盆丛等到达肠系膜下神经节、腰和骶交感干神经节，以及盆神经节等交换神经元。节后纤维经盆神经丛分出的直肠丛，伴随直肠动脉分布于直肠。交感神经的作用是抑制肠蠕动，并使肛门内括约肌收缩。支配直肠的副交感神经节前纤维起自骶髓2～4节的骶髓副交感核，经盆神经、盆丛及直肠丛，并随直肠上动脉进入直肠壁内，在肠肌丛和黏膜下丛内的神经节交换神经元，节后纤维分布于直肠平滑肌。副交感神经的作用是加强肠蠕动，并使肛门内括约肌松弛。肛门外括约肌和肛门皮肤受发自骶丛的阴部神经支配。

4. 直肠淋巴

直肠淋巴在直肠各层皆有毛细淋巴管网。黏膜层毛细淋巴管网与黏膜下层毛细淋巴管网相通。黏膜下层毛细淋巴管网发出的淋巴管形成黏膜下淋巴管丛。由丛发出的集合淋巴管穿过肌层，并与肌层的集合淋巴管汇合，注入局部淋巴结。齿状线上、下方的毛细淋巴管相互交通，在齿状线处并不存在界限。

（五）盆壁筋膜的解剖

盆壁筋膜，又称盆筋膜壁层，被覆于盆腔各壁的盆面，向上连于腹内筋膜，向下附于骶结节韧带、坐骨结节、坐骨下支和耻骨下支，向内续于盆膈上筋膜，向前附于耻骨联合盆面。按其所被覆的肌肉和部位的不同可分为几种筋膜。

1. 髂筋膜

髂筋膜被覆于髂腰肌，又称髂腰筋膜、髂腰肌筋膜、髂腰肌鞘。腰大肌筋膜上端增厚形成腰肋内侧弓，向外上连于腰方肌筋膜，下续于髂肌筋膜。髂肌筋膜向上外附于髂嵴内唇，并连于腹横筋膜，向下附于骨盆界限，在髂耻隆起处有腰小肌附着。髂筋膜经腹股沟韧带深侧后方分为三部分：①外侧部与腹股沟韧带相合后仍被覆于髂腰肌至股骨小转子；②中间部形成髂耻弓，附于腹股沟韧带和髂耻隆起之间；③内侧部与耻骨肌筋膜相连形成髂耻筋膜，构成股血管鞘后壁。

2. 闭孔筋膜

闭孔筋膜较厚，被覆于闭孔内肌盆面，向上附于髂骨弓状线并连于髂筋膜；向前附于闭孔内肌起始点周缘，参与闭膜管内口的形成；向后连于梨状肌筋膜；向下附于坐骨结节和坐骨、耻骨下支盆面。闭孔筋膜在耻骨联合盆面稍外侧与坐骨棘连线之间部分增厚而成盆筋膜腱弓，又称为肛提肌腱弓，是肛提肌的起点。

3. 梨状肌筋膜

梨状肌筋膜较薄弱，被覆于梨状肌盆面，向前连于闭孔筋膜，向后附于骶骨盆面骶前孔周围，向下续于盆膈上筋膜。

4. 骶前筋膜

骶前筋膜为盆壁筋膜增厚部位，位于骶骨前面，向上附于第3、第4骶椎，向下前于直肠盆部，于直肠肛门交界处连于直肠筋膜和盆膈上筋膜。骶前筋膜前方为直肠筋膜，两者间为直肠后（间）隙，向下至盆膈，向上通腹膜后隙。

四、盆膈

盆膈位于小骨盆底，又称盆底，由肌肉和筋膜构成。

（1）肌肉　肛提肌和尾骨肌合称为盆膈肌。

1）肛提肌：薄而宽，左右合成漏斗状，起自盆筋膜腱弓。耻尾肌分为三种肌束：①前列腺提肌（男）或耻骨阴道肌（女）；②耻骨直肠肌；③耻尾肌固有部。

2）尾骨肌：又称坐骨尾骨肌，呈三角形，位于肛提肌后方，被覆盖骶棘韧带盆面，起自坐骨棘盆面，止于尾骨侧缘。

（2）筋膜　覆盖于盆膈肌的筋膜，称为盆膈筋膜，覆于盆膈肌上方则称为盆膈上筋膜，覆于盆膈肌下方则称为盆膈下筋膜。

五、肛门三角

肛门三角（anal triangle）内，肛门周围的皮肤为放射状皱襞，富集汗腺及皮脂腺，成年男子长有肛毛，因此此处皮肤易形成感染。皮肤皱襞也可因大便干燥或窥镜检查而致裂伤，但愈合较快。肛门三角的皮下组织（会阴筋膜浅层）脂肪较多，尤其在坐骨直肠窝内填充大量脂肪。围绕肛管下端有肛门外括约肌。

（一）肛门外括约肌

肛门外括约肌为环形横纹肌，自肛提肌下方伸展达肛门缘（肛皮线），受意识控制。肛门外括约肌一般按其纤维所在部位可分为三部分：皮下部、浅部及深部。

1. 皮下部

皮下部主要由环形肌束构成，前方少量肌纤维附着于会阴中心腱，后方有一些肌纤维附着于肛尾韧带。皮下部肌束上方与肛门内括约肌下方相邻，两者间有肛门肌间膈，由直肠纵肌、肛提肌及其筋膜合成，向内穿行至肛门内皮下。

2. 浅部

浅部位于皮下部的外侧深层，在肛门外括约肌皮下部与深部之间，与肛门内括约肌隔以联合纵肌形成的肌间膈，与皮下部之间也有小膈。

3. 深部

深部为厚环形肌束，紧密环绕肛门内括约肌及联合纵肌层的外面。一般认为深部是肛门外括约肌最大和最重要的部分，但不易确定界限。

肛门外括约肌由第4骶神经的会阴支及阴部神经的肛门（直肠下）神经支配。肛门外括约肌的功能为平时闭合肛门，排便时舒张肛门使粪便排出，排便后又立即使肛门闭合。

（二）肛门内括约肌

肛门内括约肌是直肠壁环行肌向下延伸增厚而形成，外面完全被直肠纵肌所包围，其上缘与肠壁环行肌层混合，下缘游离。肛门内括约肌高度为 1.70～3.50cm，厚度为 0.15～0.80cm。内括约肌下缘距肛皮线（肛缘）约为 0.90cm。

（三）联合纵肌

纵肌层向下经盆膈，与肛提肌的纤维混合，该肌腱组织及被覆筋膜组织也有部分混杂在一起，形成一层盆膈以下的联合纵肌，包围在肛门内括约肌的外表，行于内、外括约肌之间。联合纵肌向下纤维分散成放射状，可分为三部分：①内侧份向内经内括约肌下缘与外括约肌皮下部之间止于白线；②外侧份经外括约肌浅部与皮肤部之间，到达坐骨直肠窝；③中间份向下分成小膈穿过皮下部，将其分为 7～9 条环形肌束，止于肛门外皮肤。

（四）肛管直肠环

肛管直肠环是由肛门外括约肌浅部、深部围绕直肠的纵肌，以及肛门内括约肌、肛提肌的耻骨直肠肌，在肛管直肠结合处（肛直肠线）所形成的肌性环。此肌性环在直肠指诊时常可触及。

（五）肛门三角内的筋膜

1. 闭孔筋膜

闭孔筋膜被覆于闭孔内肌盆面。

2. 会阴筋膜深层

会阴筋膜被覆于闭孔筋膜内面、肛提肌及尾骨肌下方，即为盆膈下筋膜。

（六）肛门直肠周围组织结构

坐骨直肠窝，又称坐骨肛管窝，位于肛管两侧，为成对的楔状潜在性腔隙，在肛门三角皮肤的深部，盆膈下方，每侧容积为 60 ～ 90mL，在肛管的后方左右可以相通。窝尖向上，由盆膈下筋膜与闭孔筋膜汇合而成；窝底为肛门三角区的皮肤和浅筋膜；内侧壁呈斜坡状，为肛门外括约肌、肛提肌、尾骨肌及盆膈下筋膜；外侧壁较垂直，为坐骨结节、闭孔内肌及筋膜；后壁是臀大肌和骶结节韧带；前壁为尿生殖膈。坐骨直肠窝的后端有后隐窝，在尾骨肌、骶结节韧带和臀大肌之间；前端有前隐窝，位于肛提肌与尿生殖膈之间。

（七）坐骨直肠窝内的血管、神经和淋巴

1. 动脉

阴部内动脉自梨状肌下孔穿出骨盆，绕坐骨棘外面，穿过坐骨小孔进入坐骨直肠窝，在窝侧壁阴部管内到达尿生殖三角后缘，分为会阴动脉及阴茎动脉（女为阴蒂动脉）。阴部内动脉在阴部管内分出 2 ～ 3 支肛动脉，通过筋膜向内横过坐骨直肠窝，分布于肛门周围和肛管，与直肠下动脉吻合。

2. 静脉

齿状线下方直肠下静脉丛向下汇入肛静脉，肛静脉注入阴部内静脉，与同名动脉伴行，汇于臀下静脉。

3. 神经

（1）阴部神经　起于第 2、第 3、第 4 骶神经前股，自梨状肌下孔穿出盆腔至臀部，穿过坐骨棘，在阴部内动、静脉的内侧，穿过坐骨小孔入阴部管内，分为三支：①肛神经；②会阴神经；③阴茎背神经。

（2）肛神经　自阴部管穿出，与肛动脉伴行横过坐骨直肠窝，分布于肛门外括约肌，支配该肌的运动。

4. 淋巴

直肠齿状线以上淋巴引流除向上至肠系膜下淋巴结，向外至髂内淋巴结外，尚可向下穿过肛提肌至坐骨直肠窝内的肛淋巴结，伴肛门血管、阴部内动脉进入髂内淋巴结。

六、关于肛管直肠周围脓肿的应用解剖

肛管直肠周围容易发生感染，多因肛管直肠壁内的感染直接蔓延或经淋巴管向外传播所致。感染常来自肛门腺，也可因其他肛肠疾病而引起。肛管直肠周围常有不同的间隙，感染和脓肿在此常发生。如未及时治疗，感染也可穿入其他间隙，形成广泛感染。

（一）肛提肌上间隙及脓肿

1. 骨盆直肠间隙

骨盆直肠间隙位于腹膜与盆膈之间，外侧为耻骨尾骨肌，内侧为直肠，后方为直肠及直肠侧韧带。此间隙的脓肿容积可以很大，若不及时引流治疗，可以穿破直肠、膀胱或阴道，也可穿破肛提肌进入坐骨直肠窝。

2. 直肠后间隙

直肠后间隙前方为直肠，后方为骶骨及骶前筋膜，故又称骶前间隙。直肠后间隙下方为肛提肌，上方是腹膜，在骶岬处直接与腹膜后间隙相通。

3. 黏膜下间隙

黏膜下间隙位于直肠黏膜和内括约肌之间，即黏膜下层，内有痔内静脉丛和淋巴管，常与内痔的发生有关。

（二）肛提肌下间隙及脓肿

1. 坐骨直肠间隙

坐骨直肠间隙，即坐骨直肠窝，在肛提肌与坐骨之间，呈楔形。窝内脂肪感染坏死后，形成坐骨直肠窝脓肿，较为常见。如未能及时切开引流，一侧的脓肿可通过肛管后方或前方的间隙蔓延至对侧，形成"蹄铁形"脓肿。

2. 肛周皮下间隙

肛周皮下间隙上界为肛门外括约肌皮下部，下界为肛旁皮肤，内侧为肛缘的上皮。此间隙发生肛周皮下脓肿较常见，多由肛门腺感染向外穿过外括约肌皮下部扩散形成。如未能及时切开引流，脓肿可扩散至坐骨直肠窝。

3. 中央间隙

中央间隙是重要的肛周间隙，与其他间隙相通。感染常向下扩散成为肛周皮下脓肿，向外扩散可形成坐骨直肠窝脓肿，向上扩散至括约肌间间隙，则产生高位肌间脓肿。

4. 括约肌间间隙

括约肌间间隙在肛门内、外括约肌之间，联合纵肌层处，是中央间隙向上延伸的间隙。此间隙的感染多来自肛门腺，也可向外侧、上方、下方扩散成不同的肛周脓肿及肛瘘。

扫一扫，查阅本章数字资源，含PPT、音视频、图片等

第一节　体位与标记

一、体位的选择

常用的肛肠科检查体位有以下几种。

1. 侧卧位

患者侧卧在检查床上，两腿完全呈屈曲状使臀部和肛门充分暴露。可根据具体情况采用左侧卧位或右侧卧位。侧卧位适用于体弱或手术时间较长者，是常用的检查和治疗体位。

2. 俯卧位

患者俯卧，双下肢分开，将臀部垫高并呈向前分开。若将手术台下半部放低，使双下肢与躯体呈 45°，称为俯卧折刀位。俯卧位适合手术操作，也便于助手的配合。

3. 截石位

患者仰卧，双下肢屈曲抬高，两腿放在腿架上，将臀部放在检查台或手术台边，将臀部垫高，使患者的肛门充分暴露。截石位适用于检查及手术操作，尤其适宜于腹会阴联合手术，是检查和治疗肛门直肠病的常用体位。

4. 膝胸位

患者跪伏在检查台上，头面贴近床面，头低臀高，使肛门暴露。膝胸位适用于直肠镜、乙状结肠镜检查等。

5. 蹲位

患者下蹲做排便状，用力增加腹压，常用于内痔脱出、肛管直肠脱垂及直肠息肉脱出等检查。结合直肠指诊可触及位置较高的直肠内肿物、判断直肠脱垂的程度。

6. 弯腰扶椅位

患者向前弯腰，双手扶椅，脱裤显露臀部。弯腰扶椅位不需特殊设备，节省时间，适于多人检查。

二、病变位置的标记

（一）按时钟方向标记法

肛门直肠病变部位常采用时钟方向标记法。检查时需注明检查时的体位，如俯卧位时，肛门

上方骶尾中点为 12 点，下方会阴中点为 6 点，其余位置按顺时针指向标示；而截石位则正好相反，肛门上方会阴中点为 12 点，下方骶尾中点为 6 点。

（二）按肛门方位标示法

按患者肛周不同方向，一般分为前位（会阴侧）、后位（骶尾侧）、左中位、右中位、左前位、右前位、左后位、右后位共八个方位。该法的优点是无论采用何种体位，记录均无变化。

总之，无论采用何种体位和标记方法，均应标记清楚。

第二节　专科检查

一、肛门视诊

（一）肛门的位置

正常肛门位于两坐骨结节连线的中点，注意观察肛门是否有异位、变形、缺如等。

（二）肛门及周围皮肤

肛门皮肤颜色较深，皱褶呈放射状。首先观察肛周体毛分布有无异常，再观察肛周皮肤有无皮损，如红斑、丘疹、糜烂、渗出、抓痕、脱屑、白斑及手术瘢痕等；还应该注意皮肤有无红肿、溃口。用手牵开肛门，观察肛管皮肤颜色有无异常，若有裂伤，应注意观察其位置、数目和深度。

（三）肛周秽物

肛肠疾病的肛周常见秽物有粪便、黏液、血迹等。

1. 粪便

粪便污染裤子常见于肛门失禁、肛门直肠狭窄、肛管皮肤缺损等。

2. 黏液

黏液常见于肛周脓肿破溃、肛瘘。有黏液及血液附着裤子时应考虑结肠炎、直肠脱垂、息肉等。

3. 血迹

肛周有血迹时，应考虑内痔、肛裂、肛管直肠肿瘤等，注意与妇女月经期的经血相区别。

（四）肛周肿物及赘生物

肛门及周围若有肿物，应注意其大小、位置、形态、数目、颜色及有无根蒂，分辨是肛门外固有物还是由肛门内脱出。辨别肿物来源的方法之一是观察肿物表面覆盖的是皮肤还是黏膜，若为皮肤，则源于齿线下，可为外痔、肛周脓肿等；若为黏膜，则源于齿线上，多由直肠内脱出，如内痔、直肠脱垂、直肠息肉等。医师还可以通过观察肿物根部所在的位置来判断来源。

（五）其他

应注意观察肛门是否松弛、有无肛裂，必要时嘱咐患者采用蹲位，以观察有无内痔、息肉或黏膜脱出等。

二、直肠指诊

直肠指诊是肛肠科常用且简便易行的方法，在肛肠科检查中占据重要的地位。指诊可以了解许多肉眼观察不到的情况，素有"指诊眼"之称。

（一）检查方法

直肠指诊时一般采用侧卧位、下蹲位、膝胸位或截石位。检查者食指戴涂润滑剂的指套，首先从肛周开始，注意肛周有无肿物、硬结，有无触痛、波动感，如皮下触及条索状硬物，应触摸其走向及深度。再将食指与肛门平面呈 45°，轻轻按揉肛缘，待患者肛门括约肌放松后，食指缓慢插入肛管。在距肛缘约 1cm 的肛管处可触及一个环状沟，即括约肌间沟，此沟是肛门内括约肌下缘与外括约肌皮下部的交界处，此处常作为手术解剖标志。约距肛缘 2.5cm 处可触及齿线，注意齿线处口径大小，以及有无肿物、硬结、凹陷及压痛。超过齿线即进入直肠部的直肠柱区，此处为内痔的好发区域，注意感触黏膜的变化。在肛管上缘可触及环绕直肠、状如绳索的肌束，呈 "U"形，此为肛管直肠环。向上可感觉肠腔骤然膨大，此时已进入直肠壶腹，此处为直肠息肉及肿瘤的好发部位。直肠前壁距肛缘 4～5cm，男性可触及前列腺，呈三角形，如栗子大小，正中有一个浅沟，质韧而有弹性，需与肿瘤相鉴别。

（二）注意事项

肛门直肠指诊要注意以下事项：①检查前嘱患者排空大便。②检查者要事先测好食指三节的长度及第一节的宽度，以便对病灶进行测量。③检查时动作应轻柔、细致。手指旋转时一定要缓慢，避免引起患者肛门的疼痛不适。按照一定的顺序，从下而上或从上而下，先健侧后患侧。凡手指能触及的肛管直肠周壁均应触摸，以防遗漏病变。④直肠有前、后两个弯曲，在指诊时，指检方向应先向患者腹侧肚脐方向伸入，待通过肛管后再顺尾骨方向沿后上方进入。⑤注意体位的变换以便触摸，如侧卧位指诊有问题时，可让患者改蹲位并用力努挣，有助于触及较高部位的病灶。⑥必要时采用直肠与腹部或直肠与阴道双合诊。⑦肛裂患者一般不做指诊检查，如需检查应在局麻下进行。⑧指诊结束应注意指套有无脓性分泌物、血迹及异常气味，必要时行进一步的检查。

三、探针检查

探针是专门用于各种瘘管、窦道检查和治疗的器械。

（一）探针的种类

常用的探针种类有五种：棒状探针、有槽探针、双钩探针、单钩探针、双球头探针。临床常用棒状探针，其中以直形探针最为常用。从探针所用的材料方面可以分为银质探针（软质）、铜质探针（中等硬度）、合金探针（较硬）。

（二）检查方法

根据肛瘘、肛周脓肿及窦道的不同类型，选择相应的探针进行检查。如直形肛瘘可用球头硬质探针，马蹄形肛瘘可用软质探针，内盲瘘可用钩状探针。探针检查瘘管时从外溃口插入，通过瘘管或脓腔管道到达内口，当探针在管道内遇阻力时，不可强行探入，以防造成假道，影响诊断和治疗。进行内盲瘘检查时，用肛门镜显露可疑肛窦位置，用钩状探针检查以确定内口位置。另外，对肛瘘的诊断，还可用亚甲蓝染色法确定其内口位置、走行及分支等。

第三节　内镜检查

一、肛门镜检查

（一）肛门镜的种类

肛门镜一般长约 7cm，可以分为筒状肛门镜和分叶式肛门镜两大类。筒状肛门镜因其筒形和开口形状不同，又可以分为喇叭筒形肛门镜、圆筒（直筒）肛门镜、缺边肛门镜等。根据其口径不同，可分为大（直径 2.2cm）、中（直径 1.75cm）、小（直径 1.43cm）三种型号。筒状肛门镜的用材为镀锌铁质和一次性聚氯乙烯（PVC）塑料质等。分叶式肛门镜因其叶片数量不同，分为二叶肛门镜、三叶肛门镜。有的肛门镜配置了冷光源，使肠腔内视野更加清晰；有的肛门镜配置了摄像机，便于保存图像资料。

（二）检查方法

检查前先帮助患者消除紧张情绪，做好准备工作；患者选择适当的体位，一般采用侧卧位、膝胸位；选择适合患者病情的肛门镜。肛门镜检查前需进行常规视诊、指诊，如发现有肛裂、直肠严重狭窄和脓肿等，应在麻醉下进行。检查时先在肛门镜体部涂适量润滑剂。筒状肛门镜与分叶肛门镜操作方法有所不同，以筒状肛门镜为例，步骤如下：检查者右手持镜柄，拇指紧抵镜栓，左手牵开患者肛门，暴露肛管。先使肛门镜头部在肛缘做适当按揉，待肛门松弛后，再将镜头缓缓插入肛门内，进镜方向先指向脐部，通过肛管后改向骶尾部继续插入，待镜身充分插入直肠内，再抽出镜栓，边退镜边观察肛管直肠情况。为观察不同角度的病变，有时需反复进入。

（三）注意事项

如进镜时患者疼痛明显，应立即停止进镜，查找原因，若为括约肌痉挛，可行局部麻醉后检查。检查时光线要充足。退镜观察时如需再进镜，应先放入镜栓，再推镜向上，以免损伤组织。使用分叶肛门镜当叶片在直肠内已张开时，不得完全闭合，以免夹伤组织。

（四）观察内容

观察取出的镜栓顶部有无脓液、血液、黏液等附着物，然后观察直肠黏膜、齿线区肛窦、肛瓣、肛乳头、齿线下肛管皮肤有无异常。直肠黏膜的异常包括充血、水肿、糜烂、溃疡、脓血、出血、肿物、脱出等，还应注意其位置、形状、颜色、范围等。若有直肠黏膜松弛脱垂，可见镜腔内充满黏膜无空隙，看不到近端肠腔，加大腹压则脱垂更加明显。

二、乙状结肠镜检查

当怀疑直肠上端及乙状结肠有病变时，可用乙状结肠镜进行检查。乙状结肠镜的镜身长度一般有 25cm、30cm、35cm 三种类型，成人镜管直径一般为 2cm，而直肠狭窄的成年人和婴幼儿镜管直径多为 1.3 ~ 1.5cm。乙状结肠镜的主要构件有镜筒、闭孔器、目镜、光源及附件（充气橡皮球、擦拭器、活检钳等）。目前，常采用冷光源或光导纤维束。适应证、禁忌证、检查前准备与下述结肠镜检查相同，术中除可见正常乙状结肠黏膜，还可见黏膜炎症及受损程度、肠道肿物或狭窄等。近年来，随着光导纤维和电子结肠镜的普及，硬质乙状结肠镜的应用已逐渐减少，故在此不做详细介绍。

三、结肠镜检查

结肠镜有纤维结肠镜、电子结肠镜、超声内镜等。结肠镜不仅可以诊断大肠及回肠末端疾病，还可以治疗一些大肠疾病，如结肠息肉摘除、肠扭转复位及早期癌的切除等。

1. 适应证

（1）体检或大肠肿瘤普查。

（2）原因不明的便血或大便习惯改变，或腹部不适者。

（3）慢性腹泻、里急后重、大便长期有脓血黏液者。

（4）大便变形，或细或扁者。

（5）结直肠异物。

（6）取结直肠病变组织的活检标本。

2. 禁忌证

（1）肛管、直肠狭窄，内镜不能插入者。

（2）肛门、结肠、直肠急性期感染或有疼痛性病灶，一般不宜做内镜检查者。若病情需要，可在全麻下完成。

（3）有出血倾向或凝血功能障碍的患者应慎取活检。

（4）精神病患者。

（5）妇女月经期及孕妇慎做检查。

（6）全身衰竭、高龄者，或心脑血管疾病的发作期慎做检查。

3. 检查前准备

（1）了解病史、病情，进行详细指诊、血常规、凝血酶原时间及心电图等检查。

（2）向患者做好解释工作，消除紧张情绪和顾虑，以取得配合。

（3）检查前排空大便，清洁灌肠。

（4）检查前可使用镇静剂和解痉剂。

（5）检查、清点、备齐所用器械、物品等，排除故障。

4. 进镜方法

（1）体位及原则　患者取左侧卧位，也可取仰卧屈膝位。进镜的基本原则是直视下循腔进镜。

（2）通过肛管直肠　常规行直肠指诊后，肛门及镜身涂润滑剂，将涂有润滑剂的肠镜前端插入肛管直肠内并进入 5 ~ 10cm，适当注气，调整角度钮，可见直肠腔，循腔进镜。

（3）通过乙状结肠　进入直肠腔后，患者由左侧卧位改为仰卧位（或不改变体位）。镜端达到乙状结肠起始处，向右调整角度钮，或顺时针旋转镜身60°~ 90°后，再调整角度钮，向上使镜头对准乙状结肠起始弯曲处，缓缓插入，使其通过弯曲部而达移行部。此时将镜头向上并固定，然后缓缓外撤镜身，这样乙状结肠及镜身可被拉直，使移行部位的锐角消失（钩拉取直法），将镜身继续推进即可送到降结肠。此法一次不成功时可重复钩拉 1 ~ 2 次。

（4）通过降结肠 降结肠由后腹膜固定，呈比较直的隧样管腔，循腔进镜便可通过。当到达脾区时，解除镜身在乙状结肠形成的襻是一难点，助手可握镜身做顺时针旋转，边旋转边退镜身，很快镜身襻消失，将镜身拉直（旋转取直法）。

（5）通过脾曲 进脾曲时的要点是寻找横结肠的开口处。脾曲为膨大的盲袋，与降结肠结合处的开口常位于盲袋稍下的内侧方，故应向各方向调节镜头，仔细辨别，找到开口即可进入横结肠。

（6）通过横结肠及肝曲 横结肠的肠系膜较长，始末两端固定于脾曲和肝曲，中段活动范围大，常常下垂明显，使升结肠、横结肠、降结肠呈"M"形，造成进镜困难，可采用转位法通过。进镜方法是当镜头通过脾曲到达横结肠下垂的最低点时，助手在腹壁外将下垂的横结肠向上推，这样镜头则容易循腔通过，到达肝曲盲端时应缓慢后退镜身，寻找升结肠开口，调节镜头向左下方，循开口通过肝曲，再进入升结肠。

（7）通过升结肠达盲肠 只要通过肝曲，几乎都可通过升结肠达盲肠。到达盲肠后可见由三条结肠带汇聚在盲肠底部形成的阑尾开口，可从盲肠的侧面观察回盲瓣，也可进镜对回肠末端进行观察。

（8）退镜观察 边退镜边观察，上、下、左、右各个方位均应仔细观察，遇到异常应及时摄取图像并记录病变部位、范围、数目，必要时取组织活检及内镜下治疗。

结肠走行变化多异，故进镜方法也应灵活掌握。基本的原则是循腔进镜，常用的方法有反复注气抽气、钩拉直取、旋镜、变换体位、防襻等。

5. 观察内容

（1）正常所见 大肠黏膜呈橘红色，光滑润泽。黏膜表面不附挂任何分泌物或肠内容物。黏膜下血管纹理清晰。大肠各段肠腔均有各自特征：①直肠，纤维结肠镜下，正常直肠黏膜呈淡橘红色，光滑润泽，富有弹性。通常血管纹理不鲜明，当充气肠腔扩张时，可见小血管，有时可见黏膜下淡蓝色静脉。直肠内有三个宽大的直肠瓣，瓣膜反面是盲区，应仔细检查。②乙状结肠，黏膜呈淡橘红色，血管纹理清晰。皱襞呈椭圆形，低矮而密集，肠腔纤曲多变。③降结肠，黏膜呈淡橘红色，血管纹理清晰。半月襞清晰可见，且分布均匀。肠腔形态较恒定，呈短直隧道样。④脾曲，呈盲袋状，黏膜光滑润泽，血管网清晰，内侧为横结肠入口，下缘往往有一半月形皱襞，上方常可透见淡蓝色的脾脏。⑤横结肠，黏膜呈"C"形，但较降结肠稍深，血管纹理清晰。肠腔如筒状，皱襞排列呈倒三角形。⑥肝曲，亦呈盲袋状，外侧见淡蓝色的肝脏投影。⑦升结肠，呈隧道样，皱襞排列呈正三角形。黏膜呈淡橘红色，黏膜下血管纹理不如降结肠清晰。⑧盲肠，肠腔呈短而直的圆筒形，管径较粗，顶端呈盲袋状，皱襞排列成"V"形或"Y"形。阑尾开在其中，呈裂隙状、新月形或突起内翻。

（2）病变观察及治疗 通过结肠镜可以观察多种疾病，如结肠息肉、溃疡性结肠炎、克罗恩病、结肠憩室、孤立性肠炎、结肠血管瘤、肠结核、缺血性结肠炎、大肠黑变病、大肠癌等，同时可钳取组织活检，也可进行部分疾病治疗，如大肠息肉的摘除、肠扭转的复位、假性肠梗阻的治疗、大肠吻合口良性狭窄的扩张等。

四、胶囊内镜检查

1. 检查前准备

（1）检查前1日进清淡流质饮食。

（2）检查前夜行肠道清洁准备。

（3）检查过程中加服小剂量磷酸钠溶液（45 ~ 55mL），通过增加肠蠕动使胶囊尽早进入结肠。

（4）吞服胶囊1小时后，如胶囊尚未通过幽门者，建议给予促胃肠动力药或经胃镜将胶囊送入十二指肠以缩短胶囊在胃内的停留时间。

2. 操作过程

检查时将数据记录仪通过导线与粘贴于患者腹部体表的阵列传感器电极相连或穿戴记录仪背心。患者吞服胶囊后，按时记录相关症状并监视数据记录仪闪烁的指示灯，以确定检查设备的正常运行。检查期间避免剧烈运动和进入强磁场区域，以防图像信号受到干扰。服用胶囊2小时后可饮清水，4小时后可进少许清淡食物。在胶囊电池耗尽时，或胶囊经回盲瓣进入结肠（小肠胶囊内镜），或自肛门排出体外（结肠胶囊内镜）后，将数据记录仪从患者身上取下，连接至可进行数据处理的工作站。数据记录仪中的图像资料最终下载至工作站中，并由相关软件进行处理。读片中典型图片和视频可被单独注释和保存。

3. 适应证

（1）需要接受结肠镜检查，但不能耐受或条件不允许者。

（2）结肠镜检查无法到达回盲瓣，同时无消化道梗阻者。

（3）溃疡性结肠炎的随访，以指导治疗。

（4）普通人群的结肠病变筛查。

4. 禁忌证

（1）绝对禁忌证　无手术条件或拒绝接受任何腹部手术者（一旦胶囊滞留将无法通过手术取出）。

（2）相对禁忌证　①已知或怀疑胃肠道梗阻、狭窄及瘘管者；②心脏起搏器或其他电子仪器植入者；③吞咽障碍者；④妊娠期妇女。

5. 并发症

胶囊内镜检查的并发症包括胶囊滞留、误吸入气管等。胶囊内镜检查后，胶囊停留于胃肠道达2周以上则称为胶囊滞留。滞留主要发生于克罗恩病和易导致狭窄的高危疾病，如服用非甾体消炎药、缺血性肠炎、小肠肿瘤、放射性肠炎、肠结核及手术吻合口狭窄等患者。胶囊滞留的总体发生率为1.3% ~ 1.4%，在不明原因的消化道出血、克罗恩病、肿瘤性病变患者中，滞留率分别为1.2%、2.6%和2.1%。腹部X线检查能帮助确定胶囊是否排出。滞留的胶囊可通过外科手术和气囊辅助式小肠镜予以取出。近年来，有因胶囊滞留而造成肠道梗阻甚至穿孔，以及因胶囊误吸入气管导致窒息的个案报道。对于已知或怀疑有胃肠道梗阻、狭窄、瘘管者进行胶囊内镜检查须十分慎重，应在充分告知手术风险及做好手术前准备的情况下完成检查。

6. 局限性

目前无任何有关胶囊内镜造成电子设备（心脏起搏器等）失效的报道，但胶囊接近起搏器时存在内镜影像部分缺失的现象。在胶囊内镜检查及胶囊尚未排出体外时，不能接受核磁共振成像（magnetic resonance imaging，MRI）检查。非操控式胶囊的运行依赖胃肠道的自身蠕动，可能会影响胶囊观察视角的精准度，而非360°的视野可能存在拍摄盲区，易导致假阴性结果。对于结直肠癌高危患者，应接受常规结直肠镜检查，结肠胶囊内镜检查不作为其首选方法。

第四节 X 线检查

一、普通平片

腹部平片对大肠低位梗阻、肠道穿孔、巨结肠、新生儿先天性无肛及不透 X 线的结石或钙化灶等有不同程度的直接或间接诊断价值。直立位和仰卧位的腹部平片可初步诊断大肠有无低位梗阻、梗阻的部位及梗阻的性质。必要时需做钡剂灌肠检查。

二、血管造影

1. 适应证

血管造影（DSA）可了解肠道病变的部位、大小、范围、血供及相关血管的变异，做出正确的术前估计；了解恶性肿瘤邻近器官受累和病变的转移情况；怀疑为血管本身疾病和畸形引起的大肠出血性疾病。选择性或超选择性动脉造影可对结肠病变进行明确诊断和相关治疗。

2. 主要配置及检查方法

DSA 主要配置包括大功率的 X 线机（C 形臂数字减影机）、压力注射器（一般采用 5 ～ 7F 导管，注射速度为 15 ～ 20mL/s）、对比剂（常用 76% 泛影葡胺，需重复造影者至少间隔 30 分钟）。选择性或超选择性动脉造影还需要穿刺针、导引钢丝、血管扩张器和导管等设备。血管造影检查必须在严格无菌技术下进行，术前必须做碘过敏试验。血管介入技术采用经皮血管穿刺插管术。

三、窦道和瘘管造影

X 线窦道、瘘管造影可以确定窦道、瘘管范围，有无异物、残腔及与其邻近器官的关系。了解瘘管行径、范围、分支、邻近器官和内口位置，为手术治疗提供有利的条件。

1. 对比剂

对比剂常用 40% 碘化油，但瘘管与腹腔相通者禁用，易引起炎性反应，可用有机碘如泛影葡胺代替。窦道或瘘管造影也可用稀钡，但绝对不能漏入腹腔。窦道或瘘管在急性炎症期不宜造影，需待炎症控制后方可进行。碘剂造影前应常规做碘过敏试验。

2. 造影方法

患者一般取卧位，窦道或瘘管开口尽可能朝上，先用空针抽吸其中可能存在的分泌物或脓液，再将装有对比剂的注射器直接插入管口，在透视监控下缓慢注入，并维持一定压力，并适当转动患者体位，以利充盈，在开口处贴上标记物，根据透视决定摄取互成直角的两张照片。

四、结肠造影

结肠造影是指向结肠内灌入高密度或低密度物质使之显影的 X 线检查方法。结肠造影按方法不同可分为四种。

1. 钡剂灌肠造影

钡剂灌肠造影主要用于检查结肠、直肠的位置，器质性病变及某些较大或较为明显的病灶。但对疾病的检出率较低，不仅难以检出单发 1cm 以下的病灶，甚至有可能遗漏较大的病灶。

造影方法：造影前要先彻底清洁肠道。造影时向大肠内灌入 30% ～ 40%（W/V）硫酸钡悬液 800 ～ 1000mL，先随钡头行充盈相检查，并逐段加压，然后排出钡液行黏膜相检查。亦可于黏膜相检查后向肠腔内注气扩张肠管进行双对比检查。

2. 结肠双对比造影

结肠双对比造影是检查结肠、直肠器质性病变的主要方法之一，目前是结肠造影的常规方法。

造影方法：①肠道准备，检查前2日进行肠道准备。需要注意的是，严格控制饮食2天且药物导泻达4次以上，肠道准备不充分者需清洁灌肠，灌肠后尽可能排尽肠内水分。②低张，目的是松弛肠壁平滑肌，便于肠管舒张，减轻腹胀。一般于灌注对比剂之前，肌内注射盐酸山莨菪碱（654-2）20mg。注射前需排空小便，有禁忌证者不能使用。③对比剂灌注，颗粒均匀型双对比造影用80%～100%（*W/V*）的硫酸钡悬液150mL，先灌入直肠，再注入空气1000mL。检查过程中需多次调整和变换体位，以使钡剂均匀涂布于全部大肠黏膜，并将拟显示部位置于高处，用空气扩张局部肠管拍摄点片。

结肠双对比造影可以显示大肠黏膜面的细微结构，黏膜轮廓线连续而光整，肠腔扩张良好，影像清晰，最小可显示单发直径为2～3mm的病灶。结肠双对比造影的诊断准确率已接近于结肠镜。该造影方法简单，不良反应小，易被患者接受。

注意事项：结肠双对比造影要求在20分钟左右完成，时间过长会引起钡膜龟裂而影响造影效果。结肠双对比造影的成功与否除取决于放射科医师的技术水平外，很大程度上取决于患者肠道准备的情况，不仅要求其肠道清洁，也要求肠壁黏膜面干燥。

3. 钡餐法结肠造影

本法属于顺行检查，方法简便，无不良反应，还可用于观察肠管功能的改变。由于使用的钡剂浓度较低，可在一定程度上显示重叠的肠管。钡剂通过较快，缺点是肠道钡剂较多，影像明显不如结肠双对比造影清晰，难以观察和发现结直肠细小病灶。

造影方法：①肠道准备，可口服泻剂，或至少于造影前1小时清洁灌肠2次。造影当日早晨禁食、禁水至检查结束。②对比剂，以20%甘露醇或山梨醇175mL，加硫酸钡100g配制成50%（*W/V*）硫酸钡悬液200mL，加生理盐水100mL。③检查，上述对比剂任取一种口服，先行上消化道钡餐透视，待钡剂充盈全部大肠时进行结直肠检查，检查结束前不能排便。亦可于检查结束后排出钡剂注气行双对比检查。

4. 经腹部结肠造口结肠双对比造影

本法适用于因低位直肠癌根治术或肠管创伤所致暂时性或永久性结肠造口患者。

造影方法：①肠道准备、钡剂浓度及低张均与结肠双对比造影相同，唯有钡剂用量可根据所检结肠长度酌减。②经造口行结肠双对比造影的关键是防止气钡从造口溢出，需使用带有圆锥或漏斗状杯口的肛管。③根据造口方向插入肛管，由患者手持圆锥或漏斗状杯口用力封堵造口；使用弗利（Foley）尿管者则于附囊注气后由患者向外牵拉，无论体位如何转变均不得松手，可取得满意造影效果。④结肠双造口者欲检查远端结肠和直肠时，需用有机碘剂。使用钡剂检查结束后，一定要用生理盐水反复冲洗结肠，以免钡剂干结在肠腔内。

第五节　超声检查

一、原则

超声检查是在解剖与病理解剖形态的基础上，根据组织结构的声学物理性质形成的回声图像特征，结合临床表现确定是否正常或存在病变。超声检查通常将病变分为实质性（各种新生物、肿瘤）、含液性（囊肿、胸腹水）及囊实混合的非均质性病变，并结合患者的症状、体征及相关病史全面分析，提出病变性质，如肿瘤（良性、恶性）或炎症等。

二、腹部结直肠超声检查

腹部结直肠超声检查因准确性不高，目前仅用于肛肠疾病的普查筛选。各种类型实时线阵、凸阵、彩色多普勒或扇形扫描超声仪均可用于腹部超声检查，探头频率一般为 3.5 ～ 5.0Hz。

1. 常规腹部检查

有消化道症状或疑肠道有肿块时可做常规腹部超声检查，但这种检查对结直肠病变仅仅是体外初筛方法，不易诊断腔内病变。

检查方法：患者检查前需排便、排气、适度充盈膀胱。超声探头沿着大肠的走行由右下腹连续检查至左下腹及耻骨联合上区，发现异常时详细记录病变部位、大小、形态、回声性质。

2. 局部加压检查

用于病变部位较深，如回盲部、阑尾病变的检查。

检查方法：用频率为 5MHz 的探头，在右下腹相当于阑尾区平放，探头用手加压，将周围的组织推开，使探头与腹膜后的间距缩短，可在腹壁与腹后壁的腰大肌及髂内动、静脉之间发现感染的阑尾或回盲部病变。

3. 彩色多普勒血流图检查

彩色多普勒血流图检查适用于腹部能触及的结直肠肿块，可显示肿块的血流动力学资料，并可用腹部血管的解剖分布与异常病变的关系进行鉴别诊断。多普勒频谱检查可确定彩色血流属于动、静脉或动、静脉混合血流。恶性肿瘤血供丰富，易于被发现，良性肿瘤血供少，不易被发现。彩色血流图的基本成像：探头朝向血流的方向呈红色，背向血流的方向呈蓝色；受压或病灶内狭窄的血流出现花色的湍流。

4. 大肠液体灌注超声检查

用生理盐水或显像液灌注肠道，使之成为液体充盈的管腔后进行腹部超声检查，可获得清晰的结直肠图像。

（1）检查前准备　检查前 1 天开始做肠道准备，使大肠处于空虚状态，或清洁灌肠。检查前适度充盈膀胱，为直肠检查提供透声窗。

（2）灌肠液　温盐水 1500mL，水温维持在 40 ～ 43℃，可在液体中加 N– 丁基东莨菪碱溴化物 20mg。

（3）体位　先取侧卧位，双腿屈曲。常规直肠指诊，了解肛管直肠及周围组织有无异常，并适当扩张肛门。经肛门插入肛管或导尿管并固定后，改平卧位。

（4）低压缓慢灌注　肛管到达乙状结肠或降结肠下段，将灌肠液低压缓慢灌入，10 ～ 15 分钟注完。

（5）检查　肛管插入肛肠且固定后，即可边灌注边检查。超声检查可先从左下腹降结肠或乙状结肠开始至结肠脾曲逆时针连续至回盲部，然后再从右下腹开始沿大肠走行、顺时针逐段检查至耻骨联合上直肠区。检查中探头的长轴可沿肠管做纵切、横切或侧面扫描。为充分显示直肠中下段，探头在耻骨联合上向下斜扫。

（6）注意事项　患者灌肠后，一般可平均耐受 30 ～ 60 分钟。年老体弱或病重患者及狭窄严重者可选用导管灌肠；导管插入太浅或灌注速度快、压力高时，患者不易耐受，影响检查效果。

三、直肠腔内超声检查

直肠腔内超声使用棒式直肠腔内超声探头,频率为 3.5 ～ 10MHz,可以探测直肠肿瘤、肛门直肠周围的深部脓肿、肛瘘等病变位置、范围、密度及与其周围脏器的毗邻关系等情况。

1. 检查前准备

排便,饮水适当充盈膀胱。行常规直肠指诊,了解直肠有无出血、肿块、狭窄或肛门周围异常。腔内探头套好一次性乳胶套后,用橡皮筋扎好,由探头的内孔注入生理盐水 30 ～ 50mL,抽吸将套内空气排出,使一次性乳胶套薄膜紧贴晶体表面,乳胶套外涂用超声耦合剂。

2. 腔内直接探查

患者取侧卧位,双腿紧贴胸前,在肛门松弛的状态下,医生将探头缓缓插入患者直肠,其晶体面对耻骨联合。插入深度一般为探头的顶端达到充盈膀胱的中部,使前列腺、精囊或子宫均可显示为宜。探头的晶体与直肠壁接触,随着探头手柄的转动,可探查直肠各方位。

3. 腔内间接探查

探头插入直肠后,再从探头远端小孔注入 30 ～ 50mL 生理盐水充满套内,使探头晶体通过水囊显示直肠壁各层组织结构,从而获得直肠黏膜更为清晰的图像。

4. 直肠腔内超声检查引导穿刺

肛管或直肠下段周围的肿块需活体组织检查或肛旁脓肿引流时,可使患者取截石位,直肠内探头定位后,在超声图像的监视下,引导会阴部行穿刺检查或引流。

第六节　CT、MRI 及放射性核素检查

一、CT 检查

1. 基本原理

CT 检查是用 X 线束从多个方向对人体检查部位具有一定厚度的层次扫描,由探测器接受透过该层面的 X 线,转变为可见光后,由光电转换器转变为电信号,再经模拟/数字转换器转为数字信号,输入计算机处理。衡量 CT 性能的重要指标是密度分辨率、空间分辨率、扫描速度、图像重建速度、图像矩阵大小、扫描孔径、球管热容量、后处理功能等。

2. 在肛肠科的应用

目前,肛肠科的 CT 检查主要用于以下几点:①判定大肠肿瘤的性质,明确恶性肿瘤的分期;②发现复发的大肠肿瘤,明确其病理分期,便于临床及早治疗;③明确大肠肿瘤对各种治疗的反应,评估引起大肠移位的原因;④阐明钡剂检查或内镜检查发现的肠壁内和外压性病变的内部结构,便于进一步明确其性质;⑤对钡剂检查发现的腹部肿块做出评价,明确肿块的起源及其与周围组织的关系;⑥通过增强检查还能显示出肿块内部的血供情况;⑦测定 CT 值可鉴别肿块性质,如囊性病变或实质性病变等;⑧可判定病变有无出血、坏死、钙化和气体存留。目前仿真肠镜技术的应用能直观地显示肠腔内情况。

二、MRI 检查

1. 基本原理

人体组织中存在能大量产生较强信号的氢原子核(H)或称质子,具有自旋及磁矩的物理性

能。在外加磁场的作用下，质子以一种特定的方式绕磁场方向旋转。受一个频率与质子自旋频率相同的射频脉冲激发，可引起质子共振，即所谓核磁共振，并发生质子相位与能级变化。在射频脉冲停止激发后，质子的相位和能级又由非平衡状态转入平衡状态，即由激发后状态转变为激发前状态，这个过程称为弛豫过程，经历的弛豫称为弛豫时间（T_1 和 T_2）。这些能级变化和相位变化产生的信号均能被位于身体附近的接受线圈所测得，经过电子计算机的运算处理转变成图像。

与 CT 成像相比，MRI 成像有以下优点：①没有电离辐射，可以做出横断面、冠状面、矢状面及任意斜面的直接成像；②有更高的软组织分辨率；③无须注射对比剂即可使心腔和血管腔显影。但 MRI 在以下几个方面不如 CT，包括：①空间分辨率差；②价格昂贵；③若受试者体内有金属起搏器、金属异物，则为 MRI 检查禁忌。

2. MRI 在肛肠科的应用

（1）用于直肠癌的检测、诊断、分期和鉴别　MRI 能较容易检测肿瘤的局部扩散，通过有无增大的淋巴结 MRI 信号的改变，诊断淋巴结的瘤转移。MRI 是术前评估直肠癌的理想检查。

（2）在诊断排粪障碍性疾病中的应用　MRI 与排粪造影相结合的检查可评估直肠邻近结构和间隙。多相位矢状面梯度回波照相能够完整地分析排粪时的肛直角、肛管的开放、耻骨直肠肌功能、盆底位置及会阴下降程度等，还可以观察直肠前后壁的细微情况。

（3）在肛瘘及肛周脓肿的检测、诊断与鉴别方面的应用　MRI 拥有对软组织分辨力高、多方位、多参数成像的优点，可以精确地描述肛周的组织形态及肛管正常解剖结构，准确地显示内口位置、瘘管与肛管肌肉及瘘管分支的位置关系。术前 MRI 检查能明显显示手术结构，减少肛瘘术后复发，改善肛门控制功能。

三、放射性核素显像检查

1. 结直肠癌的放射免疫显像

放射免疫显像是近年来发展起来的一种具有高度特异性的肿瘤显像，利用肿瘤抗原与放射性核素标记的特异性抗体在肿瘤部位产生免疫反应而成像。目前，结直肠癌的单克隆抗体大致可分为三类：①抗癌胚抗原（CEA）单克隆抗体；②非分泌型唾液酸糖蛋白类抗原，如 CA19-9 单克隆抗体；③利用结直肠癌传代培养的细胞系，或直接用人结直肠癌新鲜实体瘤细胞制成的单克隆抗体。

结直肠癌手术切除后的复发率很高，大多发生在术后 2 年以内，因此这一时期应密切随访观察。放射免疫显像可进行全身显像以检查尚未发现的远处转移病灶，对结直肠癌术后复发显像有很大的价值。

2. 放射性核素标记白细胞显像

用发射 γ 射线的核素标记白细胞，并将其从静脉注入体内，就可经血液循环进入炎性病变部位，再用 γ 相机检测，炎症部位即可显像。标记白细胞可诊断多种肠道炎症，如肠瘘、假膜性肠炎、憩室炎、克罗恩病、溃疡性结肠炎、肠缺血等。

3. 放射性核素

选择性血管造影在每分钟出血量为 0.5mL 或更多时才能出现阳性结果，而放射性核素显像不仅为一种非损伤技术，而且显示阳性所需的结肠出血量要比血管造影术少得多，所以在临床是首选的显像方法。

第七节 实验室检查

一、常规和生化检查

根据需要，选做血常规、尿常规、大便常规、大便潜血试验、凝血四项、血沉（ESR）、血生化等检查。

血常规检查可以帮助了解患者是否有贫血、感染等情况。尿常规检查可以帮助了解患者肾脏情况，以及是否患有泌尿系统炎症、糖尿病等。大便常规检查可帮助了解患者是否患有肠道炎性疾病、肠道寄生虫病等。大便潜血试验则是协助诊断消化道出血疾病、大肠癌和钩虫病的重要手段，可作为肛肠病普查的重要方法之一。凝血四项是检查患者凝血系统止血功能和血液系统疾病的指标，常作为手术前的常规检测项目，目的在于及时发现有出血倾向性的疾病，保证手术患者的安全。血沉测定在肛肠科常用于肠结核性疾病、大肠恶性肿瘤、贫血的诊断，还可作为全身感染的辅助检查。对原因不明的脓液、渗出液要及时进行细菌培养及药敏试验。血生化检查可以帮助了解患者肝脏肾脏心脏情况，以及是否存在电解质的紊乱、血脂的异常。

二、免疫学检查

1. 肿瘤标志物的放射免疫分析

放射免疫分析是将具有高灵敏度的放射性核素测量技术与高特异性的免疫化学技术结合而形成的一种体外超微量的放射分析方法。它具有特异性强、灵敏度高与精确度高的特点，测量精度可达纳克（ng）或皮克（pg）水平。肛肠科主要是对一些肿瘤标志物进行测定，用于肿瘤的普查、诊断、预后随访、监护治疗及检测复发。

（1）癌胚抗原（CEA） 1965年被发现，是一种酸性糖蛋白，胚胎期在小肠、肝脏、胰腺合成，在3～6个月的胎儿消化道中可以检出，成人血清含量极低（一般 < 5mg/L）。CEA不仅存在于癌细胞内，也向血液中释放，故可从血液及其他体液中检出。CEA放射免疫分析有助于诊断结肠癌及其他消化管恶性肿瘤，在发生消化系统癌症时，它随病程的进展而升高。CEA测定是癌症的辅助诊断，尤其对疗效观察、复发检测及预后判断有重要的临床价值。

血清CEA测定结直肠癌阳性率为70%～90%。手术前CEA检测能预示肿瘤的状态、存活期。CEA浓度越高，预后越差，存活期越短。结直肠癌手术后或化疗、放疗时，连续测定CEA将有助于疗效的观察。手术完全切除者一般术后6周CEA降至正常；术后有残留者或微转移者可以下降，但不能降至正常；无法切除而仅做姑息手术者，CEA一般呈持续性升高。在放疗和化疗中，只要CEA下降，说明有疗效。术后CEA水平增高是复发的征兆，且较临床早3～8个月，如每个月的CEA增高 ≥ 2.6%，则更有理由提示复发的可能性。

由于CEA分子具有多个抗原决定基，除恶性癌肿特异性抗原决定基外，尚有非特异性的交叉反应性抗原，故可引起假阳性结果。一些内脏炎症如肝炎等有时也会出现CEA增高，应结合临床表现进行分析鉴别。

（2）CA类相关抗原 CA242、CA195、CA50、CA19-9等是一类在各种上皮类恶性肿瘤中常出现并升高的糖类抗原，可以从不同组织的原发或转移癌中分离出来，而正常成熟组织中则不存在。这类抗原是一种普遍的消化道肿瘤相关物质，而不特别属于某个器官。

（3）β2-微球蛋白（β2-M） β2-M是人组织相容性抗原（HLA）的组成部分，正常人

β2-M 的产量相当恒定。β2-M 存在于除红细胞和胎盘滋养层细胞以外的所有有核细胞表面，特别是淋巴细胞和肿瘤细胞，是体内 β2-M 的主要合成场所。正常人血清 β2-M 值 < 2.8mg/L。多种实体瘤、淋巴瘤及骨髓瘤患者血清中 β2-M 多呈增高趋势，阳性率为 45% ~ 80%。实体瘤中结肠癌的阳性率为 62%。血清 β2-M 升高与肿瘤的细胞量有关，故可用其评估大肠肿瘤对治疗的反应及预后。

2. 术前或术后八项（感染四项）检查

术前或术后八项（感染四项）检查包括乙型肝炎表面抗原（HBsAg）、乙型肝炎表面抗体（抗 -HBs）、乙型肝炎 e 抗原（HBeAg）、乙型肝炎 e 抗体（抗 -HBe）、乙型肝炎核心抗体（抗 -HBc）、丙型肝炎病毒抗体（抗 -HCV）、艾滋病病毒抗体（抗 -HIV）、梅毒血清特异性抗体（抗 -TP）。检查目的在于手术过程中防范、减少和避免传染病的病原体在院内发生交叉感染和传播，以及防范医疗风险和医疗纠纷的发生。

3. 其他免疫学检查

对于有免疫因素存在的疾病，有进行免疫学检测的必要。如 E- 玫瑰花结形成试验和淋巴细胞转换率测定，有关体液免疫功能的血清免疫球蛋白测定，有关自身免疫抗体的免疫荧光技术，这些对了解患者的免疫功能、疾病的发病原因及疗效判定有很大的帮助。目前，流式细胞仪在临床检验医学的应用范围不断拓宽，许多检查已成为临床诊断、治疗方案选择、预后判断不可缺少的项目。

第八节 肛门直肠压力测定

一、传统水灌注测压

1. 排便过程中肛肠力学的变化

安静状态下直肠处于空虚状态，部分人直肠内可有少许成形粪便，但不会引起便意。直肠的静息压力约为 0.49kPa，并有约 5 次 / 分的蠕动波。肛管的静息压约为 6.7kPa，直肠瓣、迂曲的乙状结肠可阻止粪便在重力下进入直肠。直肠收缩力强于乙状结肠形成肠道运动的逆向梯度，有助于使直肠保持空虚状态。当进入直肠的粪便量少、速度缓慢时，不会引发直肠的反射，也不会产生便意。

当进入直肠的内容物增加到 110mL 左右，直肠内压达 2.45kPa 时，内括约肌便会持续弛缓，失去其自制能力，表现为肛管静息压大幅度下降，不移除刺激物则内括约肌不会恢复张力；同时，这一容量会刺激盆底排便感受器，引起持续便意（1 分钟以上），并伴有直肠规律性收缩，此时肛门自制力全靠盆底肌及外括约肌主动收缩维持（意识性自制）。若盆底肌麻痹，则会失禁。若环境不允许排便，盆底肌及外括约肌的强大收缩力可缩小肛管直肠角，并压迫内括约肌，反射性地使直肠及结肠松弛，粪便返回上方，便意消失，内括约肌则恢复张力；若环境允许排便，则外括约肌及盆底肌反射性的松弛，粪便顺利排出。

当进入直肠的内容物增加到 220mL，直肠内压达 4.6kPa 时，不仅内括约肌已失去自制功能，而且强烈紧迫的便意，以及盆底肌、外括约肌持续收缩难以超过 60 秒的特性，将使盆底肌、外括约肌完全松弛，肛管压力骤降。同时，因反射性腹压上升使直肠内压急剧升高，可达 14.7kPa，排便动力超过排便阻力，直肠内容物排出。排便时除上述压力有变化外，由于耻骨直肠肌的松弛，肛管直肠角变大，直肠和远端结肠的纵肌收缩使肠管缩短，乙状结肠和直肠间的角度也变大，从而引起压力梯度逆转和排出通道缩短变直，足以排空直肠甚至高达脾曲的降结肠中的粪便。

因此，一次生理的排便应具有内、外括约肌及盆底肌的同步弛缓，排便压的有效升高，排便通道畅通无阻的条件。一次直肠排空后，内括约肌缓慢恢复原有张力，而不受意识影响。外括约肌先为反射性收缩，然后再恢复原来的张力收缩状态，但也可维持其松弛状态，以待下一步直肠的充盈与排空。

2. 检查前准备

患者一般无须做特殊准备，检查前 1～2 小时医务人员嘱患者自行排便，以免直肠中有粪便而影响检查结果，同时不要进行灌肠、直肠指诊、肛门镜检查，以免干扰括约肌功能及直肠黏膜而影响检查结果。检查患者可备卫生纸，方便检查后使用。

3. 检查方法

（1）肛管静息压、收缩压及肛管高压区长度的测定　患者取左侧卧位，右髋关节屈曲，将带气囊的测压导管用石蜡油润滑后，轻轻分开臀缝，将导管缓慢插入肛管，使肛管测压孔进入达 6cm，采用控制测定法，每隔 1cm 分别测定距肛缘各点压力。肛管静息压为安静状态下肛管内各点压力，肛管收缩压为尽力收缩肛门时肛管内各点压力的最大值。静息状态下肛管直肠测定的各点压力中，与邻近数值相比，压力增加 50% 以上的区域称为肛管高压区，其长度即为肛管高压区长度。

（2）直肠肛管抑制反射的测定　向连接气囊的导管快速注入空气 50～60mL，出现短暂的压力升高后，肛管压力明显下降，呈陡峭状，然后缓慢回升至原水平，出现上述变化称为直肠肛管抑制反射的测定。

（3）直肠感觉容量、最大容量及顺应性的测定　向气囊内缓慢注入生理盐水，当患者直肠内有异样感觉时，注入的液体量为直肠感觉容量（V_s），同时记录此时的直肠内压（P_1）。继续向气囊内缓慢注入液体，当患者出现便意急迫并不能耐受时，注入的液体量为直肠最大容量（V_{max}），同样记录此时的直肠内压（P_2）。直肠顺应性是指在单位压力作用下直肠顺应扩张的能力，故直肠顺应性（C）可按以下公式计算：$C = \Delta V / \Delta P = (V_{max} - V_s) / (P_2 - P_1)$。

4. 临床应用

（1）用于肛门直肠疾病的诊断

1）先天性巨结肠：直肠肛门抑制反射阴性，据此可诊断本病。该法的优点是无损伤、安全简便、准确率高。直肠肛门抑制反射因存在假阴性，所以需重复测压，但如新生儿出现该反射则排除先天性巨结肠病。此外，巨直肠患者直肠感觉容量、最大容量及顺应性显著增加。

2）先天性高位锁肛：直肠、肛管压力低下者会有便秘，直肠肛门反射消失者可有大便失禁。用于判断肛门直肠闭锁手术效果，疗效良好者，其肛管静息压、肛门收缩频率、直肠肛门抑制反射与健康人无差异；疗效差者则相反。

3）痔：有症状的痔，其肛管静息压、最大收缩压均升高，极慢波增多。以出血为主的痔，其肛管静息压高于以脱出为主的痔。Ⅲ期内痔经扩肛治疗后，肛管静息压显著下降，极慢波消失，手术后可基本恢复正常。

4）肛裂：肛裂患者肛管静息压明显高于正常人，其值为（13.0±4.3）kPa，正常人为（8.8±3.4）kPa。同时，肛裂患者肛管收缩波可有明显增强，出现率达 80%，正常人为 6.5%，反映肛裂有肛门括约肌不正常收缩现象，处于痉挛状态。扩肛治疗及内括约肌切断术后，肛管静息压显著降低，如肛管静息压低，则不应行扩肛治疗或内括约肌切断术。

5）肛瘘：高位肛瘘患者术前肛管静息压与正常人无明显差异，切断肛门内括约肌及耻骨直肠肌后，可见肛管随意收缩压低下，直肠肛门反射减弱，肛门失禁。而术后疤痕过多则常会出现出口梗阻和渗液性失禁并存的情况，表现为水囊排出试验阳性，或直肠顺应性降低。挂线疗法对肛门括约肌及直肠、肛管静息压的影响不大。

6）直肠脱垂：外括约肌收缩压显著降低，部分患者缺乏直肠肛门反射。

7）肛门失禁：肛管静息压及收缩压显著下降，肛管高压区长度变短或消失。

8）盆底肌失迟缓症等盆底肌痉挛性疾病：可见排便动作时肛管压力不能下降，有时可见直肠、肛管静息压异常，直肠感觉容量及顺应性改变。

9）直肠肛管周围刺激性病变：可引起肛管静息压升高。

10）直肠炎症性疾病、放疗组织纤维化病变：可引起直肠顺应性下降。

（2）用于功能性便秘的检查　包括：①耻骨直肠肌综合征；②盆底痉挛综合征；③直肠前突；④直肠内套叠；⑤会阴下降综合征；⑥内括约肌失弛缓症；⑦孤立性直肠溃疡综合征；⑧慢性特发性假性肠阻塞。直肠测压对出口梗阻性便秘的诊断有重要意义，但必须结合排粪造影检查、结肠传输试验及肌电图检查等，否则结果是不全面的。

（3）辅助功能性便秘的治疗　用于生物反馈法治疗功能性便秘。

5. 临床意义

肛管直肠测压可以对术前病情及术前、术后肛管直肠括约肌的功能评价提供客观数据，为临床疗效的判断提供一定的客观依据。

二、高清直肠肛管测压

传统水灌注测压技术虽然可通过记录患者肛门直肠压力及感觉检测来了解、量化和评估肛管、直肠的排便功能，但不足的是，检测结果只能反映患者在某一时间点的局部情况，并不能从整体、直观、动态地来反映肛门直肠运动的异常，尚需要结合其他检查手段进行动态观察。

高清直肠肛管测压是一种国际最新的高分辨率检测动力功能的方法之一，其采用密集分布的固态环绕压力感应器导管，由12个固态压力感应器组成，其中直肠内包含2个，肛管内包含10个。感应器间隔7mm，每个感应器圆周平均分布12个感应元件，共计144个测压点。其能采集从直肠中下段至肛管的连续高保真压力数据。

目前，三维高分辨率固态胃肠动力检测设备通过256个传感器可检测肛管括约肌各个方向的压力值，在进行数据测量的同时将数字信号转换成图像信号，形成三维空间轮廓图，结合时空地形图，完整地记录直肠肛管动力数据，将肛门直肠运动通过三维图像中各个压力区带的动态变化实时展现，通过高清晰3D动力学图像，可以360°形象地显示肛门括约肌各个方向的压力，清晰地观察肛门括约肌的状态。此外，可以调整窗口至3D柱状图、横向切面图、压力分布图，定点精确辨认括约肌损伤、功能失常部位等局灶病变，有助于评价括约肌的功能，对肛肠手术的定位及患者术前、术后括约肌功能的评估有一定指导意义。在检查肛管功能学的同时，还能提示解剖异常。三维高分辨率肛肠检测系统采用圆周和近端传感器，能够提供更多关于肛肠肌肉功能的完整信息。

第九节　盆底肌电图检查

一、检查前准备

检查者必须十分熟悉盆底解剖，在经直肠指诊引导电极定位时，必须十分准确地确定欲测肌肉的位置。盆底肌电图检查中需要患者反复做各种力度的收缩、放松等动作，检查前应让患者练习数次。检查过程中触及的部位如下。

1. 外括约肌皮下部

通常该部位最容易判别，位于肛门部皮下，略呈环状，内上方有浅沟与内括约肌相隔，外下方无其他肌性结构。指诊置肛门处，嘱患者做轻度的收缩、放松动作，即可感觉该肌的活动。此肌虽易触及，但肌束细小，有时电极不易刺中，需要选用较细电极，在距其较近处进针。

2. 耻骨直肠肌

该部位较易定位，检查者食指进入肛管后，指腹朝向后方继续前进，感觉在越过一道厚实强大的肌环后，进入直肠壶腹，该环为肛管直肠环，由耻骨直肠肌及外括约肌深部组成。该环的上内缘部分为耻骨直肠肌，其重要特征是该肌向前形成左、右两翼，直抵耻骨联合后方。指腹向前容易触及两翼间的直肠前壁，较为薄弱。从后正中线肛缘与尾骨尖连线上的适当位置进针，向肛直环的后方游离缘方向前进，针尖可直达黏膜外，然后后退少许，此处神经末梢丰富，患者常感疼痛，可稍调整电极使疼痛减轻或消失。打开扬声器，移动针尖位置，直至获得十分清脆的肌音。

3. 耻骨尾骨肌

该部位不易到达，熟悉解剖且患者盆底较薄者可到达。该肌位于耻骨直肠肌两翼的外方，肌束较丰厚，从后正中线进针不能到达该肌。可选用较长电极，从肛周两侧进针，在食指引导下定位。

4. 外括约肌深部

该部位较易到达，其位于耻骨直肠肌略下外方。从后中线进针，向肛直环边缘方向进针，使针尖位于耻骨直肠肌的下后方肌肉丰厚处，即进针深度较浅。由于外括约肌深部与耻骨直肠肌在功能上同步活动，形态上也难以分开，故准确定位较为困难。

5. 外括约肌浅部

该部位较易到达，后中线进针，使针尖位于外括约肌皮下环与深部之间的适当位置。

6. 内括约肌

该部位容易判别，括约肌间沟内上方有肥厚坚实边缘者即是。由于外括约肌、盆底肌安静时的张力收缩，轻度放电，大力收缩时的强烈放电，其电场可波及内括约肌，此时在内括约肌测得的电位，极可能是外括约肌、盆底肌的远场电位。只有在消除横纹肌电活动的前提下，才可能准确测得与横纹肌电位完全不同的内括约肌电活动。

二、检查方法

1. 取左侧卧位，暴露臀部显出臀沟，消毒皮肤，铺无菌单。

2. 检查者手指套上指套并用石蜡油润滑后，一手轻轻插入肛门内，另一手将同心电极由臀沟尾骨尖下方刺入皮肤，向耻骨联合上缘方向行针，用肛门内手指控制针尖的方向和位置，进针

1 ～ 1.5cm 至肛门外括约肌浅层，进针 1.5 ～ 2.5cm 至内括约肌，进针 3 ～ 3.5cm 可至耻骨直肠肌。进针后休息 3 分钟，以待电活动恢复正常后，再开始检查。

3. 分别记录静息、缩肛及模拟排便时各盆底肌电活动。

三、盆底肌电图的临床应用

盆底肌电图主要应用于肛门功能的测定和出口梗阻型便秘的诊断。

四、诱发肌电图

与电刺激有关的神经可引起其支配肌肉发生综合动作电位，称为诱发肌电图。诱发肌电图在肛肠科主要用于检查特发性排便失禁、盆底肌的神经支配情况；还可检查远端神经支配情况，如阴部神经末梢运动潜伏期的测定；检查近端神经支配情况，如经皮脊柱刺激潜伏期的测定及肛门反射。

第十节　肠道运输功能检查

一、排粪造影

1. 检查方法

检查前需要清洁肠道，若进行同步钡餐透视，检查前 4 小时应口服钡剂。

（1）对比剂的选择　①钡液法：颗粒均匀型双对比造影用 80%（W/V）硫酸钡悬液 300mL 加少量羧甲基纤维素钠，以加强钡液对黏膜的涂布或附着；②钡糊法：颗粒均匀型双对比造影用硫酸钡粉 150g、淀粉 100g、生理盐水 500mL，搅拌、加热成均匀光滑的糊状，用量约为 300mL，灌肠。

（2）检查及摄片　令患者侧坐于可透 X 线的马桶上先行透视，然后在患者排便过程中分别摄取静坐、提肛、力排充盈相片及黏膜相片，最后拍正位相片。摄影范围包括骶尾骨、耻骨联合、肛门下缘。

2. 测量项目

（1）耻尾线（PCL）　是指耻骨联合下缘到尾骨尖的连线，相当于盆底位置，作为用比例尺测量数据的标志。

（2）肛直角（ARA）　是肛管轴线与直肠壶腹轴线形成的夹角，又称前角；肛管轴线与近似直肠轴线（在肛管直肠弯曲的顶点引向直肠后壁外缘的切线）形成的夹角，称为后角。因后角数据便于客观化测量，故常被临床采用，其正常参考值：静息 101.9°±16.4°，力排 120.2°±16.7°，力排与静坐差 18.3°±16.5°。

（3）肛上距（DUAC）　是指耻尾线到肛管上界中点的垂直距离。耻尾线以上为负值，以下为正值。正常参考值：静息时接近于 0，提肛时为负值，力排时小于或等于 30mm，经产妇小于或等于 35mm。

（4）乙耻距（DSPC）和小耻距　分别为充钡的乙状结肠及小肠最下曲的下缘与耻骨线的垂直距离。距耻尾线以上为负值，以下为正值。正常力排时应为负值。

（5）肛管长度（ACL）　为外科肛管上缘中点至肛门缘的距离。静息时男性为（37.67±5.47）mm，女性为（34.33±4.19）mm，平均为（37.03±6.00）mm。提肛时变长，力排时减弱。

（6）骶直间距（DSR） 为充钡的直肠后缘至骶尾骨前缘的距离，分别测至骶2、骶3、骶4骶尾关节和尾骨尖的距离，小于10mm为正常，大于20mm可考虑异常。

（7）其他 排便开始时间为1秒，大于10秒为异常。直肠内钡剂排空时间为10秒，大于30秒为异常。直肠内容物残留率小于灌入量的1/3为正常，大于1/3为异常。力排与静坐比较：肛直角增加，应大于90°；肛上距增大，但不应大于30mm，经产妇不大于35mm；肛管开大，直肠大部分或近于全排空，显示为粗细均匀1～2mm的黏膜皱襞，耻骨直肠肌压迹消失，乙（小）耻距增大，但仍为负值。

3. 临床应用

（1）会阴下降（PD） 力排时肛上距≥31mm，经产妇肛上距≥36mm。

（2）直肠前壁黏膜脱垂（AMP） 肛管上部前方呈凹陷状，而肛管直肠结合部的后缘连续光滑。

（3）直肠内套叠（IRI） 在直肠内形成厚约3mm的环形套叠为直肠内黏膜套叠；套叠环的厚度大于5mm的为直肠内全层套叠。

（4）直肠前突（RC） 即直肠壶腹部远端呈囊袋状突向前方（阴道），深度大于6mm。

（5）盆底痉挛综合征（SPFS） 为用力排粪时盆底肌肉收缩而不松弛的功能性疾病。力排时肛直角不增大，仍在90°或更小，合并直肠前突时出现"鹅征"。

（6）耻骨直肠肌肥厚症（PRMH） 是耻骨直肠肌综合征的主要原因，可表现为肛直角变小，肛管变长，钡剂不排，静坐、提肛和力排时耻骨直肠肌部均平直不变或少变，呈"搁架征"。

（7）内脏下垂（SP） 力排时盆腔脏器，如小肠、乙状结肠和子宫等下缘下垂在耻尾线以下者。

（8）盆底疝（PFH） 可分为小肠疝（EC）和乙状结肠疝（SC），表现为力排时小肠疝入直肠（膀胱）子宫陷窝，甚至疝入阴道内或阴道外，排粪造影与腹腔造影同步进行则更为明确。

（9）骶直分离（S-RS） 力排时骶直间距＞20mm，且直肠近段向前下移位并褶屈成角，小肠或乙状结肠位于骶直间隙内。

除了运用X线于排粪造影，CT及MRI也在排粪造影中发挥作用并有其优势。CT排粪造影对诊断出口梗阻型便秘具有一定优势。MRI不仅能够显示肛管、直肠的形态和功能，而且有利于评估盆腔功能性和器质性病变，但在评估直肠套叠、直肠黏膜脱垂、小肠疝等方面比X线检查更具有优势。

二、结肠传输试验

1. 理论依据

根据大肠生理学研究，正常人应每间隔24～48小时排便1次。临床诊断便秘以大便次数每周少于3次为标准，即第3天（72小时）未排便为便秘。所以肠道传输试验的正常界限为72小时，超过72小时应考虑为结肠传输功能迟缓。结肠传输功能试验是标志物随结肠内容物一起自然运行，X线可跟踪观察了解结肠传输功能的一种动力学检查方法。

2. 标志物

（1）标志物的性质 标志物应无毒、无害、无刺激；通过消化道时不碎裂、变形和吸收；体积、重量接近于粪渣，易被粪渣裹携一起推进；在X线片中能清晰显影。

（2）常用材料 硫酸钡。

（3）制作规格 硫酸钡含量不少于60%，制作成不同形状的颗粒。标志物经消毒后每胶囊内装 20 粒为一次用量。

3. 检查方法

连续 3 天不使用任何能增进或延缓胃肠道功能的药物或食物，在自然排便条件下进行。

（1）1 粒 5 片法　检查日晨服胶囊 1 粒（内装 20 粒不透光标志物）。胶囊融化后标志物散落于胃肠道中，每隔 24 小时取仰卧位摄腹平片 1 张，逐日观察标志物在肠道内移动及排出的情况，直至标志物全部排空为止。若标志物虽未排净但已连续摄片 5 张，亦应停止摄片。1 粒 5 片法只用一种标志物，检查期间只要有 1 天结肠传输不正常即可造成假象，检查的偶然性比较大。

（2）3 粒 1 片法　连续 3 天，每天限定同一时间服用胶囊，第 1 天服 M1，第 2 天服 M2，第 3 天服用 M3，第 4 天空，第 5 天在相同时间拍片。3 粒 1 片法较为方便，也便于对前 3 天 M1、M2、M3 的使用情况进行观察，所以临床上采用较多。

（3）3 粒 3 片法　在 3 粒胶囊中分别装入不同形状的阳性标志物各 20 粒，简称 M1、M2、M3，连续 3 日晨服 1 粒胶囊，至第 4 日晨摄第 72 小时片，至第 5 日晨摄第 96 小时片，至第 6 日晨摄第 120 小时片。3 粒 3 片法因每日所服标志物不同，因此在一张照片中可分辨不同日期所服入标志物的分布情况。

（4）3 粒 5 片法　首日服胶囊 M1，24 小时摄片后服 M2，48 小时后服 M3，然后逐日摄 72、96、120 小时片。3 粒 5 片法除能提供 M1 每天运行情况外，还能显示 M2 96 小时以内、M3 72 小时内标志物逐日分布及数目，尤其可对三种标志物前 3 天的传输情况进行横向对比，结果更加可靠；但需多次拍片，故费用稍高。

4. 读片分析

每张腹部平片分为脊柱左、脊柱右及盆腔三个区域，分别表示左半结肠、右半结肠、乙状结肠和直肠的位置，观察各部位的标志物粒数。我国正常人服入标志物后应于 3 日内基本排空（80% 以上），超过 72 小时（96 小时以内）大肠存留 4 粒以上者为传输功能相对延缓，至 120 小时仍存 4 粒以上者为绝对迟缓。结肠传输延缓可以是全结肠的，亦可是某一肠段。全结肠传输延缓表现为标志物虽排空延缓，但仍逐日前移，数量减少；某一段结肠传输延缓表现为标志物长时间滞留于某一肠段。功能性出口梗阻结肠传输的特点是标志物在结肠内传输正常，只是长时间堆积于直肠及乙状结肠内不能排出。

人体的结肠传输及排便过程受诸多因素的影响，同一患者在相同情况下的两次结肠传输功能试验可以出现完全不同的结果。结肠内多 1 ～ 2 粒或少 1 ～ 2 粒标志物不足引起不同的诊断。因此，对肠道传输功能试验的结果不应绝对化，尤其是对做出结肠慢传输诊断而拟行部分或全结肠切除者，必须重复多次进行结肠传输功能试验。

5. 结肠传输功能试验判定

虽然正常人的大肠传输功能个体差异较大，但仍有以下规律。

（1）24 小时标志物全部通过回盲部进入大肠，否则为回盲部以上病变。

（2）48 小时右半结肠区标志物存留少于 1 粒，左半结肠区标志物存留少于 3 粒，则提示病变在右半或左半结肠区内。

（3）72 小时全大肠标志物存留量少于 4 粒，即在 72 小时内排出 16 粒（80%）以上，即为结肠传输功能迟缓，称为结肠型 X 线表现。

（4）标志物在 24 ～ 48 小时到达降结肠远端或乙直部，但排出时间超过 72 小时，由出口阻塞疾病所致，称为乙直型 X 线表现。

（5）标志物在结肠各部位传输缓慢，并在乙直部、降结肠远端停留时间延长，排出困难，说明结肠传输缓慢和出口阻塞同时存在，称为结直肠混合型 X 线表现。

6. 传输指数的计算

传输指数（TI）= 第 5 天直乙部存留的标志物数 / 第 5 天全大肠其他各部位标志物数，反映了直乙交界部存留与大肠各部位相比的权重值。TI 以 0.5 为中位数，其值越小，越接近 0，慢传输的可能性越大；其值越大，越接近 1.0，出口梗阻的可能性越大。

7. 引起传输时间延长的原因分析

引起传输时间延长有假性慢传输、真性慢传输、出口阻塞三种情况。

（1）假性慢传输　如结肠肝曲或脾曲处过长扭曲、横结肠下垂、乙状结肠冗长等造成排空时间延长，应进行下消化道造影、结肠镜检查等，以进一步明确诊断。

（2）真性慢传输　结肠壁神经丛中神经细胞减少甚至缺如，或神经丛受到内外源性损害，肠平滑肌功能减弱，致使结肠蠕动乏力或受阻。

（3）出口阻塞　造成出口阻塞的病因有盆底痉挛综合征、耻骨直肠肌综合征、直肠前突、直肠内脱垂、会阴下降等。

8. 注意事项

（1）检查期间患者不得服用任何影响胃肠道功能的药物，应特别注意某些有神经或精神症状者所服用的作用于中枢神经的系统药物，防止出现假阳性或假阴性结果。因黄体期肠道转运变慢，故育龄妇女做此项检查时，应避开黄体期。

（2）患者检查前 3 天开始直至检查结束，每日饮食中必须含有足量的纤维素。

（3）告诫患者检查期间必须注意饮食卫生及冷暖，避免出现腹泻，一旦发生腹泻必然导致假阴性。

（4）照片尺寸应上至剑突，下包括耻骨联合，以免遗漏位于结肠脾曲和直肠远端的标志物。

结肠传输功能障碍是引起功能性便秘的常见原因，关于结肠传输功能的检测方法有很多，如不透 X 线标志物法、钡餐法、核素法、无线胶囊内镜法等，其中不透 X 线标志物法较为常用。

扫一扫，查阅本章数字资源，含PPT、音视频、图片等

第一节　麻醉前准备及用药

一、麻醉前准备

1. 病情评估

麻醉前医生必须访视患者，了解患者的健康状况、焦虑程度；必须熟悉患者的病史，了解既往麻醉史和手术史；进行必要的体格检查。了解患者目前服药史，是否服用抗凝药、降压药、糖皮质激素、利尿药等，认真考虑患者现在服用的药物和麻醉手术用药之间可能出现的相互作用，以便决定采用合适的麻醉方法。对患者的病情和麻醉、手术耐受能力做出正确的评价。美国麻醉医师协会（ASA）将手术患者病情分为五级，对评估病情有重要的参考价值。

（1）1级　患者没有全身性疾病，仅有局部的病理改变。

（2）2级　患者有轻到中度脏器病变，但其功能代偿良好。

（3）3级　患者有严重脏器病变，但其功能尚能代偿。

（4）4级　患者有危及生命的全身性疾病。

（5）5级　患者存活概率小，处于濒死状态，手术是唯一的治疗措施，如腹主动脉破裂或严重脑创伤的患者。

ASA1、ASA2级患者对麻醉的耐受能力较好；ASA3级患者对接受麻醉存在一定的危险，麻醉前需做好充分准备，麻醉药物的选择应十分慎重，麻醉中需采取相关的监测措施，对麻醉中和麻醉后可能出现的并发症要采取相应措施积极预防；ASA4、ASA5级患者的麻醉危险性极大，充分、细致的麻醉前准备尤为重要。

2. 纠正或改善患者病理生理状态

患者日常生活情况、营养状态等对麻醉和手术的耐受力会有一定的影响，术前应予以改善。如贫血的患者应分次输血，使血红蛋白达80g/L以上；静脉补充白蛋白，维持血浆白蛋白达30g/L以上。有全身性疾病的患者，如呼吸系统感染、高血压、心脏病、糖尿病，以及水、电解质和酸碱平衡紊乱等，应积极予以治疗和纠正，使受累器官的功能达到最佳状态，增强患者对麻醉和手术的耐受力。

3. 患者精神方面的准备

大多数患者在手术前存在不同程度的思想顾虑，如恐惧、紧张、焦虑等心理波动或失眠，均可导致中枢神经系统活动过度，对麻醉和手术耐受力明显削弱，术中或术后容易发生休克。所以

医生在进行术前访视时，必须设法解除患者的思想顾虑和焦急情绪，应向患者简要介绍麻醉的施行方案和安全保障措施，耐心听取并解答患者的问题，取得患者的全面合作。对于极度紧张而不能自控的患者，术前需给予镇静安眠药。

4. 患者胃肠道的准备

择期手术前应常规排空胃内容物，以免手术期间发生胃内容物的反流、呕吐，以及由此导致的窒息、吸入性肺炎。正常人胃排空的时间为 4～6 小时，而在应激情况下，如焦虑、创伤、疼痛等，胃排空时间可明显延长。因此，全麻和椎管内阻滞麻醉者，成人术前应禁食 12 小时，禁饮 4 小时；儿童术前应禁食（奶）4～8 小时，禁水 2～3 小时。肛肠科术前晚及术晨还应做肠道准备，以保证结肠及直肠排空内容物，保证手术野无菌。

二、肛肠科麻醉选择

肛肠疾病的手术麻醉根据疾病的种类和患者的体征，采用不同的麻醉方法。肛门、直肠下部手术多采用肛门部局部麻醉、腰俞穴位麻醉、硬膜外阻滞和蛛网膜下腔阻滞麻醉。儿童不易配合，以采用全身麻醉为多。结直肠手术多采用全麻或连续硬膜外阻滞麻醉、蛛网膜下腔阻滞麻醉等方法。

三、麻醉前用药

1. 用药目的

（1）抗焦虑和镇静　使患者在麻醉前能够情绪稳定，充分合作。同时，可增强全身麻醉药的效果，减少全麻药用量及不良反应。对一些不良刺激产生遗忘作用。

（2）镇痛　提高患者痛阈，缓解或解除原发疾病或麻醉前有创操作引起的疼痛，增强麻醉效果，使诱导平稳，减少麻醉用药。

（3）抗迷走反射　减少呼吸道腺体分泌，保持呼吸道通畅，以防发生误吸；降低迷走神经兴奋性，减少术中出现的呕吐等不适。

2. 常用药物

（1）安定镇静药　抑制大脑边缘系统，使情绪稳定和记忆消失，能显著改善紧张、忧虑、激动等情绪；可使肌肉松弛；对局麻药的毒性反应有一定的预防和治疗作用。常用的药物有地西泮、利眠灵、氯氮和氟哌啶等。

（2）镇静催眠药　主要为巴比妥类药物，抑制大脑皮层，有镇静、催眠和抗惊厥作用，能预防局麻药的毒性反应。常用的镇静催眠药有苯巴比妥、戊巴比妥、司可巴比妥等。

（3）镇痛药　主要为阿片制剂，能提高痛阈，增强局麻药效果；用于椎管内麻醉时能减轻因腹部手术时引起的内脏牵拉痛；能与全身麻醉药物起协同作用，减少全身麻醉药的用量。但这类药物有呼吸抑制、引起组胺释放和致吐作用。常用的镇痛药有吗啡、哌替啶等。

（4）抗胆碱药　能减少呼吸道黏液和唾液的分泌，便于保持呼吸道通畅。常用的抗胆碱药有阿托品、东莨菪碱等。阿托品在儿童麻醉时可预防心动过缓；东莨菪碱有止吐、遗忘和加强镇静的作用，老年人易出现烦躁、意识模糊，故老年人慎用。

（5）其他特殊用药　根据患者的病情和既往病史给药，如糖尿病患者给予适量的胰岛素；有哮喘病史给予舒喘灵等。

3. 合理的麻醉前给药

（1）年老体弱、恶病质、休克和合并甲状腺功能低下者，阿片类、巴比妥类药物应减量；呼吸功能不全者，应禁用阿片类药物。

（2）年轻体健、创口疼痛、情绪过度紧张、甲状腺功能亢进者，可适当增加麻醉前用药的剂量。

（3）心动过速者、甲状腺功能亢进者及高温地区应不用或少用抗胆碱药，必须使用时以东莨菪碱为宜。

（4）急症患者的麻醉前用药可多次小剂量静脉注射。儿童对吗啡的耐受量小，剂量酌减。

（5）拟行硫喷妥钠或氟烷麻醉者，阿托品的剂量可增大，它能预防硫喷妥钠麻醉时迷走神经兴奋产生的喉痉挛，且能拮抗氟烷的心率减慢作用。

（6）氯丙嗪能舒张血管，产生体位性低血压，不宜作为麻醉前常规用药。椎管内麻醉和一般情况较差、血容量不足者更应避免使用。

第二节　麻醉药物

一、局部麻醉药物

（一）局麻药物的理化性质和分类

1. 离解常数（Ka）

局麻药在水溶液中有一部分非离子状态的碱基（B），另一部分则是离子状态的阳离子（BH^+），两者的转换程度取决于溶液的 pH 值。在平衡状态下，$Ka=[H^+][B]/[BH^+]$。Ka 一般多以负对数 pKa 表示，故 $pKa=pH-lg[B]/[BH^+]$。当溶液中的 B 和 BH^+ 浓度完全相等时，即各占 50%，$pKa=pH$，表示此时溶液的 pH 值即为该局麻药的 pKa 值。

因非离子部分具亲脂型，易于透过组织，故局麻药的 pKa 能影响以下几项指标：①起效时间；pKa 越大，离子部分越多，越不易透过神经鞘和膜，起效时间越长，因此普鲁卡因和丁卡因在神经阻滞时起效时间较利多卡因慢；②弥散性能，pKa 越大，弥散性能越差，因此普鲁卡因弥散性能较差，利多卡因的弥散性能较好。

2. 脂溶性

脂溶性与局麻药的麻醉效能有关，脂溶性越高，效能越强。布比卡因和丁卡因脂溶性高，利多卡因居中，普鲁卡因最低，因此效能也从强到弱。布比卡因、丁卡因、利多卡因、普鲁卡因的等效浓度分别为 0.25%、0.25%、1%、2%。

3. 蛋白结合

局麻药注入体内后，一部分呈游离状态起麻醉作用，另一部分与局部组织的蛋白结合，或被吸入血与血浆蛋白结合，处于结合状态的药物将暂时失去药理活性。局麻药的血浆蛋白结合率与作用时间有密切的关系，结合率越高，作用时间越长。

（1）根据局麻药的化学结构分类　①酯类，如普鲁卡因和丁卡因；②酰胺类，如利多卡因、布比卡因和罗哌卡因。

（2）根据局麻药的麻醉性能分类　①麻醉效能弱和作用时间短的，如普鲁卡因；②麻醉效能和作用时间均中等的，如利多卡因；③麻醉效能强而作用时间长的，如布比卡因和丁卡因。

（二）常用局麻药物

1. 普鲁卡因

普鲁卡因又称奴佛卡因，是一种弱效、短效但较安全的常用局麻药。pKa值为8.9，脂溶性和血浆蛋白结合率（6%）都较低。其黏膜穿透力很差，不用于表面麻醉和硬膜外阻滞。其毒性小，多用于局部浸润麻醉。局部浸润麻醉多用0.25%～1.0%的溶液，蛛网膜下腔阻滞麻醉多用4%～6%的溶液，每次剂量为100～150mg，作用维持时间为45～60分钟，成人一次限量为1g。

因普鲁卡因小剂量时有中枢镇静作用和较强的镇痛作用，静脉滴注后患者表现为嗜睡、倦怠和痛觉迟钝，可与阿片类药物及其他静脉全身麻醉药、肌松剂联合使用，进行全身静脉麻醉；也可与挥发性麻醉药或 N_2O、肌松剂等复合使用，用于静吸复合麻醉。

2. 丁卡因

丁卡因又称潘托卡因、地卡因，是一种强效长效的局麻药。pKa值为8.5，脂溶性和血浆蛋白结合率（76%）都较高。起效时间一般为10～15分钟，体内水解速度约为普鲁卡因的2/3，麻醉维持时间可达3小时以上。麻醉效能和药物毒性是普鲁卡因的10倍。由于此药起效时间较慢和毒性较大，一般不用于局部浸润麻醉，常用于表面麻醉、神经阻滞、蛛网膜下腔麻醉和硬膜外麻醉。成人一次限量表面麻醉为40mg，神经阻滞麻醉为80mg。

3. 利多卡因

利多卡因又称赛罗卡因，是效能和作用时间均中等的局麻药。pKa值为7.9，平均血浆蛋白结合率为67%。起效时间一般为5～7分钟，作用时间为1～2小时。其组织弥散性和黏膜穿透力都很好，可用于各种麻醉方法。利多卡因的药物毒性随浓度增加而增大。

成人常用的黏膜表面麻醉浓度为2%～4%，儿童为2%，成人用量一般不超过200mg，起效时间约为5分钟，麻醉维持时间为15～30分钟。常用的局部浸润麻醉浓度为0.5%～1.0%，容量大时应稀释成0.25%的浓度，起效时间随药物浓度的增加而缩短，作用维持时间为1～1.5小时，如在药物中加入少量肾上腺素，作用时间可相对延长。常用的硬膜外和骶管麻醉浓度为1%～2%，起效时间为5～7分钟，维持时间为1.5～2小时，成人一次限量为400～500mg。

4. 布比卡因

布比卡因又称丁吡卡因、麻卡因，是一种强效长效的局麻药。pKa值为8.1，脂溶性高，与血浆蛋白结合率为95.6%，麻醉维持时间平均为3～9小时，药物毒性与地卡因接近，约为普鲁卡因的10倍，成人一次安全用量为150mg，限量225mg。

硬膜外阻滞麻醉常用浓度为0.5%～0.75%，平均起效时间为15分钟，一次给药维持时间为3.5～7小时。蛛网膜下腔阻滞麻醉常用浓度为0.5%，一次用量为10～12mg，加麻黄素10～15mg后，作用时间可以维持3～5小时。

5. 罗哌卡因

该药是新一代长效酰胺类局麻药。pKa值为8.0，脂溶性较低，血浆蛋白结合率为94%，主要在肝脏清除，消除主要依赖肝血流量和肝酶系统活性。罗哌卡因的毒性尤其是心脏毒性明显低于布比卡因，加之罗哌卡因的感觉、运动分离阻滞效果明显优于布比卡因，故近年来有罗哌卡因取代布比卡因的趋势，尤其是在产科分娩镇痛麻醉方面。硬膜外给药时，药物浓度越高，起效时间越短，药物浓度越低，在体内滞留的时间越长。

硬膜外间断给药或采用镇痛泵（PCA泵）患者自控加间断追加单次大剂量给药（bolus）

剂量，也可用 0.2% 药液以 6 ～ 8mL/h 速度持续硬膜外输注。术后硬膜外镇痛常用浓度为 0.2% ～ 0.3%，可单独使用，也可与阿片类药物复合使用，既增加镇痛效果，又能减少不良反应。硬膜外麻醉常用浓度为 0.75% ～ 1%，首次剂量为 80 ～ 150mg，平均起效时间为 8 ～ 12 分钟，麻醉维持时间为 2 ～ 5 小时。

（三）局麻药的不良反应

1. 毒性反应

局麻药吸收入血，其毒性程度与血药浓度有直接关系，当浓度超过一定阈值，就发生药物毒性反应，严重时可导致患者死亡。引起局麻药毒性反应的常见原因如下。

（1）一次用量超过患者的耐受量。

（2）误注入血管中。

（3）作用部位血供丰富而未减少用量。

（4）患者因体质虚弱等原因耐受力降低。临床上有患者使用小剂量局麻药也出现毒性反应的症状，称为高敏反应。

轻度毒性反应时，患者常表现为嗜睡、眩晕、多言、寒战、惊恐、情绪烦躁、定向障碍等症状；如继续发展，则神智丧失，出现面部和四肢肌肉震颤；一旦发生抽搐或惊厥，则患者会出现血压上升、心率加快，最后因呼吸循环衰竭而死。

发生中毒反应后应立即停止用药、吸氧，轻度患者可用肌内注射或静脉推注地西泮，可预防和控制抽搐。一旦发生抽搐或惊厥，立即静脉注射硫喷妥钠或琥珀胆碱。

2. 过敏反应

局麻药的过敏反应相对少见，以酯类局麻药发生的机会较多，常表现为荨麻疹、喉头水肿、支气管痉挛、低血压及血管神经性水肿等。一旦出现过敏反应，立即肌内注射肾上腺素 0.2 ～ 0.5mg，然后给予糖皮质激素和抗组胺药等；必要时可切开气管。

二、全身麻醉药物

（一）巴比妥类药物

1. 硫喷妥钠

硫喷妥钠为高脂溶性静脉麻醉药，淡黄色粉针剂。pKa 值为 7.6，常用浓度为 2.5%，水溶液不稳定，保留时间一般不超过 24 小时。静脉注射后到达血管丰富的脑组织，使患者神志迅速消失而进入麻醉状态。但药物很快再分布至骨骼肌及脂肪组织，使脑内浓度迅速降低，因此患者很快苏醒。若反复用药，可在脂肪中蓄积，并可再向脑内分布而使苏醒延迟。本药主要在肝脏代谢降解，肝功能障碍者，麻醉后清醒时间可能延长。

静脉给药后脑耗氧量降低，冠状血管血流量和心肌耗氧量增加，呼吸抑制程度与用药剂量呈正比。目前，临床广泛用于全麻诱导，常用剂量为 4 ～ 5mg/kg，儿童诱导时应适当增大剂量，老年人酌减。可因迷走神经兴奋而诱发喉痉挛，不能单独用于口腔、气管、支气管、食道、胃、直肠、膀胱等迷走神经分布丰富部位的手术。有苯巴比妥类药物过敏史者应禁用本品。

2. 丙烯硫喷妥钠

丙烯硫喷妥钠又称硫戊巴比妥钠、硫代速可眠，白色粉末针剂，内含 6% 无水碳酸钠，常用浓度为 2.5%，水溶液稳定，可保存 24 小时。临床用于麻醉诱导，麻醉效果稍强于硫喷妥钠，成人诱导剂量为 3 ～ 5mg/kg，30 ～ 45 秒可起效。对机体的作用于硫喷妥钠类似。

（二）非巴比妥类药物

1. 氯胺酮

氯胺酮为苯环己哌啶的衍生物，是一种非麻醉性镇痛类的静脉麻醉药。pKa 值为 7.5，血浆蛋白结合率为 20% ～ 50%。肌内注射常用于儿童基础麻醉，尤其是短、小手术，常用剂量为 5 ～ 10mg/kg，起效时间为 2 ～ 6 分钟，维持 10 ～ 30 分钟。静脉单次给药起效迅速，麻醉维持时间为 15 ～ 20 分钟。当静脉持续点滴剂量为 25 ～ 40μg/（kg·min），可提供分离麻醉。

氯胺酮对中枢神经系统可产生分离麻醉现象，即用药后抑制丘脑新皮层系统和大脑的联络路径，激活边缘系统并使两者功能呈分离状态，催眠作用弱而镇痛和遗忘作用强，兴奋延髓和边缘系统，抑制丘脑。这种现象在静脉给药 1 分钟、肌内注射 5 分钟时最明显。重复给药可产生快速减敏性，镇痛作用减弱，需增加剂量才能维持原有麻醉深度。本药主要在肝脏代谢，代谢产物去甲氯胺酮仍有一定的生物活性，最终产物由肾排出。

氯胺酮麻醉后能增加心肌耗氧量，故冠心病患者禁用；能使唾液分泌旺盛，呼吸道分泌增多，因而抗胆碱药物必用，尤其在儿童麻醉时，更应随时清理呼吸道。本药主要不良反应为可引起一过性呼吸暂停，幻觉、噩梦及精神症状，眼压和颅内压增高。

2. 异丙酚

异丙酚又称得普利麻，主要成分为丙泊酚，具有镇静、催眠、轻微镇痛的作用，是一种高脂溶性速效超短效静脉麻醉药物，血浆蛋白结合率为 97%。临床主要用于静脉麻醉诱导和维持麻醉，也可用于门诊手术麻醉、泌尿外科内镜检查等。麻醉诱导时剂量为 1.5 ～ 2.5mg/kg，维持麻醉时常与 N_2O、阿片类药物（吗啡、哌替啶、芬太尼及其衍生物等）合用。本药经肝脏代谢，代谢产物无生物活性。反复注射或静脉持续滴注时体内有蓄积，但对肝肾功能无明显影响。

静脉给药后可增加脑血管阻力，减少脑耗氧量；对心血管系统有抑制作用，主要表现在对心肌的直接抑制作用及血管舒张作用；对呼吸有明显抑制作用，与剂量呈正相关，主要表现为潮气量显著减少甚至呼吸暂停。因此，对合并有严重心血管疾病、循环功能欠稳定，如低血容量、休克或呼吸道梗阻、慢性阻塞性肺疾病、气道损伤等患者禁用。老年人、动脉硬化患者、儿童、孕妇、癫痫患者应相对禁忌。不良反应为对静脉的刺激、对呼吸的抑制及消化道的刺激作用。

（三）肌肉松弛药物

1. 去极化肌松药物

去极化肌松药物以琥珀胆碱为代表，起效快，肌松完全而短暂。静脉注射 15 ～ 20 秒后出现纤维震颤，1 分钟内肌松作用达高峰。肌内注射 2 ～ 3 分钟后出现作用，维持 20 ～ 30 分钟。临床主要用于全麻时的气管内插管，用量为 1 ～ 2mg/kg，经静脉迅速注入。也通过静脉持续点滴维持肌松，但有可能出现脱敏阻滞，使肌松时间延长。不良反应有高血钾、心动过缓或心律失常；肌肉强直收缩时可引起眼压、颅内压及胃内压升高，肌痛。

2. 非去极化肌松药物

非去极化肌松药物以筒箭毒碱为代表，起效慢，静脉注射 2 ～ 4 分钟后起效，维持 20 ～ 25 分钟。肌松作用与剂量有关，0.1 ～ 0.2mg/kg 可使四肢松弛，0.4 ～ 0.5mg/kg 可使腹肌松弛，0.5 ～ 0.6mg/kg 可满足气管内插管。临床主要用于全麻诱导插管和维持术中肌肉松弛。不良反应有低血压、心动过速、支气管痉挛，大剂量可引起神经节阻滞作用。

第三节　常用麻醉方法

一、肛门部局部麻醉

1. 适应证

本法适用于痔、肛裂、单纯肛瘘、肛窦炎、肛乳头肥大、直肠息肉、浅部肛周脓肿、肛周皮肤病等手术。

2. 禁忌证

对精神高度紧张的患者，不合作的儿童，多腔隙复合脓肿、高位复杂性肛瘘及直肠深部手术者均不宜采用局部麻醉。

3. 常用药物

（1）普鲁卡因　浓度为 0.5% ～ 1%，用量为 30 ～ 50mL，每小时用量不超过 1g。

（2）利多卡因　浓度为 0.5% ～ 1%，用量为 10 ～ 30mL，每次用量不超过 0.4g。

（3）布比卡因　浓度为 0.5%，用量为 10 ～ 30mL，每小时用量不超过 100 ～ 150mg。

4. 操作方法

（1）局部浸润麻醉　常规消毒肛周皮肤及肛管、直肠下段，在肛门两侧中点距离肛缘 1.5 ～ 2.0cm 处分别做皮丘，然后按肛门周围组织的肌层逐层注药，以进针点为中心做扇形浸润，一般深达外括约肌的皮下部。也可从肛门后缘 2cm 处进针，然后再向两侧围绕做皮下及肛门括约肌平面浸润。每次注药前应回抽或边注药、边进针，以免误入血管内注药。

（2）肛周神经阻滞麻醉　常规消毒肛周皮肤及肛管、直肠下段，用局麻药分别位于肛门后方左右距肛缘 2cm 处做皮内和皮下浸润，并深部注入肛尾韧带，阻滞肛尾神经；水平倾斜 45° 进针，指向坐骨结节，回抽无血后深部注射于坐骨直肠窝，阻滞阴部内神经；注入肛缘浅部，阻滞表浅神经。

5. 注意事项

（1）严格消毒，避免出现局麻感染。

（2）注射时避免针头刺入直肠阴道。

（3）一针注射、分层浸润。做到穿刺点要少，浸润和区域阻滞范围要大。每处注射药量为 3 ～ 5mL，每侧总量不宜超过 10mL。

（4）在整个操作过程中一定要做到边进针、边注射、边加压、边回抽，随时调节注射方向。

（5）为使麻醉时间延长，减少出血，可于每 10mL 麻药中加入 0.1% 肾上腺素 1 滴。高血压、心脏病患者慎用。

（6）容量比浓度更重要。相同剂量的局麻药低浓度、大容量比高浓度、小容量的麻醉效果更好。

6. 不良反应及处理措施

当大量局麻药进入血管内会导致全身毒性反应，常表现为神志改变如神志淡漠、嗜睡，以及呼吸困难，甚至抽搐、惊厥，严重时可导致患者死亡。一旦出现上述症状应立即吸氧，保持呼吸道通畅，肌内注射或静脉注射地西泮 5 ～ 10mg 或肌内注射鲁米那 0.1mg，可以逐渐缓解。

二、腰俞穴位麻醉

腰俞穴位麻醉，也称腰俞麻醉、低位骶管麻醉，是以中医穴位而命名的。它是将局麻药经骶管裂孔注入骶管腔内，暂时阻滞骶脊神经中第2、第3、第4骶脊神经根而达到麻醉的效果。优点是简便、安全，麻醉范围可达肛周会阴部。缺点是骶管裂孔变异较多，初学者常因定位不准、穿刺困难而失败。

1. 适应证

肛门、肛管和直肠下端及会阴部的各种手术均可采用。

2. 禁忌证

骶管畸形或有外伤、骶部有感染者禁用。

3. 常用药物

（1）普鲁卡因　浓度为2%，15～30mL，一次用量不超过1g。

（2）利多卡因　浓度为1%～2%，10～20mL，一次用量不超过0.4g。

（3）布比卡因　浓度为0.25%～0.5%，10～20mL，一次用量不超过0.1g。

手术时间长者可在上述药物中酌情加0.1%肾上腺素。

4. 操作方法

患者取侧卧位，背部与床面垂直，并平齐手术台边缘，屈髋屈膝，尽量暴露腰骶部。常规消毒骶尾部。麻醉时术者站在患者一侧，面向臀部，找到骶管裂孔（图5-1），皮下局部浸润，然后用7号针头垂直刺入，穿过裂口上方的纤维结缔组织时有明显落空感，则进入骶管，回抽无血液或脑脊液时方可注入麻药。注药3～5分钟后出现麻醉效果，一般可维持1～2小时。

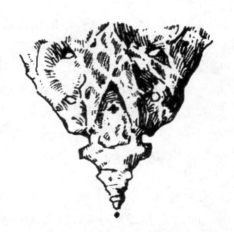

图5-1　骶管裂孔解剖位置

5. 注意事项

（1）落空感不明显，推药阻力很大时，如再进针刺到骨面，则改变进针方向，使其与骶骨轴线平行，但进针深度以不超过5cm为宜，避免进入蛛网膜下腔。

（2）穿刺时针尖倾斜面应朝向肛门，以使药液向骶管低位扩散，限制麻醉范围，增强麻醉效果。

（3）骶管内静脉丰富，切忌深插或盲目乱刺，以免造成损伤。

6. 不良反应及处理措施

患者出现药物不良反应，如烦躁、心慌、头晕、耳鸣等，应立即停止给药，嘱咐患者平卧，数分钟内症状可消失，无须特殊处理。严重时肌内注射苯巴比妥钠0.1g或静脉推注50%葡萄糖注射液40～60mL；有肌肉抽动、惊厥时，采用静脉分次少量注入地西泮10～20mg，或硫喷妥钠50～100mg，或肌内注射琥珀胆碱30～50mg。

三、椎管内阻滞麻醉

（一）蛛网膜下腔阻滞麻醉（腰麻）

1. 适应证

本法适用于下腹部、盆腔、肛门会阴部及下肢手术。

2. 禁忌证

本法禁用：①有显著循环代偿功能不全或高度动脉硬化患者；②有中枢神经病变、严重脊椎畸形、穿刺部位有感染病灶者；③儿童、精神病患者；④严重大出血、休克、极度衰弱、重度贫血者；⑤败血症。

3. 常用药物

（1）普鲁卡因　一般用量为 100 ～ 150mg，最大剂量不超过 180mg，鞍区麻醉用量为 50 ～ 100mg，腰麻用量为 30 ～ 60mg。常用浓度为 5%，最高为 6%，起效时间为 1 ～ 5 分钟，麻醉时间可维持 45 ～ 90 分钟。

（2）地卡因　一般用量为 10 ～ 15mg，最高剂量不超过 20mg。常用浓度为 0.33%。临床上常用 1% 地卡因、10% 葡萄糖、3% 麻黄碱各 1mL，配成 1∶1∶1 的混合溶液。鞍麻用量为 1.5mL，腰麻用量为 1mL。起效时间为 5 ～ 10 分钟，平面固定 20 分钟，麻醉时间可维持 2 ～ 3 小时。

（3）布比卡因　0.5% ～ 0.75%，8 ～ 12mg 布比卡因加 10% 葡萄糖配成重比重溶液后使用。麻醉时间可维持 2 ～ 2.5 小时。

（4）利多卡因　1% ～ 2%，最大剂量不超过 400mg，麻醉时间可维持 1.5 小时。

4. 操作方法

患者取侧卧位，背部与床面垂直，且齐手术台边缘，腰背向后弓曲，两膝尽量向腹壁靠拢。术者常选用 L_3 ～ L_4 间隙穿刺点内做皮内、皮下和棘间韧带逐层局部浸润麻醉，然后用左手拇指、食指固定穿刺点皮肤，以 22 号腰穿针从棘突间隙中点与患者背部垂直的方向进针，针尖偏向颅侧缓慢刺入，当针尖穿过黄韧带时，有阻力突然消失的落空感，继续推进时常将黄韧带和硬膜一并穿透，则往往只有一次落空感。一般由皮肤到达脊髓腔 4 ～ 6cm 处，针尖进入蛛网膜下腔后拔出针芯有脑脊液流出，缓慢注入麻药。麻醉药物注入蛛网膜下腔后，应在较短的时间内使麻醉平面控制在手术所需的范围之内，不能任其在体内扩散。

5. 注意事项

（1）腰麻采用侧卧位（图 5-2），常取 L_3 ～ L_4 间隙；而鞍麻采用坐位（图 5-3），常取 L_4 ～ L_5 间隙。

（2）麻醉平面调节时间一定控制为 5 ～ 10 分钟，时间过长则药液已与神经组织结合，改变体位不易使其流动。

（3）穿刺速度宜缓，容易寻找落空感。

（4）注药速度应控制在每 5 秒 1mL 为宜，速度过快则麻醉范围过广，速度过慢则麻醉范围局限。

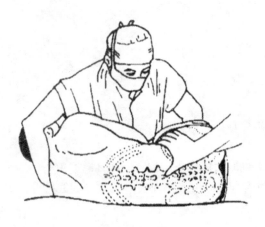

图 5-2　侧卧位患者姿势

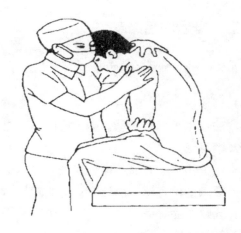

图 5-3　坐位患者姿势

6. 不良反应及处理措施

（1）术中不良反应及处理措施

1）血压下降：腰麻中血压下降的发生率和严重程度与麻醉平面密切相关。麻醉平面越高，血压越易下降，且下降幅度越大。如患者术前存在高血压或血容量不足，则更易发生此现象。麻醉平面超过 T_4 常出现心动过缓。血压下降的处理可先快速静脉滴注 200 ～ 300mL 液体以补充血容量；如仍然无效，静脉注射麻黄碱 15mg 或肌内注射麻黄碱 30mg。心律失常可静脉注射阿托品 0.3 ～ 0.5mg。

2）呼吸抑制：发生率和严重程度与麻醉平面密切相关。症状常表现为胸闷气短、咳嗽无力、说话费力。一旦发生全脊椎麻醉，则患者呼吸停止。如呼吸停止，应立即行气管内插管和人工呼吸急救。

3）恶心呕吐：一旦发生，应立即暂停手术，予以升压、吸氧等治疗，仍然不能缓解者可静脉推注氟哌啶 2.5mg。

（2）术后不良反应及处理措施

1）头痛：主要是低压性血管性头痛，与脑脊液压力下降有关，多发生在麻醉 1 ～ 3 天后。其特点是抬头或坐起时头痛加重，平卧后减轻或消失，大多数患者症状在一周内消失。麻醉操作时可行细针穿刺，硬膜外注入 5% 葡萄糖液 10 ～ 25mL，输液以增加脑脊液的生成。

2）尿潴留：与术后支配膀胱的骶神经功能恢复速度、肛门会阴部手术刺激及切口疼痛或不习惯卧位排尿等有关。

3）马尾丛综合征：是马尾丛神经受损的结果。特点是感觉和运动障碍局限于会阴区和下肢远端。轻者需保留导尿，重者则大小便失禁。一般数周或数月可自愈。

（二）硬膜外阻滞麻醉

1. 适应证
同蛛网膜下腔阻滞麻醉。

2. 禁忌证
同蛛网膜下腔阻滞麻醉。

3. 常用药物

同蛛网膜下腔阻滞麻醉。

4. 操作方法

患者取侧卧位，在选定穿刺间隙行局部浸润麻醉后，以导管穿透皮肤或棘上韧带。将硬膜外针沿导针孔刺入皮肤、棘上及棘间韧带，然后缓慢推进。当针尖遇到坚韧感时，退出针芯，接毛细血管后再徐徐推进。遇到有阻力突然消失或出现负压现象时，表示针尖已进入硬膜外间隙。接有 2 ～ 3mL 水或空气的玻璃注射器，回抽无脑脊液流出，注入时无阻力，进一步证明穿刺成功。置管前应检查导管，经穿刺针将导管插入硬膜外腔，导管穿过针口 3 ～ 5cm 时，一手顶住导管，一手将穿刺针退出。导管置入长度以 3 ～ 4cm 为宜。

5. 注意事项

为确证导管在硬膜外腔，避免发生全脊麻，应常规注入试验剂量起效快、时效短的局麻药。药量应相当或稍小于腰麻剂量，常用 2% 利多卡因 2 ～ 4mL。注药后密切观察生命体征。5 分钟后，未出现腰麻症状如下肢麻痹，且在相应部位出现感觉或痛觉减退，表明导管位置正确。然后开始追加剂量，维持麻醉。

6. 不良反应及处理措施

（1）术中不良反应及处理措施

1）全脊椎麻醉：是指全部脊神经被阻滞。当硬膜外阻滞麻醉的药物全部或大部分注入蛛网膜下腔，即可导致全脊椎麻醉，发生原因常为穿刺针尖刺破硬脊膜而未被发现。一旦出现全脊麻，患者可在数分钟内停止呼吸，血压下降，甚至意识消失，应立即进行人工通气、升压等处理。

2）穿破蛛网膜：意外穿破蛛网膜者约占 3.2‰，大多因初学者操作不当所致。如果病情允许，可在腰麻或连续腰麻下手术。若穿刺部位较高或需术后镇痛者，可改为上一间隙重新穿刺，并向上置管。但硬膜外用药物应减量，并有发生腰麻的可能，应密切观察。

3）局麻毒性反应：硬膜外血管丰富，对局麻药吸收快，或直接注入血管内，都可引起毒性反应。如在注药过程中出现眩晕、耳鸣、舌麻等症状，多因血管内注药，应立即停止注药，并将导管退离血管，必要时静脉注射地西泮。

4）直接脊髓损伤：穿刺触及脊髓时，患者肢体有电击样异感。轻者数分钟消失，可继续行硬膜外麻醉。重者异感持续不退，应放弃阻滞麻醉，以免加重神经后遗症。立即静脉点滴氢化可的松 100mg，持续 3 天，可减轻后遗症的程度。

5）导管折断：断端在椎管外组织内者并不难取出，留在硬膜外腔者并不一定需要取出，但应随访是否有神经症状。因此，术前应仔细检查导管质量，对于拔管困难者，可于 1 ～ 2 天后再拔出。

（2）术后不良反应及处理措施

1）硬膜外血肿：有凝血机制障碍或正在接受抗凝治疗的患者易出现此现象。如发现麻醉作用持久不消退，或消退后又再次出现，同时腰酸背痛，是血肿形成的先兆。一旦发生应在血肿形成后 8 小时内行椎板切开减压术。超过 24 小时一般很难恢复。

2）硬膜外脓肿：因消毒或无菌操作不严格导致。患者先有剧烈腰背痛、寒战高热，脓肿形成后出现神经症状，初期为放射性疼痛，继而肌无力，随后截瘫。治疗给予大量抗生素，及早行椎板切开引流术。

3）脊髓前动脉综合征：由脊髓缺血性改变导致。患者一般无感觉障碍，主要表现为躯体沉重，翻身困难。发生原因：局麻药中肾上腺素浓度过高，引起脊髓前动脉持久收缩；手术中持续低血压；原有动脉硬化、血管狭窄者。治疗应先解除致病因素，在此基础上予以对症支持处理，避免高血糖、高体温及低氧等。

（三）腰麻－硬膜外联合麻醉（CSEA）

1. 适应证

同蛛网膜下腔阻滞麻醉。

2. 禁忌证

同蛛网膜下腔阻滞麻醉。

3. 常用药物

（1）0.75% 布比卡因 1mL 和 10% 葡萄糖 2mL。

（2）1% 丁卡因 1mL 加麻黄碱 30mg、10% 葡萄糖 1mL。

4. 具体操作

临床上常用针内针单间隙穿刺法，该法又分为单导管法和双导管法。

（1）单导管法　患者取侧卧位，常规消毒穿刺部位皮肤，于 $L_3 \sim L_4$ 椎间隙穿刺，穿过黄韧带后，用腰穿针穿入蛛网膜下隙，可见清亮的脑脊液缓慢渗出，针尖斜面向下缓慢推药，退出腰穿针，根据手术要求向头或向尾置入硬膜外导管，退针，固定导管，平卧并调整阻滞平面达到手术要求。如平面未达到手术要求时，可经硬膜外导管给局麻药，每次 2mL。至平面升至手术要求为止。

（2）双导管法　硬膜外穿刺前操作方法同单导管法，成功后，穿刺并置入微细导管于蛛网膜下腔，退出腰穿针，再通过硬膜外穿刺针置入标有刻度的 20G 导管于硬膜外间隙，拔出硬膜外穿刺针，两管分别加以固定。先经硬膜外导管注入试验量。5 分钟后如该导管的位置正确，再分次少量给药进行脊麻诱导，脊麻阻滞不完善，可经硬膜外间隙补充局麻药。此法与单导管法相比，脊麻因分次少量给药，故用药安全，且术中可经任一导管追加麻醉药。

5. 注意事项

（1）脊麻针长度须超过硬膜外针尖 1cm 稍多，以刺破硬脊膜。

（2）为避免脊麻针尖折断，退针遇阻力时应连硬膜外针一起拔或旋转 180° 再拔，勿强行拔出。

（3）若脊麻针推进几次均无脑脊液流出，可重新行硬膜外间隙穿刺。如硬膜外针穿破硬脊膜又退至硬脊膜间隙，则导管进入针孔的可能性很大。

（4）为判断硬膜外导管位置的正确性，除注药前回抽外，可在脊麻平面固定后，硬膜外间隙注入等比重 2% 利多卡因 1.5mL，观察阻滞平面的改变。

6. 不良反应及处理措施

同蛛网膜下腔阻滞麻醉及硬膜外阻滞麻醉。

（四）骶管阻滞麻醉

1. 适应证

适用于直肠、肛门及会阴部手术，也用于婴幼儿及学龄前儿童的腹部手术。

2. 禁忌证

禁用于：①穿刺部位感染，②骶部畸形，③凝血功能异常及接受抗凝治疗者。

3. 常用药物

含 1 ∶ 200000 肾上腺素的 1% ～ 2% 利多卡因或 0.5% 布比卡因。

4. 操作方法

俯卧位，抬高臀部，触摸骶角，在两骶角连线中点，或沿中线由尾骨尖向上 4 ～ 5cm 凹陷处骶裂孔穿刺，穿刺取垂直法或斜入法，斜入法针尖与皮肤呈 70°～ 80°，针尖穿透黄韧带时，有落空感及硬膜外腔的负压状态。由于骶管腔形态和走行方向多变，在通常的斜入穿刺角度不能刺入骶管腔时，可改变穿刺角度成垂直刺入或接近水平方向刺入，亦可在常规穿刺点不能奏效时上下、左右少许移位以提高穿刺成功率。当穿透骶尾韧带取出针芯，回吸无脑脊液和血时，方可注药，注药采用分次注药法，先注入试验剂量 3mL，观察 5 分钟后，再注入余药。

5. 注意事项

成人蛛网膜下腔止于第二骶椎平面，所选进针点与骶角连线中点不能超过 3cm。

6. 不良反应及处理措施

（1）出血和麻醉药不良反应　为骶管麻醉中常见的症状，出血常导致麻醉失败、麻醉不全及麻药毒性反应出现，与穿刺损伤骶管内静脉丛和麻药注入、渗入血管内有关。有时穿刺针误入硬膜外静脉丛时，抽吸注射器不一定有回血。有学者认为，操作时穿刺针斜面应向下，斜入法穿刺当针尖突破黄韧带落空时即停，再将针头在骶管腔中少许前行（2 ～ 5mm），勿将针尖抵碰、划经骶管前壁。在注药前、注药中均需抽吸针管，观察是否误入血管或出血。注药速度忌快，以减少麻药快速进入渗入血管中，引起麻醉不全、麻药毒副反应。在推药或抽吸时，要固定针头，不可使针头深入浅出，刺伤前壁或使针尖退出硬膜外至黄韧带上方；穿刺后不断抽吸到多量鲜血，经观察仍不能自行停止，可用生理盐水加入少量肾上腺素冲洗骶管腔，待出血停止后方可推药，穿刺成功后应常规推注试验剂量 4 ～ 5mL，麻醉术后嘱咐患者取坐位。

（2）误入蛛网膜下腔　我国成年人骶裂孔高度多在第 4 骶椎处，蛛网膜下腔一般止于第 2 骶椎平面。异常骶裂孔裂口上部位置越高，蛛网膜下腔异常降低，穿刺针进入蛛网膜下腔的概率就越高。有学者认为，骶管麻醉穿刺时骶裂孔较大，裂口上部较高，但穿刺点仍应选择在第 4 骶椎部，离尾骨尖 4 ～ 5cm 为宜。如穿刺点过高易误入蛛网膜下腔，穿刺针进入骶管腔中行进过深易误入蛛网膜下腔终端，操作时需注意避免。一旦出现，及时进行人工呼吸，维持正常的呼吸功能，调整血压，随着药物的分解、代谢，患者一般不会产生后遗症。

四、全身麻醉

麻醉药经呼吸道吸入或静脉注射、肌内注射进入人体，产生中枢神经系统抑制的方法，称为全身麻醉。临床表现为神志消失、全身痛觉消失、遗忘、反射抑制及一定程度的肌肉松弛。全麻药进入人体后主要作用于中枢神经系统，首先抑制大脑皮质，其次抑制中脑及小脑，然后抑制延髓，最后抑制延髓的生命中枢，停用全麻药后患者能在短时间内恢复正常。因此，全身麻醉必须在严格控制下实施，并需要一定的仪器进行控制和监测，较管理局部麻醉、椎管内麻醉等更复杂。

麻醉药虽可使神志丧失，但肌肉松弛效果差，故肌松剂是全麻用药的重要组成部分。肌松剂可使骨骼肌麻痹，便于手术操作，也有助于避免深麻醉带来的危害。目前肛肠科全身麻醉主要用于儿童和不能合作者。

五、儿童麻醉

由于肛肠科手术的特点，不要求特殊麻醉松弛，以中枢抑制浅、麻醉范围小、短效、快速、浅睡眠的基础麻醉加局部浸润麻醉为宜。年龄较大的患儿可用局部麻醉。患儿已进食、饮水及咳嗽则不宜全身麻醉或基础麻醉，或仅维持极浅的睡眠，保证患儿安静且在稳妥固定下实施局麻手术。

（一）基础麻醉

肌内注射操作简单，药物起效较快。常用的基础麻醉药物有以下有几种。

1. 硫喷妥钠

一般用新配制的 2.5% 硫喷妥钠溶液于臀部深部注射，5～10 分钟进入睡眠状态，如未入睡可再补半量。6 个月以下的患儿宜用 1.25% 的硫喷妥钠，患儿一次用量不超过 0.5g。注射药物后一般可维持 1～2 小时安静睡眠。

2. 氯胺酮

氯胺酮为非巴比妥类静脉麻醉药，止痛作用强，但肌张力高，对患儿有呼吸抑制作用，常用剂量为 4～6mg/kg，深部肌内注射后可维持 30～60 分钟。

3. 地西泮与 γ-OH

肌内注射地西泮 0.5mg/kg 或静脉注射 0.2～0.3mg/kg，或静脉注射 γ-OH 80～100mg/kg，可得浅睡眠，并且能降低肌张力，避免喉痉挛，适用于插管麻醉。

（二）插管麻醉

一般插管要在基础麻醉及肌松作用下进行。首先使患儿入睡，然后使其开口并向咽喉部喷 2% 利多卡因行表面麻醉（少量喷布），然后以喉镜插管。患儿可在清醒或半清醒状态下给予地西泮和 γ-OH 插管。插管的同时须开放静脉，以便随时给予静脉麻醉药及肌松剂，可维持极浅而又抑制完全的麻醉，从而完成比较复杂的手术。术后可立即清醒。

（三）局部麻醉

肛肠科手术范围的特点决定了局部麻醉以骶管麻醉为好。经骶管穿刺成功后，注入 1% 利多卡因 6mg/kg 即可，总量为 3～5mL。

（四）不良反应及处理措施

1. 疼痛与躁动

躁动多是因为疼痛，也可由缺氧所致，应注意识别。缺氧者常表现为呼吸困难、出汗、失去知觉和抽动，面色与脉搏变化剧烈，但不典型。如果出现面色青紫、灰白、脉搏细而快，则是晚期的危险信号，应立即停止麻醉，并保证呼吸道通畅。

2. 呕吐

呕吐较常见。睡眠中的患儿可因喉痉挛而窒息，或吸入呛咳而致肺炎。呕吐前期有呼吸暂停等症状。麻醉前应禁食、禁饮 4～6 小时，麻醉前肌内注射阿托品可有效预防呕吐。一旦发生呕吐，立即将患者头转向一侧，清除呕吐物。

3. 其他

窒息、抽搐、休克较为罕见，一般可见于全身麻醉的患儿。三者常互为因果，以意外窒息为中心，因缺氧而抽搐，缺氧严重可导致循环衰竭而休克。一旦出现，积极寻找病因，解除致病因素，对症处理。

六、长效麻醉

长效麻醉主要用于术后止痛或治疗肛周湿疹等，麻醉剂一般由 1% 亚甲蓝 2mL 加 1% 利多卡因 18mL 配制而成。将亚甲蓝注射于肛周皮下，影响局部神经细胞代谢，使神经细胞轻度变性和发生炎症，使神经细胞可逆性损伤而达到长效止痛。目前，有学者将其用于治疗耻骨直肠肌痉挛和不明原因的肛管疼痛，主要是将其注射至肛管外括约肌群上。

第六章
大肠肛门疾病围手术期处理

扫一扫，查阅本章数字资源，含PPT、音视频、图片等

第一节 手术前准备

一、一般准备

1. 术前检查

医生应全面详细了解患者病史，做好患者的全身体格检查和专科检查，明确诊断，了解实验室检查结果，如血、尿、大便常规，血型，肝肾功能和出凝血时间等，做胸部 X 线片和心电图检查。根据疾病和人体情况确定有无手术禁忌证后，选择适当的麻醉和手术方式。有全身疾病和心血管疾病、糖尿病、出凝血功能障碍、严重营养不良等，术前应积极纠正和治疗。

2. 心理准备

医生需向患者及其家属详细交代病情，了解手术方案，对术中、术后可能出现的情况做详细说明，注意患者的情绪变化，及时进行心理疏导，帮助患者消除顾虑，树立战胜疾病的信心，取得患者同意及合作，使其能更好地配合治疗。

二、肛门直肠病的术前准备

1. 肛门直肠术前 1 天，应进少渣饮食。如选择腰部麻醉，则术前 6 小时禁饮禁食；选择局部麻醉或腰俞穴位麻醉，则术前无须禁食。

2. 进行普鲁卡因皮肤过敏试验、肛周备皮。

3. 清洁灌肠，灌肠一般采用生理盐水灌肠法，水温 37℃，指腹试水温以不烫为度。使用灌肠专用导管插入肛门 6 ～ 10cm，灌肠液常用量为 500 ～ 1000mL。灌肠后嘱患者尽量排便两次，尽量排解干净，以免给术中带来不必要的麻烦。

4. 术前给予镇静药，以苯巴比妥钠和地西泮较为常用。一般术前晚服地西泮 5mg 或术前半小时肌内注射苯巴比妥钠 0.1g。

三、结直肠病的术前准备

1. 肠道准备

（1）饮食准备　传统的术前机械性肠道准备，术前 3 天进少渣饮食，术前 1 天进流质饮食，手术当天禁食。目前术前快速肠道准备法（rapid bowel preparation，RBP）的概念逐渐被推广：术前 1 天口服磷酸钠盐口服液或聚乙二醇电解质，并且口服肠道抗生素。结直肠择期手术的禁食

时间为手术前的 6 小时，并且术前 2 小时禁止饮用透明液体。但当患者同时并发肠梗阻等疾病时，必须按照常规要求严格禁食禁饮。鉴于胃肠手术的特殊性，胃肠疾病的患者术前禁食禁饮的时间还要根据实际情况而定。

（2）全消化道灌洗 用 25% 甘露醇 250mL 加水 750mL，总量 1000mL 分次口服，至排出清亮无粪渣液体为止。此方法较为简单，用量较少，患者较舒适，效果良好，但易出现液体丢失过多、肠道积气的情况，因此在运用于检查时应在检查前 4 小时完成。亦可口服 50% 硫酸镁 30mL，3 次 / 日；或口服石蜡油 50mL，3 次 / 日；或给予磷酸钠盐口服液 45mL 及温水 750mL 口服；或聚乙二醇电解质每次 250mL，每隔 10 ~ 15 分钟服用 1 次，直至排出水样清便，最多口服 3000mL。

（3）肠道灌洗 手术前晚清洁灌肠 2 次。

2. 抗生素准备

（1）选用药物

1）氨基糖甙类药物：抗菌谱广，能有效杀灭革兰阴性杆菌和一些革兰阳性菌，清除和减少需氧菌，也能抑制厌氧菌，特别是大肠杆菌和绿脓杆菌。氨基糖苷类抗生素有一定程度的耳毒性和肾毒性。

2）青霉素类药物：青霉素类药物是广谱抗生素，对革兰阴性菌和革兰阳性菌均有较强的杀菌作用，不良反应及毒性反应小。

3）头孢菌素类药物：广谱抗生素，对大肠杆菌和脆性拟杆菌有明显的抑制效果，毒性低、不良反应小。

4）大环内酯类药物：对革兰阳性菌敏感。对厌氧菌包括脆弱拟杆菌有明显的抑制效果，但此类药物胃肠反应大。

5）甲硝唑：对厌氧菌有很好的杀菌效果，但存在胃肠道反应。可口服和静脉输入。

（2）给药途径 给药途径主要有口服经胃肠道给药和静脉给药。口服经胃肠道给药可迅速减少细菌数量，但血清中不能达到有效浓度，抗感染效果不甚理想。静脉给药在血清中可迅速达到有效浓度，在全身广泛分布，预防感染效果好，但对肠道细菌数量影响不大。现多同时采用口服和静脉给药，可以更好地起到预防效果。

（3）给药时间 口服药物在术前 1 ~ 2 天使用可达到减少肠道细菌数量的目的，现多主张术前 1 天服用，术前长时间口服药物可造成肠道菌群失调，细菌耐药性和感染率上升。静脉给药多在术前半小时使用，以使血清中药物达到有效浓度。

第二节 大肠肛门术后一般处理

一、经肛门术后处理

1. 休息与活动

患者术后需要适当的卧床休息，特别是在手术结束后返回病房时，可以减少对伤口的刺激，减少疼痛，避免出血和虚脱。除适当休息外，还应鼓励患者早活动，有利于伤口的恢复。活动应以患者无不适和对伤口无刺激为度。术后 7 ~ 10 天禁止剧烈活动，避免结扎线脱落而引起大出血。

2. 饮食

术后一般不需要限制饮食。术后 1 天进易消化饮食，并逐渐恢复正常饮食。患者应多食蔬菜、水果，忌食辛辣刺激、肥甘厚味、炙煿之物。少数手术后如肛管重建、皮瓣移植等手术后需控制排便，术后 3 天进全流质饮食，然后逐渐恢复正常饮食。

3. 排尿

术后鼓励患者适当饮水，精神放松，大多数患者可自行排尿。

4. 排便

一般手术后第 2 天即可排便。需控制大便者则在术后第 4 ～ 5 天排便，控制排便可服用复方苯乙哌啶等。为防止大便干燥，避免排便时干硬粪便对切口的冲击，术后第一次排便前服用润肠通便的食物，如香蕉、火龙果、蜂蜜水或者缓泻药（麻仁润肠丸或生血通便颗粒）。术后数日未排便者可口服大承气汤、番泻叶等峻下中药以促进大便的排出；或用温生理盐水、石蜡油、聚乙烯二醇稀释后灌肠，帮助粪便排出。注意插入肛管时应尽量减少对切口的刺激，禁止硬性插入。如患者直肠内有大量粪便嵌塞，应在肛门局部麻醉下、肛门松弛后，医者戴手套涂润滑油，插入肛管直肠内，捏碎粪块逐个抠出。

5. 疼痛的处理

患者对术后切口疼痛和排便时切口疼痛有恐惧心理，应对其进行有关的心理疏导，增加其对疼痛的耐受性。术后良好的麻醉、精细的操作可使术后疼痛降到最低限度，术后保持大便通畅、便前坐浴和便后热敷是减轻排便时疼痛的有效措施。为预防和缓解术后疼痛，可用耳穴压豆联合中药穴位贴敷（会阳、长强、承山、次髎等穴位）或选用止痛如神汤、凉血地黄汤煎服。疼痛明显者服用止痛片或肌内注射强痛定、杜冷丁，必要时可合用地西泮增强止痛作用。

6. 抗感染治疗

普通切口患者口服抗生素，常用药有头孢类药物、罗红霉素胶囊或洛美沙星片等。对化脓性切口、严重感染者可静脉给药，对于较深且有异味的伤口，可使用奥硝唑、甲硝唑类药物预防厌氧菌感染。术后使用抗生素时间不宜过长，以 3 天为宜。还可根据辨证口服中药，热毒炽盛者服用黄连解毒汤；湿热下注者服用萆薢渗湿汤加减；阴虚湿热者服用滋阴除湿汤加减；瘀血阻滞者服用活血散瘀汤加减；阴寒凝滞者服用阳和汤加减等。

7. 肛门坐浴和热敷

肛门局部的坐浴和热敷能缓解括约肌痉挛，减轻疼痛，减少渗出，促进血液循环和炎症吸收，加速切口愈合。

（1）肛门坐浴　利用热蒸汽对肛门进行加热，有局部清洁作用。水温高时蒸汽熏浴，水温降至适度时坐浴。将肛门切口浸泡在药液中，使用具有清热解毒、消肿止痛、收敛除湿作用的中药煎汤坐浴，如复方芩柏颗粒、苦参汤，对术后局部感染、分泌物多、创面腐败坏死组织多、切口水肿等有良好的治疗效果。熏洗坐浴在排便后进行，若治疗需要，每天可坐浴 2 ～ 3 次。

（2）热敷　分为湿热敷和干热敷两种。湿热敷是用药物将纱布浸湿，稍拧干，敷于肛门处；干热敷常用热水袋置于肛门处。

8. 切口处理

术后切口处理，根据疾病种类和手术方式的不同有较大差异，应根据不同的情况做出相应的处理。

（1）缝合伤口　缝合伤口处理与普通外科伤口处理相同。保持伤口清洁，定期换药，术后7 天左右拆线。肛门伤口易被分泌物、大便污染，女性患者伤口易被小便污染。如有切口污染情况，应及时冲洗清洁伤口、换药。术后控制排便 3 ～ 5 天，有利于切口愈合，减少伤口的污染和感染。

（2）开放伤口 肛门疾病手术切口大多是开放性切口，由于分泌物、粪便的污染，应每日对伤口进行清洗和换药。

1）术后 0.5 ～ 1 小时察看切口有无出血，如有出血及时处理。术后切口存在不同程度的渗出，渗出物较多者及时更换外层敷料。

2）未排便前换药只更换外层敷料，不必取出纱条。

3）排便后及时清洁换药，可用盐水棉球清除切口上的分泌物、粪便，切口放置凡士林纱条或九华膏纱条，以促进切口愈合。

4）初期及末期的创面，分泌物较少，可用凡士林纱条、九华膏纱条。切口腐败组织较多，创面不新鲜者，可用银灰膏纱条、四妙君逸软膏，能祛腐生肌，待创面肉芽组织新鲜时改用美洲大蠊提取液纱条、凡士林纱条、红油膏或玉红膏纱条。

5）保持引流通畅，防止假性愈合。大面积或深部脓肿、复杂性肛瘘术后存在较大、较深的脓腔和窦道，由于引流不畅能引起再度感染，故应保持引流通畅，防止切口粘连，使切口从底部由里向外生长。

二、经腹术后处理

结肠任何部位的手术，以及直肠中、上段和不保留肛门的手术后处理的正确与否，不但与手术的疗效有关，甚至关系着患者的生命，故术后处理不容忽视。

1. 休息与活动

术后早期下床活动，促进肠蠕动及预防肠粘连。

2. 饮食

禁食 3 ～ 5 天，排气后改为流质饮食或无渣饮食，于术后 7 天左右逐渐恢复正常饮食。

3. 引流

直肠切除术后有骶前引流、留置胃管引流、留置导尿管引流等，术后每日应细心观察各引流的量和颜色。骶前引流管的拔除，应根据手术的大小和局部渗液的多少来决定，如无新鲜出血，量少于 20mL/d，即可拔除。一般直肠癌手术后引流管常放置 4 ～ 5 天。胃管引流应保持通畅，在排气后拔除。导尿管在术后 5 ～ 7 天拔除。

4. 补液

不能进食时，需每日由静脉输入电解质以补充足够的能量，维持水、电解质平衡。正常成人每天需补水 2000 ～ 2500mL、葡萄糖 100 ～ 150g、钠 4 ～ 5g、钾 3 ～ 4g。常用处方：5% ～ 10% 葡萄糖液 1500 ～ 2000mL、5% 葡萄糖盐水 500mL、氯化钾 30 ～ 40mL。

术后患者需补充额外丧失量：胃肠道不正常的丢失量，如胃肠减压、肠瘘等；胃肠道和腹腔内积存的内在性失液；发热及出汗损失的体液等。如果术前曾有水、电解质平衡失调，可以根据临床表现和实验室检查结果进行分析，估计所需的补充量后，一般当日先补给半量，余量在第 2、第 3 日内酌情分次补给。

一些体弱且胃肠道能耐受病吸收的患者，可予以肠内营养剂，如肠营养粉等；一些需营养支持，但不能接受肠内营养的患者可经中心静脉或周围静脉途径给予肠外营养。

5. 疼痛的处理

术后麻醉作用消退后，可有腹部及伤口疼痛，需及时给予有效的止痛剂。常用的药物有强痛定、杜冷丁、吗啡、可待因等。针刺合谷、足三里穴有良好的止痛作用。

6. 抗感染治疗

一般可给予广谱抗生素和抗厌氧菌药物。术后 3 ～ 5 天，若体温正常、白细胞计数正常即可停用。

7. 切口处理

切口常以外科换药，1 周 2 ～ 3 次，根据切口愈合的情况，10 天左右可拆除缝线。

第三节　手术并发症和后遗症防治

一、疼痛

1. 原因

（1）解剖因素　齿线以下的肛管组织由脊神经支配，感觉十分敏感，受到手术刺激后可产生剧烈疼痛，甚至可引起肛门括约肌痉挛，导致肛门局部血液循环受阻，引起局部缺血而使肛门疼痛加重。

（2）排便刺激　由于手术切除了病变组织，形成创面，加之患者的恐惧心理和手术刺激，使肛管经常处于收缩状态，因而排便时的刺激可引发撕裂性的剧痛。此种疼痛又可加剧患者的恐惧心理，使肛门括约肌在排便后长时间处于收缩状态，加剧排便后的疼痛。

（3）其他反应或并发症影响　手术后由于创面渗出增加，再加上病菌的作用，可使局部发生炎性肿胀，亦可引起疼痛。此外，排尿障碍等并发症均可加重疼痛。

总之，肛肠病术后疼痛除与肛门区感觉敏锐等上述因素有直接关系外，也与患者的精神状况、耐受程度、麻醉方式选择适当与否、病变范围大小、损伤的轻重等有一定的关系。

2. 处理

（1）西药治疗

1）局部用药：此方法主要适用于肛门直肠疾病的术后疼痛，如混合痔外剥内扎术、高位肛瘘切开挂线术等。可在手术结束前在局部切口周围注射适量复方亚甲蓝长效止痛注射液、高乌甲素、复方利多卡因注射液等长效止痛药物。亚甲蓝与神经有较强的亲和力，注射后与神经纤维末梢结合，可以产生烧灼样剧痛，持续 4 小时后神经麻痹，失去痛觉而产生止痛效果。而神经髓质的可逆性修复新生，需在 30 小时后开始，1 周后完全恢复，而此时术后剧痛期已过，患者可以耐受，故可长效止痛。此法特点是 1 次用药后发挥作用时间长，避免了反复用药，且操作简便，不良反应小。

2）全身用药：术后可根据疼痛的轻重缓急酌情给予镇痛药物。疼痛较重时，可口服盐酸曲马多或肌内注射哌替啶等。夜晚因疼痛严重而影响睡眠时，除用止痛剂外还可配合应用镇静安眠药物。如以哌替啶 50mg、非那根 25mg 肌内注射或穴位注射，或哌替啶与地西泮并用。

3）患者自控镇痛（PCA）：是一种新型的镇痛泵，将镇痛药物由患者按需注入体内而获得满意镇痛效果的一种方法。PCA 使用时机和剂量在麻醉医师设定的范围内，能满足不同个体在不同时刻、不同疼痛强度下的镇痛要求，避免疼痛和镇痛大幅度的波动，患者有一种主动参与感，有利于全身情况的恢复（一般在硬膜外麻醉后使用）。

（2）中药治疗

术后疼痛不外乎血瘀结于脉络，血滞不行；或脉络失于温养、濡润，即所谓的"不通则痛，不荣则痛"。凡病变范围广泛，损伤较重或伴有炎性肿胀等现象者，可用中药镇痛，效果较好，特别对术后肛缘肿胀所致疼痛效果尤佳。从整体观念出发，辨证论证，可用清热解毒、活血化瘀、消肿止痛之剂，如止痛如神汤等内服，或复方芩柏颗粒、四黄汤等煎汤熏洗、坐浴，亦可外敷四妙君逸软膏、九华膏、冲和膏等。

（3）针灸治疗　作用迅速，不良反应小。针刺时应注意手法的应用，一般用强刺激法，至疼痛减轻或消失时再留针 10 ～ 15 分钟。取穴：承山、大横、长强、八髎等。亦可应用耳针，在耳郭上找出反应点，用毫针刺激后再埋皮内针固定，平日可随时按压埋针处，以减轻疼痛。

（4）物理治疗　离子透入、红外线照射等物理疗法也具有较好的止痛效果。

二、晕厥

晕厥是突然发生的、短暂的意识丧失状态，是由各种原因引起大脑暂时性缺血、缺氧引起的临床症状。中医称之为厥证，又称厥脱，在肛肠手术后也可发生晕厥，无须特殊处理即可恢复。但因其发生时可导致意外伤害，故仍需积极防治。

1. 原因

（1）摄入量不足　在手术前后因控制饮食且没有提供足够的能量，或其他原因使患者处于饥饿状态均可导致低血糖，从而发生晕厥。

（2）出血　手术后原发性或继发性的大出血引起脑组织供血不足而产生晕厥。

（3）血管抑制性晕厥　常因手术刺激所引起的疼痛、恐惧、受凉、情绪紧张等因素诱发，通过反射而产生广泛的周围小血管扩张，血压显著下降，脑部在低血压的影响下出现缺陷而发生晕厥。

（4）颈动脉窦综合征　颈动脉窦过敏、用洋地黄后及颈动脉粥样硬化血栓形成或狭窄时，突然转动颈部或衣领过紧均可诱发。

（5）排尿性晕厥　多见于成年男性，清晨或半夜起床时及手术后排尿结束时发生晕厥。

（6）位置性低血压　长时间卧床后突然下床活动，或临厕下蹲后突然直立，血液过于集中在下肢，血压骤降，暂时性脑缺血或缺氧而发生晕厥。

（7）其他　如心脏病、重度贫血等也可引起晕厥。

2. 处理

使患者平卧，处于头低脚高位，松解领扣，头偏向一侧，注意保暖；针刺或指掐人中、合谷、十宣等穴位；监测血压、脉搏、呼吸等生命体征，并观察和记录患者意识、呼吸及晕厥持续时间，以及有无四肢抽搐、口吐涎沫、二便失禁等情况直至患者清醒；如为能量摄入不足，喂以温糖水或热茶水；检查肛门伤口有无活动出血并处理；检查全身各部位有无摔伤，及时处理。

三、出血

1. 分类

（1）根据时间可分为即时性出血和继发性出血　即时性出血又称原发性出血，发生于术后 24 小时以内，主要因术中止血不良所致。继发性出血多发于术后半个月内，其中继发性大出血是一种严重并发症，目前采用的一些手术疗法尚难完全避免。

（2）根据出血流向的部位可分向内出血和向外出血　向内出血即血液流入直肠和结肠，因肛门括约肌痉挛和填塞压迫，使肛管阻塞，出血不能或不易流出，故向内流入直肠和结肠腔道。初始因出血量少，患者可无任何感觉，但随着流入血量的逐渐增多，患者感到下腹胀满不适，欲大便，或感觉肛门灼热。但当不能控制而排便时，肠内积血迅速排出，血液多呈暗褐色并伴有黑色血块，此时因大量积血迅速排出，患者心慌、头晕眼花、四肢无力，甚至晕倒，并出现面色苍白、出冷汗、脉搏细弱而数、血压下降等情况。向内出血初期易被忽略，因出血未能及时制止，常使病情由轻转重，给患者造成严重损害。因此应特别注意，密切观察病情变化，及时发现，及时治疗。向外出血即血液由切口流出，浸染敷料衣物，患者可觉肛门灼热不适，或觉有液体外流，呈阵发性或持续性，此类出血易于发现。

（3）按出血量多少可分大量、中量或少量出血　一般认为 200mL 以下的出血为少量；200 ～ 600mL 的出血为中等量；600mL 以上的为大量出血。一次出血量在 60mL 以上者可引起黑便；一次出血量在 400mL 者可致肠鸣腹胀、便次增多；一次出血量在 600mL 即可致血液动力学的改变。

2. 原因

肛门直肠疾病术后出血的原因较多，但以局部因素为主，较常见的有以下几种。

（1）原发性出血

1）麻醉不满意或手术创面过深未能发现活动性出血点。

2）术中损伤横膈下的骶前静脉。脊椎静脉系统与下腔静脉系统存在广泛的交通支，共同组成了体内的一个巨大的"血池"（blood pool），在麻醉状态下，静脉扩张"血池"容纳了更多的血液。在取膀胱截石位时，升高的下腔静脉压、正常下腔静脉压及下腔静脉水平线至骶骨凹最深处的距离，共同作用于骶前区静脉，其最大静脉压力，为下腔静脉压力的 2 ～ 3 倍，易造成出血。损伤口径仅为 2 ～ 4mm 的一支细静脉，两端每分钟出血量可达 110 ～ 1044mL，且静脉口径每增大 1mm，出血量约增多两倍。经解剖学研究发现，骶椎椎体静脉损亦是骶前出血原因之一。

3）手术操作不熟练，手术视野未充分暴露，手术结扎后未仔细检查，致使活动性出血点未充分结扎，血管结扎线滑脱。

4）结扎或胶圈套扎后的远端组织剪除过多，导致结扎线从结扎的组织及血管处滑脱。

5）痔剥离时组织损伤过深、过大，结扎止血不完全。

6）结肠息肉电灼止血不完全。

7）压迫的敷料移位。

8）术中使用收缩血管的药物如肾上腺素，术中血管暂时收缩，出血停止，待药物作用消失后，收缩的血管可出现扩张而导致出血。

9）凝血机制障碍。

10）术后过早离床活动或排尿、排便等引起手术创面出血。

（2）继发性出血

1）吻合口或肠坏死。

2）痔手术中结扎大块组织坏死后动脉受到侵蚀，或坏死组织下方的动脉尚未闭塞，引起出血。

3）伤口发生继发性感染造成坏死。

4）手术误损伤，当结扎处水肿消失时结扎线结松弛，大血管出血。

5）局部检查方法不当，换药或肛门指检及镜检时，手法粗暴导致手术创面裂开而出血。

6）在痔核坏死脱落及创面修复过程中，剧烈运动，饮酒、食用辛辣刺激性的食物，使大便干燥，排便努责，创面撕裂导致出血。

7）硬化剂使用不当，注射过深或过浅和药物使用分布不匀都能引起组织大面积坏死，诱发出血。

8）合并有易出血性疾病，如高血压及粥样动脉硬化，因血管脆性增加易出血；肝硬化、腹水因门静脉高压导致痔静脉易破裂而出血。

9）药物因素：口服阿司匹林、消炎痛等药物，抑制了血小板的凝集作用。

10）因凝血酶原降低可使结扎的血管血栓形成缓慢，引起出血。

3. 处理

（1）如患者出血量较多，处于休克或半休克状态时，应立即给予输液或输血，迅速补充血容量，纠正休克，同时给予抗生素和止血药物，以控制感染，改善凝血机制。

（2）肛管直肠疾病术后大出血可于输液的同时在局麻下清除肠腔积血，在肛门镜下寻找出血点，用"0"号肠线或细丝线贯穿缝扎止血；对于肛管表面伤口动脉搏动性出血，可用细丝线缝合止血，或用凝固止血法；对于找不到明显出血点但渗血明显者，可用气囊压迫止血，或创面涂撒凝血酶，然后用明胶海绵填压。肛管直肠填塞止血时，最好放置一根肛管，这样既有利于排气，也可以及时发现再出血。

（3）对骶前出血的患者应先终止手术，若采用骨蜡封闭、不锈钢图钉止血效果不佳者，用碘伏纱布逐步充填骶前残腔压迫止血，72小时后再由会阴部或剖腹取出。

（4）对于痔核脱落时引起的继发性出血，因组织脆弱，不宜缝扎止血。可在出血创面上部痔动脉区及周围黏膜下注射消痔灵2～3mL，同时用纱布压迫止血，以及全身使用止血药。

（5）因感染导致出血者应给予大剂量抗生素，同时卧床休息，控制排便，有利于创面的恢复。

（6）若大便干结，排便用力，撕裂创面的出血，可服用润肠通便的药物。

（7）对吻合口出血或考虑肠坏死引起的出血的患者，可考虑内窥镜下电灼止血或剖腹探查止血。

四、休克

1. 原因

休克是指机体在严重失血失液、感染、创伤等强烈致病因素的作用下，有效循环血量急剧减少，组织血液灌流量严重不足，引起细胞缺血、缺氧，以致各重要生命器官的功能障碍、代谢障碍和结构损害的急性全身性病理过程。通常分为低血容量性休克、感染性休克、心源性休克、神经性休克和过敏性休克五类。在肛肠领域，常见的是低血容量性休克和感染性休克。

低血容量性休克，多见于结直肠癌手术所致的盆腔大出血后，也可见于内痔结扎术后结扎线过早滑脱所致出血后、PPH吻合不全所致出血后等。感染性休克多见于肛肠病术后继发严重感染者。

2. 处理

（1）低血容量性休克的处理　补充血容量和积极止血是治疗的关键。

1）补充血容量：因肛肠科手术的特殊性，肛门括约肌痉挛和填塞压迫的影响，使肛管阻塞，出血不能或不易流出，导致出血不易被发现，可根据血压和脉率的变化来估计失血量。补充血容量关键是抓紧时机及时增加静脉回流量。临床处理时，可先经静脉快速（30～45分钟内）滴注等渗盐水或平衡盐溶液1000～2000mL。若患者血压回复正常并维持，表明失血量较小且已不再继续出血。此时如果患者的血细胞比容超过25%，表明能够满足患者的生理需要（携氧能力），可不必输血。如上述治疗仍不能维持循环容量、血压仍很低时，表明其失血量很大，或继续有失血，则应输入人工胶体（羟乙基淀粉）500～1000mL 以快速补充循环血量。若急性出血量大于总血容量的 15%（约 750mL），Hb < 80g/L，应同时输注适量血制品以保证携氧功能，防止组织缺氧。

2）止血：在补充血容量的同时，对有活动性出血的患者应迅速控制出血。一般对痔及低位息肉手术后发生的出血，可采用缝扎止血；对于骶前静脉出血，应压迫止血；对吻合口、结肠溃疡等引起的大出血，应在保持血容量的同时积极进行手术准备，及早止血。无明显搏动性出血的广泛渗血可用明胶海绵、止血粉或止血纱布压迫创面止血，较深的创面出血或渗血可予以肾上腺素 4mL+ 庆大霉素 16 万 U+ 甲硝唑 100mL+ 凝血酶 1000U 冰镇液 20～40mL 保留灌肠，并嘱患者卧床休息，给予止血及抗炎治疗。处理大出血时不宜采用局部麻醉。因局麻药物的张力作用常使出血点不易寻找，待局麻药物吸收后会重复出血。

（2）感染性休克的处理　感染性休克治疗原则是纠正休克与控制感染并重，还应注意纠正酸碱失衡、使用心血管药物和皮质类固醇。

1）补充血容量：快速输入等渗盐溶液或平衡溶液，再补充适量的交替液，如血浆、血液、全血等。低分子右旋糖酐可改善微循环，能吸附于红细胞、血小板表面及血管内壁，可预防和治疗弥散性血管内凝血。感染性休克患者常有心肌和肾受损，故补液应检测中心静脉压（CVP），作为调整输液种类和速度的依据。

2）控制感染：尽早处理原发感染灶和应用抗生素。对未确定病原菌者，先根据临床判断，早期、联合使用广谱抗生素，再根据药物敏感试验结果调整为敏感的窄谱抗生素。感染性休克的肛肠科患者大多有明确的原发感染病灶，如弥漫性腹膜炎、肛周脓肿所致的败血症，应尽早处理，其中包括必要的手术（脓肿的引流）。及时的手术处理可能成为纠正休克的转折点。

3）纠正酸碱失衡：感染性休克时常早期合并代谢性酸中毒，应予以纠正。可在补充血容量的同时，从另一静脉途径滴注 5% $NaHCO_3$ 溶液，再根据动脉血气分析结果及时调整补充用量。

4）使用心血管药物皮质类固醇：当补充血容量、纠正酸中毒后，若休克仍未见好转，应加用血管扩张药物。也可联合应用 α–受体兴奋剂和 β–受体兴奋剂，如多巴胺加间羟胺，以增强心肌收缩力，增强心输出量，减弱血管收缩，改善组织灌注。当联用上述两药仍不见效时，可考虑加用小剂量垂体后叶素或去氨加压素，对于脓毒性休克者可达到提高平均动脉压的效果。发生感染性休克时，心功能受损，改善心功能可给予强心苷（去乙酰毛花苷）。

皮质类固醇可抑制体内多种炎性介质的释放，稳定溶酶体膜，主张早期、大剂量、短疗程使用，一般不超过 48 小时，否则有发生应激性溃疡和免疫抑制等并发症的可能。

五、排尿障碍

1. 原因

（1）麻醉影响　由于肛门和尿道括约肌受骶 2～骶 4 神经支配，当局麻效果不充分时可引起肛门括约肌痉挛，反射性地引起排尿障碍。腰部麻醉后排尿反射也可受到抑制。

（2）解剖因素　由于脊髓排尿中枢的神经沿盆神经传出，引起膀胱逼尿肌收缩和膀胱内括约肌松弛，尿液进入后尿道，刺激后尿道的感受器，冲动沿盆神经传到排尿中枢，后者发出冲动至骶 2～骶 4 节前角细胞，抑制阴部神经使外括约肌松弛，于是尿液被强大的壁内压所驱出。而肛周手术易引起盆神经传导不畅，导致排尿障碍。

（3）手术刺激　手术操作粗暴，缝合过深，局部损伤过重，可引起反射性尿道括约肌痉挛，产生排尿障碍。

（4）疼痛因素　术后肛门疼痛是排尿障碍的主要因素之一，由于肛门和尿道括约肌受骶2～骶4神经支配，各种原因引起的术后疼痛导致括约肌痉挛，反射性地引起尿道括约肌痉挛，从而引起排尿障碍。

（5）填塞过多　术后肛管直肠内填塞敷料等过多、压迫过紧，或异物刺激亦可反射性地引起尿道括约肌痉挛出现排尿障碍。

（6）心理因素　患者因恐惧手术而精神过度紧张，或因不能适应新的环境，反射性地引起排尿困难。

（7）生理因素　年老体弱者膀胱平滑肌收缩无力，有泌尿系统疾病，如前列腺增生、膀胱炎、尿道炎、尿道狭窄等，如局部组织和神经末梢在术中受到损伤，再加上术中邻近组织受到牵拉和挤压，引起局部水肿和疼痛，导致尿道与膀胱颈部括约肌痉挛，产生尿潴留。

2. 处理

（1）热敷或冷敷　小便不能排出可于下腹置热水袋，半小时即可缓解。如仍不能排出，可继续热敷，或换用冷敷，亦可先冷敷，无效时再热敷。通过寒热刺激，缓解肛门括约肌痉挛，促进排尿。但冷敷在冬季不宜使用。

（2）诱导治疗　鼓励患者排尿时放松、听流水声，引发排尿反射。

（3）止痛治疗　对疼痛引起的排尿困难，应给予镇痛剂，可口服去痛片，肌内注射布桂嗪、哌替啶等。

（4）针灸治疗　取关元、水道、阴陵泉、三阴交等穴位，同时配止痛穴位，可疏通局部经脉，缓解疼痛，使膀胱气化功能正常。

（5）按摩　可于两大腿内侧自下而上反复按摩数次至尿意迫切时为止。

（6）西药治疗　复方阿司匹林（APC）0.75g、苯甲酸钠咖啡因（CNB）0.3g，一次性服用，一般排尿障碍者服药后30～40分钟即可顺利排尿。亦可肌内注射APC 0.8g、CNB 0.25g，20分钟后小便可排出，效果较口服更好。亦可肌内注射新斯的明0.5～1.0mg，以兴奋膀胱平滑肌，加速排尿。

（7）中药治疗　辨证服用中药八正散、六一散等，既可对短暂排尿障碍有效，也适用于持续几日排尿不畅者。

（8）其他方法　如无出血顾虑，术后6～8小时后可放松肛内填塞物，可有效防止尿潴留，但必须注意防止伤口渗血。

（9）导尿　凡采用上述措施后仍无效者，经检查膀胱充盈明显，痛苦较甚，可行无菌性导尿术或耻骨上膀胱穿刺造瘘术引出尿液，尿潴留加压导尿法H1插管方法：通过尿管在尿道内分别加压注入0.5%利多卡因稀释液2 mL、无菌石蜡油2～3mL，用扩张插管导尿法解决导尿术中遇到的插管困难，减轻患者痛苦。留置导尿管多数在24小时左右可以拔管，每次导尿前可让患者自解1次后开始排尿，导尿间隔以4～8小时为宜，睡前导尿管应留置开放。

六、排便障碍

1. 原因

（1）患者因术后肛门直肠神经末梢受到损伤等刺激而引起伤口疼痛，惧怕排便，粪便在直肠内存留时间过长，水分被吸收，形成干硬粪便而难以排出。

（2）因麻醉造成直肠肛门括约肌较长时间麻痹，引起排便反射减弱；或肛门局部应用止痛药，造成肛门周围感觉神经的抑制，患者无便意。

（3）患者术前行清洁灌肠或术后饮食较少，可出现无便意感。

（4）年老体弱，排便无力，或有肠功能异常和结肠传输缓慢病史。

（5）卧床过久或活动过少者常因肠蠕动减弱而便秘。

（6）术前有习惯性便秘。

2. 处理

（1）嘱患者术后适当活动，多喝水，多吃蔬菜、水果、蜂蜜等，告知患者术后排便会有疼痛，但可以接受。

（2）术后第1天晚上，适当口服缓泻药物，如麻仁丸、生血通便颗粒等以润肠通便。年老体弱患者的便秘多属于血虚肠燥、脾肾亏虚型，可冲服生血通便颗粒以养精生血、润肠通便。

（3）术后第2天早上排便最为合适，若有便不能排出，或担心粪便干结，可先以50～100mL石蜡油或甘油缓缓注入肛内，或以500～1500mL温生理盐水灌肠，嘱患者缓慢排便，切不可盲目用力。

（4）中医辨证论治：①以大便干结、腹中胀满、口干口臭、喜冷饮为主症的肠胃燥热型便秘，方用麻子仁丸以泻热导滞、润肠通便；②以大便干结、嗳气呃逆、食欲不振、肠鸣矢气为主症的气机郁滞型便秘，可用六磨汤顺气导滞、降逆通便；③以大便不干但临厕努责、排解困难、汗出气短为主症的气虚型便秘，可用黄芪汤补气健脾、润肠通便；④以大便干结、面色苍白、头晕目眩、心悸气短为主症的血虚型便秘，可用润肠丸养血润肠、滋阴通便；⑤以大便排出困难、四肢不温、喜热怕冷等为主症的阳虚型便秘，可用济川煎温阳通便。

（5）术后3～4天无排便者应行直肠指诊检查，如发现有粪便嵌塞者，应及时将粪块捣碎掏出，然后进行灌肠处理，必要时在局麻下处理。

七、感染

1. 原因

（1）手术时间过长，组织长久暴露；伤口处理不当，伤口止血不彻底或有血肿；结扎血管时被缚扎的组织过多；缝合不良留有死腔；引流不畅等继发感染。

（2）手术伤口大而深，术后换药不当，或将引流纱条或棉球留在伤口处，继发感染，伤口不愈。

（3）手术中无菌观念不强，消毒不彻底，或局部麻醉操作不规范，将细菌随针头或器械带入正常组织内。

（4）身体虚弱、营养不良、糖尿病、多次手术也容易继发感染。

（5）肠道准备不当，术中肠内容物外溢，污染手术野。

（6）患有溃疡性结肠炎等炎性肠病，伤口经久难愈易继发感染。

2. 处理

（1）对发热、白细胞计数升高、局部红肿热痛，经相关检查确定为腹壁、腹腔或会阴部术后感染者，应及时应用抗生素；肛门部伤口感染，除应用抗生素注射液外，换药时需冲洗伤口以加强抗感染治疗。

（2）一旦确诊脓肿形成者，应立即切开引流，防止感染扩散，引流脓液或分泌物做细菌培养，以便选择有效的抗生素进行治疗。

（3）对手术中创口有假性愈合或引流不畅时，应及时扩创伤口，将凡士林油纱条嵌入创腔基底部，防止假性愈合。

（4）对继发感染并有大出血者，在处理出血的同时要控制感染。

（5）肛门部手术后局部红肿疼痛者，全身症状不明显，无发热、白细胞计数不高时可用止痛如神汤熏洗，再用如意金黄散调麻油外敷。

（6）提高患者的抗病能力，对贫血、营养不良者给予输血及白蛋白治疗，增强患者免疫力。

（7）对于炎性肠病术后患者，应积极控制急性发作、缓解症状，处理各种并发症，防止伤口难以愈合引发的感染。

八、发热

1. 原因

（1）手术损伤、异物刺激等　手术切割等可使术区部分组织细胞死亡，死亡细胞术后被人体吸收，可出现发热；术中异物存留，如高位肛瘘挂线、内痔结扎中橡皮筋、结扎线等异物刺激也可致术后发热。

（2）局部感染　肛瘘等手术未彻底清除的残留坏死组织的吸收或创面引流不畅，也可引起术后发热。

（3）药物反应　如内痔插枯痔钉、注射各种药物，以及直肠脱垂注射明矾或其他药液后，有时可引起发热。

（4）合并其他疾病　如术后呼吸道感染、尿路感染等，可引起发热。

（5）其他　不明原因的低热。

2. 处理

（1）完善与术后发热相关的检查，包括血常规、胸部 X 线片、痰培养、尿液镜检和培养，等等。如果怀疑患者有深部脓肿，必须进行 B 超探查及血液的需氧菌培养和厌氧菌培养。血培养应及时复查，特别是患者出现高热时。在应用抗生素治疗前，完成培养物的标本取材。对于可能导致局部感染的病原菌，及时选用或换用有效的抗生素，以控制感染的进一步发展，或根据脓液或分泌物培养结果选择相应的抗生素。

（2）术后低热一般无须特殊处理，几日后低热可自行消退。如体温虽不超过 38℃，但自觉症状较重，或体温超过 38℃或合并感冒时，可用解热镇痛药如对乙酰氨基酚等。如突然高热可肌内注射安痛定，每次 2mL。中药解表剂对术后发热尤其合并外感时效果较好，可服银翘散等。

（3）手术部位的引流要通畅，伤口可应用超短波理疗，若已经化脓，应及时切开伤口进行引流处理。

（4）局部伤口化脓或分泌物较多引起的发热，可在应用全身抗生素的同时，配合使用双氧水或甲硝唑注射液冲洗伤口。

九、肛门坠胀

1. 原因

（1）机械刺激　内痔和直肠脱垂、高位肛瘘等手术结扎组织过多，或肛管直肠疾病术后换药操作不当，或术后局部组织的瘢痕挛缩，或粪便嵌顿。

（2）炎症刺激　术后创面局部发生充血水肿，或引流不畅，或假性愈合继发感染等。

（3）PPH 或选择性痔上黏膜吻合术（TST）、RPH 等器械手术　缝合或套扎的位置偏低，导致术后肛门坠胀。

（4）精神因素　肛门检查中无明显异常，但患者常感肛门灼热坠胀，常伴有失眠、焦虑等症，多由患者精神紧张引起。

2. 处理

（1）去除刺激因素　坠胀为直肠刺激症状，刺激因素被去除后，症状会逐渐缓解乃至消失。手术刺激者，术后几日可缓解；炎症刺激者，经全身或局部治疗后亦可缓解；若为痔结扎治疗，有时需待痔核脱落后坠胀方可缓解。桥形愈合引流不畅继发感染者，应及时手术引流。局部疤痕挛缩引起者，经各种保守治疗不缓解的疼痛，可行手术松解。

（2）药物治疗　坠胀感较重者可辨证应用中药，给予清热利湿、活血消肿之剂，如秦艽苍术丸或止痛如神汤内服，可同时配合止痛如神汤等熏洗，肛内应用九华膏、痔疮栓等。

（3）卧床休息　站立或下蹲时间较长可加重肛门坠胀感。如坠胀感重时可卧床休息，避免过多活动。

（4）物理治疗　磁疗、热敷等均可促进局部血液循环，对缓解肛门坠胀感有一定作用。

（5）心理治疗　鼓励患者多与家人沟通，参加户外活动及社交活动，必要时于精神病科或心理咨询室辅助治疗。

十、肛门肿胀

1. 原因

（1）浸润麻醉时注射药物位置过浅、药量过多或过于集中，引起皮下水分潴留，或由于药液的刺激或针头刺伤，局部微循环受到阻碍，组织液渗出或毛细血管破裂出血等形成肿胀。

（2）麻醉效果不满意，括约肌松弛，影响血液或淋巴回流。

（3）外痔剥离时对皮下扩张的静脉未进行彻底的清除。

（4）内痔部分结扎过深或结扎组织过多。

（5）术后排便不畅或便次频繁、蹲厕过久等使肛管部静脉回流障碍。

（6）粪便嵌塞于直肠肛管，阻碍血液、淋巴回流。

（7）术后局部感染，炎症反应促使局部组织渗出增多导致水肿。

2. 处理

肛门肿胀可用以下方法进行处理，一般以外治法为主。

（1）外治法

1）高渗溶液湿敷：轻度水肿可用纱布块浸入 50% 温热硫酸镁溶液或 10% 温热盐水湿敷肿胀处，每日 1～2 次，每次 15 分钟左右。

2）局部熏洗：为治疗局部肿胀的主要方法，可用灌肠液或苦参汤煎水熏洗，每日 1～3 次，每次 20 分钟左右。

3）外涂药物：炎性肿胀者可局部外涂九华膏、银灰膏等。

4）物理治疗：可用超短波、氦氖激光、红外线等进行物理治疗。

5）手术治疗：如创缘结缔组织增生较重或淤血团块不能吸收时，可行手术将创缘修整或将淤血块摘除。

（2）内治法

1）控制感染：可选用适当的抗生素治疗感染引起的炎性水肿；炎性肿胀较重者可服用清热利湿、活血消肿的中药方剂，如龙胆泻肝汤、秦艽苍术汤加减等。

2）止痛：疼痛较重并有肛门括约肌痉挛者，应采取有效止痛措施。

3）防止便秘：常规予以麻仁丸或生血通便颗粒口服，每天 2 次，防止便秘。

十一、伤口愈合迟缓

1. 原因

（1）手术切除皮肤过多或伤口中间保留皮肤不够，生成瘢痕，缺乏弹性，肛管扩张功能不良，影响伤口愈合。

（2）手术伤口皮瓣切除过多，创面大而深，上皮组织切除过多，愈合时间相对延长。

（3）切除皮肤过少或伤口中间保留皮肤过多，伤口对合不好，生成结节。

（4）肉芽组织生长过度，或肉芽组织水肿，或伤口深部留有空隙，引流不畅。

（5）伤口边缘生长太快或粘连形成假性愈合。

（6）扩肛太早太勤，扩张器太粗，造成反复损伤。

（7）营养不良、维生素缺乏、全身慢性消耗性疾病或伴有炎性肠病等均可使伤口愈合缓慢或不愈。

（8）伤口内有异物如线头的刺激等。

2. 处理

（1）积极治疗原有的慢性疾病（结核、糖尿病、炎性肠病等），促进创面愈合。

（2）及时探查，对于水肿的肉芽组织可用10%氯化钠湿敷或用祛腐生肌药物外敷；对于特异性感染如结核杆菌、绿脓杆菌感染的创面，应选用抗生素治疗；对于线头等异物，应及时清除。

（3）皮瓣切除过多时，因局部营养贫乏，伤口很难愈合，可增强局部血运，改善营养状态。通过皮瓣输送血液，改善局部营养状态，必要时可行植皮或者皮瓣转移手术治疗。

（4）对于创面过小者应扩创引流，创口过大者应考虑缝合或皮瓣移植。

（5）血液循环不佳，用频谱仪或红外线照射患部；腐肉较多者，使用四妙君逸软膏涂抹患处以祛腐生肌。经过多种处理仍无效者，应做病理检查。

十二、肛管皮肤缺损

1. 原因

（1）多由肛管、直肠严重外伤所致。

（2）痔、瘘手术时皮肤切除过多。

（3）因治疗在肛管周围注射或涂抹的药物剂量过大，造成皮肤化学性损伤。

（4）肛周感染如皮肤坏疽、坏死性筋膜炎等。

2. 处理

肛管组织缺损造成肛门闭合不严，可做括约肌修补术，如有蒂组织瓣移植术、肌肉瓣充填术；轻度肛管组织缺损，仅有液体和气体失禁，尚无粪便失禁者，不必手术，保持肛门卫生即可。

十三、肛门直肠狭窄

1. 原因

（1）肛管狭窄　由于手术操作不当，肛管及周围组织损伤过多，以致瘢痕组织挛缩而形成狭窄；术后肛管部严重感染，发生大面积坏死，纤维组织增生形成狭窄；肛门部溃疡、创伤、烧伤、肿瘤等造成狭窄。

（2）直肠狭窄　内痔结扎和直肠黏膜结扎时损伤黏膜过多，未保留黏膜桥，或结扎处于同一水平面，或结扎过深伤及肌层，出现瘢痕性狭窄；内痔或直肠黏膜脱垂注射硬化剂操作不当，注射过深或剂量过大，使组织产生广泛性炎症、硬化失去弹性而致狭窄；术后直肠黏膜发生大面积感染形成黏膜下脓肿或大面积坏死。

2. 分类

（1）根据狭窄形态分类

1）环状狭窄：狭窄构成一圈，纵径长度小于 2cm。

2）管状狭窄：狭窄构成一圈，纵径长度大于 2cm。

3）部分狭窄：狭窄位置表浅，或仅累及肛管直肠的一部分，呈瓣状或半环状。

4）全周狭窄：狭窄范围占据整个肛管或直肠。

（2）根据狭窄程度分类

1）轻度狭窄：排便不畅，大便变形，无明显肠梗阻症状，指诊可通过狭窄部。

2）中度狭窄：排便困难，大便形细，有不完全肠梗阻症状，指诊难以通过狭窄部。

3）重度狭窄：排便极其困难或假性失禁，便少而稀或粪水样便，肠梗阻症状明显，指诊无法通过狭窄部。

（3）其他　还可根据狭窄性质分为良性狭窄和恶性狭窄。

3. 处理

对轻度无溃疡的狭窄，行手指或器械扩张治疗，定期进行，逐步扩大，对早期狭窄效果较好，扩张时避免强力，以防止裂伤；重度狭窄或伴有溃疡者则需行手术矫正，可行瘢痕松解术、"Y–V"肛门成形术。术后需定期扩张以防止瘢痕挛缩，同时可配合中药熏洗和物理治疗。

十四、肛门失禁

1. 原因

（1）肛门及其周围组织损伤过重　瘢痕形成，肛门闭合性下降导致失禁。

（2）肛门括约肌损伤过多　损伤浅层及内括约肌可出现不完全失禁，切断肛管直肠环则导致完全性失禁。

（3）肛直角破坏　术中切断肛尾韧带，破坏肛直角、耻骨直肠肌，使储粪作用消失而致失禁。

（4）排便反射器破坏　大面积损伤黏膜，或注射硬化剂致排便反射器破坏，可致感觉性失禁。

（5）其他　年老体弱，既往肛门功能不良或多次肛门手术者。

2. 处理

（1）不完全性失禁的处理　勤做提肛运动，可使残留的括约肌加强，以代偿被损伤的括约肌功能；服用益气养血的中药汤剂，可增强括约肌的收缩力，方选补中益气汤或参苓白术散等；通过按摩两侧的臀大肌、肛提肌及长强穴，提高肛门的制约作用；针刺八髎、肾俞、白环俞、承山等穴位，配合电针治疗使肛门自主括约能力增强。

（2）完全性失禁的处理　可行手术治疗，但效果不甚理想。

十五、吻合口漏

1. 原因

吻合口漏的原因包括全身因素、局部因素及吻合技术因素。

（1）全身因素　患者营养状况，如高龄、贫血、低蛋白血症、营养不良、水肿、糖尿病、肝肾功能不良及长期应用激素、维生素及微量元素缺乏等，均对肠管吻合口的愈合产生不良影响。特别是血浆蛋白水平，当白蛋白＜30g/L时，吻合口漏的危险性很高。

（2）局部因素

1）感染：术中肠损伤，加之肠道准备不佳，发生术后盆腔感染导致吻合口漏。

2）吻合口有张力，影响吻合口血运，易发生吻合口漏。

3）盆腔积液或出血如引流不畅，易感染化脓，吻合口浸在脓汁中，易形成吻合口瘘。

4）吻合口切缘有癌残留、溃疡及炎症也可影响吻合口愈合。

5）术后过早进食，增加肠蠕动，频繁排便，指诊或扩肛不当可诱发吻合口瘘。

6）直肠癌大多伴有不同程度的梗阻，术前肠道准备不理想。

7）个别患者术后早期出现排气，往往导致吻合口瘘的发生。

8）直肠腔内压力过高：直肠腔内压力过高及肠蠕动恢复后肠内容物积聚对吻合口的影响是术后发生吻合口瘘的重要危险因素之一。

（3）吻合技术因素　手法缝合针距过密则影响血运，过疏则愈合不良；打结过紧产生切割作用；断端组织分离不清致使吻合层次欠佳；肠断端系膜分离距离过远致使吻合口血供不良；远近端肠管预留较少致使吻合口张力过大等；吻合器虽比手法吻合节约时间、便于低位吻合，但吻合口瘘发生率相似，同时电凝损伤也是原因之一。电凝是指主要通过局部加热使组织结构破坏，通过连续正弦波使组织汽化的电切割。电刀在预定靶组织上应用时还可对周围组织器官引起损伤，主要是密闭体腔内的"趋肤效应"，即电流在人体内流动是沿着电阻最小途径进行的。这些导体内的电流移向其表面，引起肠管损伤。由于体内高频电流返回途径很难预言，所以不容易避免这类损伤。选择适当的功率可减少对周围组织的灼伤。

2. 处理

传统的做法是确定诊断后行结肠造口术。但近来的观点是尽量做局部处理，对术中留置的引流管进行冲洗，减轻局部感染，争取Ⅰ期愈合。具体可采用以下做法：禁食或无渣饮食，静脉高营养治疗；应用敏感抗生素至体温正常；利用骶前引流管或腹腔引流管进行抗生素盐水冲洗，给予负压吸引，保持瘘口周围无积液；如吸出粪质很多，伴有腹膜炎或严重脓毒症，或不能缓解的盆腔脓肿，则必须做横结肠失功能性造口以流转粪便，并从造口远端做肠腔灌洗，彻底清除残留粪便以加速愈合。

3. 肠外营养治疗

（1）经外周静脉的肠外营养途径

适应证：①短期肠外营养（＜2周）、营养液渗透压低于1200mOsm/kg·H_2O者；②中心静脉置管禁忌或不可行者；③导管感染或有脓毒症者。

（2）经中心静脉的肠外营养途径

1）适应证：肠外营养超过2周、营养液渗透压高于1200mOsm/kg·H_2O者。

2）置管途径：经颈内静脉、锁骨下静脉或上肢的外周静脉达上腔静脉。经中心静脉置管皮下埋置导管输液（catherter-port）。

3）肠外营养治疗的成分：根据患者的营养需求及代谢能力，制定营养制剂组成，其主要营养制剂：①脂肪乳剂，包括结构脂肪乳剂、长链及中链脂肪乳剂、富含 ω-3 脂肪酸的脂肪乳剂等；②氨基酸制剂，包括精氨酸、谷氨酰胺双肽和牛磺酸等；③维生素；④电解质及微量元素。

十六、吻合口狭窄

1. 原因

（1）吻合口狭窄的重要原因在于 I 期愈合失败后的肉芽组织形成，以及纤维组织广泛增生、纤维化，引起吻合口的渐进性狭窄。

（2）吻合口缺血，组织缺氧致使纤维组织过度增生，导致吻合口狭窄。

（3）吻合口处肠壁附着过多的组织，当闭合两端肠管时，使吻合口组织挤压过紧而产生缺氧，甚至会割裂肠壁。缺氧及割裂均可影响局部愈合，使纤维及肉芽组织过度增生，形成狭窄。当黏膜全层割裂时，可出现黏膜回缩，使其下层直接暴露于肠腔，更易形成瘢痕；如黏膜未回缩，黏膜愈合能力较强，则可能出现吻合口分层愈合。由于黏膜愈合处没有钛钉固定，出现吻合口处黏膜与其下层组织愈合口径不一致的现象，即临床指检时出现的"膜状狭窄"。

（4）盆底肌群对吻合口的影响。直肠中下段吻合口狭窄率高于上段，盆底肌群持续的收缩可增加吻合口收缩。初始为功能性狭窄，长期可造成器质性狭窄。

（5）既往硬化剂注射史或其他肛门部手术史。既往硬化剂注射或手术可能会造成局部纤维组织增生，故增加了术后吻合口狭窄的发生概率。

（6）术中缝合止血时缝合过深，深达肌层，易造成瘢痕增生，从而增加了吻合口狭窄的发生概率。

（7）术中吻合口位置过高或位置过低口。吻合位置过低，吻合过程中损伤部分肛管皮肤，术后引起皮肤疤痕增生从而引起术后肛门狭窄；吻合位置过高，接近直肠壶腹部，可增加狭窄的发生概率。

（8）吻合口狭窄患者因惧怕疼痛在术后 2 周内不敢用力排便，进食较少或服用大量泻药，大便不成形，仅呈水样，丧失自身排便对吻合口的机械性扩张作用，容易形成吻合口瘢痕狭窄。

（9）吻合口位置过低、外痔切除术后出现炎性水肿、术后吻合口感染均可出现肛门疼痛，肛门疼痛的患者吻合口狭窄发生率明显高于其他患者，部分患者使用抗生素后症状缓解，这也说明感染是引起术后狭窄的原因之一。

2. 处理

早期的狭窄可保持每天排便来扩张，或定期用手法或内镜下扩张；狭窄严重者，需手术治疗。对于一般的轻度及中度狭窄，定期长期门诊扩肛即可达到满意效果。另外，还可以使用肠镜下气压水囊扩张吻合口。对于无法耐受扩肛治疗及重度狭窄患者，可以通过电刀纵行切开狭窄环，术后定期用手指扩肛。

十七、性功能障碍

1. 原因

男性患者，术中损伤或者切断骶 2 ～骶 4 神经，则勃起神经的副交感纤维受到损害，致使勃起反射丧失；若盆腔交感神经损伤，使精囊失去收缩能力，膀胱内括约肌失约，精液倒流入膀胱，导致射精功能障碍；肠系膜丛破坏，将引起射精时膀胱颈不能关闭而导致逆行射精。

女性患者，术中损伤盆腔神经，或结扎切断供应盆腔脏器的血管，则影响性生活中盆腔的充血和性快感的出现；直肠癌腹会阴联合直肠癌根治术（Miles）术后阴部瘢痕形成和挛缩改变了阴道柔韧性；阴道后壁切除，破坏了阴道的完整性。以上因素均可导致性功能障碍。

另外，性功能障碍与人工肛门、术后患者的心理因素，以及术前的性功能状态、患者年龄、夫妻感情和夫妻双方恐惧心理有关。

2. 处理

（1）对勃起障碍的处理，可给予神经赋活剂，如胆碱能药、维生素等。也可给予血管扩张剂于阴茎海绵体内注射。对长期不能恢复、药物治疗无效者，有学者主张血管与阴茎海绵体吻合术或安装阴茎假体。

（2）对射精障碍的处理，只适用于逆行性射精的患者。可用左旋多巴、抗 5- 羟色胺及肾上腺素能兴奋剂等，也可考虑行外科手术，如膀胱颈缝合缩窄术。

对手术原因导致的不可逆损伤造成的器质性性功能障碍者，除了术者应在不影响治疗效果的前提下，尽量行保存盆腔内自主神经的术式以防止或减少患者发生意外，还应根据患者年龄、性别、社会地位、经济文化层次给予解释、鼓励和支持，使其适应自我、进入角色，指导患者行适当的治疗。

（3）中医特色治疗，辨证施治。

十八、结肠造口术后并发症

（一）造口坏死

1. 原因

（1）术中损伤了结肠边缘动脉。

（2）腹壁造口处开孔太小或缝合过紧而影响肠壁及其系膜的血运。

（3）造口肠段及其系膜拉出时发生扭曲或有张力。

2. 处理

（1）在治疗前需判明坏死的范围，如坏死位置表浅而局限，可在坏死区分界清楚后将坏死部分切除，局部放置引流，应用抗生素。

（2）坏死区延伸至腹膜内，不能清楚地看到正常肠管时，应立即手术，以免结肠坏死回缩进腹腔，引起肠内容物外溢而造成粪质性腹膜炎。

（3）手术方式的选择：①如原为腹膜外结肠造口，切口可从造口处向外上方延长，暴露坏死肠管至正常组织，游离足够长度的正常肠管，切除坏死组织，行再次造口；②如原为腹膜内结肠造口，可经原切口探查腹腔，拆除结肠与腹侧壁之间的缝线，游离到血供良好的结肠，重新造口；③如造口肠管或系膜较短，提出困难，可向上在就近处造口，原切口修补后改做引流孔；如坏死范围广泛，可改做横结肠造口，切忌勉强拉出，以免造成术后肠管回缩。

（二）造口回缩

1. 原因

（1）双腔造口回缩机会多，常因结肠游离不够充分，外置结肠有张力或过早去除支持肠管的玻璃棒而发生。

（2）腹壁太厚或术后高度腹胀，术后早期经造口插管灌洗或用手指进行扩张时用力过猛。

（3）腹腔内有炎症、瘢痕粘连、癌肿浸润等也是造口回缩的原因。

（4）伴有结肠梗阻者如外置肠段的长度不够，当结肠排空后，肠壁收缩，则有发生造口回缩的危险。

2. 处理

（1）如造口部分回缩，肠端尚在腹膜外，一般无须做紧急手术，但须加强对创面的护理，严密观察回缩的进展情况。

（2）如肠造口断端已回缩到腹腔，产生腹膜炎征象，须立即行剖腹术，一般扩大原造口切口，将其斜向上延长，游离结肠后无张力地取出腹膜外。当局部污染严重、肠管或系膜提出困难时，可另选造口位置。

（三）结肠造口黏膜脱垂

1. 原因

（1）便秘、腹泻、咳喘、过度肥胖等造成持续性腹内压升高。

（2）造口在腹直肌外侧，有一定程度的造口旁薄弱或缺损，缺乏组织的支持。

（3）造口处切口过长、过大。

2. 处理

（1）临时性造口可以用腹带直至准备关闭造口时。

（2）仅是黏膜脱垂时可行硬化剂注射，使其与周围组织固定。

（3）若延迟结肠造口的关闭无期限，而且脱垂产生明显症状时，可将脱垂的远端结肠送回腹内，将远端结肠缝合留在腹腔内，近侧与皮肤缝合形成末端结肠造口，用不吸收缝线缝合筋膜以减少缺损。

（4）当末端结肠造口出现脱垂时，可切除多余的脱垂部分收紧腹部开口。

（5）重建结肠造口是防止复发的有效方法。

（四）结肠造口穿孔

1. 原因

（1）早期发生的原因与手术操作有关，如电灼时损伤结肠；结肠与侧腹壁固定造口时缝线穿透结肠全层或缝扎过紧；牵拉结肠用力过度。

（2）由机械性损伤所致，如结肠灌洗或钡灌肠时刺破结肠。

2. 处理

（1）穿孔发生于腹膜内，短期内可引起腹痛，产生腹膜炎征象，一旦确诊应立即手术。穿孔小、时间短者可做修补术或将肠管提出腹膜外固定并修补，放置引流；穿孔大、污染重者可行横结肠或近端肠管造口以转流粪便。

（2）穿孔在腹膜外可引起腹壁层组织感染，须及时广泛引流，可用灌肠来控制粪便外漏，勤换敷料，促进愈合。保守治疗无效者或手术后期继发于肠道炎症疾病（憩室炎、克罗恩病）引起穿孔成瘘管，须切除瘘管及病变部位，重建造口。

（五）结肠造口皮肤黏膜连接处狭窄

1. 原因

（1）狭窄是端式造口的偶见并发症，几乎是由局部缺血引起的。

（2）局部感染和皮肤开口太小。

（3）外露的结肠浆膜因受粪便等刺激引起浆膜炎，产生肉芽组织增生，继而发生瘢痕收缩，与皮肤切缘共同形成环状狭窄，也是造口狭窄的一个原因。

2. 处理

（1）狭窄程度较小的患者可用漏斗或导管灌洗。

（2）当狭窄环能通过全部小指或食指尖时，每日用手指扩张造口 1 ～ 2 次，以能通过全部食指为度。

（3）对保守治疗无效的有症状患者，或狭窄环已不能通过小指时，应将造口肠段外围的一圈瘢痕组织做环形切除，用细肠线将肠壁与皮肤边缘重新间断缝合，或采用放射状切口及"Z"形切口重新缝合切缘。

（4）造口肠段狭窄指检时，须注意肠管旁是否有肿块、疝等存在，应根据具体情况进行手术治疗。

（六）结肠造口出血

1. 原因

（1）造口袋与黏膜的摩擦造成造口部黏膜糜烂。

（2）扩张造口时动作粗暴，导致黏膜撕裂。

（3）肠壁血管结扎不牢固。

（4）造口部位的肠管静脉曲张破裂。

2. 处理

（1）如出血量少，则保持局部清洁，更换粪袋，促进创口愈合。

（2）静脉曲张所致出血可使用硬化剂局部注射缓解。

（3）肠管系膜处出血且出血部位较深者，则须压迫或结扎止血。

（4）如从肠腔内出血，则须进行结肠镜的检查，明确出血部位及性质后对症处理。

（七）造口肠管脱出

1. 原因

（1）多由乙状结肠造口拉出的结肠没有固定于腹壁上造成。

（2）腹肌萎缩弛缓。

（3）腹壁切口过大。

2. 处理

（1）开腹将肠管拉回腹腔，从造口将肠管分出，切除过多的结肠，重新行结肠造口。

（2）将脱出的结肠切除，肠管断端与腹部皮肤重新缝合。

（八）造口黏膜分离

1. 原因

（1）造口局部缺血。

（2）营养不良，组织愈合不良。

（3）造口周围缝线过早脱落。

2. 处理

（1）用无菌生理盐水冲洗干净，如有坏死组织，用清创胶填充腔隙。

（2）若腔隙较浅，用溃疡粉或糊剂；若腔隙较深，用海藻类填充条，外用溃疡贴和透明贴覆盖。

（九）造口感染

1. 原因

（1）硬的造口袋，特别是与腰带接触时，易划破结肠造口下部，甚至漏液。

（2）造口坏死、穿孔形成的局部结肠造口旁脓肿。若穿孔到腹腔则可产生局限性或弥漫性腹膜炎。

（3）继发于异物感染，如线头、止血不彻底造成积血等。

（4）在灌洗或钡灌肠时造成结肠造口穿孔等。

（5）无菌操作意识不强。

（6）全身因素，如过于肥胖、使用类固醇药物、患有糖尿病等。

2. 处理

（1）表浅的感染可以通过伤口冲洗、更换敷料促进创面愈合。

（2）波及造口旁的感染或已形成脓肿者，一般通过分离皮肤黏膜的连结使引流通畅即可。

（3）根据感染的特点选择使用抗生素。

（4）如果结肠造口的位置不佳，且创伤与此有关，则需要更换造口的位置。

（十）造口旁疝

1. 原因

（1）与造口位置选择、造口的技术及手术前后处理有关。如造口途径选择在腹直肌的外侧，比经腹直肌的发病率高。

（2）过度肥胖、持续腹内压升高等因素使造口肠管与周围组织分离，可诱发造口旁疝的发生。

（3）造口术后局部感染、周围组织营养不良、出现萎缩等。

2. 处理

（1）早期或症状轻微者经使用合适腹带或特制的造口袋后症状可以得到缓解。

（2）疝的存在妨碍结肠造口灌洗或造口袋佩戴困难者，须手术治疗。

（3）疝脱出巨大，或疝颈过小复位困难，或有嵌顿疝可能者，须手术治疗。

（4）疝手术应根据具体情况行疝修补，或将结肠造口更换位置。

（十一）造口周围皮肤病

1. 原因

造口周围皮炎是较易发生的皮肤病，轻则红肿，重则糜烂。原因为排泄物漏出刺激皮肤引起接触性皮炎，造口器材引起的损伤性皮炎及念珠菌感染。患营养不良或糖尿病则增加感染机会。

2. 处理

（1）器材所致造口周围皮肤病，须更换器材。

（2）接触性皮炎者应使用皮肤保护乳膏、油剂等进行治疗。

（3）顽固性糜烂、溃疡属真菌感染者，外用抗真菌药膏。

（4）如经各种治疗无效，可考虑手术改换造口位置。

（十二）肠梗阻

1. 原因

（1）造口肠管预留过长，在腹腔内迂曲并发生粘连。

（2）造口近侧腹内肠段与左侧腹壁间隙过大，小肠凸入间隙形成内疝，或围绕造口粘连，发生梗阻。

2. 处理

（1）梗阻发生后，经保守治疗 72 小时仍不能缓解者，宜早期剖腹探查。

（2）探查时可将粘连的肠管松解；有内疝时，须将肠管复位并仔细缝合空隙。

（3）探查结束后可将透明脂酸钠涂抹在肠壁上，以防止再次发生粘连。

（十三）粪便嵌顿

1. 原因

（1）造口狭窄。

（2）粪便干结。

2. 处理

（1）用液体石蜡等轻泻剂或用温盐水灌肠。

（2）将嵌塞在造口附近的粪便取出。

（十四）呕吐

1. 原因

（1）术后胃肠功能不会在较短的时间恢复，易出现逆蠕动、胆汁返流。

（2）经常呕吐造成幽门部水肿，恶心呕吐则进一步加重。

（3）使用抑酸药物会加重胃肠功能紊乱，并引起消化不良。

（4）长期使用肠外营养，造成肠道营养不良，引起胃肠功能紊乱。

2. 处理

（1）尽早使用鼻肠管，可以改善肠道功能，使用肠内营养的早期可适当结合肠外营养，主要以肠内营养为主。

（2）使用肠内营养早期可能出现恶心呕吐加重的情况，这是正常现象，滴数调整得慢一些，再逐渐加快滴数，以上症状得以缓解。

扫一扫，查阅本章数字资源，含PPT、音视频、图片等

第七章
液体疗法

第一节 代谢

一、脱水

1. 临床上常根据脱水的性质分类

（1）低渗性脱水　水和钠同时缺失，但失钠多余失水，细胞外液中电解质浓度下降，血清钠成人< 135mmol/L，儿童< 130mmol/L。低渗性脱水多见于慢性肠梗阻、肠瘘、腹膜炎或其他慢性渗出性感染及烧伤的慢性渗液等，或体液慢性丢失后单纯补水。低渗性脱水的临床表现随缺钠程度而不同，一般无口渴感，常见症状有恶心、呕吐、头晕、视觉模糊、软弱无力，起立容易晕倒、眼眶凹陷、皮肤弹性差等，儿童有前囟凹陷等表现。

（2）等渗性脱水　外科患者中最为常见。此时血清钠和水呈比例丢失，血清中 Na^+ 浓度仍在正常范围内（成人为 135 ～ 145 mmol/L，儿童为 130 ～ 150mmol/L），细胞外液的渗透压可保持正常，尿比重正常，但等渗性脱水可造成细胞外液量（包括循环血量）的迅速减少。等渗性脱水多见于体液的急性丢失，如大量呕吐、腹腔内或腹膜后急性感染、急性肠梗阻、大面积烧伤早期等，一般无口渴感，常见症状有恶心、乏力、少尿、舌干燥、眼窝凹陷、皮肤干燥、松弛，儿童有前囟凹陷等表现。

（3）高渗性脱水　水和钠同时丢失，缺水量多于缺钠量，因此细胞外液的电解质浓度升高，渗透压升高，血清钠成人>145mmol/L，儿童>150mmol/L。高渗性脱水常见于危重患者给水不足、高热大量出汗、大面积烧伤暴露疗法等，主要症状有明显口渴感、乏力、烦躁不安、尿少、尿比重增高、皮肤弹性差、唇舌干燥、眼眶下陷，儿童有前囟凹陷等表现。

2. 根据脱水的程度分类

（1）轻度脱水　成人失水量占体重的2% ～ 4%，儿童失水量占体重的3% ～ 5%。患者（儿）精神稍差，稍有口渴，口唇黏膜稍干，皮肤弹性稍差，尿量稍减少，儿童略有烦躁不安，哭时有泪，眼眶及前囟一般正常。

（2）中度脱水　成人失水量占体重的4% ～ 6%，儿童失水量占体重的5% ～ 10%。患者（儿）精神萎靡或烦躁不安，口渴较明显，口唇黏膜干燥，皮肤弹性差，眼眶明显凹陷，尿量明显减少，儿童还有前囟明显凹陷，哭时泪少。

（3）重度脱水　成人失水量约占体重的6% 以上，儿童失水量约占体重的10% 以上。患者（儿）呈重病容，精神极度萎靡，表情淡漠，昏睡甚至昏迷，极度口渴，口唇黏膜极干燥，眼眶

极度凹陷，可出现休克症状，尿量少甚至无尿，儿童还有前囟极度凹陷，哭时无泪。

二、钾代谢异常

1. 低钾血症

低钾血症在临床上较为常见，血清钾浓度低于 3.5mmol/L 时表示有低钾血症，其发生的常见原因：钾的长期摄入不足；消化道钾丢失过多；通过肾脏钾排出过多；钾向组织内转移，如大量输注葡萄糖和胰岛素，或代谢性、呼吸性碱中毒时。临床上遇到重症脱水、酸中毒时，血钾多在正常范围，一旦酸中毒被纠正，细胞外钾转移入细胞内，即出现低钾血症。在临床上当血清钾 < 3mmol/L 时即可出现肌肉软弱无力、麻痹性肠梗阻或呼吸肌麻痹、心电图异常，甚至心律紊乱、心力衰竭。

2. 高钾血症

血清钾浓度超过 5.5mmol/L 时为高钾血症，其发生的常见原因：钾的摄入过多；肾脏排钾功能减退；应用保钾利尿剂；盐皮质激素不足；细胞内钾的移出等。高钾血症常见表现：神志模糊、感觉异常、肢体软弱无力、微循环障碍、心律失常等。当血清钾 > 7mmol/L，会有心电图的异常变化，严重的高钾血症可致心搏骤停。

三、酸碱平衡紊乱

1. 代谢性酸中毒

代谢性酸中毒是指血液中［HCO_3^-］减少，即二氧化碳结合力（CO_2-CP）下降。代谢性酸中毒常见于脱水、呕吐、肠梗阻等，临床表现为呼吸深长、带醋酮味，口唇樱红色，烦躁不安，严重时神志不清，化验检查：血 pH 值 < 7.35，CO_2-CP 下降。

2. 代谢性碱中毒

代谢性碱中毒多由呕吐引起的大量失氯或低钾血症所致，如幽门狭窄等，临床表现为呼吸浅而慢，嗜睡或昏迷；伴有低血钙时出现手足抽搐，跟腱反射亢进，血 pH 值及 CO_2-CP 升高。

3. 呼吸性酸中毒

呼吸性酸中毒是由肺通气不足，体内生成的 CO_2 不能排出，使肺泡和动脉血二氧化碳分压（$PaCO_2$）增高所致。呼吸性酸中毒临床表现为患者可有胸闷、呼吸困难等症状，因换气不足导致缺氧，可有头痛、发绀，随酸中毒加重，可有血压下降、昏迷等。

4. 呼吸性碱中毒

呼吸性碱中毒是由肺通气过度，体内生成的 CO_2 排出过多，使肺泡和动脉血二氧化碳分压降低所致。呼吸性碱中毒临床表现为呼吸深快转向短促、表浅，肌张力增加或手足抽搐。临床上可出现混合性的酸碱失衡，根据临床表现、病史和血液生化检查结果进行判断。

四、临床常用溶液

1. 非电解质溶液

常用的非电解质溶液有 5% 葡萄糖溶液和 10% 葡萄糖溶液，主要供给由呼吸、皮肤所蒸发的不显性丢失及排尿丢失的水分和供应部分热量，并可纠正体液高渗状态，但不能用其补充体液丢失。

2. 电解质溶液

电解质溶液种类较多，主要用于补充损失的液体（体液丢失）、电解质和纠正酸、碱失衡。

（1）生理盐水（0.9% 氯化钠溶液）　为等渗溶液，常与其他液体混合后使用。其含钠和氯量各为 154mmol/L，钠浓度接近于血浆浓度 142mmol/L，氯比血浆浓度（103mmol/L）高。输入过多生理盐水可使血氯过高，尤其在严重脱水酸中毒或肾功能不全时，有加重酸中毒的危险。临床常以 2 份生理盐水和 1 份 1.4% 碳酸氢钠混合，使其钠与氯之比为 3：2，与血浆中钠与氯之比相近。

（2）高渗氯化钠溶液　常用的有 3% 氯化钠溶液和 10% 氯化钠溶液，均为高浓度电解质溶液；3% 氯化钠溶液主要用以纠正低钠血症，10% 氯化钠溶液多用以配制各种混合液。

（3）碳酸氢钠溶液　可直接增加缓冲碱，纠正酸中毒作用迅速，是治疗代谢性酸中毒的首选药物，1.4% $NaHCO_3$ 溶液为等渗溶液，5% $NaHCO_3$ 溶液为高渗溶液。在紧急抢救酸中毒时，亦可不稀释而静脉推注。但多次使用后可使细胞外液渗透压增高。

（4）氯化钾溶液　常用的有 10% 氯化钾溶液和 15% 氯化钾溶液两种，均不能直接应用，须稀释成 0.2%～0.3% 溶液静脉滴注，含钾溶液不可静脉推注，注入速度过快可发生心肌抑制而死亡。

（5）混合溶液　为适应临床不同情况的需要，将几种溶液按一定比例配成不同的混合液，以互补其不足，常用混合液的组成及配制见下表（表 7-1）。

表 7-1　几种混合液的简便配制

溶液种类	5% 或 10% 葡萄糖溶液（mL）	10% 氯化钠溶液（mL）	5% 碳酸氢钠溶液（mL）
1:1 液	500	20	—
1:4 液	500	10	—
2:1 液	500	30	47
2:6:1 液	500	10	16
2:3:1 液	500	15	25
4:3:2 液	500	20	33

第二节　成人液体疗法

一、补液总量

1. 生理需要量

生理需要量是每日人体正常代谢需要的液体量，包括由呼吸道排出的水分，约 350mL；不出汗时经皮肤排出的水分，约 500mL；经胃肠道排出的水分，约 150mL；经肾脏排出的水分，1000～1500mL；丢失的液体中不仅包括水，还有一定量的电解质成分。为维持每日的生理需要量，成年男性需补充水分 2000～2500mL，成年女性略低；补充氯化钠 4～5g/d，相当于生理盐水 500mL（4.5g）；补充氯化钾 3～4g，相当于 10% 的氯化钾 30～40mL；补充葡萄糖约 150g/d。

2. 已丧失的液体量（累计损失量）

已丧失的液体量有多种计算方法，临床常用的估算方法有根据脱水程度估算法及公式计算法。轻度脱水失水占体重 2%～4%，需补充液体 1200～2400mL；中度脱水失水量占体重 4%～6%，需补充液体 2400～3600mL；重度脱水失水量约占体重的 6% 以上，需补充水分

3600mL 以上。根据钠离子浓度计算，适用于估算高渗性脱水时的失水量，补液量（mL）＝［血钠测得值（mmol/L）－血钠正常值 mmol/L］× 体重（kg）×4。根据血细胞比容计算，适用于估算低渗性脱水时的失水量，补液量（mL）＝（测得血细胞比容－正常血细胞比容）/ 正常血细胞比容 × 体重（kg）×200。

3. 继续丢失量

患者诊断或治疗时常存在液体的继续丢失，称为继续丢失量。常见的情况包括胃肠减压的引流量、体内第三间隙渗出或漏出的液体量、气管切开后经呼吸道排出的液体量、发热和显性出汗等异常情况导致的额外丢失量，合并肠瘘、尿崩、大面积烧伤等导致的继续丢失量。发热时，体温每升高 1℃，应补加每日需要量的 10%。明显出汗者，额外损失量为 500 ～ 1000mL，大汗淋漓者额外损失量为 1000 ～ 1500mL。气管切开的患者，经呼吸道丢失液体量比健康人鼻式呼吸多 2 ～ 3 倍，相当于 800 ～ 1000mL。

二、补液种类

1. 高渗性脱水

高渗性脱水以补水为主、补钠为辅。经口、鼻饲管可直接补充水分，经静脉补充者可补充 5% 葡萄糖溶液、5% 葡萄糖氯化钠溶液或 0.9% 氯化钠溶液。适当补充钾及碱性溶液。

2. 等渗性脱水

等渗性脱水首选平衡盐溶液，因长期使用 0.9% 氯化钠溶液而引起高氯性酸中毒。因为正常细胞外液的钠氯比值是 7：5，下述配方更符合生理需要：0.9% 氯化钠溶液 1000mL+5% 葡萄糖溶液 500mL+5% 碳酸氢钠溶液 100mL。

3. 低渗性脱水

低渗性脱水以补充高渗溶液为主。可将上述等渗性脱水补液配方中的 5% 葡萄糖溶液 500mL 换成 10% 葡萄糖溶液 250mL。此配方液体中所含钠由 133mmol 增至 158mmol，氯由 96mmol 增至 113mmol，HCO_3^- 由 37.5mmol 增至 44mmol。必要时可再补充适量的 3% ～ 5% 氯化钠溶液。补液量可按氯化钠 1g 含钠 17mmol 折算。但应注意静脉补充高渗溶液体时不能过快，一般以血钠每小时升高 0.5mmol/L 为宜。补钠量可参考下列公式计算：补钠量（mmol）＝［血钠的正常值（mmol/L）－ 血钠的测得值（mmol/L）］× 体重（kg）×0.6（女性为 0.5）。一般先补给计算补钠量的 1/2，复查生化指标，并重新评估后再决定下一步的液体治疗方案。

必须强调，绝对依靠任何公式计算决定补钠和补液量是不可取的，公式仅作为补钠安全剂量的估计。一般是先补充缺钠量的一部分以解除急性症状，使血容量有所纠正。肾功能亦有望得到改善，为进一步的治疗创造条件。如果将计算的补钠总量全部快速输入，可能致血容量过高，对心肺功能不全者非常危险。应采取分次纠正并监测临床表现及血钠浓度的方法。

4. 酸碱失衡

临床最常见的酸碱失衡是代谢性酸中毒，病因治疗应放在代谢性酸中毒治疗的首位，只要能消除病因，再辅以补充液体、纠正缺水，较轻的代谢性酸中毒常可自行纠正，不必应用碱性药物。对血浆 HCO_3^- < 10mmol/L 的重症酸中毒患者，应立即输液和用碱剂治疗，常用的碱性药物是碳酸氢钠溶液。临床上根据酸中毒的严重程度，补给 5% 碳酸氢钠溶液的首次剂量为 100 ～ 250mL，在用后 2 ～ 4 小时复查动脉血气及血浆电解质浓度再决定下一步的治疗方案。纠正代谢性酸中毒时要注意防止高钠、低钙、低钾血症的发生。代谢性碱中毒在积极治疗原发病的基础上，可补充等渗盐水或葡萄糖盐水即可纠正轻症碱中毒。当有严重碱中毒时可用稀释的盐酸

溶液或氯化铵溶液经中心静脉滴注。呼吸性酸中毒应在尽快治疗原发病的基础上采取积极措施改善患者的通气功能，必要时可用呼吸机辅助呼吸。呼吸性碱中毒在积极治疗原发病的基础上可用纸袋罩住口鼻，增加呼吸道无效腔，提高血 $PaCO_2$，必要时可由呼吸机进行适当的辅助呼吸。

三、补液方法

1. 补液途径
尽量口服或鼻饲，不足部分或中、重度脱水者需要静脉补充。

2. 补液速度
原则是先快后慢。重症患者开始 4 ～ 8 小时内补充液体总量 1/3 ～ 1/2，其余在 24 ～ 28 小时补充。具体的补液速度要根据患者的年龄、心、肺、肾功能和病情而定。

3. 注意事项
（1）记录 24 小时出入水量。

（2）密切监测体重、血压、脉搏、血清电解质和酸碱度。

（3）急需大量快速补液时，宜鼻饲补液；经静脉补充时宜监测中心静脉压（< 12cmH₂O 为宜）。

（4）宜在尿量 > 30mL/h 后补钾，一般浓度不超过 3g/L，当尿量 > 500mL/d 时，每日补钾量可达 10 ～ 12g。

（5）纠正酸碱平衡。

第三节　儿童液体治疗

一、儿童液体疗法

1. 体液组成
儿童年龄越小，体液总量相对越多，主要是间质含液量高（表 7-2）。

表 7-2　不同年龄的液体分布（占体重的 %）

年龄（岁）	总量	细胞外液			细胞内液
		血浆	间质液		
足月新生儿	78	6	37		35
1 岁	70	5	25		40
2 ～ 14 岁	65	5	20		40
成人	55 ～ 60	5	10 ～ 15		40 ～ 45

2. 儿童体液的电解质组成
儿童体液电解质的组成基本与成人一致，但出生后数日的新生儿，血钾、氯、磷及乳酸多偏高，碳酸氢盐和钙偏低。因此，刚出生的新生儿处于代偿性的代谢性酸中毒状态容易发生酸中毒。

3. 儿童水代谢的特点
儿童年龄越小，每日水的需要量相对较大（表 7-3），交换率较高，所以容易发生脱水。其主要原因：①儿童生长发育快；②活动量大、机体新陈代谢旺盛；③儿童肾脏的浓缩功能差，摄入热量、蛋白质和经肾排出的溶质量均高；④体表面积相对较大、呼吸频率快，不显性失水较成人多。

表 7-3 儿童每日水的需要量

年龄	需水量（mL/kg）
＜1岁	120～160
1～3岁	100～140
4～9岁	70～110
10～14岁	50～90

4. 儿童热量代谢的特点

新生儿出生后第一周活动少，处于基础代谢状态，热量需要为 250kJ（60kcal）/kg，第 2～3 周热量需要为 419kJ（100kcal）/kg，2～6 月需 461～502kJ（110～120kcal）/kg；6～12 月需 419～461kJ（100～110kcal）/kg。婴儿 1 岁以后每隔 3 岁减少 42kJ（10kcal）/kg，到 15 岁时为 250kJ（60kcal）/kg。

5. 儿童液体平衡调节能力的特点

儿童肾脏的生理功能不够健全，到 1 岁开始接近成人水平。其年龄越小，肾脏的浓缩与稀释尿液的能力越不成熟，仅为成人的 1/3～1/2，因此，输盐过多容易出现钠潴留引起高钠血症；摄入水量过多则液体处于低渗状态会产生水中毒。此外，儿童的缓冲系统和肺的调节酸碱功能均较弱。

二、儿童补液

（一）原则

儿童补液首先要依据病史、体查、实验室检查、个体差异估算全日总输液量，包括日代谢生理需要量、继续损失量和当日已存在的累积损失量，以便根据不同情况采取不同质量的溶液，以达到治疗的目的。原则是先补充累积损失量（用等张液计算），再补充生理需要量（用 1/5 张液计算），最后输入继续损失量（一般用 1/2 张液计算），大量输液（超过 50mL/kg）浓度不宜超过 2/3 张。

（二）内容

1. 生理需要量

生理需要量是指身体每日用于代谢的基本需要量。其中涉及热量、水和电解质代谢消耗补充。一般每代谢 418.7KJ 热能需水 100～150mL；年龄越小需水相对越多，故也可按简易计算表计算（表 7-4）。禁食超过 3 天以上的患儿要注意补钾，每日剂量按 2～3mmol/kg 计算，见尿补钾，静脉补钾浓度不超过 0.3%。注意补充微量元素和维生素。

表 7-4　生理需要量的简易计算

体重	每天需要量（mL/kg）
< 10kg	100
11 ～ 12kg	1000+（体重 –10）×50
> 20kg	1500+（体重 –20）×20

2. 继续损失量

继续损失量是指除排尿、蒸发外，因疾病每日额外损失的量。如呕吐、腹泻、胃肠减压及其他引流量和隐蔽性积存量，如肠腔、胸腔、腹腔积液及引流液，以及组织水肿与创面渗出液等。此种丢失依原发病而异，且每日有变化，对此必须进行评估，根据实际损失补充类似的溶液（表7-5）。

表 7-5　补充各种损失液所需的水分与电解质

引流液 （100mL）	5% 葡萄糖溶液 （mL）	生理盐水 （mL）	等张乳酸钠溶液或 1.4% 碳酸氢钠溶液（mL）	10% 氯化钾溶液 （mL）
胃液	40	60	—	0.6 ～ 1.5
小肠液	20	70	10	0.3 ～ 1.5
回肠液	10	75	15	0.3 ～ 1.5
胆瘘引流液	67	33	—	0.4 ～ 1.5
胰瘘引流液	50	50	—	0.4 ～ 1.5
结肠瘘引流液	60	30	10	0.3 ～ 1.5
胃肠减压引流液	50	50		0.4 ～ 1.5
脓液和渗出液	67	33	—	0.4 ～ 1.5

3. 累积损失量

纠正当时已存在的累积损失情况的需要量，如纠正脱水或酸碱平衡紊乱等需要量。

（1）纠正脱水　临床上根据脱水程度和性质补充：轻度脱水为 30 ～ 50mL/kg，中度脱水为 50 ～ 100 mL/kg，重度脱水为 100 ～ 120 mL/kg。学龄前儿童按上述 3/4 补给，学龄儿童按上述 2/3 补给。通常对等渗性脱水补 1/2 张含钠溶液；低渗性脱水补 2/3 张含钠溶液；高渗性脱水补 1/3 ～ 1/5 张含钠溶液，如临床上判断脱水性质有困难，可先按等渗性脱失处理。补液的速度取决于脱水的程度，原则上应先快后慢。对伴有循环不良和休克症状的重度脱水患儿，开始快速输入等渗含钠液，按 20mL/kg 于 30 分钟至 1 小时输入，但输液总量应少于 300mL，其余累积损失量在 8 ～ 12 小时内完成。在循环改善出现尿量增加时注意补钾。

（2）纠正酸碱平衡紊乱　代谢性酸中毒在血气分析的 pH 值 < 7.3 时可用碱性药物。所需补充的碱性溶液毫摩尔数＝剩余碱（BE）负值 ×0.3× 体重（kg）。一般将碳酸氢钠稀释成 1.4% 的溶液输入；先给予计算量的 1/2，复查血气后再调整剂量。纠正酸中毒后，钾离子进入细胞内使血清钾降低，故注意补钾、补钙。代谢性碱中毒在临床上一般有生理盐水和氯化钾补充，重症者给予氯化铵静脉滴注，碱中毒时如同时存在低钠、低钾和低氯血症常阻碍其纠正，故必须在纠正

碱中毒的同时纠正这些离子的紊乱。呼吸性酸中毒主要是针对原发病，必要时应用人工辅助通气。呼吸性碱中毒应以治疗原发病为主，同时纠正电解质紊乱者。

（三）速度

婴儿安全补液速度是 9mL/（kg·h），儿童为 7～8mL/（kg·h），心力衰竭或肺部疾患者以不超过 6mL/（kg·h）为宜。为了使静脉通道能持续使用，可以将全日量按 24 小时平均输入，或通过输液泵等速输入。脱水或休克患儿 2 小时左右短时间输液速度可加至 20mL/（kg·h）；加压注入则以每次 30mL/kg 为宜，注入后至少观察心率等变化 10～15 分钟，再决定是否重复加压注入。

（四）疗效观察

儿童补液后 4 小时内尿量增加，12 小时内皮肤弹性恢复，酸中毒前囟、眼窝凹陷恢复，哭有泪，脉搏有力，呼吸均匀，睁眼玩耍，说明补液适当；若出现水肿尿少，提示含钠液偏高；尿量多而脱水未纠正，提示非电解质液偏多（含钠少）；软弱无力且腹胀，提示低钾；烦躁不安，脉搏 160 次 / 分以上，呼吸困难，提示速度过快，有心衰甚至肺水肿可能。

下篇

各　论

扫一扫，查阅本章数字资源，含PPT、音视频、图片等

痔（haemorrhoids，piles）的传统概念是人体直肠末端黏膜下和肛管及肛缘皮下静脉丛发生扩大、曲张所形成的柔软静脉团；痔的现代概念是肛垫病理性肥大、移位及肛周皮下血管丛血流瘀滞形成的团块。痔，俗称痔疮（hemorrhoids），是一种常见病，任何年龄都可发病，其中20～40岁的人较为多见，并随着年龄的增长而逐渐加重。痔的发病率在肛肠疾病中占87.25%，占受检人群的46.3%。中医学亦称为"痔"或"痔疮"。根据发病部位的不同，又可分为内痔、外痔和混合痔。

第一节　内痔

一、概述

内痔（internal haemorrhoids）是指发生于肛门齿线以上，直肠末端黏膜下的痔内静脉丛扩大、曲张所形成的柔软静脉团块。本病好发于膀胱截石位3、7、11点处，通常又称为母痔，发生于其他部位的则称为子痔。本病的临床表现特点是便血、痔核脱出、肛门不适感。

二、病因病机

（一）风伤肠络

风善行而数变，又多夹热，热迫血溢，血不循经而下溢出血，所下之血色泽鲜红，下血暴急呈喷射状。

（二）湿热下注

饮食不节，恣食生冷、肥甘之品，伤及脾胃而滋生内湿。湿与热结，下注肛门，致使肛门部气血纵横、经络交错而生内痔；热盛则迫血妄行，血不循经，则血行外溢而便血；湿热下注大肠，肠道气机不畅，经络阻滞，则肛门内有块状物脱出。

（三）气滞血瘀

气为血之帅，气行则血行，气滞则血瘀。气机阻滞而运行不畅，气滞则血瘀阻于肛门，故肛门内有块状物脱出，坠胀疼痛；气机不畅，统摄无力，则血不循经而导致血栓形成。

（四）脾虚气陷

老人、妇女生育过多、小儿久泻久痢常致脾胃功能失常，脾虚气陷，中气不足，无力摄纳，可致痔核脱出不得回纳；气与血阴阳相随，相互依存，气虚则无以生化，无力摄血，气虚则血虚，致使气血两虚，故下血量多而色淡。

三、病因病理

（一）病因

1. 解剖因素

肛门直肠位于人体下部，由于重力和脏器的压迫，静脉向上回流颇受障碍；直肠静脉及其分支缺乏静脉瓣，血液不易回流，容易淤积；其血管排列特殊，在不同高度穿过肌层，容易受粪块压迫，影响血液回流。

2. 感染因素

痔静脉丛的血管内膜炎和静脉周围炎可导致部分血管壁纤维化、脆化、变薄，使得局部静脉曲张。

3. 排便因素

粪便不易排空，对直肠下段、肛管部产生较大的压力，使血管受压；排便次数过多，腹压增加，肛门直肠静脉回流障碍。

4. 遗传因素

静脉壁先天性薄弱，不易抵抗静脉腔内压力，因而逐渐扩张。

5. 其他

内痔还与饮食不节、妊娠和分娩、慢性疾病，以及职业、年龄等有关。

（二）病理

1. 静脉曲张学说

静脉曲张学说认为，人体直立、痔静脉缺少瓣膜、括约肌痉挛及粪便嵌塞等可导致肛门直肠静脉回流障碍，痔静脉曲张而形成痔。

2. 血管增生学说

血管增生学说认为，齿线以上的黏膜下组织含有大量的窦状血管、平滑肌、弹力纤维和结缔组织等，形成直肠海绵体，随着年龄的增长而出现增生、肥大，最终成为痔。

3. 肛垫下移学说

肛垫下移学说认为，齿线以上的黏膜和黏膜下存在着静脉丛、Treitze 肌、结缔组织，统称为"肛垫"，是正常的解剖组织。当"肛垫"增生、肥大，或因与肛门直肠壁的支持固定发生改变而松弛，或肛门括约肌的紧张度发生改变，使得肛垫向下移位而形成本病。

此外，还有细菌感染学说、括约肌功能下降学说等。

四、临床分期

2012 年，中华中医药学会发布《中医肛肠科常见病诊疗指南》，将本病分为四度。

（1）Ⅰ度　便时带血、滴血，便后出血可自行停止；无痔脱出。

（2）Ⅱ度　常有便血；排便时有痔脱出，便后可自行还纳。

（3）Ⅲ度　可有便血；排便或久站及咳嗽、劳累、负重时有痔脱出，需用手还纳。

（4）Ⅳ度　可有便血；痔持续脱出或还纳后易脱出。

五、临床表现

（一）病史

内痔多发生于成年人，婴幼儿和青少年较少见。早期患者可见有间歇性便血，随着病情的发展，又多以痔核脱出为主。

（二）症状

1. 便血

便血为最常见症状，多在排便时出现手纸染血，甚者可出现点状或喷射状出血；血液与大便不相混合，颜色鲜红；多无疼痛，呈间歇性发作。常因饮酒、过劳、便秘、腹泻等诱因使病情加重。

2. 脱出

随着病程延长及病情发展，痔核会逐渐增大，可在排便时脱出肛门外，脱出物颜色鲜红或灰白，若不及时回纳，局部肿胀可加剧。

3. 肛周潮湿、瘙痒

痔核反复脱出，肛门括约肌松弛，常有分泌物溢出肛门外，故自感肛门潮湿；分泌物长期刺激肛周皮肤易发湿疹，瘙痒不适。

4. 疼痛

脱出的痔核发生嵌顿可引起水肿、血栓形成、糜烂坏死，可有剧烈疼痛。

5. 便秘

常因恐惧便血而人为地控制排便，引起排便习惯的改变，或造成习惯性便秘；长期便秘或粪便干燥容易擦伤痔核表面黏膜，引发内痔出血，两者互为因果，导致病情加重。

（三）体征

1. 局部视诊

痔核脱出时可见齿线以上的黏膜充血、水肿、溃疡和出血点。个别可见血栓形成，甚至糜烂、坏死。

2. 直肠指诊

早期内痔因痔核柔软，直肠指诊一般不易触及；如痔核反复脱出，其表面纤维化，可触及柔软的包块隆起，无触痛，退指指套染血。

3. 肛门镜检查

早期可见局部黏膜鲜红、充血糜烂，有时可见出血点，痔核一般不相连；中、后期痔核逐渐增大，邻近的痔核可融合相连，表面发生纤维化则呈灰白色。

（四）常见并发症

1. 贫血

患者长时间、大量失血，未及时采取正确有效的治疗措施，可引起失血性贫血，出现头晕、乏力、面色苍白等症状。

2. 嵌顿

若痔核脱出于肛门外而不能及时自行回纳或手法复位，导致脱出物肿胀，循环障碍，疼痛加剧，发生嵌顿；甚则血栓形成，水肿加重；如反复摩擦刺激，可引起脱出物局部破损、糜烂、渗出、疼痛剧烈，甚至大小便困难、发热等。

（五）实验室检查

1. 一般检查

一般检查包括血常规、尿常规、肝肾功能、出凝血时间、凝血酶原时间、心电图、超声波和胸部 X 线片等。

2. 内窥镜检查

（1）肛门镜检查　主要观察内痔的部位、大小、数目、色泽、溃疡和出血点等情况。检查时应遵循规律，逐一进行，不可遗漏。

（2）肠镜检查　对于肛门镜检查不满意或有可疑病变不能明确诊断者，可采用肠镜检查。检查前须进行严格的肠道准备，检查过程中可进行针对性的图片采集、活体组织检查和治疗。

六、诊断与鉴别诊断

（一）诊断要点

1. 有反复发作的病史，病程短则数天，长则可达几十年。

2. 主要症状有便血、脱出、肛周潮湿、瘙痒、便秘等，甚者可有贫血、嵌顿、疼痛等。

3. 局部肛门视诊可见齿线以上的黏膜充血、水肿，伴有出血点等；肛门镜检查可进一步直观地了解痔核的部位、大小、数目、色泽、溃疡和出血点等。

（二）鉴别诊断

1. 肛裂

肛裂以周期性疼痛为主，便血色鲜红，量少，局部检查可见截石位 6 点或 12 点处有梭形溃疡，病程较长者可见局部病理性改变。

2. 直肠脱垂

直肠脱垂脱出物呈环状或螺旋状，色淡红，质地中等，表面光滑，无静脉曲张，一般不出血，伴肛周分泌物较多。

3. 直肠息肉

直肠息肉多见于儿童。位置较低的直肠息肉便后常可脱出于肛门外，脱出的息肉一般为单个，有长蒂，表面光滑，质较痔核硬，可活动，容易出血，但多无喷血、滴血现象。

4. 肛乳头肥大

肛乳头呈锥形或锤状，灰白色，表面为上皮，质地中等偏硬，一般无便血，常有疼痛或肛门坠胀，过度肥大者便后可脱出肛门外。

5. 直肠癌

直肠癌多见于中老年患者，粪便中混有暗红色脓血、黏液、腐臭的分泌物，伴有大便习惯改变，里急后重感，晚期患者大便变细。直肠指诊时可触及菜花状物或凹凸不平的溃疡，质地坚硬，不能推动，触之易出血，病理学检查可以明确诊断。

6. 下消化道出血

下消化道出血多见于溃疡性结肠炎、克罗恩病、直肠血管瘤、憩室病、家族性息肉病等，常伴有不同程度的便血，需做肠镜或 X 线钡剂灌肠造影等检查才能确诊。

七、治疗

（一）治疗原则

治疗内痔以改善和缓解症状为前提。一般情况下对于无症状者无须特殊治疗，对于症状明显者，有选择地进行治疗，治疗时须遵循"先保守、后手术"和"微创"的原则。

（二）非手术疗法

1. 内治法

（1）风伤肠络证

证候：大便滴血、射血或带血，血色鲜红，大便干结，肛门瘙痒，口干咽燥。舌红，苔黄，脉浮数。

治法：清热凉血，祛风润燥。

方药：凉血地黄汤合槐花散加减。

（2）湿热下注证

证候：便血色鲜红，量较多，肛门肿物外脱、肿胀、灼热疼痛或有滋水，便干或溏，小便短赤。舌质红，苔黄腻，脉浮数。

治法：清热渗湿止血。

方药：脏连丸加减。出血多者加地榆炭、仙鹤草。

（3）气滞血瘀证

证候：肿物脱出肛外、水肿，内有血栓形成，或有嵌顿，表面紫暗、糜烂、渗液，疼痛剧烈，触痛明显，肛管紧缩。大便秘结，小便不利。舌质紫暗或有瘀斑，脉弦或涩。

治法：清热利湿，活血化瘀。

方药：止痛如神汤加减。

（4）脾虚气陷证

证候：肿物脱出肛外，不易复位，肛门坠胀，排便乏力，便血色淡，面色少华，头晕神疲，食少乏力，少气懒言。舌淡胖，苔薄白，脉细弱。

治法：健脾益气摄血。

方药：补中益气汤加减。血虚者合四物汤。

（5）中成药治疗　常口服的中成药有槐角丸、脏连丸、痔宁片、补中益气丸等。

（6）西药治疗

1）微循环调节剂：具有抑制组胺和自由基产生、改善微循环的功能，目前常用的有地奥司明、消脱止 –M 等。

2）直肠黏膜保护剂：主要成分为复方角菜酸酯和氧化锌。制成栓剂外用，具有润滑肠道的作用，在直肠黏膜上形成胶状覆盖，保护受损的黏膜，有止血、止痒和减轻肛管直肠黏膜充血，促进创面愈合的作用。

2. 中外治

（1）熏洗疗法　适用于各期内痔及内痔脱出或伴有脱肛者。具有活血止痛、收敛消肿等作用。常用方剂有五倍子汤、苦参汤、止痛如神汤等。以药物加水煮沸，先熏后洗，或用药液湿热敷。

（2）塞药疗法　适用于各期内痔。具有清热消肿、止痛止血等作用。常用药物有四黄膏、九华膏、银灰膏、黄连膏、生肌玉红膏、九华痔疮栓等。

（3）枯痔疗法　适用于较严重的内痔。如Ⅲ、Ⅳ期脱出肛门外的内痔。具有消痔枯脱作用，主要有枯痔散、灰皂散等。即以药物敷于痔核表面，使痔核干枯坏死，达到痔核脱落治愈的目的。因所用药物大多具有较强的腐蚀作用，故涂药时应避免伤及周围正常组织，此法目前已少采用。

（4）针灸疗法　主穴：攒竹、会阴；配穴：燕口、龈交、白环俞、长强、承山。

3. 其他疗法

（1）微波疗法　采用高频高压电磁波，通过对微波辐射使组织产生生物物理反应而达到治疗目的。根据微波治疗仪功率大小不同的变化，又可以进行物理治疗、凝固止血、烧灼、切割等。

（2）冷冻疗法　通常采用液氮、液态二氧化碳，利用其超低温使组织细胞内液迅速冻结，细胞膜破坏，蛋白变性，血流停止，血管栓塞。一般每次冷冻 1～3 个痔核。该法近期疗效较好，但复发率高。

（3）红外线凝固疗法　采用特制的红外线凝结仪对痔核组织进行局部照射，使得痔核内的血管凝固、机化。一般每次照射 1～3 个痔核，每个痔核选 3～4 个点，每个点照射 1～1.5 秒。本法对早期内痔的近期疗效较佳。

（4）激光疗法　利用激光照射使组织产生快速的生物物理反应，使得痔核组织蛋白凝固变性、细胞代谢障碍，甚至组织细胞碳化、气化。治疗时应注意必要的保护措施，严格掌握适应证，控制激光器的功率大小、照射时间和距离等，避免不必要的伤害。

（三）手术治疗

【手术原则】

对于反复发作、症状明显者，以及经非手术治疗症状不缓解者，可采用手术治疗。肛门周围有急性脓肿或湿疮者，内痔伴有痢疾或腹泻者，内痔伴有严重肺结核、高血压、糖尿病、心血管疾病、肝脏疾病、肾脏疾病或血液疾病者，临产期孕妇等均应视为手术禁忌。

【手术方法】

1. 枯痔钉插药术

（1）适应证　Ⅱ、Ⅲ期内痔或混合痔的内痔部分。

（2）徒手插钉术手术步骤　内容如下。

1）术区常规消毒，铺孔巾。观察内痔的大小、位置、形态及数目。对单发且能脱出的内痔，可直接插入；对不脱出的内痔，先行扩肛再用手压住内痔根部，将其翻出肛外。

2）术者左手固定内痔，右手捏住钉尾，在距齿线上 0.3 ～ 0.5cm，钉尖对准痔体与表面呈15°，用力快速地插入痔黏膜后，再缓慢插入痔内，每钉之间距离为 0.3 ～ 0.5cm，每个内痔根据大小插入 3 ～ 5 枚，一次总量可插入 10 ～ 20 枚。

3）插入后，将痔面多余部分剪掉，仅留 1 ～ 2mm。因痔黏膜收缩则将钉全部埋入痔内，再逐个将脱出痔核送回肛内，包扎固定。

2. 内痔注射术

（1）适应证　适用于无并发症的各期内痔，特别是Ⅰ、Ⅱ期内痔。

（2）一步注射法手术步骤　适于孤立性内痔。

1）用喇叭镜插入肛内检查内痔部位、大小、数目。纤维化型内痔则不宜用注射术。

2）用 5 号针头的注射器抽取药液直接注入痔内，使痔体黏膜表面颜色变浅或呈水疱状为度，根据痔体大小注入 1 ～ 3mL 药液。

3）用同样方法注射其他内痔，一般每次可同时注射 3 ～ 5 个痔核。

（3）四步注射法手术步骤　适于Ⅰ～Ⅲ期内痔。

1）用喇叭镜插入肛内，检查内痔部位、大小、数目，再以食指触摸原发痔区有无动脉搏动。

2）将消痔灵原液与生理盐水配成 1∶1 溶液，按四步注射法依次注射。

第一步：直肠上动脉右前、右后和左侧分支注射。于母痔上极 0.2cm 进针，相当于直肠上动脉右前分支进入痔核搏动点处，进针至黏膜下层深部，边退针边注药。3 个母痔上极分别注射 4mL，共 12mL。第二步：母痔的黏膜下层注射。先在母痔中心区进针，依次刺入黏膜、黏膜固有层、黏膜肌层、黏膜下层深部，针尖接触肌层有抵抗感，不要刺入肌层，稍退针尖开始注药，药量稍大于痔体以痔核呈弥漫性肿胀为宜，每个内痔分别注射 4 ～ 6mL，即完成第二步。第三步：黏膜固有层注射。当第二步注射完毕，再缓慢退针往往有一落空感即到黏膜固有层，注药，药量为第二步的 1/3，以痔黏膜呈水疱状、血管网清晰为度，即完成第三步，退出针来，每个母痔注 2 ～ 3mL。第四步：右前、右后和左侧的窦状静脉下极注射。在母痔下极齿状线上 0.1cm 处进针，至黏膜下层深部的窦状静脉区，每痔注 4mL，三个共注药 12mL。注射完毕，用指腹反复揉压注药部位，使药液均匀散开，外敷纱布固定。

（4）术后处理　①患者手术当日卧床休息，不排大便；②少渣饮食两天；③便后坐浴熏洗，痔疮栓纳肛；④口服抗生素 3 天，预防感染；⑤术后肛门坠胀和微痛，个别病例有微热、排尿不畅，对症处理即可。

（5）术中注意点

1）视痔核大小不同，注射药量也不同。

2）黏膜固有层注射药量不宜过大，以免发生黏膜坏死。

3）进针深浅度要适宜，过深则伤及括约肌，引起肌肉坏死，过浅注射在黏膜表层，易引起浅表坏死出血。

4）注药前应回抽无血。

5）窦状静脉区注药勿多，以免药液渗入齿状线以下引起疼痛。

6）边注药边退针头，待退出黏膜表面前稍停顿片刻，可避免针眼出血。

7）切勿将药液注入肛管皮肤下及外痔部位，否则发生水肿和疼痛。

3. 内痔结扎术

（1）适应证　各期内痔。

（2）单纯结扎术手术步骤

1）肛周皮肤消毒，麻醉后扩肛，分叶镜下，暴露内痔。检查内痔部位、大小、数目。

2）以血管钳夹住内痔牵出肛外，再以血管钳夹住内痔基底部，在钳下齿状线下剪开 0.5cm 减压切口，以防术后水肿。再以 7 号丝线在钳下绕减压切口单纯结扎。

3）被结扎痔块较大，可用多把血管钳排列钳夹压缩成片状后剪除，以免痔块过大术后堵塞肛门产生坠胀感。

4）处理 3 个以上痔块时，可在肛后部延长减压切口内挑出部分内括约肌和外括约肌皮下部并予以切断。松解括约肌可避免术后肛门疼痛和狭窄。

（3）"8" 字形贯穿结扎术手术步骤

1）肛周皮肤消毒，麻醉后扩肛，暴露内痔部位、大小、数目。

2）以止血钳夹住内痔基底部牵出肛外，用圆针 7 号丝线在止血钳下方贯穿基底中部缝合 1 针，接着绕钳尖于钳下再贯穿缝合 1 针。注意不能穿入肌层。收紧缝线，松开止血钳，"8" 字结扎，以免结扎线滑脱而出血，剪去多余丝线。

3）同法贯穿结扎其余痔核，各结扎点间至少保留 1cm 以上的正常黏膜。

（4）术后处理

1）术后预防性应用抗生素，防止感染。

2）术后半流质饮食 2 ～ 3 天。

3）术后当天不宜解大便。若便后痔核脱出时，应立即将痔核送回肛内。

4）每次便后熏洗坐浴，换药或塞入痔疮栓。

5）术后肛门变窄者应定期扩肛，每周 1 ～ 2 次至正常为止。

6）术后 7 ～ 9 天为痔核脱落阶段，嘱患者减少行动，保持大便通畅，不宜用力努挣，以避免术后大出血。

（5）术中注意点

1）结扎内痔时宜先结扎小的痔核，后结扎大的痔核。钳夹痔核时一定要钳夹在基底部，不能遗留痔组织。

2）结扎务必牢固，否则有脱线或坏死不全。

3）贯穿结扎时，缝针穿过痔核基底部时不可穿入肌层，否则结扎后可引起肌肉坏死或并发肛门周围脓肿。

4）同时结扎三个以上内痔，必要时松解肛门括约肌，防止术后疼痛和狭窄。将结扎残端压缩后剪除，以减轻患者术后堵塞感。

4. PPH

（1）适应证

1）Ⅱ～Ⅳ期环形内痔、多发混合痔、嵌顿痔、以内痔为主的环形混合痔。

2）直肠黏膜脱垂、直肠黏膜内套叠、Ⅰ度直肠前突。

（2）手术步骤

1）常规用络合碘消毒会阴部皮肤和肠腔（女性患者同时做阴道消毒），铺巾。判断内痔的位置、大小、脱出程度。以肛管扩张器内栓充分扩肛。

2）肛管内置入特制肛管扩张器，取出内栓并加以固定，使脱垂的内痔落入肛管扩张器后面。寻找齿线的位置，用纱布将外痔尽量向肛内推送，减少术后残留皮赘。

3）通过肛管扩张器置入肛镜缝扎器，在齿线上方约 4cm 处用 2-0 缝线或 7 号丝线通过旋转缝扎器顺时针做黏膜下荷包缝合，女性患者应注意勿将阴道后壁黏膜缝入。荷包缝线保持在同一水平面，可根据脱垂实际程度行单荷包或双荷包缝合。

4）将特制的 PPH 吻合器张开到最大限度，将其头端插入到荷包缝线的上方，轻轻收紧缝线并打结，用带线器经吻合器侧孔将缝线拉出肛外。

5）从缝线末端引出后用钳夹住，向手柄方向用力牵拉结扎线，使被缝合结扎的黏膜及黏膜下组织置入吻合器套管内，同时顺时针方向旋转收紧吻合器，打开保险装置（女性患者需做阴道指诊，确保阴道后壁未被拉入吻合器内）后击发，关闭吻合器 30 秒左右，可加强止血效果。

6）将吻合器反方向旋转 180°，轻轻拔出，检查吻合口部位，确保其光滑完整。对于吻合口局部有出血者，用 2-0 肠线或 4 号丝线缝合止血。肛内放置引流管，以利引流。

（3）术后处理

1）术后适当应用抗生素、止血药物，预防感染、出血。

2）术后当日禁食或给流食，次日半流食 2 天，以后逐渐恢复普食。

3）老年人或前列腺肥大者可留置导尿 48 小时。

4）术后第 2 天口服润肠通便药物。

5）注意观察术后出血。手术创面若有出血，应及时处理。

6）术后 24 小时拔除引流管。

（4）术中注意点

1）尽量不用指法扩肛，最好选用特制的环形肛管扩张器内栓进行扩肛，避免损伤肛门括约肌，同时有利于肛管扩张器置入，可减少术后反应性水肿和疼痛。

2）荷包缝合的高度应在齿线上 3 ～ 4cm，以确保吻合口在齿状线上 1.5 ～ 2cm 处。若荷包缝合过高，则对肛垫向上的牵拉和悬吊作用减弱，痔块回缩不全，影响手术效果；反之，若荷包缝合过低，易引起术后疼痛和出血，严重者会出现感觉性大便失禁。

3）荷包缝合的深度宜在黏膜下层。太浅易引起黏膜撕脱，吻合口不完整，影响手术效果；过深则易损伤括约肌，引起吻合口狭窄或大便失禁。

4）荷包缝线保持在同一水平面，可根据实际脱垂程度行单荷包或双荷包缝合。

5）术毕应仔细检查吻合口并彻底止血。

5. 选择性自动结扎疗法

（1）适应证　适用于各期内痔。

（2）手术步骤

1）麻醉满意后，以络合碘肛周常规消毒三遍，铺无菌孔巾，肛门松弛后消毒肛内。

2）肛管内置入肛窥器，暴露齿状线上 3 ～ 4cm 处直肠黏膜。

3）将负压吸引接头与外源负压抽吸系统相接，确认负压释放、开关处于关闭状态。

4）经肛窥器置入枪管并对准目标，在负压抽吸下将目标组织吸入枪管内。当负压值达到 -0.1 ～ -0.08MPa 时，即可转动棘轮，直至弹力线环释放，此时即将目标组织套扎住，再转动推线管释放轮到相适应位置弹出推线管后，助手帮助持枪，术者左手持推线管，右手捏紧弹力线尾部并用力对抗牵引，收紧弹力线前端环套。确认弹力线环套收紧后，术者接过套扎器，打开负压释放开关，释放被套扎组织。稍往后抽拉推线管前端，于打结处剪断，留长 4 ～ 5mm。

5）相同方法环绕肠壁套扎 6 ～ 8 个点。

6）将肛窥器部分退出，显露齿状线和内痔块。

7）同第四步方法处理其他内痔组织。

第二节　外痔

一、概述

外痔（external haemorrhoids）是指发生于肛管齿状线以下，由痔静脉丛扩大曲张或痔静脉破裂或反复炎症纤维增生而成的疾病。其特点是自觉肛门坠胀、疼痛、有异物感。临床根据其形态、病理变化、组织结构分为四种，即结缔组织外痔、静脉曲张外痔、炎性外痔和血栓性外痔。

二、病因病机

1. 气滞血瘀

局部气血瘀滞，肠道气机不畅，不通则痛。

2. 湿热下注

湿性重着，常犯于下，湿热蕴阻肛门，经络阻滞，瘀结不散而发为本病。

3. 脾虚下陷

年老体弱者常脾胃功能失调，中气不足，脾虚气陷，导致肛门坠胀，肿物难以消退。

三、病因病理

西医学认为，外痔多是由于局部感染、损伤等因素，导致直肠下静脉属支在齿线下方病理性扩张和血栓形成。

四、临床分类

1. 炎性外痔

炎性外痔为肛缘皮肤破损或感染，局部红肿、渗出或破溃，疼痛明显。

2. 血栓性外痔

血栓性外痔为肛缘皮下突发青紫色肿块，局部皮肤水肿。肿块初起尚软，疼痛剧烈，逐渐变硬，可活动，分界清晰，触痛明显，好发于肛门外截石位 3 点、9 点，以中年男性居多。

3. 静脉曲张性外痔

静脉曲张性外痔为排便时或久蹲后肛缘皮下有柔软青紫色团块隆起，可伴有坠胀感，团块物经按压后可消失。

4. 结缔组织性外痔

结缔组织性外痔为肛门边缘处赘生皮瓣，逐渐增大，质地柔软，一般无疼痛，不出血，仅觉肛门有异物感，偶有感染肿胀时才觉疼痛，肿胀消失后赘皮依然存在。

五、临床表现

1. 病史

本病患者的病程可长可短，一般仅有肛门部坠胀感、异物感等，当病情进一步发展时可出现不同症状。

2. 症状和体征

（1）炎性外痔　患者感肛门部灼痛、瘙痒，排便或活动时尤甚，检查见肛门皱襞充血、肿胀、触痛，并有少量渗出物。

（2）血栓性外痔　患者用力排便后，肛缘突起一圆形或椭圆形肿物，疼痛剧烈，检查见肛缘肿物，呈暗紫色，稍硬，触痛明显。

（3）静脉曲张性外痔　患者感肛门部胀痛不适，排便时明显。检查可见肛缘某一方位或绕肛缘有不规则肿物隆起，质软，皮色紫暗，皮下有扩大曲张的静脉丛。

（4）结缔组织性外痔　患者有肛门异物感或便后肛门不易清洁；因少量分泌物或粪便积存刺激，可伴有肛门潮湿、瘙痒。检查：初起肛门皱襞重大，有粪便和分泌物积存，色暗红，甚者在肛缘呈单发或多发或不规则赘物（皮），质软或硬，触痛不明显。

3. 实验室检查

如需进行手术治疗时，应进行血常规、尿常规、肝肾功能、出凝血时间、心电图等检查。必要时可针对性地进行相关系统的检查。

六、诊断与鉴别诊断

（一）诊断要点

1. 症状

症状以肛门部坠胀感、异物感为主，伴有肛周潮湿、瘙痒；急性发作时肛门局部可有肿胀、疼痛，经排便等刺激后症状则加重。

2. 体征

肛门边缘赘生皮瓣，质地柔软，无触压痛；急性发作时可见皮瓣明显肿大，疼痛剧烈，甚至血栓形成、破损渗出、味臭等。

（二）鉴别诊断

1. 肛门周围脓肿

肛门周围肿块，色红，疼痛剧烈，发病 3～5 天后可有波动感，伴有发热，自溃或切排引流后肿退痛减，体温下降，易形成肛瘘。

2. 肛门周围囊肿

肛门周围局限性肿块，质地中等，按之有囊性感，边界清晰，表面光滑，与皮肤粘连，皮色如常，无疼痛；感染时红肿疼痛明显，并有豆渣样物。

3. 肛管癌

肿块质地坚硬，不能推动，且表面高低不平，溃烂时可有脓血、黏液、腐臭的分泌物；后期常见肛管狭窄，大便变细或排便困难。

七、治疗

（一）治疗原则

对于无症状的外痔，一般无须特别治疗，对于环状外痔者应分次或分段手术，尽可能保留更多的"皮肤桥"，避免肛管过度损伤。

（二）非手术治疗

1. 内治法

（1）气滞血瘀证

证候：肛缘肿物突起，排便时可增大，有异物感，可有胀痛或坠痛，局部可触及硬结。舌紫暗，苔薄黄，脉弦涩。

治法：理气化瘀。

方药：活血散瘀汤加减。

（2）湿热下注证

证候：肛缘肿物隆起，灼热疼痛或局部有分泌物，便干或溏。舌红，苔黄腻，脉滑数。

治法：清热利湿。

方药：萆薢渗湿汤加减。

（3）脾虚气陷证

证候：肛缘肿物隆起，肛门坠胀，似有便意；神疲乏力，纳少便溏。舌淡胖，苔薄白，脉细无力。

治法：理气健脾升提。

方药：补中益气汤加减。

2. 外治法

外治法同"内痔"部分。

3. 其他疗法

中成药和西药治疗同"内痔"部分。

（三）手术治疗

【手术方法】

1. 血栓性外痔摘除术

（1）适应证　血栓性外痔保守治疗1周尚未吸收，且症状加剧者，或血栓太大不易吸收者。

（2）手术步骤　常规消毒，麻醉成功后，在痔体正中部做梭形切口，剪开血栓表面皮肤，组织钳提起创缘皮肤（图8-1），用尖剪刀或小弯钳沿皮下和血栓外包膜四周分离血栓，完整游离出血栓（图8-2），摘除血栓后，修剪创缘皮肤成梭形创口，油纱条嵌入创口，外敷纱布包扎。

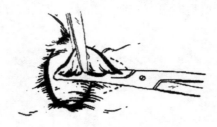
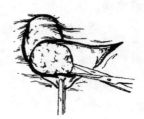

图8-1　剪开血栓表面皮肤　　　　图8-2　剥离血栓

（3）术后处理

1）术后预防性应用抗生素，预防感染。

2）每次便后熏洗坐浴，换药。

3）如果缝合后无感染一期愈合者，7天拆线。

（4）术中注意点

1）注意不要将血栓外包膜剥破。

2）分离血栓时勿夹持栓体，以免包膜破裂，剥出不全。

3）若血栓大，皮赘多，可切除部分皮肤，以免术后遗留皮赘。

4）术中必须仔细操作，特别对小血栓更不能遗漏，以防止复发。

2. 外痔切除术

（1）适应证　结缔组织性外痔、炎性外痔、无合并内痔的静脉曲张性外痔。

（2）手术步骤

1）如为结缔组织性外痔，钳夹提起外痔皮肤做一个切口（图8-3），用剪刀沿外痔基底部连同增生的结缔组织一并剪除（图8-4）。撤钳观察有无出血，创面开放。对小外痔可直接剪除。

2）如为静脉曲张性外痔，用血管钳夹住外痔外侧皮肤做一个切口，提起血管钳，沿两侧切口向上剥离曲张静脉丛至肛管时则缩小切口，尽量保留肛管移行皮肤。剥离至齿线附近，钳夹后以丝线结扎，防止出血。修整皮缘，整个创口呈棱形，以利引流。油纱条嵌入创腔，外敷纱布包扎固定。

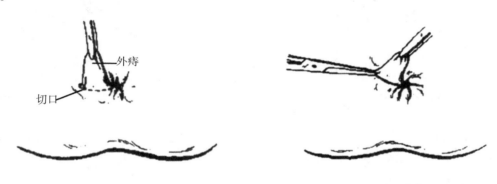

图8-3　钳起外痔　　　　　　　　　　　图8-4　剪除外痔

（3）术后处理

1）每次便后熏洗坐浴，专科换药至愈合。

2）注意肛周卫生。

（4）术中注意点

1）多发性外痔，在切口之间要保留足够皮桥，宽约0.5cm，使切口不在同一平面上，以免形成环状瘢痕而致肛门狭窄。

2）用剪刀分离痔组织时，不要分离过深，以免损伤括约肌。

3. 外痔切除缝合术

（1）适应证　静脉曲张性外痔、结缔组织性外痔。

（2）手术步骤

1）对静脉曲张性外痔，麻醉满意后，常规消毒铺巾。指法扩肛，使肛门松弛，仔细检查外痔的大小、范围和数量，设计切口部位，沿静脉曲张的外缘做弧形切口至皮下（图8-5），用尖剪刀沿切口向肛管方向潜行剥离曲张的痔静脉丛，并全部剔除（图8-6），电凝、钳夹或结扎止血。修剪切口皮肤，用4号丝线间断缝合切口，同样方法处理另一侧静脉曲张性外痔。局部用酒精消毒，无菌敷料加压包扎。

2）对结缔组织外痔，钳夹痔组织轻轻提起，用剪刀沿皮赘基底平行将其剪除（图8-7）。

3）修剪两侧创缘使呈梭形，用丝线全层间断缝合（图8-8）。酒精消毒，加压包扎。

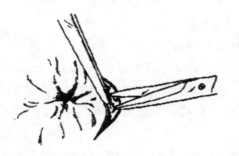
图8-5　沿痔外缘做弧形切口

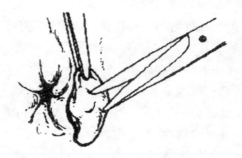
图8-6　潜行剥离痔静脉丛

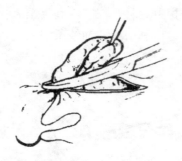
图8-7　钳夹外痔沿皮赘基底剪除外痔

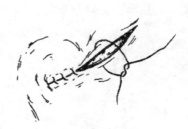
图8-8　间断缝合

（3）术后处理

1）术后预防性应用抗生素，防止感染。

2）流食1天，少渣饮食1天，以后改普食。

3）控制大便2天，之后保持大便通畅，便后熏洗坐浴，保持肛周卫生。

4）常规换药，保持创面干燥，5～7天拆线。

（4）术中注意点

1）术中操作要仔细，要剥净痔静脉丛，防止术后复发。

2）止血要彻底，防止血肿形成。

第三节　混合痔

一、概述

混合痔（mixed haemorrhoids）是指内痔、外痔静脉丛曲张，相互沟通吻合，使得内痔部分和外痔部分形成一整体者。混合痔多发生于肛门截石位3点、7点、11点处，以11点处更为多见。混合痔兼有内痔、外痔的双重症状，属中医学"痔"的范畴。

二、病因病机

病因病机同内痔、外痔部分相关内容。

三、病因病理

混合痔的发生同时兼有内痔、外痔的致病因素，大多是由于内痔通过其丰富的静脉丛吻合支和相应部位的外痔静脉丛相互吻合并产生病理性肥大。

四、临床表现

1. 病史
本病患者病程往往较长，几年甚至是几十年，常反复发作。

2. 特点
本病同时兼有内痔、外痔的症状和体征，如便血及肛门肿物（皮赘、静脉团、血栓、水肿等）、肛门坠胀、异物感或疼痛、肛门伴有分泌物、肛门瘙痒等。肛门内在齿线上、下方同一方位出现团块状肿物，内痔与外痔相连吻合为一体，无明显界线，括约肌间沟消失。

五、诊断与鉴别诊断

本病诊断与鉴别诊断与内痔、外痔相关内容一致。

六、治疗

（一）治疗原则

治疗原则与内痔、外痔相关内容一致。对于轻度患者多以非手术治疗为主，对于严重的环状混合痔患者多采用手术治疗。

（二）非手术治疗

非手术治疗同内痔、外痔部分的相关内容。

（三）手术治疗

【手术原则】

手术过程中保留手术切口间正常的皮肤和黏膜组织，避免术后肛门狭窄。

【手术方法】

1. 外剥内扎术
（1）适应证　混合痔，尤其是较孤立的环状混合痔。
（2）手术步骤
1）常规消毒，铺巾，指法或分叶肛镜扩肛后，将混合痔的内痔部分翻出肛外。
2）外痔边缘处做"V"字形皮肤切口（图 8-9），在皮下静

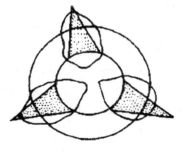

图 8-9　切口

脉丛与括约肌之间剥离曲张的静脉团和增生的结缔组织至齿线下 0.3cm。如外痔部分为结缔组织，无须剥离则直接切开至齿线处，称为外切内扎术。

3）用弯止血钳夹住内痔基底部，在钳下 7 号丝线双重结扎或 "8" 字贯穿结扎。

4）将外痔连同已被结扎的内痔残端切除。依同法处理其他 2～3 个痔块。

5）如为多发混合痔，将两外痔切口间皮桥下方用止血钳钝性分离，使之相通，并摘除曲张的痔静脉丛，防止术后水肿。

6）处理 3 个以上痔块时，可在肛门后部或侧方的外痔切口内挑出部分括约肌予以切断。

7）切口开放，外敷纱布压迫，用丁字带固定。

（3）术后处理

1）术后预防性应用抗生素，防止感染。

2）半流质饮食 2～3 天。

3）每次便后熏洗坐浴，换药至愈合。

4）保持大便通畅，口服通便药物如麻仁丸等。

（4）术中注意点

1）在每个外剥内扎的切口中间要保留健康黏膜和皮肤 0.5～1.0cm，以防肛门直肠狭窄。

2）结扎后痔核残端不要在同一平面上。

3）勿结扎过多黏膜，勿切除健康皮肤。

4）外痔剪切剥离时，勿超过齿线以上过多，否则残端容易出血。

2. PPH 术 + 剪口结扎术

（1）适应证　多发混合痔、嵌顿痔、以内痔为主的环形混合痔。

（2）禁忌证　同痔的手术禁忌证。

（3）术前准备　①血常规、出凝血时间、心电图等检查；②术晨清洁灌肠，排净大小便；③PPH 手术特制器械全套。

（4）麻醉　腰硬联合阻滞麻醉或持续硬膜外阻滞麻醉。

（5）体位　侧卧位或截石位。

（6）手术步骤

1）～6）：完成 PPH 术 6 步骤后再结合以下剪口结扎术式。

7）充分暴露残留的内痔部分，海绵钳夹住内痔部分，固定。如为系环状混合痔，则人为地划分合适的几个痔核区域，同法处理。

8）手术剪沿相应方位，与肛缘呈放射状，从外痔基底部按 "V" 形剪口到齿线，修剪创口边缘，使引流通畅。

9）用丝线将所夹痔核沿钳下及剪口处结扎，剪去结扎部分约 2/3 痔核组织。同法处理其余混合痔。

10）检查结扎线是否扎紧，创面有无活动性出血点，用湿润烧伤膏纱条置肛内，填塞压迫，纱布胶布压迫固定。

（7）术后处理　同 PPH 术和外剥内扎术。

（8）术中注意点　同 PPH 术和外剥内扎术。

3. RPH+ 剪口结扎术

（1）适应证　混合痔。

（2）禁忌证　严重心、肝、肾疾病，门脉高压症，血液病，肛门急性感染性疾病。

（3）术前准备　①血常规、出凝血时间、心电图等检查；②术晨清洁灌肠，排净大小便；③PPH 术特制器械全套。

（4）麻醉　腰俞麻醉或长效局麻，或骶管麻醉。

（5）体位侧卧位或截石位。

（6）手术步骤

1）～7）完成 RPH7 个步骤后再结合以下剪口结扎术式。

8）充分暴露残留的内痔部分，海绵钳夹住内痔部分，固定。如为系环状混合痔，则人为地划分为合适的几个痔核区域，同法处理。

9）手术剪沿相应方位，与肛缘呈放射状，从外痔基底部按"V"形剪口到齿线，修剪创口边缘，使引流通畅。

10）用两手食指将丝线顶入痔核尽头，绕痔核一周，在钳下剪口处进行结扎，然后剪去结扎部分约 2/3 痔核组织。同法处理其余混合痔。

11）检查结扎线是否扎紧、创面有无活动性出血点，用湿润烧伤膏纱条置肛内，填塞压迫，纱布胶布压迫固定。

（7）术后处理　同 RPH 和外剥内扎术。

（8）术中注意点　同 RPH 和外剥内扎术。

扫一扫，查阅本章数字资源，含PPT、音视频、图片等

第九章
肛窦炎、肛乳头炎及乳头状纤维瘤

一、概述

肛窦炎（anal cryptitis）是指肛窦、肛门瓣发生的急慢性炎症性疾病，又称肛隐窝炎。由于炎症的慢性刺激，常伴有肛乳头发炎、肥大，称为肛乳头炎（anal papillitis）。两者皆为常见病，且往往同时存在，互为因果，是引起肛门部疾病的主要感染部位。其临床特点为肛门不适、疼痛、潮湿、瘙痒。

因慢性炎症刺激引起的肛乳头纤维结缔组织增生，称为肛乳头状纤维瘤（anal papillary fibroma），中医学称之为"悬珠痔"。乳头状纤维瘤起源于肛乳头，可单发也可多发，大小不等。一般认为不突出肛门者为肛乳头肥大，突出肛门外者为肛乳头状纤维瘤。其临床特征为肛门坠胀、疼痛、块物脱出等。

二、病因病机

1. 湿热下注

饮食不节，过食醇酒厚味，辛辣炙煿；或湿热内生，下注肛门；或肠燥便秘，破损染毒，致使肛门坠胀疼痛，潮湿瘙痒。

2. 热毒炽盛

湿邪郁久化热，下注肛门，故肛门灼热，肛周皮肤红肿糜烂。

3. 阴虚内热

素体肺脾肾亏虚，湿热之邪乘虚下注肛门，见肛门隐痛，便时加重，伴手足心潮热，盗汗。

4. 气虚下陷

病久脾气亏虚，升举无力，反而下陷，致使肛门坠胀不适，伴面色㿠白，少气懒言，纳少便溏。

5. 气滞血瘀

气为血帅，气行则血行，湿热之邪郁遏气机，气机阻滞，气结则血瘀，故排便后肛门部肿物脱出，回纳不利，伴肛门坠胀。

三、病因病理

（一）病因

西医学认为肛窦炎的发生与肛窦的解剖特点有密切关系。由于肛窦呈漏斗状，开口向上，不

易引流，且易受粪便污染和损伤而引起感染。粪渣易积存于此，使肛腺分泌受阻，细菌极易繁殖。一旦细菌从其底部侵入肛腺，造成肛窦的炎症，继而向周围扩散而引发其他肛肠疾病。

（二）病理

肛窦炎的病理改变表现为肛窦、肛门瓣的局部水肿和充血、组织增生和分泌物渗出。肛窦的炎症使开口在肛窦的肛腺管扩张，细菌趁机侵入形成肛腺炎，分泌物排出不畅，生成局部脓肿及瘘管，也可直接通过感染的肛腺继续扩散蔓延，从而导致肛管直肠周围感染发炎，临床上约有85%的肛门直肠病变与肛窦感染有关。

肛乳头位于肛窦两旁，沿齿线排列，多为1～4个，数目、形态和大小因人而异。肛窦及肛门瓣的炎症易波及肛乳头，引起肛乳头发炎，继而肿胀肥大，临床上肛窦炎和肛乳头炎常常伴随发生。肛乳头肥大时常无症状，或大如胡桃脱出肛外。肛乳头肥大在齿线处为皮肤（移行上皮）覆盖，表面光滑，呈乳白色或淡红色，不易出血，触诊较硬，常为多个。

四、临床表现

（一）病史

本病可以发生在任何年龄，以青壮年为主，女性多于男性，病程可持续几个月甚至数年。

（二）症状

1. 肛门不适

肛窦炎初期可无明显症状，但常伴有排便不尽感，肛内异物感或坠胀感，严重者可伴有里急后重感。

乳头状纤维瘤患者，表现为肛门有块物脱出，往往伴有坠胀感等肛门不适感，局部无压痛，脱出物可以是1个，也可以是数个。

2. 疼痛

（1）肛窦炎　时有灼热、刺痛，排便时因粪便压迫肛窦，可使疼痛加重，初期不甚剧烈，数分钟内即可消失。如肛门括约肌由于炎症刺激而引起挛缩时，则疼痛加剧，常可出现短时间阵发性刺痛，或疼痛持续数小时，严重者可波及臀部、骶尾部、会阴部和股后部等。

（2）乳头状纤维瘤　肛门块物脱出肛外，若不能及时回纳，嵌塞于肛门部，或脱出物与大便、衣物等反复摩擦，可发生炎症，此时疼痛难忍。肛乳头常伴有肛裂，较大的肛乳头反复脱出肛外可加重肛裂，疼痛加剧。

3. 肛门潮湿、瘙痒

肛窦、肛门瓣的炎症致使分泌物增加，出现肛门潮湿、瘙痒。急性期常伴有大便困难，粪便常带少量黏液，通常在排便前流出，有时伴有少量便血。若伴有较大的肥大肛乳头，便后常脱出肛门外，使肛门潮湿、瘙痒等症状加重。

（三）体征

1. 肛门指诊

（1）肛窦炎及肛乳头炎　可见肛门紧缩，肛窦发生炎症处有明显压痛、结节或凹陷，或可触及肿大、压痛的肛乳头。

（2）乳头状纤维瘤　可于齿线处触及质地较硬的块物，有蒂或无蒂，数量不等，大小不一，多无压痛。

2.肛门镜检查

（1）肛窦炎及肛乳头炎　可见病变肛窦和肛乳头红肿，肛窦处有脓性分泌物或有红色肉芽组织。

（2）乳头状纤维瘤　可见齿线处灰白色或黄白色肛乳头肥大，呈锥形、三角形或圆形，表面光滑，不宜出血。若肛乳头感染，可见其色鲜红、充血，伴有触痛。

（四）辅助检查

1.探针检查

探查肛隐窝时，肛隐窝变深、触痛，或有脓性分泌物排出。

2.电子结肠镜检查

肛门下坠、肿胀并非肛窦炎特异症状，需借助肠镜排除肠道疾病。

3.病理检查

对乳头状纤维瘤，需有常规病理检查以明确诊断。

五、诊断与鉴别诊断

（一）诊断要点

1.肛窦炎及肛乳头炎

（1）主要症状　肛门内有异物感和下坠感，甚者灼热、刺痛感；伴有不同程度的肛门潮湿、瘙痒。

（2）肛门指检　肛窦处有明显的压痛、硬结或凹陷，常可触及肥大的肛乳头。

（3）肛门镜检　可见肛窦及肛门瓣充血、发红、水肿，挤压肛窦周围组织时，可见少许脓性分泌物或黏液渗出；常伴有肥大的肛乳头，呈锥体形、三角形或圆形。急性期肛乳头色泽潮红，充血水肿；慢性期呈灰白色或黄白色，不易出血。

2.乳头状纤维瘤

（1）主要症状　肛门潮湿、瘙痒，便时有块物脱出，有肛门坠胀不适感。可单发，也可多发，多与肛裂并发。

（2）肛门指检　可触及质地中等的块物，有蒂或无蒂，可移动。一般无压痛，炎症期可有疼痛。

（3）肛门镜检　齿线部可见灰白色或黄白色肿物，有蒂或无蒂。

（二）鉴别诊断

1.肛窦炎与肛裂

肛裂疼痛剧烈，有特殊的疼痛周期，伴有出血，肛管皮肤有纵行裂口、溃疡。

2.肛窦炎与肛瘘

肛瘘内口多位于肛窦处，触诊时内口下可触及条索状物，牵拉肛瘘外口可见内口被牵动而凹陷。探针探查时可见瘘管内外口相通。

3.乳头状纤维瘤与痔

患者排便时痔核脱出肛外，Ⅱ期内痔可自行回纳，Ⅲ期内痔通常需手托方能复位。痔核呈紫红色或鲜红色，黏膜充血糜烂易出血。

4. 乳头状纤维瘤与直肠息肉

直肠息肉常可脱出肛门外，能自行回纳，息肉表面为黏膜，黏膜表面发炎时呈草莓状，脱出的息肉有蒂，质地脆，易出血。病理检查可明确诊断。

六、治疗

（一）治疗原则

肛窦炎的治疗以保守治疗为主，包括内服、外治，如急性期可选择运用有效的抗生素治疗；如本病反复发作，形成局部脓肿时，需采用手术治疗。个别患者精神过度紧张，多思多虑，应辅以心理辅导。

乳头状纤维瘤的治疗，主张早期诊断，定期随访。如伴随症状明显，或块物生长较快者，应尽早手术。

（二）非手术治疗

1. 内治法

（1）辨证论治

1）湿热下注证

证候：肛门部坠胀不适，或可出现灼热刺痛感，便时加剧，粪夹黏液，可有里急后重，肛门潮湿瘙痒，伴口干便秘。舌红，苔黄腻，脉滑数或弦数。

治法：清热利湿，活血止痛。

方药：止痛如神汤加减。便干加大黄、火麻仁、桃仁等。

2）热毒炽盛证

证候：肛门灼热，肛周皮肤红肿、糜烂、疼痛，便时加剧，大便燥结，小便短赤。舌红，苔黄，脉细数。

治法：清热解毒，消肿止痛。

方药：五味消毒饮加减。

3）阴虚内热证

证候：肛门不适，隐隐作痛，便时加剧，肛门黏液溢出，混有血丝，手足心潮热，盗汗，口干，大便秘结。舌红，苔黄或少苔，脉细数。

治法：滋阴清热，凉血止痛。

方药：凉血地黄汤加减。

4）气虚下陷证

证候：肛门坠胀不适，黏液外溢，伴有脱肛，面色㿠白，少气懒言，纳少便溏。舌淡，苔薄白，脉细弱。

治法：补中益气，升阳举陷。

方药：补中益气汤加减。

5）气滞血瘀证

证候：排便后肛门部肿物脱出，表面色紫暗，伴有肛门坠胀。舌暗，苔薄，脉涩。

治法：理气行气，活血化瘀。

方药：活血散瘀汤加减。

（2）中成药治疗 常用龙胆泻肝丸、三黄片、牛黄解毒片等。

（3）西药治疗 本病一般多由大肠埃希菌感染所致，也有变形杆菌、结核杆菌等所致者。可根据感染的细菌种类，给予相应的药物，必要时可做药敏试验，可选用的药物有甲硝唑、庆大霉素、磺胺类、链霉素等。

2. 外治法

（1）熏洗法 用中草药煎汤熏洗、坐浴，可以缓解肛门括约肌痉挛，改善肛门局部的血液循环，保持肛门清洁，有利于炎症的吸收。常用的方药为苦参汤，煎水先熏后洗，每日2次。

（2）塞药法 用痔疮栓，每日坐浴后塞入肛内，每日2次。

（3）保留灌肠法 将药液直接灌入直肠，使其直接作用于病灶，可达消炎解毒、止痛的效果。可用三黄汤（黄连、黄柏、大黄各10g）水煎至50～100mL，保留灌肠。

（三）手术治疗

1. 切开引流术

（1）适应证 单纯肛隐窝炎或成脓者，或有隐形瘘管者。

（2）手术步骤

1）麻醉满意后，肛门部常规消毒铺巾，在分叶肛门镜下暴露病灶，用隐窝钩或探针倒钩到该肛隐窝。

2）沿肛隐窝做纵行切口，用刮匙搔刮病灶，保证创面引流通畅。

3）充分止血后，用红油膏纱条或凡士林纱条填塞创口，以压迫止血、引流。无菌敷料加压包扎固定。

（3）术后处理

1）术后当天控制大便。

2）术后第一天起，每天便后坐浴、常规换药。

（4）术中注意点 使用探针探查时应顺势而为，勿操作暴力，以免形成假道。

2. 切除术

（1）适应证 肛隐窝炎伴有肛乳头肥大者。

（2）手术步骤

1）麻醉满意后，肛门部常规消毒铺巾。

2）在分叶肛门镜下暴露病灶，将肛隐窝、肛门瓣做纵行切口，并剥离至肛乳头根部。

3）用弯血管钳夹住肛乳头基底部，贯穿结扎并切除。

4）充分止血后，用红油膏纱条或凡士林纱条填塞创口，以压迫止血、引流。无菌敷料加压包扎固定。

（3）术后处理 同切开引流术术后处理。

3. 肛乳头结扎切除术

（1）适应证 乳头状纤维瘤。

（2）手术步骤

1）麻醉满意后，肛门部常规消毒铺巾。

2）暴露齿线后，在瘤体基底部黏膜做小切口，用血管钳钳夹肛乳头基底部，贯穿结扎并切除。

3）充分止血后，用红油膏纱条或凡士林纱条填塞创口，以压迫止血、引流。无菌敷料加压包扎固定。

4）常规送病理检查。

（3）术后处理　同切开引流术术后处理。

（4）术中注意点　乳头状纤维瘤如合并肛裂，需切除肛裂；肛门狭小，应行肛裂侧切术。

第十章

肛门直肠周围脓肿

扫一扫，查阅本章数字资源，含PPT、音视频、图片等

一、概述

肛门直肠周围脓肿，简称肛周脓肿（perianal abscess），又称肛痈，是指肛管直肠周围间隙发生的急慢性感染而形成的脓肿。本病多见于 20 ~ 40 岁的青壮年，男性发病率高于女性，婴幼儿也时有发生。临床上多数发病急骤，疼痛剧烈，可伴有发热，破溃后多形成肛瘘。

有关本病的论述，最早见于《内经》，如《灵枢·痈疽》曰："发于尻，名曰锐疽……发于股阴，名曰赤施。"《素问·生气通天论》曰："营气不从，逆于肉理，乃生痈肿。"因其可发生在肛周的不同部位，故历代的命名也颇为复杂，有"穿裆发""坐马痈""跨马痈""下马痈""上马痈""悬痈""臀痈""涌泉疽""脏毒"等。

二、病因病机

1. 火毒蕴结

火热毒邪，蕴结于下焦，下注于肛门，气机不畅，气滞血瘀，久而热盛化火，血败肉腐成脓。

2. 热毒炽盛

过食醇酒厚味及辛辣炙煿之品，损伤脾胃，酿生湿热，湿热下注大肠，阻滞经络，气血壅滞肛门而形成肛痈。

3. 阴虚毒恋

素体阴虚，外感或内伤湿热毒邪，湿热瘀毒乘虚下注魄门而成肛痈。

4. 正虚邪伏

肛痈日久，耗气伤阴，正虚邪恋以致肺脾肾亏损，气血虚弱，湿热余毒致肛痈反复发作。

5. 湿痰凝结

虚劳久咳，痰湿结聚肛门，气血壅塞不通，导致肛痈虚证。

三、病因病理

（一）病因

西医学认为本病的发生主要是局部感染，多由肛隐窝炎引起。一般认为主要由以下因素引起。

1. 全身性疾病

糖尿病、白血病、肿瘤晚期、营养不良等导致人体抗感染能力低下。

2. 性激素因素

肛腺的发育和功能主要受人体性激素调节。新生儿和婴幼儿、青年男性体内的雄性激素水平较高，肛腺和脂腺发达，容易发生肛腺感染。

3. 免疫学因素

婴幼儿肛周脓肿的发病与肛管局部免疫功能不全有关。正常情况下，肛隐窝内潴留有肛腺分泌的黏液，当黏液绒毛功能不全或腹泻使局部黏液被冲刷，局部防御力下降，肛隐窝的易感性增强，易导致发病。

4. 外伤因素

枪弹贯穿伤、金石刀具等锐器直接刺伤肛门直肠，或直肠内异物，或干结的粪便等使肛门直肠损伤可造成感染，并向四周组织扩散，从而形成肛周脓肿。

5. 医源性因素

临床上属医源性引起的肛周脓肿也不少见。如内痔插枯痔钉或注射疗法，因操作不当或药剂不洁感染形成黏膜下或直肠周围间隙脓肿；乙状结肠镜检查造成腹膜穿孔感染，引起直肠后间隙脓肿，局部麻醉感染也可形成脓肿。

（二）病理

目前较公认的发生机制是中央间隙感染学说。直肠、肛管周围脓肿的感染灶多来自肛腺，因肛窦开口向上，粪便易进入或损伤肛窦而致感染。感染通过腺体的管状分支沿肛腺导管穿过内括约肌侵入内、外括约肌之间，形成肌间隙脓肿，亦称为中央间隙脓肿，系始发病灶。随后脓肿沿中央腱的纤维膈向各处扩散，向下至皮下间隙形成皮下脓肿；向上经括约肌间隙形成括约肌间脓肿；脓肿也沿此间隙向上至骨盆直肠间隙引起骨盆直肠间隙脓肿；也可沿联合纵肌纤维向上、下、外三处扩散到肛管直肠周围间隙，形成各种不同部位的脓肿：沿下行的联合纵肌间隙可引发低位括约肌间脓肿；向外括约肌皮下部及浅部蔓延或直接经肛管皮下部蔓延可形成肛周浅部脓肿，这是最常见的脓肿；也可形成肛管后间隙脓肿，或向一侧或两侧坐骨直肠窝扩散形成单侧或马蹄形双侧坐骨直肠窝脓肿；经联合纵肌间隙向上蔓延到直肠纵肌与环肌间，可形成高位肌间脓肿，或骨盆直肠肌间脓肿。此外，亦可经淋巴管途径向各间隙扩散形成脓肿。

当脓肿自行向黏膜、皮肤破溃，或经手术引流后，脓腔可缩小并形成肛瘘，也有极少数在炎症消散后愈合。

（三）分期

1. 初期（炎性浸润期）

由于致病菌的作用，使局部组织的血流加快，血量增多而发生动脉性充血（炎性充血）。随着炎症的发展，组织栓塞加剧，使小血管扩张，血管壁的紧张度降低，通透性增高，血流逐渐缓慢，小静脉由扩张转变为静脉性充血（淤血）。由于炎性充血和淤血使局部毛细血管内压力增高，血管壁的通透性增高，使得血液中的成分渗入组织而形成炎性水肿，故局部肿胀。

2. 中期（化脓期）

炎性浸润期白细胞向炎症病灶移动和集中，由于大量的白细胞浸润并发生变性坏死，坏死组织被中性粒细胞水解液化形成脓液。

3. 晚期（破溃期）

由于浸润的白细胞和组织发生坏死、溶解、液化，在局部形成了充满脓液的囊粒。小的脓肿可自行吸收而消散，大的脓肿由于脓液较多而不易吸收，可自行破溃或需要切开排脓，破溃后脓腔逐渐由增生的肉芽组织代替。

四、临床分型

1. 病位分类法

根据脓肿发生的部位，分为肛提肌以上脓肿（高位脓肿）和肛提肌以下脓肿（低位脓肿）两大类。

（1）肛提肌以上脓肿

1）骨盆直肠间隙脓肿：在骨盆直肠间隙内形成的脓肿。

2）直肠黏膜下脓肿：在直肠黏膜下形成的脓肿。

3）直肠后间隙脓肿：在直肠后间隙内形成的脓肿。

4）高位马蹄形脓肿：两侧骨盆间隙脓肿与直肠后间隙相通。

（2）肛提肌以下脓肿

1）坐骨直肠间隙脓肿：在坐骨直肠间隙内形成的脓肿。

2）肛周皮下脓肿：在肛周皮下形成的脓肿。

3）肛管后间隙脓肿：在肛管后间隙内形成的脓肿。

4）低位马蹄形脓肿：一侧坐骨直肠窝脓肿脓液经过肛门后间隙，蔓延到对侧坐骨直肠窝内。

2. 急慢性分类法

根据脓肿的致病菌和性质，分为急性化脓性脓肿和慢性化脓性脓肿两大类。

（1）急性化脓性脓肿　多由葡萄球菌、大肠杆菌等感染引起。

（2）慢性化脓性脓肿　多由结核杆菌感染引起。

3. 艾森哈默（Eisenhammer）分类法

根据肛隐窝与肛瘘的关系分为：①原发性急性隐窝性肌间瘘管性脓肿，简称瘘管性脓肿，与肛隐窝和肛瘘有关；②急性非隐窝性非瘘管性脓肿，简称非瘘管性脓肿，与肛隐窝和肛瘘无关。

五、临床表现

根据脓肿发生的部位、深浅不同，其临床表现各异。

肛提肌以上间隙的脓肿位置深，腔隙大，表现为全身感染症状重、局部症状轻，一般肛门周围多无异常，但直肠指诊可发现在直肠壁外有压痛、隆起或质韧肿物，甚至有波动感；肛提肌以下间隙的脓肿部位浅而易见，局部红肿热痛明显，全身症状轻。

1. 低位肌间隙脓肿

低位肌间隙脓肿，即肛门周围皮下脓肿，是较常见的脓肿，占肛周脓肿的 40% ～ 45%，多由肛腺感染经外括约肌皮下部向外或直接向外扩散而成。此型脓肿距肛缘较近，常位于肛门周围皮下，一般不大。肛门局部红肿，发硬，明显触痛，持续性胀痛，排便及活动后疼痛加剧，成脓则为鸡啄样跳痛感，触之有应指波动感。本病全身症状不明显，发病早期使用抗生素，炎症偶可消退；未经治疗时可自行破溃形成低位肛瘘，也可自行向肛管或直肠内排脓，形成"内瘘"，有时可扩展到一侧或两侧坐骨直肠窝。

2. 坐骨直肠间隙脓肿

坐骨直肠间隙脓肿较为常见，占肛门直肠周围脓肿的 15%～25%。此类脓肿除有少数是原发性血行感染或外伤感染引起外，绝大多数属于腺源性感染。多半是肌间感染引发肛管后部间隙感染向单侧或双侧坐骨直肠窝扩散形成的脓肿，也可能是低位肌间脓肿沿联合纵肌纤维伸入外括约肌的纤维性间隔蔓延而形成。初起时患者有模糊的肛门或直肠疼痛坠胀感，但全身症状最为明显，表现为倦怠、食欲不振、发热恶寒。随着炎症的增剧，臀部大片红肿，明显触痛，排便时疼痛剧烈，有时伴有反射性排尿困难。

3. 肛管后间隙脓肿

肛管后间隙脓肿有深、浅两种。深部脓肿由肛管后深间隙感染化脓而成，浅部脓肿由肛管后浅间隙感染所致，位于肛尾韧带和皮肤之间。深部脓肿表现为肛门直肠后部钝痛和坠胀，排便时加剧。本病皮肤表面可出现肿胀，但因其与肛尾韧带间隔，故红肿不明显，肛门指诊时可触及肛管后上方饱满或成柔软包块，有时可触及波动。

4. 骨盆直肠间隙脓肿

骨盆直肠间隙脓肿是一种少见的类型，位于肛提肌以上，顶部为盆腔腹膜，位置深隐蔽，感染常由直肠炎、直肠溃疡和直肠外伤所致，也可由肌间脓肿或坐骨直肠窝脓肿波及。发病缓慢，自觉直肠内有沉重坠胀感，有时排便不畅，排尿困难。肛门周围多无异常，直肠内指诊有灼热感，直肠壁饱满隆起，有压痛和波动感，局部穿刺可抽出脓液。此型脓肿可形成高位肌间非腺源性肛瘘，脓肿也可侵及直肠壁并最后向肠腔破溃而形成内瘘。

5. 直肠后脓肿

直肠后脓肿位于骶骨前方、直肠后方，上为盆腹膜，下为提肛肌。这类脓肿可向上穿入盆腔，向下穿入坐骨直肠窝内，常由肛窦和肛腺感染引起，括约肌间脓肿、直肠损伤、直肠狭窄、直肠炎、坐骨直肠窝脓肿、尾骶骨炎等也可引起。其临床表现以全身感染症状为主，如恶寒、发热、头痛、疲倦和食欲下降，但直肠内常有重坠感，骶尾部有酸痛感并可放射到臀部及两大腿股部后方。体检时可发现尾骨与肛门之间深部有显著压痛，直肠指诊后方肠壁处有隆起、压痛和波动感。

6. 直肠黏膜下脓肿

直肠黏膜下脓肿位于直肠黏膜和肌层间的结缔组织内，较少见，常由于肠腔内用药不当、痔核化脓或肛腺感染所致，一般较小，多位于直肠下部的后方或侧方。肛门外无症状，肛门内有坠胀感，排便、行走时疼痛加重。直肠指诊可触及直肠壁上圆形隆起，有触痛和波动感，脓肿可向上下蔓延，常自行破溃，由肛窦或直肠黏膜穿入肠腔后形成内瘘。

7. 高位肌间脓肿

高位肌间脓肿位于括约肌间隙上部，直肠环肌和纵肌之间，肛提肌上方。该病发病隐匿，患者常在脓肿破溃后有分泌物自直肠内排出时才有感觉。其症状之一是自肛管内排出脓液，直肠内偶有钝痛。肛周外观无特殊，直肠指诊在肛管上端或直肠下端可触及一表面光滑的圆形肿块，边缘整齐，稍硬，有压痛或波动感。若肿块破裂，则可触及破裂的开口。肛门镜检时可看到开口，若在周围加压，还可见脓液自开口处流出。

肛门镜检一般可发现肛痛的肛内原发病灶，多在肛隐窝处，可见充血、肿胀或有脓液溢出。

六、实验室检查

1. 一般检查

根据血常规检查结果，可判断感染程度。术中行脓液细菌培养和药敏试验，同时行厌氧菌培养，通过药敏试验可为治疗提供依据。

2. B 超检查

B 超检查对肛周脓肿的早期诊断有重要意义，操作简单、使用方便、无痛苦，可以准确地判断脓肿位置及大小、分布，对微小脓肿也可发现。腔内 B 超检查对高位肌间脓肿的位置、体积可以准确查出。对复杂性的肛周化脓性疾病，直肠腔内 B 超检查有助于确定脓肿、瘘道与括约肌和肛提肌的解剖关系，偶尔还能识别内口。肛周脓肿多表现为肛管直肠周围软组织低回声或液暗区，为圆形或椭圆形，亦有不规则形者，边界模糊不清；低回声区有时可见血管，后壁回声增强。

3. X 线检查

如高位脓肿定位不准确，可先穿刺抽脓，然后向脓腔内注入造影剂进行 X 线检查，有助于了解脓肿的位置、深浅、大小、形状和扩散途径。

4. 病理学检查

取脓腔壁进行病理学检查可明确病变性质，如疑有特异性感染或恶性肿瘤，有助于检查。

七、诊断与鉴别诊断

（一）诊断要点

1. 男女老少均可发病，以青壮年居多。

2. 本病的临床特征：①肛门直肠处疼痛、坠胀，局部红肿热痛，或破溃流脓，或有脓液自肛门流出；②有与肛门局部症状相应的全身症状，如全身不适、恶寒、发热或寒热交作、食欲欠佳、大便秘结、小便短赤等，但一般单纯、低位脓肿局部症状较重。

3. 在肛缘周围出现局限性的红肿热痛的炎症病灶多半可以被确认为是肛门周围脓肿，但位置较高的肌间脓肿皮肤表面炎症不明显，常需结合肛门指诊，少数情况需要穿刺抽吸脓液。

4. 必要的辅助检查。如直肠腔内 B 超检查可以帮助诊断。

（二）鉴别诊断

1. 肛门周围皮肤感染

肛门周围毛囊炎和疖肿等皮肤感染范围局限，顶端有脓栓，容易识别。肛周皮下脓肿局部疼痛虽然明显，但与肛门直肠无关，与肛窦无病理联系，一般无坠胀感，对排便影响不大。臀部疖肿病灶多限于皮下，且一般距肛门较远，破溃后不形成肛瘘。肛旁皮脂腺囊肿感染也可见于肛旁红肿热痛，但追问病史一般在感染前局部即有肿物，呈圆形，表面光滑，肿块中央有堵塞的粗大毛孔形成的小黑点。本病肛内无原发内口，故肛内无压痛点，溃后也不形成肛瘘。

2. 骶前囊肿和囊性畸胎瘤感染

成人骶前囊肿和隐匿性骶前囊肿感染也常被误诊是肛管后脓肿。医生详细询问患者病史一般能发现某些骶前肿物的迹象。较小的畸胎瘤症状与直肠后脓肿早期相似，但指诊直肠肿块光滑，无明显压痛，有囊性感；X 线检查，将直肠推向前方或一侧可见骶骨与直肠之间的组织增厚和肿瘤，内有不定型的散布不均的钙化阴影和尾骨移位。

3. 肛周结核性脓肿

少数骶髂关节结核、耻骨坐骨支结核可以出现在肛周，一旦发生混合感染就容易与肛周脓肿混淆。结核性脓肿属"寒性脓肿"，初起没有明确的炎症，病程长，病史清楚，有全身症状、骨质变化，炎症与肛门直肠无病理联系。

4. 肛门会阴部急性坏死性筋膜炎

本病是一种发生于肛周会阴部腹股沟和生殖器软组织的坏死性感染，发病急骤，恶寒高热，发展迅速，病情凶险，组织和皮肤广泛坏死，局部皮下有气体，渗出液恶臭，一般引流不能控制感染，病死率为 25% ～ 45%，可归属于中医学"烂疔""水疔"范畴，归于"发"范畴。

5. 化脓性汗腺脓肿

本病多在肛门与臀部皮下，脓肿较浅而病变范围广，病变区皮肤变硬，急性炎症与慢性瘘管并存，脓液黏稠，呈白粉粥样，有臭味。肛管直肠内无内口。

6. 克罗恩病

克罗恩病，又称局限性肠炎、节段性肠炎、肉芽肿性肠炎等，是原因未明的胃肠道慢性炎性肉芽肿性疾病，发病多在 15 ～ 30 岁，可侵及于消化道的任何部分，以回肠末端和右半结肠为多见。本病临床上以腹痛、腹泻、腹部肿块、瘘管形成和肠梗阻为特点，病程长，反复发作，难治难愈，占肛周脓肿的 20% 左右。肛门常有不典型的肛裂和瘘道，局部肿胀，发红多自溃，但无明显疼痛及全身症状。

（三）中医诊断

中医诊断为肛痈。

八、治疗

（一）治疗原则

肛周脓肿的治疗在于早期切开引流，这是控制感染的关键。近年来有学者主张一次性切开术，但应掌握手术适应证。

（二）非手术治疗

1. 内治法

（1）辨证论治

1）火毒蕴结证

证候：肛周红肿、疼痛，持续加重，触痛明显，质硬，皮肤焮热，伴有恶寒，发热，便秘，溲黄。舌红，苔黄，脉数。多见于脓肿早期。

治法：清热解毒，消肿止痛。

方药：仙方活命饮加减。

2）热毒炽盛证

证候：肛门肿痛剧烈，持续不解，肛周红肿，按之有波动感，伴恶寒发热，口干便秘，小便困难，夜寐不安。舌红，苔黄，脉弦紧。多见于脓肿中期。

治法：清热解毒，透脓托毒。

方药：透脓散加减。

3）阴虚邪恋证

证候：肛门肿痛，溃后难敛，伴午后潮热，心烦口干，夜间盗汗。舌红，少苔，脉细数。多见于脓肿晚期。

治法：养阴清热，祛湿解毒。

方药：青蒿鳖甲汤合三妙丸加减。

4）正虚邪伏证

证候：疮形平塌，皮色紫暗不鲜，按之不热，触之轻痛，脓成缓慢，或溃后久不收口，脓水清稀，伴纳呆，腹胀便溏，神疲乏力。舌淡，苔白，脉沉细。

治法：益气补血，托毒敛疮。

方药：托里消毒散加减。

5）湿痰凝结证

证候：肛门酸胀不适，结块散漫绵软无头，日久暗红，微热成脓，溃后脓水稀薄如败絮淋漓不尽，疮面灰白潜行不敛，伴潮热盗汗，形体消瘦，痰中带血。舌红，苔少或厚白，脉细滑。

治法：燥湿化痰消肿。

方药：二陈汤合百合固金汤加减。

（2）中成药治疗　常用的有脏连丸、二妙丸、犀黄丸等。

（3）西药治疗　根据不同的致病菌株选用敏感的抗生素进行抗感染治疗，并适当补充维生素C等增强免疫力。如有结核性脓肿，还应配合抗结核药治疗。

2. 外治法

（1）熏洗治疗　方选苦参汤，煎水 1500～2000mL，先熏后洗。

（2）外敷治疗　初期，可用金黄散或黄连膏外敷患处，每天一次，属虚证者，以冲和膏外敷。溃脓后期，用提脓丹或九一丹外敷，化腐提脓，祛腐生肌，敛创收口。

（3）物理治疗　适用于早期脓肿切开排脓后的创面。

（三）手术治疗

【手术原则】

脓成则应尽早切开引流，引流要通畅，不留死腔。对发生在肛提肌以下的低位脓肿如已找到可靠的内口，应争取一次性手术处理，以防形成肛瘘。对发生在肛提肌以上的脓肿，如尚未找到可靠的内口，宜先切开排脓，待形成肛瘘后再行二次手术。

【常用手术方法】

1. 低位脓肿单纯切开引流术

（1）适应证　肛周皮下间隙脓肿、肛管浅间隙脓肿、坐骨直肠间隙脓肿及低位马蹄形脓肿。

（2）手术步骤

1）肛周常规消毒，铺无菌巾。麻醉生效后，于肛缘 1.5cm 以外脓肿波动处做放射状切口，可见脓液流出。修剪皮瓣使成梭形。

2）以食指伸入脓腔，分离纤维隔，使引流通畅。清除脓腔内坏死组织，用过氧化氢溶液及生理盐水反复冲洗脓腔后，填引流纱条包扎。

（3）术后处理　合理应用抗生素，并配合清热解毒、活血化瘀的中药煎液坐浴。术后前几天，用祛腐生肌的纱条换药，以脱去坏死组织，当肉芽组织新生之际，改用生肌散纱条，促进肉芽组织的生长。

（4）术中注意点　放射状切口只切至皮下层，勿深入肌层，以免切断括约肌。

2. Ⅰ期根治术（根治术）

（1）适应证　同低位脓肿单纯切开引流术。

（2）手术步骤

1）麻醉满意后，常规消毒铺巾。放射状切开皮瓣，方法同切开引流术。

2）以球头探针自切口伸入，在食指于肛内引导下，查得内口位置并引出肛外。

3）沿探针切开内、外口间皮肤及皮下组织。清除坏死腐烂组织，修剪皮瓣使引流通畅，结扎出血点，填引流纱条包扎。

（3）术后处理　同低位脓肿切开引流术。

（4）术中注意点　探查内口时要认真仔细，不可求速或盲目制造假口，以免复发。

3. 直肠黏膜下间隙脓肿切开引流术

（1）适应证　患者诉肛内剧痛，指诊触及齿线上直肠黏膜明显隆起，并有波动感者。

（2）手术步骤

1）将肛镜轻轻纳入肛内，在黏膜突起处以针管穿刺抽吸见脓者，即脓肿部位。

2）固定好肛门镜，拔出针头，改用手术刀纵向切开黏膜，放出脓液。用针管吸生理盐水冲洗脓腔。填痔疮栓及引流油纱条，退出肛镜，纱布敷盖肛门，包扎。

（3）术后处理　同低位脓肿切开引流术。

（4）术中注意

1）穿刺吸脓时，针尖勿刺入过深。

2）切开黏膜引流时，勿切得过深。

3）手术刀纵向切开脓肿黏膜要充分，不要遗留袋状窝致引流不畅。

4. 肛周脓肿切开挂线术

（1）适应证　坐骨直肠窝脓肿、肌间脓肿、骨盆直肠间隙脓肿及脓腔通过肛管直肠环。

（2）手术步骤

1）络合碘肛周常规消毒3遍，铺无菌孔巾，待麻醉生效肛门松弛后消毒肛内。

2）在脓肿最高处做一放射状切口，止血钳分开脓腔放出脓液。

3）一手食指伸入肛内引导，另一手持探针从切口处轻轻探入，自内口穿出。切忌操作粗暴造成假内口。

4）将探针头引出内口后折弯，拉出肛外。在探针尾部系一丝线，丝线下端拴一橡皮筋，然后将探针自肛内完全拉出，使橡皮筋经瘘管从内口引出，另一端留在外口外面。

5）将内、外口之间表面皮肤及皮下组织切开，拉紧橡皮筋。

6）紧贴挂线组织，用止血钳夹住橡皮筋，拉紧，于止血钳下方用粗丝线将拉紧的橡皮筋结扎两次，剪除多余部分。注意橡皮筋末端要留1～2cm以防滑脱。

7）充分扩创，以利引流。

8）用九华膏纱条压迫创口，无菌纱布敷盖，胶布固定。

（3）术后处理　橡皮筋适度紧线。其余处理同低位脓肿切开引流术。

（4）术中注意点

1）寻找正确内口是手术成功的关键。防止人工假道形成。

2）术后创口需"底小口大"，引流通畅，防止假性愈合。

3）对于高位脓肿，术中不仅要切开内、外口之间的皮肤，还需切开高位脓肿的低位部分。

4）挂线力度不宜太紧，以 10 天左右脱落为宜。

扫一扫，查阅本章数字资源，含PPT、音视频、图片等

一、概述

肛管直肠因肛门周围间隙感染、损伤、异物等因素形成的与肛门周围皮肤相通的一种异常通道，称为肛管直肠瘘，常称为肛瘘（anal fistula）。其临床表现特点为肛门硬结、局部反复破溃流脓、疼痛、潮湿、瘙痒。肛瘘是一种常见的肛门直肠疾病，在我国发病率占肛门直肠疾病的1.67%～3.6%，且复发率较高。本病可发生于不同性别、年龄，以20～40岁青壮年居多，婴幼儿发病者亦不少见，男性发病率高于女性，男女比例为（5～6）∶1。中医学病名为"肛漏"。

二、病因病机

1. 湿热下注

湿热未清，瘀久不散，热盛肉腐成脓，则肛门流脓，脓质稠厚，肛门灼热，气血壅塞则肛门胀痛不适。

2. 正虚邪恋

病久正气已虚，湿热留恋，故肛周溃口，按之较硬，溃口时溃时愈，时有脓液从溃口流出，肛门隐隐作痛，可伴有神疲乏力。

3. 阴液亏损

痨虫内侵，肺、脾、肾阴液亏损，邪乘下位，郁久肉腐成脓，溃后成漏，可伴潮热盗汗、心烦口干。肛周溃口周围常呈堤状，颜色淡红。

三、病因病理

（一）病因

肛瘘是肛门直肠周围脓肿的后遗症，其病因学说大致归纳为以下几类。

1. 肛腺感染

肛腺感染是目前公认形成肛瘘的主要原因，95%以上的肛瘘皆由此引起。肛窦炎导致肛腺管开口充血水肿，肛腺内分泌物排出不畅，从而引起感染扩散。肛管后侧是肛腺相对集中及大便时受冲击力最大的区域，故临床上肛管后侧肛腺感染最多见，占60%～80%。

2. 肛门损伤、异物

手术、外伤、注射、灌肠、肛门镜检查等损伤肛管直肠，细菌侵入伤口引起感染。此类肛瘘的内口也是损伤处，与肛窦无关。

3. 特殊感染

结核、放线菌等引起肛门直肠感染。

4. 中央间隙感染

细菌侵入肛周组织的位置不是肛窦，而是破损的肛管上皮；不是沿肛腺形成括约肌间脓肿，而是在中央间隙内最先形成中央脓肿，继而向四周蔓延形成肛瘘。

5. 其他因素

其他因素：①糖尿病、白血病、再生障碍性贫血等全身疾病。②多发性直肠息肉、直肠癌、克罗恩病、骶前囊肿、溃疡性结肠炎等局部疾病。③骨源性感染、皮肤源性感染、血源性感染等。

（二）病理

肛瘘一般由内口、瘘管、外口三部分组成。内口多为原发性感染病灶，绝大多数位于肛管齿线处的肛窦部位。外口多为继发性，在肛门周围皮肤上，可为一个或多个。瘘管是指连接内外口之间的纤维性管道，可有一条或多条，但主瘘管常为一个。瘘管可以穿过内外括约肌和肛提肌向直肠、肛管间隙穿通。大多数肛瘘可触及或探及瘘管管道走向。

肛瘘久治不愈与下列因素有关。

1. 内口存在

原发内口继续感染，直肠内的污染物不断从内口进入感染病灶，异物刺激脓腔，使炎症不易消退，分泌物不断从外口溢出，经久不愈。

2. 解剖因素

肛门括约肌纵横交错，肌肉的舒张、收缩可致瘘管管腔的塌陷闭合而引流不畅。

3. 引流不畅

皮肤外口暂时闭合及瘘管的行径迂曲，括约肌的收缩、痉挛，慢性炎症及反复感染致局部病灶管壁纤维化，管道狭窄，致引流不畅；直肠内压升高使肠液、细菌，甚至粪便残渣注入内口，导致瘘管炎症复发，分泌物蔓延到其他间隙形成新的脓腔、支管和继发性外口。

四、临床分类

（一）分类

本病分为以下几类。

1. 根据病源分类

根据病源，可分化脓性肛瘘和结核性肛瘘。

2. 根据病变程度分类

（1）低位单纯性肛瘘　仅有1条管道，且在肛管直肠环以下。

（2）低位复杂性肛瘘　具有2条以上管道，位于肛管直肠环以下，具有2个以上外口或内口。

（3）高位单纯性肛瘘　只有1条管道，穿越肛管直肠环或位于其上。

（4）高位复杂性肛瘘　管道有2条以上，位于肛管直肠环以上，且有2个以上外口或内口。

此外，瘘管主管在肛提肌以下，呈环形或半环形的称为低位马蹄形肛瘘；瘘管主管在肛提肌以上，呈环形或半环形的称为高位马蹄形肛瘘。马蹄形肛瘘内口多在截石位6点（后马蹄形）或

12 点（前马蹄形）。

（二）Parks 分类法

根据瘘管与肛门括约肌的解剖关系分类。

1. 括约肌间肛瘘

括约肌间肛瘘多为低位肛瘘，约为 70%。瘘管只穿过肛门内括约肌，位置较低。内口多位于齿线部位，外口常只有 1 个，距离肛门 3 ～ 5cm。

2. 经括约肌肛瘘

经括约肌肛瘘可以为低位或高位肛瘘，约为 25%。瘘管穿过肛门内、外括约肌，位置稍高。内口多在齿状线处，外口常不止 1 个。

3. 括约肌上肛瘘

括约肌上肛瘘为高位肛瘘，少见，约为 5%。瘘管向上穿过肛提肌，达肛管直肠环以上水平，然后向下经过坐骨直肠窝穿透皮肤。内口多在齿线处，外口距肛门较远。

4. 括约肌外肛瘘

括约肌外肛瘘较少见，约为 1%。瘘管穿过肛提肌直接与直肠相通，这种肛瘘多非腺源性感染，而是由于克罗恩病、肠癌或外伤所致，因此在治疗时需要注意其原发病灶。

五、临床表现

（一）病史

有肛周感染、损伤等病史，病程长短不一，反复发作，以青壮年患者居多。

（二）症状

1. 流脓

脓液的多少、性质与瘘管的长短、粗细、内口的大小等有关。初期流脓较多，质稠、味臭、色黄，随时间延长脓液减少，或时有时无，呈间歇性流脓。若突然脓液增多，提示有急性感染或有新的管腔形成。单口内瘘脓液与血相混合，常由肛门流出。结核性肛瘘脓液多而清稀，色淡黄，呈米泔水样，可有干酪样坏死物。

2. 疼痛

若瘘管引流通畅，一般不感疼痛，仅感觉肛门坠胀不适，行走时加重。若外口暂闭合，或引流不畅，脓液积聚，可出现局部胀痛或跳痛。若内口较大，粪便进入瘘管，则引起疼痛，尤其排便时疼痛加重。内盲瘘脓液不能引流时常引起直肠下部和肛门部灼热不适，排便时疼痛。黏膜下瘘常引起肛门坠胀疼痛，向腰骶部放射。

3. 瘙痒

分泌物反复刺激使肛周皮肤潮湿、瘙痒，甚至引起肛门湿疹，出现皮肤丘疹后表皮脱落。长期不愈可致皮肤增厚呈苔藓样变。

4. 排便不畅

高位复杂性肛瘘或马蹄形肛瘘因慢性炎症刺激引起肛管直肠环纤维化，或瘘管围绕肛管形成半环状纤维条索，影响肛门括约肌收缩而出现排便不畅。

（三）体征

1. 视诊

观察肛瘘外口的数目、形态、位置。

（1）外口的数目　一般仅有一个外口，考虑为单纯性肛瘘；有多个外口，则为复杂性肛瘘。最先穿破的外口为原发性外口，原发性外口常与主管道和内口相通。若两个外口左右分居，中间有索状物相连者，常为马蹄形肛瘘；若多个外口之间互不相通，或无条索相连，应考虑多发性肛瘘。

（2）外口的形态　外口平坦，肉芽不高出皮肤，其瘘管多位置表浅。若外口肉芽高突，其瘘管一般较深，形成瘘管时间较长，多为肛窦感染引起的肛瘘。若外口宽大，形状不整齐，有潜行性空腔，皮肤色暗，多为结核性肛瘘。

（3）外口的位置　肛门直肠周围间隙感染一般是沿肛门括约肌走行及淋巴回流方向扩散蔓延，故肛瘘外口位置与瘘管走行、内口位置之间有一定规律性。索罗门提出（图 11-1）：经肛门两侧坐骨结节做一横线，如外口在横线之前，距肛门缘不超过 4cm，则其管道较直，内口多在对应位置的齿线上；如外口距肛门缘超过 4cm 或外口在横线之后，则管道多弯曲向后，内口多位于后正中齿线上。一般外口距肛门近者管道较浅，距肛门远则管道较深。必须指出的是，本定律只适用于肛窦感染引起的肛窦，并且外口应为原发外口。

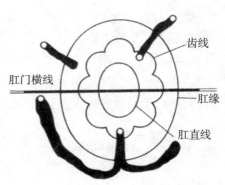

图 11-1　索罗门定律

2. 指诊

肛瘘管道穿行于肛周各间隙软组织中或括约肌间，因慢性炎症刺激常会形成纤维化条索。故在肛周皮肤上常可触及索状物、肿块或硬结。

（1）肛外指诊　了解肛门外瘘管走向深浅。以食指从外口开始向肛缘检查，轻摸可触到明显索条状瘘管，说明瘘管较浅，重压才能感到索条状物或不甚明显，表示瘘管较深。如瘘管走向弯曲，内外口不在相对部位，是弯曲瘘；索条较直，内外口在相对部位，是直瘘（图 11-2）。

（2）肛内指诊　辨别瘘管走向和深浅后，食指循其走向伸入肛门触摸内口，如在齿线触到硬节或凹陷，应是内口。初步确定内口后，再从内口向直肠黏膜触摸，如直肠壁附近有分支瘘管，应检查其长短和部位。肛内触诊还应检查括约肌松紧及其功能。

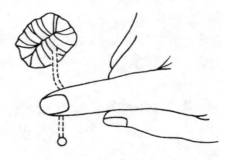

图 11-2　触诊检查法

3. 肛门镜检查

原发内口处一般可见黏膜充血、水肿、瘢痕、凹陷或结节等，有时还可见脓液自内口溢出。挤压管道或从外口注入染色剂，可见脓液、染色剂自内口溢出。同时，注意肛管直肠内有无瘢痕、炎症、出血点、分泌物、结节、溃疡、内痔及肥大乳头等。

4. 探针检查

探针检查的目的是弄清瘘管走行方向及内口部位。先将探针从外口顺瘘管走向探入，食指伸入肛内接触探针尖端，确定内口部位。如瘘管弯曲，可将探针弯曲成与瘘管相似的弯度，有时能顺利探入内口。如管道弯曲度过大或有分支不易探通，可注入亚甲蓝溶液或龙胆紫溶液检查，或在手术中边切开瘘管，边检查内口（图 11-3）。

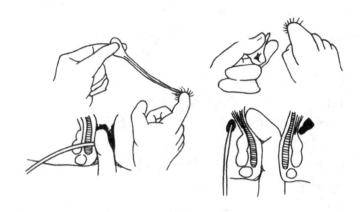

图 11-3 探针检查

5. 染色检查

在肛内放置一块清洁的纱布卷，然后将染色剂从外口缓慢注入瘘管，使瘘管壁和内口染色，显示瘘管的范围、走向、形态、数量和内口位置（图 11-4）。临床上常用肛内染色剂为 2% 亚甲蓝。

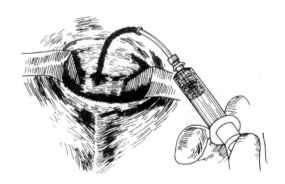

图 11-4 亚甲蓝染色法

6. 瘘管牵拉

在麻醉情况下钳夹肛瘘外口向外牵拉，手指触摸肛管齿线位、有牵动感伴有内陷，即可断定内口的位置。同时，还可观察到肛门皮肤的变形，确定瘘管的走行情况。

（四）并发症

一般多无明显的伴发症状，并发肛周脓肿时可有恶寒、发热等症状。复杂性肛瘘患者反复发作，长期流脓血，可出现身体消瘦、精神萎靡等。结核性肛瘘患者伴有其他部位活动性结核病灶，可出现两颊潮红、低热等症状。

（五）辅助检查

1. 一般检查

对于拟手术治疗的患者，术前应做相关检查，包括血常规、尿常规、大便常规、肝肾功能、出凝血时间、心电图、胸部 X 线片等。

2. 特殊检查

（1）碘油造影　碘油造影可以显示瘘管走向、分支、空腔分布及内口位置，瘘管与直肠的关系及瘘管与周围脏器的关系。用硅胶管从外口缓慢将造影剂注入瘘管内，遇阻力稍后退，并在外口处做一个金属环标记。由外口注入碘化油等造影剂，边注药，边观察，满意时行 X 线正侧位摄片。

（2）病理学和细菌检查　对病情反复发作、久治不愈者，应对可疑病例取脓液做细菌学检查或术中取部分病变组织进行病理检查，以明确有无癌变、是否有结核等。

（3）直肠腔内超声检查　可测定肛瘘的范围、内口位置及管道、支管分布。在检测括约肌损伤程度及诊断克罗恩病引起的肛瘘等方面有显著的优势。

（4）螺旋 CT 检查　多用于复杂性肛瘘的临床辅助检查。螺旋 CT 高级图像处理软件可以直观、立体地从任意角度显示瘘管病变二维、三维形态图像，以及瘘管和周围组织的相互关系。

（5）MRI 检查　可用于复杂性肛瘘的临床辅助检查。MRI 可以直观地显示瘘管病变走向及其与周围组织的相互关系。

六、诊断与鉴别诊断

（一）诊断要点

1. 有肛周脓肿病史或肛门部外伤病史，病灶有外口、管道、内口。
2. 病情常反复发作，病程较长，最长者可达几十年。
3. 主要症状有流脓、肛周潮湿、瘙痒、疼痛、排便不畅等。
4. 局部肛门视诊可见肛周硬结，或破溃口，时有分泌物自破溃口流出；肛门外指诊可触及自外口向肛内走行的条索状物，肛内指诊可触及齿线上内口处硬结及凹陷；肛门镜检查可见内口处黏膜充血，或有分泌物自内口溢出。

（二）鉴别诊断

1. 化脓性汗腺炎

化脓性汗腺炎是一种皮肤及皮下组织的慢性炎症，多见于肥胖患者，易被误诊为肛瘘的肛门皮肤病。化脓性汗腺炎的病变在皮肤及皮下组织，病变范围广泛，可有无数窦道开口，呈结节性或弥漫性，但窦道均浅，不与直肠相通，切开窦道后无脓腔和瘘管。

2. 肛门周围毛囊炎和皮肤疖肿

本病初期局部红肿、疼痛，以后逐渐肿大，中央形成脓栓，脓出渐愈，病变浅表，不与肛门相通。

3. 肛门会阴部急性坏死性筋膜炎

肛门及会阴部、阴囊部由于细菌感染而出现肛门部周围大面积坏死，可形成瘘管。此病变范围广，发病急，常蔓延至皮下组织及筋膜，向前侵犯阴囊部，肛管内无内口。

4. 骶髂骨坐尾骨病变

发病缓慢，无急性炎症，破溃后流清稀脓液，创口凹陷，久不收口，有纳差、低热、盗汗等症状。瘘口距肛门较远，与直肠不相通。X 线片可见骨质破坏或增生。

5. 骶尾部畸胎瘤

本病是一种先天性疾病，因胚胎发育异常引起，多在青春期 20 ～ 30 岁发病。病变位于骶前间隙，可单囊或多囊，腔内有胶冻样黏液。囊肿较大时直肠指诊可发现骶前膨隆，有囊性肿物，表面平滑，边界清晰；探针检查可向骶骨前肛门后方向深入，深者可达 10cm；X 线片可见骶骨和直肠之间有间隙增宽，囊肿腔内壁光滑，呈梨形或多囊分叶形，内有不定形的散在钙化阴影，一般不与直肠相通；术中可见腔内有毛发、骨质或牙齿等。

6. 克罗恩病

本病多伴有腹痛、腹泻、体重减轻，需做进一步全消化道检查确诊。

7. 晚期肛管直肠癌

溃烂后可形成肛瘘，特点是肿块坚硬，分泌物为脓血并伴恶臭，持续疼痛，菜花样溃疡。病理学检查可见癌细胞。

（三）中医诊断

中医诊断为肛漏。

七、治疗

（一）治疗原则

非手术治疗原则主要是控制感染、减轻症状。手术治疗的目的在于清除感染的肛腺，将瘘管及感染异物清除，尽量保留括约肌和肛管直肠环的完整性，减少肛门失禁等后遗症的产生。

（二）非手术治疗

非手术治疗主要是通过药物治疗控制感染，减轻症状，控制病情的发展，但不能彻底治愈。

1. 内治

（1）辩证论治

1）湿热下注证

证候：肛周流脓，脓质黏稠、色黄白，局部红肿热痛，肛周有溃口，按之有条索状物通向肛内，伴纳呆少食，或有呕恶，渴不欲饮，大便不爽，小便短赤，形体困重。舌红，苔黄腻，脉滑数或弦数。

治法：清热利湿。

方药：二妙丸合萆薢渗湿汤加减。

2）正虚邪恋证

证候：肛周流脓，质地稀薄，肛门隐隐作痛，外口皮色暗淡，时溃时愈，按之质地较硬，或有脓液从溃口流出，且多有条索状物通向肛内，伴神疲乏力。舌淡，苔薄，脉濡。

治法：托里透毒。

方药：托里消毒饮加减。

3）阴液亏虚证

证候：肛周溃口凹陷，周围皮肤颜色晦暗，脓水清稀如米泔水样，局部无硬索状物触及，伴形体消瘦，潮热盗汗，心烦不寐，口渴，食欲不振。舌红少津，少苔或无苔，脉细数。

治法：养阴清热。

方药：青蒿鳖甲汤加减。

（2）中成药治疗　常用的中成药有黄柏胶囊、补中益气丸等。

（3）西药治疗　用于肛瘘急性感染期，常用针对革兰阴性菌的抗生素或广谱抗生素，如磺胺类药物、庆大霉素，以及第二、第三代头孢菌素或喹诺酮类等。厌氧杆菌常用甲硝唑、替硝唑等治疗。

2. 外治法

（1）熏洗　常选用具有清热解毒、清气活血、利湿杀虫、软坚散结、消肿止痛、收敛生肌、祛风止痒作用的中药，煎汤熏洗肛门部，或清洁肛门或手术创面，可减轻患者的痛苦，提高疗效。常用的熏洗代表方有止痛如神汤、祛毒汤、苦参汤、硝矾洗剂等。

（2）敷药　选用适当的药物和剂型，敷于患处，达到消炎止痛、促进局部肿痛消散或穿破引流、祛腐生肌的目的。常用的有油膏和掺药。

1）油膏：适用于外口闭合或引流不畅、局部红肿热痛者。常用的油膏包括九华膏、如意金黄膏、黄连膏、鱼石脂软膏等。

2）掺药：将药物研成粉末，按制剂规则配伍而成，直接撒布于患处，或撒布于油膏上敷贴，或黏附于纸捻上，插入瘘管内。常用的掺药有两类：①提脓祛腐药，适用于脓肿溃后脓水未净，腐肉已脱，或瘘管引流不畅者，常用方包括九一丹、八二丹、七三丹等；②生肌收口药，适用于肛瘘术后腐肉已脱，脓水将尽者，能促进肉芽组织和上皮生长，常用方有生肌散等。

（3）冲洗　将创腔或瘘道中的脓液冲洗干净，并使其引流通畅。冲洗时可将抗生素等药物注入创腔或瘘道，起到控制感染、促进肉芽生长及闭合管腔的作用。本法适用于肛瘘局部肿胀、疼痛、外口分泌物多者，或在肛瘘手术后应用。常用冲洗剂为双氧水、生理盐水、抗生素溶液等。注意双氧水冲洗时避免冲入直肠壶腹内，以防产生黏膜刺激症状。

目前，肛瘘栓、纤维蛋白胶填充瘘道开始应用于临床，但治疗复杂性肛瘘的成功率相对较低。

（三）手术治疗

【手术原则】

肛瘘不能自愈，必须手术治疗。手术成败的关键：①正确寻找和处理内口；②切除和清除全部瘘管；③合理处置肛门括约肌；④创口引流通畅。

【手术方法】

1. 肛瘘切开术

（1）适应证　适用于低位肛瘘或作为高位肛瘘管位于肛管直肠环以下部分的辅助方法。

（2）手术步骤

1）麻醉满意后，常规消毒铺巾。轻度扩肛后，将有槽探针从外口逐渐进入管腔，由内口穿出（图11-5）。若管道较细，可先以圆头探针探查穿出内口，继而有槽探针循圆头探针插入，再抽去圆头探针。

2）切开有槽探针表面上的皮肤、皮下组织及瘘管壁（图11-6）。

3）以刮匙搔扒管壁肉芽及坏死组织（图11-7）。

4）修剪创缘皮肤，使宽度略大于创口深度（图11-8）。充分止血后，以凡士林纱布条或化腐生肌散纱条填塞创口，无菌敷料加压包扎。

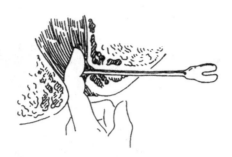

图 11-5 探针由内口穿出

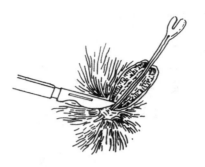

图 11-6 全层切开瘘管

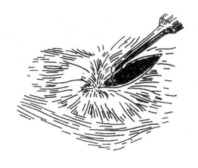

图 11-7 搔刮坏死组织

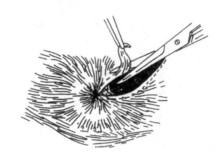

图 11-8 修剪创缘皮肤

（3）术后处理

1）术后当天应控制大便。

2）术后第二天保持大便通畅，便后坐浴，切口换药。

3）全身适当应用抗生素 3 ～ 5 天。

（4）术中注意点

1）本术式适用于有内、外口的低位肛瘘。

2）如果瘘管较弯曲，内口不易探通，可用有槽探针边探边切，寻找内口。

2. 肛瘘挂线术

（1）适应证 适用于距离肛门 3 ～ 5cm，有内、外口的低位肛瘘；瘘管在肛管直肠环上方或通过肛管直肠环上 2/3 的高位肛瘘；或作为复杂性肛瘘切开或切除的辅助方法。

（2）手术步骤

1）麻醉满意后，常规消毒铺巾。以软质圆形探针从肛瘘的外口轻轻地经瘘管通入内口。切忌操作动作粗暴造成假道。一般在齿线附近寻找内口，可用右手食指伸入肛门内引导（图 11-9）。

2）将探针引出内口 2 ～ 3cm 后折弯，拉出肛门外。在探针末端缚一橡皮筋（图 11-10）。

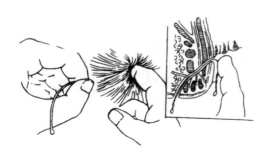

图 11-9 探针进入瘘管

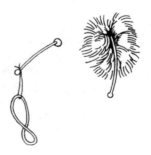

图 11-10 探针折弯后拉出肛门外

3）将探针自肛门内完全拉出，使橡皮筋经瘘管外口进入瘘管，又从内口引出丝线和橡皮筋（图 11-11）。

4）将瘘管内、外口之间表面皮肤及皮下组织切开，应切除瘘管表面的部分皮肤。拉紧橡皮筋（图 11-12）。

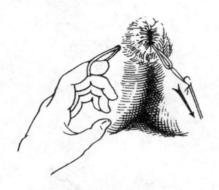 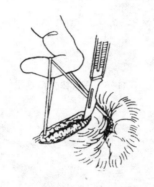

图 11-11　拉出橡皮筋　　　　　　　　　图 11-12　皮肤切开，收紧橡皮筋

5）紧贴肛门周围皮肤，用止血钳夹住橡皮筋拉紧，于血管下方用粗丝线将拉紧的橡皮筋结扎两次，嵌于皮肤切口内，去除止血钳并剪断多余的橡皮筋，注意橡皮筋末端要留 1 ～ 2cm 以防滑脱。外用油膏纱条压迫创口，敷料包扎。

（3）术后处理　同肛瘘切开术。值得注意的是，橡皮筋脱落后，伤口的愈合必须先从基底部开始，使肛管组织伤口先行愈合，防止桥形愈合。

（4）术中注意点

1）正确寻找肛瘘内口是手术成败的关键。用探针探查时勿动作粗暴，以免形成假道。

2）橡皮筋拉紧的程度要根据具体情况决定。如瘘管位置高，橡皮圈包绕的肛管直肠环组织较多，则橡皮圈不宜环勒过紧，可待术后换药时分次紧线，以免切开肌肉太快，肌肉组织回缩，引起肛门失禁。

3. 肛瘘切除术

（1）适应证　适用于低位肛瘘、能触及条索状管壁者。

（2）手术步骤

1）麻醉满意后，常规消毒铺巾。从瘘管外口注入 1% 亚甲蓝后，术者将食指插入直肠内引导，然后用可弯曲的钝头探针从外口轻轻探入，经内口引出。

2）完全切除瘘管，沿探针方向切开内、外口之间的皮肤，然后将瘘管及其内、外口一并切除。对瘘管周围纤维组织、染有亚甲蓝的残余管壁也应切除，直至暴露正常的组织（图 11-13）。

3）充分止血，可行一期缝合，缝合应从基底部开始（图 11-14、图 11-15、图 11-16）。

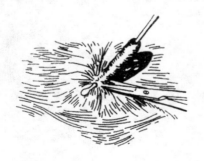 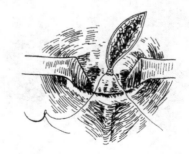

图 11-13　完全切除瘘管　　　　　　　　　图 11-14　肛瘘一期缝合

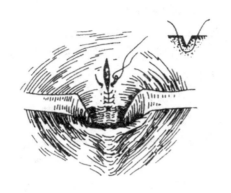
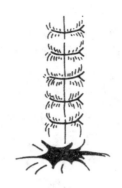

图 11-15　肛瘘一期缝合　　　　　图 11-16　肛瘘一期缝合后

（3）术后处理　同肛瘘切开术，如有缝合伤口，则 7 ～ 10 天拆线，如缝合处炎症反应严重，可提前拆线。

（4）术中注意点

1）切除瘘管时，剪刀贴管壁，尽量使肉芽组织及瘢痕组织无遗留，止血要彻底，勿使创口过深过大。

2）拟行一期缝合时，皮肤及皮下组织不能切除过多，以便伤口缝合。

3）缝合必须由基底部开始，不得留有死腔。各层伤口要完全对齐缝合。

4. 切开挂线术（低位切开＋高位挂线术）

（1）适应证　肛瘘的主管道贯穿外括约肌深部及耻骨直肠肌以上的高位肛瘘，包括骨盆直肠间隙瘘和高位直肠后间隙瘘等。

（2）手术步骤

1）切开与挂线的原则：高位肛瘘（含单纯性或复杂性）的管道，在肛管直肠环以下的部分采用切开法，在肛管直肠环以上的部分采用挂线法。

2）经指诊、探针、肛门镜检查，用亚甲蓝染色，结合术前碘油造影或腔内超声检查或 CT 检查等提示，查清肛瘘的管道走向和内口位置。

3）将高位肛瘘管道的低位部分（含支管）先予切开（直至齿线），搔刮和清除腐肉，充分扩创，操作方法同切开术。

4）对贯穿外括约肌深层和耻骨直肠肌与内口相通的管道高位部分进行挂线，操作方法同肛瘘挂线术。

（3）术后处理　同肛瘘切开术＋挂线术相关内容。

（4）术中注意点　同肛瘘切开术＋挂线术相关内容。

5. 分段开窗旷置结合切扩挂线置管术

（1）适应证　多发性外口的肛瘘，数个外口通于一个内口者；内、外口之间距离较长的复杂性肛瘘。

（2）手术步骤

1）选择距肛门最近的一个外口纳入探针，寻找内口，切开、扩创、挂线，方法同肛瘘挂线术。

2）分别于其他外口纳入探针，探明无另外的内口后，在外口处予以开窗。

瘘管长者予以分段开窗，以利引流。分段即将瘘管道视距离长短，相应做多个切口，尽可能多地保留正常的皮肤、组织，同时又最大限度地保证创口引流通畅。开窗即在外括约肌浅部、皮下部瘘口处开口，即以圆形（直径2～3cm）切除外口周围皮肤、皮下脂肪、瘢痕等作为开窗口。开窗的数量依据外口距肛缘的距离大小，以"去弯取直"为原则。

3）对于瘘管支管的瘘道，不宜将其全部切开，用刮勺清除瘘管内的腐肉组织以利引流，修剪部分管壁，远端开窗置管冲洗，外盖敷料，包扎固定。

（3）术后处理

1）挂线的主管道处理同肛瘘挂线术。

2）术后每日用甲硝唑注射液、双氧水、生理盐水冲洗引流管，每日根据管道肉芽组织的生长情况退出少许，10～15天深部创腔创面转为健康肉芽，无坏死组织，创腔深度变浅，无冲洗液由内口流出后，拆除引流管。

3）其他术后处理同肛瘘挂线术。

（4）术中注意点

1）选择外口近肛门且与内口相通的直行管道作为主管道，予以切开挂线，以减少对皮肤和肌肉的损伤。

2）对其他分支应当仔细探查，确保无内口，切忌动作粗暴。

3）分支的外口作为开窗口应适当扩大，长瘘管者各分段开窗口之间不宜太远，开窗处应在肛缘1.5cm以外，以避开括约肌。

4）将带有侧孔的硅胶或输液用尼龙管逆向置于外口瘘管腔内，引流管外端用丝线缝合固定于肛周开窗皮缘上，根据旷置管道的深度及支管的数量决定引流管的数量。

6. Parks术

（1）适应证　括约肌间瘘。

（2）手术步骤　如图所示（图11-17）。

1）麻醉满意后，常规消毒铺巾。探查清楚后，对肛瘘内口即感染肛隐窝，从其上方0.5cm到肛门上皮，做一个椭圆形切口。

2）切除部分内括约肌，彻底清除内口处括约肌下脓肿，创面开放。

3）从外口剜除瘘管，使呈"口大底小"的洞状开放创面。放置油纱条填充，外盖敷料，包扎固定。

（3）术后处理　同肛瘘切除术。

（4）术后注意点

1）术中切口深达肛门内括约肌时，可用浸有0.1%浓度的肾上腺素盐水纱布压迫止血。

2）切除内口及其周围、部分内括约肌之后，用刮匙尽量搔刮从肛括约肌中穿入的瘘道及其肌间脓肿的支道。

3）切开外口周围后，紧沿管壁将切口深入，最后将瘘管切剜除，不切断外括约肌。

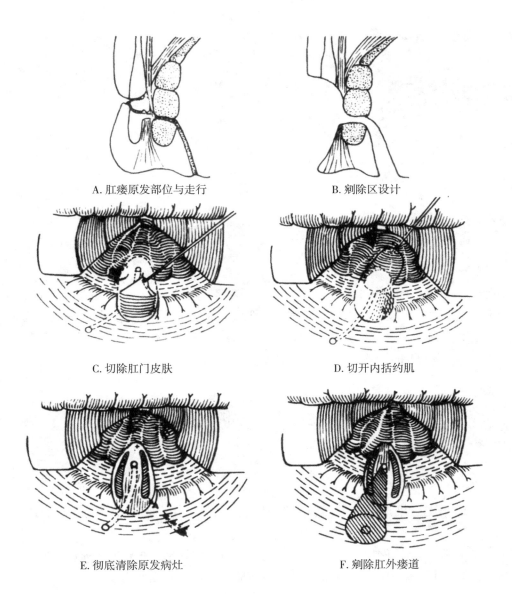

A. 肛瘘原发部位与走行

B. 剜除区设计

C. 切除肛门皮肤

D. 切开内括约肌

E. 彻底清除原发病灶

F. 剜除肛外瘘道

图 11-17 Parks 术式步骤

　　总之，肛瘘的术式很多。如经括约肌间瘘管结扎术（LIFT）、经肛皮（黏膜）瓣推移术等。目前，主流术式仍为肛瘘切开术和挂线术。

第十二章

直肠阴道瘘

扫一扫，查阅本章数字资源，含PPT、音视频、图片等

一、概述

直肠阴道瘘（rectovaginal fistula，RVF），又称粪瘘，是指阴道与肠道之间形成的异常通道，临床较为少见，主要临床表现为阴道排气排便，严重时大便不能自控。根据发病的时间，可分为先天性直肠阴道瘘和后天性直肠阴道瘘。本章主要讨论后天性直肠阴道瘘，可发生于任何年龄的妇女。本病属中医学"阴吹""交肠病"的范畴。

二、病因病机

中医学认为，本病的发生多因先天不足，脏腑本虚，产后损伤，复感邪毒；或湿热下注，蕴结不散，血行不畅所致。

三、病因病理

1. 肛门直肠周围感染形成脓肿后，如处理不及时或不当，脓肿可穿透直肠阴道隔导致瘘形成。

2. 注射硬化剂时局部药物浓度过高、剂量过大等可引起局部组织感染坏死而形成瘘。

3. 妇科肿瘤手术，如肿瘤与直肠粘连或侵犯直肠，剥离时可损伤直肠，如处理不当术后也易形成瘘。

4. 产科分娩过程中，如会阴保护不当或切开会阴位置偏向后正中位，也可导致直肠阴道瘘的形成。

5. 直肠阴道贯穿伤可直接造成直肠与阴道间通道，伤后如未及时发现和处理，极易形成直肠阴道瘘。

四、临床分型

直肠阴道瘘可发生于直肠阴道隔的任何部分，根据瘘口的位置将其分为三类。

1. 低位瘘

直肠侧瘘口位于解剖学肛管，阴道侧瘘口位于阴唇系带处。

2. 高位瘘

直肠侧瘘口位于直肠上段，阴道侧瘘口位于子宫颈水平以上的穹窿部。

3. 中位瘘

中位瘘位于高位和低位瘘之间。

五、临床表现

（一）病史

患者多有肛门直肠部、妇科手术史，或妇女分娩过程中产伤病史。

（二）症状

本病的主要症状是阴道排气、排便，在腹泻或稀便时尤为明显。

小瘘孔、大便较干时，大多数可无自觉症，仅在直肠排气时可有气体从阴道排出。大瘘孔、大便较稀时，可出现不能控制的阴道排气、排便。

（三）体征

1. 肛门指诊

直肠前壁可触及凹陷或硬结，有的可摸到瘘管。

2. 阴道指诊

阴道后壁可有凹陷性薄弱，并能探及粪便。

3. 阴道窥镜检查

较大的直肠阴道瘘，可直接见瘘孔。瘘孔较小者，可在直肠后壁见一处颜色鲜红的小肉芽样组织，若从此处用探针检查，且同时用另一手食指放入直肠内，可直接触及探针。

（四）并发症

本病可发生严重的阴道炎、外阴瘙痒、渗液和皮痂，一般严重皮肤表皮脱落提示有直肠阴道瘘、放射性肠炎或克罗恩病并发瘘管。阴道瘘可引起泌尿系统、生殖道的逆行感染，如存在膀胱阴道瘘，会导致肾功能的进行性损害。

（五）辅助检查

根据临床表现和直肠阴道检查一般可以诊断。电子结肠镜和钡剂灌肠是常用的手段。对于瘘口较大者，排粪无阻，诊断较容易；对于较小瘘口者，可通过探针检查、瘘管造影、内镜检查或亚甲蓝染色试验进一步证实。同时，X线倒置位摄片或经瘘口插管造影摄片可以确定瘘口位置、直肠末端位置，以及瘘口与耻骨直肠肌的关系。

六、诊断与鉴别诊断

（一）诊断要点

1. 一般根据原有疾病症状可以诊断。
2. 主要症状有阴道轻度溢粪、排气到显著溢粪等。
3. 必要时全身检查有助于制定治疗方案。

（二）鉴别诊断

1. 膀胱阴道瘘

生殖道瘘为泌尿系统与邻接生殖道之间形成的通道，又称尿瘘，漏尿为其主要症状。因尿液长期浸渍刺激而发生外阴及臀部尿性皮炎，易发生尿路感染。

2. 小肠瘘或结肠阴道瘘

除结合手术史分析外，可考虑钡剂灌肠或钡餐透视协助诊断。

3. 阴道后壁溃疡

溃疡面形状不规则，边缘不整齐，有脓血性分泌物，与直肠不相通。

4. 直肠前庭瘘

会阴无肛门，正常肛门位置稍凹陷。患儿哭闹时凹陷处往外突，扪之有冲击感，前庭舟状窝处可能有粪便存留。检查可在阴道口后方或稍侧面发现大小不一的瘘口。

（三）中医诊断

中医诊断为"阴吹""交肠病"。

七、治疗

（一）治疗原则

应根据不同病因、瘘口的位置和大小等因素来决定手术方案。多数外伤性或医源性直肠阴道损伤可以采用抗炎等非手术治疗而自愈。

（二）非手术治疗

1. 内治法

（1）辨证论治

1）气血亏虚型

证候：产后遗粪不知，疲乏无力，面色少华，纳差。舌淡，苔白，脉缓弱。

治疗：补气养血涩肠。

选方：八珍汤加减。

2）湿热下注型

证候：产后漏粪，阴道灼热，流脓，有臭气，纳差，口苦，口渴不欲饮。舌苔黄腻，脉滑数。

治疗：清热解毒利湿。

选方：龙胆泻肝汤加减。

（2）阴虚内热型

证候：产后漏粪，阴道潮热，流脓，有臭气，手足潮热，盗汗，口干。舌红，苔黄或少苔，脉细数。

治疗：养阴清热利湿。

选方：青蒿鳖甲汤加减。

2. 西医治疗

对粪便污染所致的阴道炎、尿道炎及泌尿生殖系统的逆行感染，均应予以抗生素治疗。

3. 外治法

（1）1% 芒硝水棉球消毒会阴部、肛周皮肤，冲洗阴道黏膜。

（2）在瘘道两侧敷上三黄膏纱条，每日 2 次，以清热解毒为主。如纱条被小便污染，应及时更换。

（3）瘘道分泌物减少后，改用生肌散换药，直至痊愈。

（三）手术治疗

【手术原则】

阴道、直肠和肛门等手术所致的瘘如继发感染，或由分娩造成的瘘，一般需待局部炎症消退，组织恢复正常，受伤或已行修补术 3～6 个月后再行手术。

【手术方法】

低位直肠阴道瘘手术如下。

1. 经会阴部手术＋肛门成形或括约肌成形术

（1）适应证　继发于产伤的肛管或低位直肠阴道瘘，多伴随明显的控便功能受损。

（2）手术步骤

1）以肛门扩张器涂石蜡油后，轻轻放入肛内，在灯光下明确瘘管位置。

2）直肠阴道膈用 1∶200000 肾上腺素生理盐水行注射浸润，以减少出血，分离直肠与阴道，找到瘘管位置。

3）达到瘘管头侧后用可吸收线在直肠前方折叠缝合肛提肌。

4）同时进行括约肌重建。

5）切除包括瘘管在内的阴道和直肠上剩余的黏膜，利用可吸收线将外括约肌缝合 1～2 层。

6）将两侧皮瓣进行交错缝合。

7）皮瓣下放置橡胶引流管，另戳口引出，并接负压吸引装置。

（3）术后处理

1）术后嘱患者当日休息，不能排便。

2）术后 48～72 小时拔除引流管，加压包扎。

（4）注意事项

1）若必须重建会阴中心或需要重建阴道后壁和末端直肠，双侧扩大皮瓣是有用的。

2）为了得到良好的功能恢复，需重建会阴体。

3）即使是肛管阴道瘘或内瘘，也不应行单纯瘘管切除术。即使是相当表浅的瘘管，切开会阴将造成一定程度的大便失禁。

2. 经阴道手术

（1）适应证　肛管或低位直肠阴道瘘。

（2）手术步骤

1）切除或切开瘘管。

2）关闭直肠和阴道壁之间的缺损，修补会阴。

3）修补会阴。

3. 中位直肠阴道瘘手术

（1）适应证　中位直肠阴道瘘。

（2）手术步骤

1）肛门镜涂石蜡油后轻轻推入肛内，在灯光下明确瘘口位置。

2）切开直肠黏膜，确定瘘管位置。

3）缝合黏膜，覆盖瘘口。

（3）术后处理　术后嘱患者当日休息，不能排便。

（4）注意事项　若能成功修补直肠内高压区，就不需要进行经阴道手术或闭合阴道瘘口。

4. 高位直肠阴道瘘手术

高位直肠阴道瘘手术常采用经腹手术路径，若继发结肠或直肠疾病，可行肠切除术。若继发阴式子宫切术，可将直肠与阴道分离，关闭瘘口，置入网膜、覆膜瓣或筋膜即可。

第十三章

肛 裂

扫一扫，查阅本
章数字资源，含
PPT、音视频、
图片等

一、概述

肛裂是肛管皮肤的破裂和撕裂，常见于肛管的后正中部位，方向大多与肛管的纵轴平行，长
0.5～1cm。肛裂是一种常见病，发病率在肛门直肠疾病中占20%，仅次于痔疮。本病于青壮
年中多见，男女发病率之比为1:2.5。临床表现为肛门部周期性疼痛、出血、便秘。肛管裂口、
哨兵痔和肛乳头肥大常同时存在，称为"肛裂三联症"。本病属于中医学"裂痔""钩肠痔"的
范畴。

二、病因病机

中医学认为，本病多由血热肠燥，气机阻滞或阴虚津亏，导致大便秘结，排便努挣，引起肛
门皮肤裂伤，如《医宗金鉴·外科心法要诀》曰："肛门围绕折纹破裂，便结者，火燥也。"皮肤
裂伤后湿毒之邪乘虚而入人体，局部气血瘀滞，运行不畅，皮肤破溃之处缺乏气血濡养，经久不
敛而发病。

1. 血热肠燥

饮食不节，恣饮醇酒，过食辛辣厚味，以致燥热内结，耗伤津液，无以下润大肠，则大便干
结，临厕努挣，使肛门裂伤而致便血。

2. 气滞血瘀

气为血之帅，气行则血行，气滞则血瘀。气机运行不畅，气滞则血瘀阻于肛门，使肛门紧
缩，便后肛门刺痛明显。

3. 阴虚津亏

血虚则津亏生燥，肠道失于濡润，可致大便燥结，损伤肛门而致肛裂；阴血亏虚则生肌迟
缓，疮口不易愈合。

三、病因病理

（一）病因

西医学认为长期便秘及机械性损伤是导致肛裂的重要因素。肛管后壁承受压力大及肛管外括
约肌浅部供血不良等因素，手术及化学性损伤致慢性溃疡形成，也与肛裂的发生关系密切。

1. 解剖学因素

肛门外括约肌浅部起自尾骨，向前至肛门后方，呈"Y"字形成左右两条肌束，沿肛管两侧

包绕至前方会合，因而在肛管前、后方形成相对薄弱的区域。肛提肌的大部分包绕在肛管两侧，对肛管两侧有强有力的支持作用。直肠末端自后向前与肛管相连，形成肛直角，排便时肛管前后方，尤其是后壁承受更大的压力，容易损伤。再加上肛管后多为韧带组织，血供差，弹性弱，容易破裂，一旦损伤则不易修复，逐渐形成溃疡而成肛裂。

2. 局部损伤

局部损伤是形成肛裂的直接原因。粪便干结、异物、分娩、排便过于用力、肛门指诊或手术操作不当均可造成肛管皮肤损伤，继发感染而成肛裂。

3. 感染

局部感染被认为是形成慢性肛裂的主要原因。感染多原发于肛窦，也可原发于肛周皮肤。粪便产生的氨与汗水中的氢离子协同对肛周皮肤产生强烈的刺激作用，导致感染的发生。湿疹、肛门瘙痒、肛窦炎、肛乳头炎、直肠炎等会引起肛管皮肤弹性降低，脆性增加，容易损伤。

4. 内括约肌痉挛

肛裂患者有过度的内括约肌收缩增强活动，反射性的内括约肌收缩是肛裂不易愈合的主要原因。

5. 肛管狭窄

先天畸形、外伤或手术造成的肛管狭窄，干硬粪便通过时容易造成肛管皮肤撕裂损伤，细菌侵入后感染形成溃疡，日久形成肛裂。

（二）肛裂的病理改变

肛裂的病理改变如下。

（1）肛管裂口　肛管上有梭形裂开溃疡面。

（2）肛乳头肥大　裂口上端有肥大的肛乳头。

（3）裂痔　裂口下缘皮肤受炎症刺激和淋巴回流障碍，形成的赘皮外痔，又称哨兵痔。

（4）皮下瘘　肛裂下的潜在性瘘管。

（5）肛窦炎　裂口上端的肛隐窝炎。

四、临床分期

（一）三期肛裂分类法

三期肛裂分类法如下。

（1）Ⅰ期肛裂　肛管皮肤浅表纵裂，溃疡边缘整齐，基底新鲜，色红，触痛明显，创面富于弹性。

（2）Ⅱ期肛裂　有肛裂反复发作史，创缘不规则，增厚，弹性差，溃疡基底部呈紫红色或有脓性分泌物。

（3）Ⅲ期肛裂　溃疡边缘发硬，基底色紫红，有脓性分泌物，上端邻近肛窦处肛乳头肥大，创缘下端有哨兵痔，或有皮下瘘管形成。

（二）二期分类法

1. 急性（早期）肛裂

早期发病时间较短，仅在肛管皮肤见到小的溃疡，创面新鲜无硬结，裂口边缘整齐底浅，呈红色并有弹性，无乳头肥大和皮赘。

2. 慢性（陈旧性）肛裂

早期肛裂未经适当治疗，创口反复感染，形成较大较深的溃疡，创缘不整齐，缺乏弹性，创面可见环状内括约肌纤维，肉芽呈灰白色。溃疡基底因炎症刺激而使结缔组织增生，栉膜增厚变硬形成栉膜带，妨碍括约肌松弛。裂口上端齿线附近并发肛窦炎、肛乳头炎，形成单口内瘘及肛乳头肥大。裂口、栉膜带、哨兵痔、单口内瘘、肛窦炎、肛乳头肥大等病理改变是陈旧性肛裂的特征。

五、临床表现

（一）病史

患者多有排便困难史，病情反复发作，以青年女性居多。

（二）症状

1. 疼痛

肛门疼痛是肛裂的主要症状，其诱因多为便秘。用力排便导致肛管破裂或大便直接刺激，呈刀割样疼痛或灼痛。早期肛裂的疼痛部位局限在肛管，便后可立即缓解。陈旧性肛裂引起的疼痛可放射至臀部，并呈周期性发作。所谓周期性是指排便时肛门疼痛，便后数分钟内疼痛减轻或消失，稍后再次出现且较排便时明显加剧的疼痛，是陈旧性肛裂的特征性疼痛。便后疼痛间歇性减轻是大便直接刺激消失导致的；再次出现疼痛是因粪便刺激溃疡底部暴露的内括约肌纤维，使括约肌不自主收缩、痉挛，肛管最大静息压升高，导致局部缺血循环障碍而引起的；疼痛更加剧烈则是因局部循环障碍又可加重括约肌痉挛，升高最大静息压，从而导致"痉挛－缺血－加重痉挛"这一恶性循环的发生，这种剧烈的疼痛被称为括约肌收缩痛。肛门内括约肌属于消化道环肌层，为不随意肌，保持平滑肌的特性，可长时间维持收缩状态而不疲劳，因此括约肌收缩痛可持续数小时，重者可至十余小时，当括约肌因长时间收缩而疲劳松弛后，疼痛才会逐渐缓解。在肛裂感染时，疼痛尤为明显。

2. 便血

患者临床表现以大便时出血，色鲜红且量不多，滴血或粪便上有血丝，手纸带血为主，感染后可见脓血及黏液。

3. 便秘

便秘与肛裂互为因果，两者互相影响。肛裂患者多有便秘，排便时大便干硬可撕裂肛管皮肤而继发感染。肛裂的疼痛又可导致患者主观上对排便产生恐惧感，使粪便在直肠内停留过久，水分被吸收而粪便干结，再次排便时引起剧烈的疼痛，由此导致恶性循环。

4. 瘙痒

肛裂溃疡面或伴发的肛窦炎、肛乳头肥大炎症产生的分泌物均可引发肛门瘙痒。

（三）体征

1. 局部视诊

肛管局部可见有一纵行梭形裂口或椭圆形溃疡。溃疡初期颜色鲜红，底浅，边缘无明显增厚，无哨兵痔形成。溃疡后期创面颜色灰白，底深，边缘增厚明显，可形成哨兵痔。

2. 指诊

肛门括约肌痉挛，指诊时可引起肛门剧烈疼痛，对这类患者不宜施行指诊或指诊前使用局部麻醉剂。肛裂初期指诊可在肛管内触及边缘稍有凸起的纵行裂口；肛裂后期指诊可触及裂口边缘隆起、肥厚、坚硬，并能常触及肛乳头肥大，在肛缘裂口下端轻压可有少量脓性分泌物溢出。

3. 肛门镜检查

一般患者不宜施行肛门镜检查，或进行肛门镜检查前使用局部麻醉剂。肛裂初期的溃疡边缘整齐，底色红，肛裂后期的溃疡边缘不整齐，底深，呈灰白色，溃疡上端的肛窦呈深红色，并可见到肥大的肛乳头。

（四）辅助检查

医生一般通过询问肛裂患者相关病史及进行局部视诊，可明确诊断，但需手术治疗时，可行以下检查。

（1）一般检查　包括血常规、尿常规、肝肾功能、出凝血时间、心电图、超声波和 X 线检查。

（2）肛管压力测定　肛裂患者的肛管静息压明显高于正常人，并且肛裂患者有着较正常人明显增强的肛管收缩波，用肛门测压就可完成。

（3）肛管直径测量　用肛管直径测量仪测量肛裂患者的肛管直径。

六、诊断与鉴别诊断

（一）诊断要点

1. 主要症状

患者主要症状有疼痛、便血和便秘。

2. 指诊

肛门指诊时患者疼痛加剧。

3. 肛门镜检查

肛门镜检查：Ⅰ期肛裂的溃疡边缘整齐，底色红；Ⅱ期、Ⅲ期肛裂的溃疡边缘不整齐，底深，呈灰白色，溃疡上段的肛窦呈深红色，并可见肛乳头肥大。

（二）鉴别诊断

肛裂区别于其他肛门疾病如下所示（表 13-1）。

表 13-1　肛裂的鉴别诊断

项目	疼痛特征	有无出血	有无便秘	溃疡特征	有无瘙痒	伴随症状或病史
肛裂	周期性	有	有	梭形溃疡	偶有	伴裂痔、肛乳头肥大
肛门皲裂	轻	有	有	无	明显	伴肛周皮肤病
肠管结核性溃疡	轻	有	无	不规则潜行溃疡	偶有	伴结核病史，溃疡底部呈污灰色苔膜
肛管皮肤癌	持续性	有	有	不规则溃疡，边缘隆起，底部凹凸不平，表面覆盖坏死组织	偶有	伴特殊臭味

续表

项目	疼痛特征	有无出血	有无便秘	溃疡特征	有无瘙痒	伴随症状或病史
克罗恩病并发肛裂	轻	有	无	不规则溃疡，底深，边缘潜行裂口，周边皮色青紫	偶有	伴贫血、腹疼、腹泻、间歇性低热和体重减轻等
溃疡性结肠炎并发肛裂	轻	有	无	溃疡较浅，多见于肛门两侧	偶有	伴脓血便、腹泻、腹痛
肛管上皮缺损	有	有	有	未愈合创面或肛管全周或部分环状瘢痕	偶有	伴肛门病手术史

七、治疗

（一）治疗原则

裂痔或钩肠痔的治疗以软化大便、保持大便通畅、止痛、解除括约肌痉挛、阻止恶性循环、促进溃疡愈合为目的，区别不同病变进行合理施治。急性早期肛裂可采用保守治疗法，如局部用药等。Ⅱ期、Ⅲ期肛裂患者或慢性陈旧性肛裂伴狭窄者可考虑手术治疗。

（二）非手术治疗

1. 内治法

内治法以润肠通便为主，在大便通畅的前提，再结合其他疗法。

（1）辨证论治

1）血热肠燥证

证候：大便二三日一行，质地干硬，便时肛门疼痛剧烈，大便时滴血或手纸染血，血色鲜红，裂口色红，肛门部灼热瘙痒，腹满胀痛，小便短赤。舌质偏红，苔黄燥，脉弦数。

治法：泄热通便，滋阴凉血。

方药：凉血地黄汤加减。

2）阴虚津亏证

证候：大便干燥、数日一行，便时疼痛，点滴下血，肛管裂口深红，口干咽燥，心烦，纳差，或头昏心悸。舌红，苔少或无苔，脉细数。

治法：补血养阴，润肠通便。

方药：润肠丸加减。

3）气滞血瘀证

证候：肛门刺痛明显，便时便后尤甚，肛门紧缩，肛管裂口色紫暗，肛外有裂痔，便时可有肿物脱出。舌暗，苔薄，脉弦或涩。

治法：理气活血，润肠通便。

方药：六磨汤加减。

（2）中成药治疗 常用的中成药有槐角丸、化痔丸、麻仁丸等。

（3）西药治疗 对症处理，口服容积性泻剂软化大便，养成有便即排的习惯，并给予止痛、止血、消炎药物。

2. 外治法

（1）熏洗法　常用具有活血止痛、收敛消肿的五倍子汤、苦参汤、止痛如神汤等熏洗或坐浴。便前坐浴可使肛门括约肌松弛，以减轻粪便对裂口的刺激；便后坐浴可洗净粪渣，保持局部清洁，改善局部血液循环，减轻肛门括约肌痉挛，缓解疼痛，促进溃疡愈合。

（2）敷药法　适用于新鲜单纯性肛裂，可用具有消肿止痛、收敛止血、祛腐生肌作用的九华膏或白玉膏外敷；也可用含有表面麻醉剂的软膏，如太宁软膏适量涂抹患处，直至创面愈合；亦可用松弛平滑肌的药膏，抑制括约肌痉挛，降低肛管静息压，改善循环，促进裂口愈合，如硝酸甘油软膏等。

（3）塞药法　是将具有保护黏膜、润滑肠道、止痛止血作用的各种栓剂塞入肛内，在体温的作用下融化后直接作用于患处，消除和改善症状，如太宁栓、痔疮栓等。

（三）非药物治疗

1. 局部封闭法

局部封闭法是用麻醉药物和长效止痛注射液或其他复方制剂注射到肛裂周围，解除疼痛和缓解括约肌痉挛，使创面得以修复。

2. 扩肛法

扩肛法适用于Ⅰ～Ⅱ期肛裂，无裂痔、肥大肛乳头及皮下瘘等并发症者。患者取截石位或侧卧位，局部常规消毒，在局部麻醉或骶管麻醉下，术者以戴手套的两手食指深入肛内，向外扩张肛管，继之再伸入两中指，呈4指扩肛，持续3～5分钟。在扩肛过程中要着力均匀，不可粗暴。扩肛后肛门裂口局部裂口敷九华膏。

3. 针刺法

针刺承山、长强、白环俞等穴位，得气后留针2～5分钟，每日1次，7日为1个疗程。针刺法有止痛止血、缓解括约肌痉挛等功效，适用于肛裂早期。

4. 穴位封闭法

用复方亚甲蓝长效止痛注射液于长强穴行封闭治疗，一般注射5～10mL，如注射1次不愈者，7日后可再注射1次。

5. 腐蚀法

可用10%硝酸银溶液或硝酸银棒涂抹溃疡，然后再用生理盐水冲洗溃疡，直至创面愈合；也先用5%石炭酸甘油涂擦后再用酒精擦去，或用七三丹祛腐，以后改用黄连膏外敷，可减轻疼痛，降低肛管静息压，增加肛管血流供应。

6. 烧灼法

用高热烧焦溃疡面，使之形成焦痂，脱落后逐渐形成新鲜创面而达治疗目的。烧灼法可用烙铁或电灼器，或用二氧化碳激光等烧灼或切割。

（四）手术治疗

【手术原则】

经非手术治疗无效且反复发作者，应予以手术治疗。手术目的在于解除肛门狭窄和括约肌痉挛，促使裂口愈合，清除已发生病理改变的组织。

【手术方法】

1. 肛裂切除术

（1）适应证 陈旧性肛裂不伴肛门狭窄者。

（2）手术步骤

1）麻醉满意后，常规消毒铺巾。

2）自肛裂两侧以"△"形切开皮肤及皮下组织，底端起于肛缘外 1.5 ～ 2cm，顶端止于齿线上 0.3 ～ 0.5cm，底宽 3 ～ 4cm（图 13-1）。

3）用组织钳提起底边切口的皮肤与皮下组织，向上锐性分离皮下坚硬的纤维化组织，一并切除裂痔及肥大的肛乳头（图 13-2）。

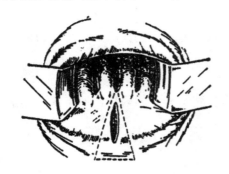
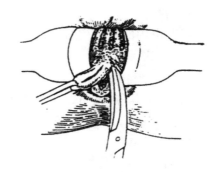

图 13-1 "△"形切口　　　　图 13-2 切除裂痔及肥大的肛乳头

4）用软探针检查肛裂顶端的肛隐窝，如有潜行瘘管则一并切除，如有肛乳头肥大宜用丝线于根部结扎，或用电刀烧灼切除。

5）将已暴露的外括约肌皮下部及内括约肌下缘切断 1 ～ 1.5cm。

6）检查创面无活动性出血点，九华膏纱条敷盖肛裂切口后再用纱布包扎，胶布加压固定。

（3）术后处理

1）术后应用抗生素预防感染。

2）术后给予半流质饮食 3 天。

3）术后当日禁止排便。

4）术后第二天起酌情口服润肠通便的药物，保持大便通畅。

5）便后坐浴，专科换药。

（4）术中注意点

1）切除创面不宜过大，以免瘢痕过大，继发肛门渗液性失禁；创面较深时要保证充分引流，否则伤口难以愈合。

2）切除深度不宜过浅，以免遗漏潜行皮下瘘管。

2. 侧方内括约肌挑断术

（1）适应证 肛裂伴肛门狭窄者。

（2）手术步骤

1）麻醉满意后，常规消毒铺巾。

2）在肛门左侧或右侧距肛缘 1.5cm 处做一个长 0.5 ～ 1cm 的放射性切口，深达皮下。

3）术者将左手食指伸入肛管内做定位引导，用弯止血钳将切口沿肛管皮下分离至齿线。

4）退出止血钳至内外括约肌间沟位置，并自该处插入止血钳，在食指引导下止血钳从内括约肌下缘外侧向齿线方向分离组织至黏膜下，但不能穿透黏膜。

5）将内括约肌下部从切口挑出并切断，切断后内外括约肌间沟消失。彻底止血，贯穿缝合1针，乙醇棉球敷盖切口。

（3）术后处理 同肛裂切除术术后处理。

（4）术中注意点 根据无菌要求，宜先做侧切，再做肛裂切除扩创术。若先做肛裂扩创，再行侧方内括约肌切断，术者应更换手套、弯钳，保证无菌，以免侧切口感染。

3. 肛裂切除＋原位内括约肌松解术

（1）适应证 肛裂伴肛门狭窄者。

（2）手术步骤

1）以齿线以下肛裂顶端为起点，沿裂口向肛缘做一个放射状的梭形切口，切口长度不短于肛裂口长度的3倍。

2）将切口范围内的游离皮肤、裂口溃疡面和哨兵痔剪除，使其成为一个梭形的新鲜创面，有皮下瘘者可一并切除。

3）结扎并切除增生肥大的肛乳头。

4）沿创面基底向深部纵向划开，松解裂口瘢痕和肥厚增生的内括约肌下缘，使肛门松弛，切开后以肛门能容纳两指为宜。

5）止血包扎，术毕。

（3）术后处理 同肛裂切除术术后处理。

（4）术中注意点 梭形创面的宽度和长度适中。如果肛裂较深，可适当延长切口并切断外括约肌皮下部，以保证引流通畅。

4. 肛裂切开挂线术

（1）适应证 陈旧性肛裂伴皮下瘘、肛门梳硬结及肛门狭窄的肛裂。

（2）手术步骤

1）常规消毒肛周及肛管，铺巾。先切除裂痔及肥大肛乳头。肛裂溃疡面外缘皮肤做一个放射状小切口，长约1.5cm。

2）右手持球头探针从切口插入并穿过外括约肌皮下部及内括约肌，在左手食指于肛内引导下，寻找病变肛窦处。

3）左手食指抵住探针头轻轻从裂口上端肛窦处穿出，将带有橡皮筋的丝线圈挂在球头探针上，然后退针，引线至肛外。

4）切开内、外口之间的皮层及硬化的栉膜带组织，修建皮瓣呈梭形。将橡皮筋内外两端合拢拉紧、钳夹，钳下丝线结扎。外用塔形纱布压迫，胶布固定。

（3）术后处理 同肛裂切除术术后处理。

（4）术中注意点

1）探针要在食指引导下于肛窦处探出，以免损伤对侧肠黏膜。

2）橡皮筋结扎松紧适度。

5. 纵切横缝术

（1）适应证 陈旧性肛裂不伴狭窄者。

（2）手术步骤

1）常规消毒肛周及肛管，铺巾。

2）沿肛裂正中做一个纵向切口，上至齿线以上0.5cm，下至肛缘外0.5cm。

3）切断栉膜带和部分括约肌纤维，如有哨兵痔、肥大肛乳头、皮下瘘可一并切除。

4）修剪裂口创缘，游离切口下端的皮肤以减少张力。

5）缝合时用 4 号丝线，自切口上端进针，稍带基底组织，再从切口下端皮肤穿出，用丝线拉拢切口，使纵切口变成横行缝合（横缝），一般需缝合 3 ～ 4 针。如张力过大，可在切口下方肛缘外 1 ～ 1.5cm 处再做一个与缝合创面平行的横切口，此切口开放或纵行缝合，使皮肤向肛管推移，减少纵切横缝的张力。

6）加压包扎固定，术毕。

（3）术后处理　同肛裂切除术术后处理。

（4）术中注意点

1）严格无菌操作，缝合时从切口上端进针，通过基底部由切口下端穿出以免遗留死腔。

2）充分游离切口下端皮肤，防止缝合后张力过大。

6. 皮瓣成形术

（1）适应证　陈旧性肛裂伴肛管皮肤缺损或狭窄者。

（2）手术步骤

1）常规消毒肛周及肛管，铺巾。

2）自肛裂处齿线上方 0.5cm 处，沿肛裂正中处做一个纵向切口至肛缘，切断部分内括约肌纤维。

3）在切口下端肛缘外，继续做分叉切口，使切口呈倒"Y"形。

4）游离肛缘外"∧"形皮片，并将皮片尖端向肛管内牵拉，将皮片的两边缘分别缝合于肛管内纵切口的两侧皮肤，使倒"Y"形切口变为"∧"形缝合。

5）皮片中央纵行加压缝合一针，使肛管直径扩大到能通过两指以上为度。

6）加压包扎固定，术毕。

（3）术后处理　同肛裂切除术术后处理。

（4）术中注意点

1）严格无菌操作，缝合时从切口上端进针，通过基底部由切口下端穿出以免遗留死腔。

2）充分游离切口下端皮肤，防止缝合后张力过大。

7. A 型肉毒素内括约肌侧方注射、病灶扇形小切口切扩引流术

（1）适应证　Ⅱ期、Ⅲ期肛裂或伴肛门狭窄者。

（2）手术步骤

1）常规消毒肛周及肛管、铺巾。

2）自肛裂两侧以扇形切开皮肤及皮下组织，扇形切口与裂口纵轴重叠，底端起于肛缘外 1.5 ～ 2cm，顶端止于齿状线上 0.3 ～ 0.5cm，底宽 2 ～ 3cm。

3）以组织钳提起弧形切口的皮肤和皮下组织，向上锐性分离皮下，特别是肛门梳增厚部分坚硬的纤维化组织，如有裂痔及肥大肛乳头则一并切除。用银质探针探查肛裂顶端的肛隐窝，若有皮下瘘则予以切除，扩创保证充分引流。

4）左手食指伸入肛门内触摸肛门括约肌做引导，将装有肉毒素的 1mL 注射器，在膀胱截石位距肛缘 0.5 ～ 1.0cm 的 3 点、6 点、9 点处分别向上进针。

5）进针到达内括约肌肌肉组织内，以扇形向两侧注药，3 点、9 点注射量分别为 0.2 ～ 0.3mL，6 点注射 0.5mL。

6）检查创面有无活动性出血点，九华膏纱条覆盖肛裂切口后再用纱布包扎，胶布加压固定。

（3）术后处理　术后处理同肛裂切除术术后处理。

（4）术中注意事项

切除创面不宜过于宽大，以免瘢痕过大，继发肛门渗液性失禁；但也不宜过小过短，要保证充分引流，否则伤口创面难以愈合。

扫一扫，查阅本章数字资源，含PPT、音视频、图片等

一、概述

直肠脱垂（rectal prolapse）是指肛管、直肠黏膜或直肠全层、部分乙状结肠位置下移，甚至完全脱出肛门外的一种疾病，又称肛管直肠脱垂、直肠脱垂。任何年龄的人群都可以发生直肠脱垂，一般以小儿、老人及久病体弱者多见，男性发病率高于女性。其中小儿多为直肠黏膜脱垂，青壮年多为直肠全层脱垂，50 岁以上女性及老年患者多为直肠、部分乙状结肠脱垂。下移的直肠壁在肛管直肠腔内称为内脱垂；下移到肛门外称为外脱垂。本病属于中医学"脱肛"的范畴。本章主要讨论"直肠外脱垂"。

二、病因病机

1. 气虚下陷
肺脾气虚，肺气虚则大肠失守而脱，脾气虚则升举无力，大肠失托而下陷。

2. 肾气不固
先天禀赋不足，肾气不足；年老体弱，肺脾肾亏虚，以致脾气虚，提升无力，肾气不充而关门不固，导致直肠滑脱不收，肛门下坠。

3. 气血两虚
气血亏虚，大肠久失温煦滋养而脱出。

4. 湿热下注
湿热内蕴，下注大肠，迫使直肠脱出嵌顿不能还纳。

三、病因病理

（一）病因

1. 解剖因素
结构发育不全，小儿盆腔支持组织发育不全，骶尾弯曲度较正常浅，直肠呈垂直状，当腹内压增高时直肠失去骶骨的支持，易于脱垂。某些成年人直肠前陷凹处腹膜较正常低，当腹内压增高时，肠襻直接压在直肠前壁将其向下推，易导致直肠脱垂。

2. 年老体弱因素
体质虚弱，年老久病，或营养不良，骨盆直肠间隙与坐骨直肠间隙内脂肪减少，骨盆底组织空虚，支持固定作用减弱；或多次分娩，骨盆及肛门肌肉张力减退，松弛无力，致使直肠周

围组织失去对直肠的支持固定作用，造成直肠脱垂。

3. 长期腹内压力增加

长期便秘、腹泻、慢性咳嗽、气喘、尿路结石、前列腺肥大等均可使腹压持续增加，直肠下移造成脱垂。

4. 脱出性疾病诱发

由于Ⅱ～Ⅲ期内痔、直肠息肉等反复脱出，牵拉直肠黏膜下移，容易引起黏膜与肌肉层分离而造成直肠黏膜脱垂。

5. 肛管直肠部神经、肌肉损伤

外伤或手术不慎，损伤腰骶部神经或严重破坏了肛管直肠环组织，使肛门括约肌松弛无力，直肠肛管向下移位，造成直肠黏膜、直肠及肛管脱垂。

（二）病理

直肠脱垂的典型病理解剖特征：①道格拉斯（Douglas）陷凹加深；②直肠与骶骨岬分离，呈垂直状态；③乙状结肠冗长；④肛提肌分离；⑤肛门括约肌松弛。

目前关于直肠脱垂的发病机理，目前主要有以下几种学说。

1. 滑动疝学说

本学说认为直肠脱垂是直肠盆腔陷凹腹膜的滑动性疝。在腹膜内脏的压力下，盆腔陷凹的腹膜皱襞下垂，将覆盖于腹膜部分的直肠前壁压于直肠壶腹内，形成肠套叠，并由肛门脱出。

2. 肠套叠学说

本学说认为直肠脱垂并不是滑动性疝，而是乙状结肠与直肠套叠。其认为直肠套叠开始于乙状结肠和直肠的交界处，套叠后，乙状结肠及直肠的固定点将被向下牵拉，直肠逐渐被拉向远端，当肠套叠向下进行到两侧直肠侧韧带处，因此处有较强的筋膜附着，套叠通过较为困难，但由于腹内压反复增加及排便时用力，致使侧韧带逐渐变弱，套叠通过此处，由肛门脱出。

近年来随着医学技术的不断进展，结合高新的检测手段，以上两种学说已被临床广泛重视，尤其是肠套叠学说理论。

四、临床分类

本病分类方法较多，一般有以下几种。

1. 古典分类法

古典分类如下所示（表 14-1）。

表 14-1 直肠脱垂古典分类法

项目	分类			
	部分脱垂	完全脱垂	内脱垂	脱垂嵌顿
年龄	儿童常见	成人及老人常见	成人及老人常见	小儿常见
脱出长度	3～5cm，可自行回纳	5cm以上，不能还纳	不脱出	脱出10～40cm，手法不能回纳
肛门松弛	轻或无	重	—	肛门括约肌痉挛
触诊	黏膜柔软，摸不到弹性的直肠皱襞	可摸到弹性直肠皱襞	有弹性能活动	有弹性皱襞

续表

项目	分类			
	部分脱垂	完全脱垂	内脱垂	脱垂嵌顿
直肠镜检	黏膜松弛，充血水肿	黏膜有环形皱襞或堆积	黏膜堆积充血不见肠腔	—
脱出形状	呈放射状，色淡红，无出血	环层状皱襞螺旋状淡红色	—	圆锥形糜烂水肿，充血，色暗，渗出

2. 现代分类法

现代分类法如下。

（1）一型　不完全性直肠脱垂，即直肠黏膜脱垂，表现为直肠黏膜层脱出肛外，脱出物呈半球形，其表面可见以直肠腔为中心的环状的黏膜沟。

（2）二型　完全性直肠脱垂，即直肠全层脱垂，脱垂的直肠呈圆锥形，脱出部分可以直肠腔为中心，呈同心圆排列的黏膜环形沟。

二型根据脱垂程度分为三度。

1）Ⅰ度：为直肠壶腹内的肠套叠，即隐性直肠脱垂，排粪造影检查呈伞状阴影。

2）Ⅱ度：为直肠全层脱垂于肛门外，肛管位置正常，肛门括约肌功能正常，不伴有肛门失禁。

3）Ⅲ度：为直肠和部分乙状结肠及肛管脱出于肛门外，肛门括约肌功能受损，伴有肛门不全性或完全性失禁。

五、临床表现

（一）病史

患者有长期便秘或腹泻的病史，特别是老人或中年经产妇。

（二）主要症状

1. 脱出

直肠脱出肛门外是本病的主要症状。早期排便时直肠黏膜脱出，便后可自行复位。随着病情的发展，逐渐不能自行复位，需用手复位，久之直肠全层或部分乙状结肠脱出。严重者咳嗽或打喷嚏、排矢气时，均可使直肠脱出肛外。工作劳累或久行、久站、久坐，可使症状诱发或进一步加重。直肠脱出常伴有肛门括约肌松弛。

2. 出血

一般无出血症状，当大便干燥擦伤黏膜时有滴血或粪便带血，或手纸擦拭时有少量出血，色鲜红。

3. 潮湿

由于肛门括约肌松弛，收缩无力，过多的分泌物沿肛管流出；或反复脱出，复位困难，脱垂部分暴露时间较长，容易受刺激，致使分泌物增多，导致肛周潮湿。

4. 瘙痒

由于黏膜经常脱出在外，以致直肠黏膜充血、水肿糜烂，渗液刺激肛周皮肤，造成皮肤炎症，出现肛周瘙痒。

5. 坠胀和疼痛

由于黏膜下垂，反复脱出，脱垂的长度和宽度逐渐增加，致使直肠或结肠套叠，压迫刺激肛门部，出现坠胀感、便意感，严重者可有腹部或下腹部钝痛，其痛多向下肢放射，引起尿频。

6. 嵌顿

如果肛门直肠黏膜脱出并未能及时复位，局部静脉回流受阻，继而发生黏膜充血水肿，导致脱出部分嵌顿。随着嵌顿时间的延长，黏膜颜色逐渐变暗红色，甚至出现浅表黏膜糜烂坏死，或脱垂段因肛门括约肌收缩而绞窄坏死。

（三）体征

1. 黏膜或肠管脱出

直肠黏膜脱出，脱出物为淡红色，有放射状纵沟，触之柔软，有弹性，易出血。直肠全层脱出，脱出物呈圆锥状、淡红色，可见环状有层次感的黏膜皱襞，触之较厚，无弹性，肛门松弛。部分乙状结肠套入直肠与肛管直肠一起脱出的严重直肠脱垂，脱出物呈圆锥状，触之很厚，肛门极度松弛甚至失禁。

2. 肛管外翻

部分乙状结肠套入直肠与肛管直肠一起脱出的严重直肠脱垂，或者发病时间较长的直肠全层脱出，可有肛管外翻。

3. 会阴下降

部分直肠脱垂患者可出现盆底会阴肌群松弛，会阴下降，臀沟较浅，腹压增加时更为明显，严重者肛门会阴下突，呈漏斗状。

4. 其他器官下垂

由于全身营养障碍所致的直肠脱垂常伴有生殖器脱垂，严重者可并发胃下垂、肾下垂。女性患者尤其是因生产造成会阴三度撕伤的患者可并发子宫脱垂。

（四）辅助检查

本病通过询问病史，通过对脱出物的视诊一般即可确诊。隐性直肠脱垂需进行直状结肠镜、乙状结肠镜检查和 X 线检查等才能被发现。

六、诊断与鉴别诊断

（一）诊断要点

患者有长期便秘或腹泻的病史，主要症状为脱出、出血、潮湿、瘙痒、坠胀、疼痛，甚至嵌顿等，诊断一般比较明确。

（二）鉴别诊断

直肠脱垂的鉴别诊断如下所示（表 14-2）。

表 14-2　直肠脱垂的鉴别诊断

病名	症状	体征	确诊手段
直肠脱垂	肛门松弛	直肠脱出，活动受限	外观、触诊
内痔脱出	常有便鲜血	痔核脱出，邻近齿线	外观、肛门镜检
肠套叠	腹痛明显	结肠、乙状结肠套叠征象	气钡双重对比造影
直肠内脱垂	便秘	黏膜松弛，堆积于肛内	肛门镜检、排粪造影
直肠黏膜外翻	分泌物多	痔环切后遗症征象	肛门手术史、外观

（三）中医诊断

中医诊断为脱肛。

七、治疗

（一）治疗原则

本病早期可采用辨证论治口服中药治疗；Ⅱ度以上的患者一般需手术治疗。中西医药物保守治疗可以用于减轻出血、肛门潮湿等。

（二）非手术治疗

1. 内治法

（1）辨证论治

1）气虚下陷证

证候：便后肛门有物脱出，甚则咳嗽、行走、排尿时脱出，劳累后加重，伴有纳少，神疲体倦，气短声低，头晕心悸。舌质淡，舌体胖大，边有齿痕，脉弱。

治法：补中益气，升提固脱。

方药：补中益气汤加减。

2）肾气不固证

证候：直肠滑脱不收，伴有面色㿠白，听力减退，腰膝酸软，小便频数或夜尿多，久泻久痢。舌淡，苔白，脉沉弱。

治法：补肾固脱。

方药：肾气丸或四神丸加减。

3）气血两虚证

证候：直肠脱出，伴有面色㿠白或萎黄，少气懒言，头昏眼花，心悸健忘或失眠。舌质淡白，脉细弱。

治法：益气养血。

方药：八珍汤加减。

4）湿热下注证

证候：肛内肿物脱出，色紫暗或深红，甚则表面部分溃破，糜烂，肛门坠痛，肛内指检有灼热感。舌红，苔黄腻，脉弦数。

治法：清热泻火，行气利湿。

方药：止痛如神汤加减。

（2）中成药治疗

1）补中益气丸：益气升提，用于气虚下陷之脱肛。

2）麻仁润肠丸：润肠通便，用于脱肛兼有大便秘结。

3）二妙丸：清热祛湿，用于湿热下注之脱肛。

（3）西药治疗　无治疗本病的特效西药，只能用于改善症状，如应用抗生素控制局部感染等。

2. 外治法

（1）熏洗法　可根据"酸可收敛""涩可固脱"理论选用五倍子加石榴皮、赤石脂、明矾、乌梅、荆芥等煎汤，或可选用苦参汤、止痛如神汤加减熏洗脱出组织，一般先熏后洗，每日 1 或 2 次。

（2）敷药法　可用马勃、木贼烧灰存性，共研为细末，混合均匀。将药末撒布患处，使之还纳复位。此法较为简单，多用于小儿脱肛。

（3）复位法　脱出发生后必须及时复位。

1）儿童脱垂的复位法：将患儿俯卧于医生膝盖上，以手指缓慢地将脱出的直肠纳入肛门内，清洁肛周的皮肤。年龄稍大的儿童可采用膝胸位按同法复位，然后用吊带将纱布垫固定在肛门两侧，阻止肛门下移。

2）直肠全层脱垂的复位法：患者取侧卧位，用手指压迫脱垂的顶端，持续加压，手指应随脱出的直肠进入肛门，使脱垂的直肠复位。若脱出时间较长脱出部位充血水肿，用一般方法不能复位时，应采用局麻下复位。常在 3 点、6 点、9 点局部麻醉，肛门松弛后，配合手法均能复位。

（4）针灸法　针刺长强、百会、足三里、气街等穴位，每日 1～2 次，每次 30 分钟。

（三）手术治疗

直肠脱垂手术目的在于纠正脱垂、避免大便失禁和便秘。

直肠脱垂的手术分为经腹部、经会阴部手术两大类。一般来说，对于经会阴手术很快复发的，或效果不好的，或全身情况较好的成人，以及完全性直肠脱垂的患者可选择经腹部手术，而全身情况差或老年患者或急性嵌顿脱垂患者应考虑经会阴手术。

【注射疗法】

将药物注射于直肠黏膜下层，使黏膜与肌层粘连固定；注射到直肠周围间隙，使直肠壁与周围组织粘连固定。此法对治疗儿童直肠脱垂效果良好。

1. 直肠黏膜下点状注射术

本术适用于Ⅰ度直肠脱垂。操作步骤患者取屈膝侧卧位，常规消毒铺巾，在脱出的直肠黏膜下层行散在点注射，各点之间保持间距为 0.5～1cm，每点注射量以黏膜充盈隆起、毛细血管显露清晰为度。术毕还纳直肠，肛内塞入九华膏等，加压包扎。

2. 直肠黏膜下柱状注射术

（1）适应证　适用于直肠远端内套叠、直肠远端黏膜内脱垂、中段直肠内套叠。

（2）手术步骤　充分扩肛，使肛管容纳 4 指以上。钳夹松弛的直肠黏膜：用组织钳夹持截石位 3 点、6 点、9 点直肠黏膜，以长弯止血钳沿直肠纵轴夹持松弛的直肠黏膜，长度一般为 7cm，电刀烧灼钳上直肠黏膜。折叠缝合：自齿线上 0.5cm 用铬制肠线绕钳向上连续缝合。注射硬化剂：于各纵行缝叠黏膜柱之间的黏膜下层进行柱状注射，也可直接用细长针头从齿线上方 1cm 处进针，在黏膜下层边注射边进针至脱垂黏膜上界，可在直肠前后左右四壁各注射一柱，总量一般为 15 ～ 20mL。

（3）术后处理　术后禁食 3 天，第 4 天开始进流质饮食，以后逐渐恢复普通饮食；术后 5 天给予抗生素治疗，灌肠协助排便。

3. 直肠周围间隙注射术

（1）适应证　适用于Ⅱ度、Ⅲ度直肠脱垂。

（2）操作步骤　常规消毒铺巾。骨盆直肠间隙注射：于截石位 3 点肛门外侧 1.5cm 处进针，以左手食指置入肛内做引导，用 7.5cm 穿刺针头和 20mL 注射器，进针遇到阻力，即达肛提肌，当通过肛提肌有明显落空感时，即到达骨盆直肠间隙。直肠后间隙注射：在尾骨尖到肛缘的中点进针，在左手食指引导下进针 4 ～ 5cm，证实未穿入肠壁及骶前筋膜，边注药边退针。每个间隙注射剂量为 10 ～ 20mL。

（3）术中注意点　术中严格执行无菌操作，注意注射范围及注射药量的变化。肛门正前方因离腹膜较近且有重要器官，一般不宜注药。

（4）术后处理　同直肠黏膜下柱状注射术。

【经腹手术】

1. Pemberton–Stalker 直肠固定术

（1）适应证　直肠脱垂程度较轻者。

（2）手术步骤

1）取下腹正中切口，自耻骨联合至脐孔。

2）进腹后显露低而深的道格拉斯（Douglas）窝陷窝，提起乙状结肠和直 - 乙结肠段，沿直 - 乙结肠系膜根部左侧切开后腹膜，并向下延伸至 Douglas 陷窝。

3）进入骶前间隙，紧贴直肠背侧分离直肠至盆底，尾骨尖平面。

4）提起直肠，在直肠后把切开的右侧后腹膜边缘缝合于左侧后腹膜和骶骨上。

5）将直肠上提拉紧，缝合固定在骶岬上，逐层关腹。

（3）术后处理

1）术后禁食，胃肠减压，静脉营养输液至肛门排气为止。术后绝对卧床休息 1 ～ 2 周。

2）肛门排气后，可以进流质饮食 1 天，如无不适，可进半流质软食 2 天，可逐渐改为普食。保持排便通畅无须用力。

（4）术中注意点

1）进入骶前间隙时应尽量贴近直肠背侧进行分离，以免损伤骶前神经丛和骶前静脉丛。

2）直肠背侧分离应尽量低达盆底，以利于直肠充分上提。

3）骶岬与直肠缝合固定时，应尽量使直肠上提拉紧。

2. Repstein 直肠固定术

（1）适应证　适用于大多数直肠脱垂和直肠内套叠的患者。

（2）手术步骤

1）取下部正中切口，自耻骨联合至脐孔。

2）进腹后显露低而深的 Douglas 陷窝，提起乙状结肠和直 - 乙结肠段，沿直 - 乙结肠系膜根部切开两侧腹膜，直至直肠前会合。

3）提起乙状结肠和直肠－乙状结肠，从骶岬上进入骶前间隙，紧贴直肠背侧分离盆底，并超越尾骨尖。紧贴直肠切断双侧侧韧带，并结扎双侧直肠中动脉和静脉。

4）取直径 1cm 的人造血管 1 根，长 5cm，纵向剖开，上提、拉紧直肠，将人造织物包绕于直肠，并缝合于直肠前壁和两侧壁，并将织物左右两端固定于两侧骶岬。

5）盆底腹膜重建、抬高，乙状结肠系膜和后腹膜间隙缝闭，腹壁分层缝合。

（3）术后处理　同 Pemberton-Stalker 直肠固定术。

（4）术中注意点

1）进入骶前间隙时应尽量贴近直肠背侧进行分离，以免损伤骶前神经丛和骶前静脉丛。

2）分离、切断直肠侧韧带时，应紧贴直肠，以避免损伤盆底神经丛。

3）用人造织物包裹直肠时，不应该超过直肠周径的一半，以免引起术后排便困难。

4）重建盆底腹膜时，必须将其抬高，以改变腹内压力的着力点。

3. 扩大的直肠悬吊固定术

（1）适应证　适用于女性重度直肠脱垂或复发性直肠脱垂。

（2）手术步骤　前 5 步同 Pemberton-Stalker 直肠固定术。第 6 步在直肠用人工织物包绕于骶岬上，并上提子宫底，缝吊固定于前腹壁。乙状结肠系膜和后腹膜间隙缝闭，腹壁分层缝合。

（3）术后处理　同 Ripstein 直肠固定术。

（4）术中注意点　同 Ripstein 直肠固定术。

4. 直肠－乙状结肠部分切除肛提肌折叠术

（1）适应证　Ⅲ度直肠脱垂。

（2）手术步骤

1）待麻醉满意后常规消毒术区皮肤，铺无菌巾（单）。自耻骨联合至脐上做左侧旁正中切口进腹；从直肠前壁腹膜最低处开始，沿直肠两侧弧形剪开腹膜。

2）上牵直肠和乙状结肠，显露直肠膀胱凹陷或直肠子宫凹陷，分离显露两侧的输尿管等组织，以免损伤。紧贴精囊腺或阴道后壁直达肛提肌。将两侧肛提肌用 4 号丝线间断折叠缝合数针，消除盆底支持缺陷。

3）结扎切断乙状结肠系膜，切断直肠和乙状结肠，移去标本，修剪保留的肠组织边缘，对合肠断端，做间断全层吻合。提高、修补盆底，并把重建后的直肠乙状结肠固定于骶骨上。

4）骶前放置引流管，自肛旁切口引出；清点纱布、器械数后逐层关腹。

（3）术后处理　同 Pemberton-Stalker 直肠固定术。

（4）术中注意点

1）如果直肠脱垂严重，肛提肌因粘连无法被找到，则不勉强折叠肛提肌。

2）修复盆底时，勿将直肠与膀胱缝合在一起，以免影响排尿。

3）肠管切除长度为脱垂长度的 1 倍以上。

4）若肛门松弛，可行肛门环缩术。

值得注意的是，完全性直肠脱垂的开腹手术方法有很多，但疗效不甚满意，主要是手术死亡率、复发率均较高，后遗症亦较多。开腹手术常见的并发症有术后感染、大出血、肠麻痹、肠梗阻、性功能障碍，甚至是死亡等。因此，开腹手术应慎重把握适应证和禁忌证，术前充分评估和准备。

【经肛门手术】

1. 直肠黏膜柱状结扎术

（1）适应证　Ⅰ度、Ⅱ度直肠脱垂。

（2）手术步骤

1）常规消毒术区，铺无菌巾，再次消毒直肠腔。

2）牵开肛管，寻找齿线。把齿线上方约 0.5cm 的直肠黏膜作为手术的下端，把直肠黏膜脱垂的最上端作为手术的上端。

3）用大弯钳从手术的下端到上端纵行夹起直肠黏膜，基底部夹起少量浅肌层，大圆针于弯钳下行"两针一线"式贯穿结扎或做连续缝合结扎，待结扎牢靠后切除钳上直肠黏膜。术毕肛内放置九华膏纱条或紫草油纱条或其他止血材料。

（3）术后处理　同内痔结扎术。

（4）术中注意点

1）术中严格执行无菌操作，以防感染。

2）弯钳纵行钳夹直肠黏膜时，尽量将松弛的黏膜多夹些。

3）纵行夹取的部位一般选用截石位 3、7、11 点，各部位间距为 0.5～1cm。

4）缝扎时勿在钳下反复穿刺，进针勿过深。

5）若缝扎切除后直肠黏膜仍有松弛感，可在结扎处旁做消痔灵散在点注射，以加强固脱的效果。

6）若肛门松弛严重，可加行肛门环缩术。

2. 直肠黏膜环切 + 肌层折叠缝合术（改良 Delorme 术）

（1）适应证　高位直肠内脱垂，深度达 8cm 以上者。

（2）手术步骤

1）待麻醉满意后，常规消毒铺巾。充分扩肛，使肛管可容纳 4 指以上。

2）用拉钩牵开肛门，于齿线上 0.5cm 处黏膜下层环行注射去甲肾上腺素生理盐水。于齿线上 1～1.5cm 处用电刀环行切开直肠黏膜。

3）用组织钳夹住近段直肠黏膜切缘，并向下牵拉，然后用组织剪沿黏膜下层向上锐性游离直肠黏膜，显露直肠壁的肌层，游离黏膜管的长度依术前排粪造影所显示直肠内脱垂的深度而定。

4）用 4 号丝线垂直折叠缝合直肠环肌层，一般缝合 4～6 针。在距游离的直肠黏膜管最高点下方 2cm 处，用电刀切断直肠黏膜管。用铬制肠线间断缝合直肠黏膜，首先缝合 3、6、9、12 点，然后再将其余黏膜缝合。肛管直肠远端放置包裹油纱条的橡胶管。

（3）术后处理

1）术后禁食 5 天，第 6 天开始进流质饮食，以后逐渐恢复普通饮食。

2）术后 7 天给予抗生素治疗，酌情给予止血剂。

3）留置导尿管 72 小时。

4）术后 48 小时拔除肛管，拔管前每天从管内注入庆大霉素 80000U+ 生理盐水 20mL。

5）术后第 7 天予灌肠协助排便。

6）手术创面若有渗血，可从橡胶管内注入凝血酶 2000U。

（4）术中注意点

1）本术难点在于游离直肠黏膜管，游离时一定要在直肠黏膜下层进行。如果遇到血管破裂出血，应用电凝或缝扎止血。如果直肠黏膜管被撕裂，可在撕裂的上方重新夹持。若合并有直肠前突，术中可一并处理，但在吻合黏膜前，应先加强直肠阴道隔。

2）术中严格执行无菌操作，掌握正确的操作方法，止血要彻底，吻合口不能有张力。

【经会阴手术】

1.肛门紧缩术

（1）适应证 直肠脱垂并发肛门松弛，不完全失禁者。

（2）手术步骤 常规消毒铺巾，于肛门后侧2cm处，沿左右肛缘做"V"形切口，切口长短按肛门松弛程度而定。如肛门松弛可插入3指以上者，可紧缩1/2；3指以下者，紧缩1/3。切开皮肤及皮下组织，将皮瓣游离至齿线并向上牵拉，暴露肛尾韧带、外括约肌皮下部及肛管后三角；将外括约肌缝合2针，闭合肛管后三角，缝合"V"形切口，然后再将向上的游离皮瓣做"∧"形切除。止血后在肛门内放凡士林纱条并引流，外盖无菌纱布。

（3）术后处理

1）术后早期宜禁食，静脉输液，应用有效的抗生素，确保手术创口的Ⅰ期愈合。

2）每天伤口局部换药。

（4）术中注意点 同肛提肌折叠术。

2.肛门环缩术（Thierch术）

（1）适应证 适用于肛门收缩无力或肛门已松弛的直肠脱垂，尤其适用于年老体弱者。该术式常用于治疗直肠脱垂时的辅助性处理，单独应用疗效差。

（2）手术步骤 常规消毒会阴部皮肤及肛管直肠腔，用尖刀在肛门前后距肛缘2～3cm处各做一个纵行小切口（0.4～0.5cm）。手指进入肛门做引导，用动脉瘤针或大弯止血钳，从后侧切口皮下引入医用塑料管绕肛周皮下，以肛门可纳入食指为度，并拢塑料管两端，双重丝线结扎。小切口缝合1针，半年后酌情拆除环缩管。

（3）术后处理 同肛门紧缩术。

（4）术中注意点

1）肛门松紧度应以紧贴食指为度，过紧将造成排便困难。

2）缝合切口注意无菌原则。

第十五章

肛门直肠狭窄（后天获得性）

扫一扫，查阅本章数字资源，含PPT、音视频、图片等

一、概述

肛门直肠狭窄（anoerctal stenosis）是指肛门、肛管和直肠由于炎症、手术外伤等某种原因造成的肠径缩小、肠道变窄、粪便通过受阻、排出困难。患者多伴肛门疼痛、便次增多，粪便变形伴有脓性或黏液性分泌物，严重者可出现进行性便秘、腹胀、腹痛或肠梗阻。

临床根据狭窄的部位不同，分为肛管狭窄和直肠狭窄。狭窄也可以分为先天性和后天性两种。本章所述的是后天获得性肛门直肠狭窄，不是一种单独存在的疾病，而是各种肛肠疾病和损伤的结果。本病属于中医学"肛门狭窄"的范畴。

二、病因病机

1. 湿热蕴结

湿邪重浊，黏滞趋下，附于大肠肛门，阻滞气机，肛门开关不利，湿浊秽物积于大肠，久积化热，肠腑传化受阻，排便在旁，时有热结旁流，肛门灼热。

2. 气滞血瘀

情志不舒或外伤误治、失治，致气机郁滞，气滞则肠道血行不畅，血液瘀积，瘀血阻滞肛门、直肠而发病，故见排便困难、坠胀疼痛。

三、病因病理

（一）病因

1. 外伤

会阴部外伤、烧伤、火器伤、化学伤等均可以引起肛管直肠狭窄。由于会阴、肛管直肠的解剖特点，损伤后容易引起感染，在组织修复过程中纤维组织增生，瘢痕形成，引起肛门直肠狭窄。

2. 医源性损伤

肛门直肠手术、硬化剂注射、外用腐蚀性药物治疗不当等常可造成肛门直肠狭窄。如内痔或环状混合痔切除过多的黏膜、皮肤；吻合口狭窄，以及激光、红外线、微波等治疗时损伤正常组织过多；枯痔散、枯痔钉等使用不当；硬化剂药液注射过深，范围过大，硬化剂浓度过高，损伤黏膜或进入肌层等有可能造成肛管直肠周围广泛炎症，形成瘢痕，均可造成狭窄。

3. 炎症

直肠肛门部的各种急、慢性炎症和溃疡，可使直肠壁及肛门周围形成瘢痕，挛缩造成肛门直肠狭窄。

4. 肿瘤

肿瘤包括良性肿瘤和恶性肿瘤。因肿瘤迅速生长导致压迫，或肿瘤浸润、感染致肠腔狭窄。

5. 肌肉痉挛

肛门、直肠部各种原因引起的溃疡，刺激肛门内括约肌引起痉挛性肛门狭窄。

（二）病理

肠黏膜和肠壁全层在炎症或损伤后的组织修复、炎症愈合过程中发生一系列炎细胞浸润、纤维组织增生、瘢痕形成等变化，导致肛门直肠不同程度的狭窄。环形狭窄的病变多以黏膜层为主，而肠腔的管状狭窄则提示肠壁全层受累。

四、临床分类

1. 根据狭窄性质分类

（1）良性狭窄　由先天发育异常、创伤、感染和医源性损伤等因素引起的狭窄。

（2）恶性狭窄　由恶性肿瘤引起的狭窄。

2. 根据狭窄部位分类

（1）肛门狭窄　又称低位狭窄，狭窄部位位于肛门或肛管。

（2）直肠狭窄　狭窄部位位于直肠内，多在齿线上 2.5 ～ 5cm 处或直肠壶腹部。狭窄区在距肛门 4 ～ 7cm 以内的直肠，称为中位狭窄；狭窄区在距肛门 7cm 以上者，称为高位狭窄。

3. 根据狭窄形态分类

（1）线性狭窄　瘢痕占据肛门、肛管或直肠腔道的一部分，呈线状或半环状，不构成环，又称为镰状狭窄。

（2）环状狭窄　瘢痕位于肛门、肛管或直肠腔道全周，腔道变小，形成环状，其上下长度不超过 2cm。

（3）管状狭窄　狭窄呈管状，狭窄上下长度超过 2cm。

4. 根据狭窄程度分

（1）轻度狭窄　多由线状狭窄或肠外肿瘤压迫部分肠腔所致。症状较轻，以排便不顺畅为主，可通过术者食指进行肛门指诊，但麻醉下两指不能通过。

（2）中度狭窄　多呈环状或管状狭窄。狭窄孔径在 1cm 左右，术者食指通过困难，但小指能通过。患者有明显的排便困难和不畅，伴有狭窄所致的全身症状或不完全肠梗阻症状。

（3）重度狭窄　多为严重的环状或管状狭窄。狭窄孔径小于 1cm，术者小指不能通过。患者症状严重，伴有较重的全身症状及不完全性、慢性结肠梗阻症状。

五、临床表现

（一）病史

患者有肛管直肠手术、损伤、炎症或炎症性肠病史，或局部硬化剂注射、腐蚀性栓剂等用药史。

（二）症状

1. 排便困难

粪便不易排出，且便形细小或扁平，有棱状。

2. 便意频数

因粪便难以排进而积聚，刺激肠壁感受器而频频引起便意。

3. 疼痛

因肠管狭小，粪便通过困难，排便努挣，很容易造成肛管损伤，引起肛门或直肠疼痛。

4. 肛周潮湿

患者多有肛门潮湿，或有肠液或血液流出，排气时引起粪水溢出等，以致肛门皮肤皲裂。

（三）体征

1. 肛门紧小，肛门括约肌痉挛。

2. 肛管直肠瘢痕形成。

3. 直肠指诊时，食指通过困难或不能通过，可摸到坚硬的纤维带，或环形狭窄。

（四）实验室检查

肛管直肠狭窄一般通过询问患者相关病史，经过局部视诊和指检可明确诊断，但在手术治疗时，常可进行以下实验室检查。

1. 一般检查包括血常规、尿常规、肝肾功能、出凝血时间、心电图、超声波和胸部 X 线检查等。

2. 直肠腔内、盆腔 B 超、CT 检查有助于直肠及其邻近器官肿瘤的诊断。

3. 病理学检查可确定局部病变的性质。

4. X 线下消化道造影可了解狭窄范围和程度。

5. 直肠稀钡造影了解狭窄程度及范围。

6. 细菌培养检查可确定特异性感染所致的肛管直肠狭窄，如结核性、阿米巴性、菌痢性等。

7. 可疑性病引起者，应行血清梅毒试验、冷凝集试验等检查。

六、诊断与鉴别诊断

（一）诊断要点

对肛管直肠环狭窄的诊断，应首先确定有无狭窄，进一步确定其性质是良性或恶性、程度和范围，以便确定治疗方案。

1. 患者一般有肛门直肠外伤、手术、烧伤、注射、药物腐蚀史，或炎症性肠病、传染病接触史等。

2. 常见的症状有排便困难、便意频数、腹胀、脓血便、肛门疼痛、里急后重、消瘦等。

3. 腹部检查可见手术瘢痕，出现肠梗阻时会有腹胀等症状。

4. 肛门指诊对发现狭窄及确定狭窄部位、范围、形状、质地等有决定性意义。

5. 部分患者乙状结肠镜和电子结肠镜可见狭窄部位。

（二）鉴别诊断

1. 肛裂

周期性疼痛、排便时加剧，出血，色鲜红，在肛裂溃疡周围可见皮赘物，以青年女性居多。

2. 直肠肿瘤

早期多无明显症状，偶有粪便带血，腹泻。形成直肠狭窄时往往已到直肠肿瘤晚期，直肠指诊可触及质硬、固定、高低不平或菜花样的肿块，内窥镜可见直肠病灶，确诊需病理检查。

3. 性病性淋巴肉芽肿

性病性淋巴肉芽肿系病毒性感染，病变主要在生殖器和腹股沟淋巴结。患者以女性为主，有性病接触史，常伴有肛门刺激症状、便脓血、黏液，可并发肛瘘，狭窄一般在齿线上方，质硬但表面光滑，呈苍白色，肛门口呈开放状，补体结合试验及病毒检查阳性。

4. 溃疡性直肠炎

溃疡性直肠炎在愈合过程中，可形成广泛的肉芽肿和大量瘢痕而导致直肠狭窄。这类患者往往有反复发作的腹泻病史。

5. 肛周克罗恩病

肛周克罗恩病早期以炎性狭窄为主，后期转化为纤维性狭窄。炎性狭窄与黏膜层和黏膜下层集合淋巴结细胞、膨胀扩大的淋巴管、过渡增殖的神经元和炎性反应形成的肉芽组织有关；纤维性狭窄多由慢性炎症刺激成肌纤维细胞，导致细胞外基质蛋白沉积，最终形成肠壁纤维化。患者多有排便困难、里急后重、反复腹泻病史，在行切除痔、肛瘘等手术后，狭窄可加重。

6. 日本血吸虫性肠病

慢性日本血吸虫肠病晚期直肠壁内有大量虫卵沉着，肉芽肿形成或纤维化，形成质地坚硬、凹凸不平的狭窄区。患者多有疫水接触史。粪便卵孵化或肠黏膜活检压片可找到虫卵。

（三）中医诊断

中医诊断为肛门狭窄。

七、治疗

（一）治疗原则

以改善和缓解症状为治疗目的。轻度狭窄患者先考虑保守治疗，保守治疗无效或中重度狭窄患者可考虑手术治疗。

（二）非手术治疗

1. 内治法

（1）辨证论治

1）气滞血瘀证

证候：大便困难，便条变细，肛门有紧缩感，刺痛或胀痛，排便时加重，伴有腹胀、肠鸣。舌紫暗或有瘀斑，苔黄或白，脉弦。

治法：行气活血，化瘀软坚。

方药：桃红四物汤加减。

2）湿热蕴结证。

证候：排便困难，便条扁细，腹泻与便秘交替出现，小腹坠胀，里急后重，肛门灼热。舌红，苔黄腻，脉滑数。

治法：清热利湿。

方药：内疏黄连汤加减。

（2）中成药治疗　常用的有润肠丸、麻仁丸等。

（3）西药治疗　对炎性疾病或各种损伤伴感染的患者，采用针对原发病因的治疗。患者内服液状石蜡，以改善排便困难。

2. 外治法

（1）灌肠法　对肛门直肠轻度狭窄者，可用清热利湿、解毒通便的中药汤剂灌肠，以缓解症状。对患有溃疡性结肠炎、血吸虫病、阿米巴病者，可采用抗生素保留灌肠，必要时也可加用激素以减少瘢痕形成，促进愈合。

（2）敷药法　具有消肿止痛、活血化瘀作用。常用五倍子散、九华膏、痔疮膏等，根据不同的症状选用不同的油膏、散剂，将药物直接敷于患处。

（3）塞药法　将栓剂塞入肛内，因其直接敷于肛管直肠皮肤黏膜，可起到清热消肿、止痛止血作用。常用的药物有痔疮栓、太宁栓。

（4）物理疗法　红外线照射和微波透热疗法对轻度狭窄有一定疗效，每日1次，每次20～30分钟，连续4～6周。

3. 其他疗法

（1）注射软化剂　对局限性瘢痕可用醋酸氢化可的松1mL加1%普鲁卡因2～3mL，局部注射于瘢痕区，5～7日注射1次，6～10次为1个疗程。

（2）扩肛疗法　适用肛管半环形或环形狭窄者。嘱患者取侧卧位和截石位，常规络合碘在肛周消毒后，用手指扩肛，术者以食指轻轻纳入肛内，以患者觉痛能忍耐为度。术者手指初次进入头节，渐次可进入中节、末节而患者无痛苦。术者也可用肛门镜或扩肛器进行扩肛，每次扩3～5分钟。开始每天扩肛1次，以后间隔时间逐渐延长每周1～3次，直至狭窄消失，排便正常，肛内可纳入两指，不再复发为止。扩肛时动作应缓慢，勿用暴力。

（三）手术治疗

【手术原则】

手术原则以缓解和改善症状为目的。

【手术方法】

1. 切开扩张术

（1）适应证　肛门和肛管轻、中度狭窄。

（2）手术步骤

1）常规碘伏消毒肛周，铺无菌孔巾，待肛门松弛后消毒肛内及直肠腔。

2）在肛管后正中以纵行呈放射状切开狭窄瘢痕组织（图15-1），可做1～3个切口，并切断部分肛门内括约肌及外括约肌皮下部（图15-2），缓慢扩肛至2～3指。

3）肛门内放置油纱条包裹的排气管，覆盖敷料，用丁字胶布固定。

（3）术后处理

1）少渣饮食2～3天，然后改普食。

2）应用抗生素3～5天，预防伤口感染。

3）便后坐浴，专科换药，保持大便通畅。

（4）术中注意点　切除创面不宜过于宽大和过深，以免肛门失禁。

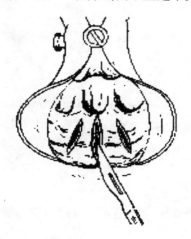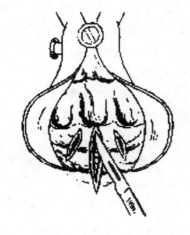

图 15-1　放射状切开　　　　图 15-2　切断部分肛门内括约肌及外括约肌皮下部

2."Y-V"形皮瓣移植术

（1）适应证　齿线以下各种肛管狭窄。

（2）手术步骤

1）常规碘伏消毒肛周，铺无菌孔巾，待肛门松弛后消毒肛内及直肠腔。

2）在肛门前后正中位纵行切开狭窄环至皮下层，前端进入肛管，尾端分叉呈"Y"形，并切除切口周围瘢痕组织（图15-3）。

3）在切口正中点向下游离皮瓣，切断部分括约肌（图15-4）。

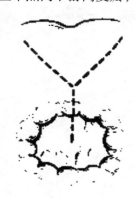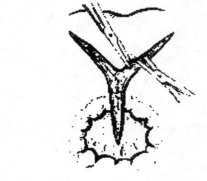

图 15-3　肛门后正中做"Y"形切口　　　图 15-4　游离外侧皮瓣，切断部分括约肌

4）将皮瓣尖端部拉入肛管，与切口前端对合，使皮瓣覆盖全部创面而无张力，并用2-0肠线或丝线，间断缝合黏膜及皮肤，使"Y"形切口变为"V"形切口（图15-5）。如肛门狭窄严重者，可在前侧做同样手术，但不再切断括约肌（图15-6）。

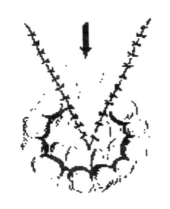
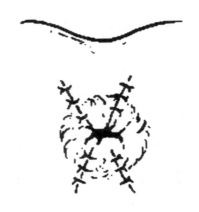

图 15-5　缝合皮瓣使 "Y" 形切口变为 "V" 形切口　　　图 15-6　严重狭窄时可做前后位双移植

5）肛内放置油纱条包裹的橡胶管，以利压迫止血，覆盖敷料，用丁字胶布固定。

（3）术后处理

1）禁食 1～2 天后，改少渣饮食 2～3 天，然后普食。

2）卧床休息 3～5 天，术后应用抗生素 5～7 天，预防伤口感染。

3）控制排便，术后 5～7 天排便为好，常规换药，保持切口清洁，术后 10 日拆线。

（4）术中注意点

1）充分游离皮瓣，注意皮瓣的长宽比，以 1:2 适宜，以防缝合后张力太大，使切口裂开。

2）前位纵向切口，不宜切断括约肌。

3. 狭窄挂线术

（1）适应证　直肠下端部分狭窄。

（2）手术步骤

1）常规碘伏消毒肛周后，铺无菌孔巾，待肛门松弛消毒肛内及直肠腔，并行指诊探查狭窄部位，备好球头探针，并在探针尾端缚扎橡皮筋。

2）在直肠狭窄处用两把组织钳夹住黏膜，将球头探针从狭窄下缘穿入，穿过基底，从狭窄上缘穿出，拉出探针，引入橡皮筋（图 15-7），再将橡皮筋两端拉紧结扎（图 15-8）。

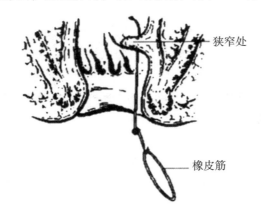

图 15-7　探针穿出狭窄基底部并引出橡皮筋　　　图 15-8　将橡皮筋拉紧钳下结扎

（3）术后处理

1）进食流质 2～3 天，改为普食。

2）应用抗生素 3～5 天，预防伤口感染。

3）便后坐浴，专科换药，保持排便通畅。

（4）术中注意点

1）探针穿过狭窄基底部时，手法要轻巧，探针与直肠平行，以免损伤直肠肌层。

2）橡皮筋尽量拉紧后再结扎，使橡皮筋松紧适度。

4. 纵切横缝术

（1）适应证　直肠腹膜返折以下狭窄。

（2）手术步骤

1）常规碘伏消毒肛周、臀部及会阴部皮肤，铺无菌孔巾，再次消毒肛内及直肠腔。

2）自尾骨尖下至肛门上 2.5cm 做一个纵行切口，切除尾骨或骶骨下段。

3）显露直肠，将直肠两端游离，把直肠拉至皮肤切口，用金属扩张器伸入肛门通过狭窄，再在直肠后壁做纵切口，切开狭窄。

4）拿出金属扩张器，将切口向两侧牵拉成为一横切口。

5）横行缝合切口，先缝肌层，再缝黏膜层。

6）放置一引流条或引流管后再缝合皮肤。

（3）术后处理

1）禁食 2 ～ 3 天后，改少渣半流食 2 天，然后改普食。

2）卧床 5 ～ 7 天，补充液体量，应用抗生素 5 ～ 7 天。

3）控制排便 5 ～ 7 天，保持排便通畅。

4）便后切口处常规换药，保持切口干燥，术后 10 天拆线。

5）注意预防形成肛瘘。

（4）术中注意点

1）术中严格执行无菌操作，以防术后感染。

2）肠壁纵向切口不宜太长，上下略超过狭窄即可，以免横行缝合时张力太大，使切口裂开。

5. 经内镜球囊扩张和金属支架置入术

（1）适应证　肛门直肠狭窄，结肠镜检查不能通过狭窄口处。

（2）手术步骤

1）球囊扩张术：采用 CF 型电子肠镜和 Ballon-CRE 型球囊导管，根据压力的大小、球囊扩张的直径不同，结直肠狭窄通常采用直径 15 ～ 20mm 的两种规格，球囊长度为 5.5cm。肠镜下找到狭窄口，经活检孔道插入冲水管，注入水溶性造影剂泛影葡胺，观察狭窄部位的大小、形态、长度。低位狭窄可在内镜下直视进行扩张，高位狭窄必须在 X 线透视下进行。将斑马导丝经内镜活检孔道插入狭窄部上端，然后将 CRE 球囊涂上石蜡油，通过导丝置入狭窄部，使球囊中部位于狭窄最细处。用压力泵慢慢注入造影剂或无菌生理盐水。根据不同需要使压力保持 3 ～ 8 个大气压，球囊扩张直径为 15 ～ 20mm，保持扩张 2 ～ 5 分钟放球囊，将球囊导管退回肠镜活检孔内。这时可见狭窄部的肠黏膜因轻微撕裂而有少许渗血，可不需处理，若出血明显，予以局部喷洒止血药物即可。

2）金属支架置放术：对于癌性狭窄，扩张后可放置金属内支架，选择直径 30mm 的自行扩张支架。直肠下段癌性狭窄，因位置固定，能准确估计狭窄段长度，可在肠镜直视下放置支架。直肠上段因肠管有伸缩性，位置不固定，一般需在 X 线透视下进行支架放置。扩张后再插入肠镜确认狭窄的部位和长度，并于狭窄部两侧置金属夹做标记。然后通过斑马导丝将有金属支架的安装系统插入狭窄部，借助金属标记物，确认支架两端均超出狭窄段 1 ～ 2cm 后，放置支架，在 X 线下可见支架在病灶处自行扩大。

（3）术后处理　术后禁食补液 1～2 天，逐渐开始进食无渣及少渣饮食。术后注意观察有无腹痛、便血等症状。

（4）术中注意点

1）术中需保持视野清晰。

2）扩张时先插入斑马导丝，再插入扩张导管，以防导管刺伤肠壁。

3）根据病变类型和狭窄程度选择扩张直径和压力。

4）发现局部有活动出血，应及时进行内镜下止血。

6. 经肛门内镜显微手术（TEM）

（1）适应证　直肠高位狭窄。

（2）手术步骤

1）常规碘伏消毒肛周，铺无菌孔巾，待肛门松弛后再次消毒肛内及直肠腔。

2）将一个直径为 4cm 的特制直肠镜从肛门插入直肠，直肠狭窄部位尽量暴露在视野的右下方，从直肠镜上的四个通道分别插入立体视镜和手术器械，侧孔接 CO_2 气体，使直肠腔内的 CO_2 压力保持为 12～15mmHg，以防结肠过度扩张。用针形电刀在狭窄的后正中做一个纵向切口，切至正常黏膜，后将切口行横行缝合，先缝肌层，再缝黏膜层。

3）退出直肠镜。

（3）术后处理

1）流质饮食 1～2 天，然后改普食。

2）应用抗生素 3～5 天，预防伤口感染。

（4）术中注意点

1）创口张力切勿过大，以防直肠切口裂开。

2）术中勿切穿肠壁至腹腔，若穿孔，术中及时发现可在直肠镜下缝合修补，亦可术中行开腹修补或行乙状结肠造口。

7. 经腹切除术

（1）适应证　无并发症的直肠高位管状狭窄或经前各种术式无效狭窄者。

（2）手术步骤及术后处理　参考直肠癌"经腹直肠癌切除术"手术步骤及术后处理。

（3）术中注意点　因狭窄是良性病变，故对狭窄部位以外的组织要尽量减少损伤。

第十六章
肛门失禁

扫一扫，查阅本章数字资源，含PPT、音视频、图片等

一、概述

肛门失禁（anal incontiinence），又称大便失禁，是指由各种原因导致的肛门自主控制出现障碍，不能随意控制大便和排气，为多种复杂因素参与而引起的一种临床症状。据相关文献报道，肛门失禁在正常人群中发生率为 0.5% ～ 1.5%，在老年人中发生率可高达 30%，女性发病率高于男性，发生率之比约为 8:1。

一般来说，对于发育尚未健全者，偶有稀便和排气失控、肛门有黏液溢出或肛肠病术后短期内肛门不洁，临床上不视为大便失禁。本病属于中医学"肛门失禁""大便滑脱"的范畴。

二、病因病机

1. 中气下陷

小儿气血未旺，老人气血衰退，中气不足及久痢久泻等可伤脾损肠，致中气下陷，脱肛不收则排便失禁。

2. 脾肾亏虚

脾主肌肉，肾司二阴，脾虚肌肉萎缩，肾亏后阴失约，肛门收缩无力或不能控制则排便失禁。

三、病因病理

（一）病因

1. 肛管直肠环损伤

肛管直肠环损伤是较常见的原因，肛门直肠手术切断肛管直肠环；肛门直肠大面积深度烧伤可导致肛管直肠环瘢痕化而失去肛门括约肌功能；分娩时Ⅲ度会阴撕裂，也可导致肛管直肠环损伤。肛管直肠环损伤时，肛门失去括约功能，发生肛门失禁。

2. 括约肌功能性障碍

长期的重度脱肛或内痔脱出，可引起肛门括约肌疲劳致松弛；或局部瘢痕，导致括约肌功能障碍而使肛门闭合不严。

3. 肛管组织损伤

因手术或肛周注射药物造成肛周感染、坏死等医源性损伤引起的失禁占多数。多因肛瘘手术过程中切除肛管皮肤或周围组织过多，形成较深的瘢痕沟而导致肛门失禁。

4. 手术瘢痕收缩

手术瘢痕收缩使肛管和直肠的生理性角度被破坏，直肠壶腹失去正常的暂时储存粪便的功能，导致肛门失禁。

5. 神经性疾病

中枢神经障碍、脊髓神经或会阴部神经的损伤，致使支配肛门的神经失去正常功能，肛门括约肌不能任意收缩、舒张而引起肛门失禁。

6. 肛管直肠先天性疾病

先天性无括约肌、肛管直肠环发育不全及脊柱裂等疾病，也可出现肛门失禁。

（二）病理

1. 肛管括约肌结构和功能异常

肛管直肠括约肌先天发育不良或矫治手术不当；肛周手术时括约肌损伤过多造成耻骨直肠肌和肛门内、外括约肌张力下降，或肛直角消失而失禁。

2. 肛管直肠感觉下降

正常排便时，粪便进入直肠，直肠受到压力而扩张，肛管内括约肌随之舒张，从而产生便意。如果排便条件不允许，大脑皮质可调节抑制排便，盆膈的横纹肌及肛门外括约肌强烈收缩，使粪便返回入直肠近端。如果粪便进入直肠而排便感受器无法感知，则大脑皮质无法反馈和调控盆底肌群的活动。

3. 肛管直肠容量和顺应性下降

各种损伤造成肛管直肠内瘢痕增生，可以引起肛门直肠紧迫性失禁。

4. 神经通路不健全

排便控制的神经调节是一个复杂的过程，如中枢神经系统、外周神经、传入感受器等结构和（或）功能的异常，都可能造成控便能力的下降。

四、临床分型

（一）根据程度分类

1. 不完全性肛门失禁

稀大便及气体不能控制，但干大便可以控制。

2. 完全性肛门失禁

干大便、稀便和气体均不能控制。

（二）根据性质分类

1. 感觉性失禁

（1）真性失禁　为中枢神经系统病变（如脊髓瘤），粪便通过直肠时无感觉或无足够的随意收缩。

（2）部分失禁　气体或稀便通过肛门时无感觉或无足够的收缩，或两者同时存在，多见于内痔环切术后或括约肌的部分损伤。

（3）溢出失禁　由于直肠过度扩张，内、外括约肌松弛或疲劳无力收缩。如老年人术后直肠粪嵌顿仅有稀便和黏液溢出。

2. 运动性失禁

（1）应力性失禁 在腹内压突然增高时（如咳嗽、喷嚏）迫使液体便或气体泻出，是肛门随意性括约肌群减弱的原因。在感到有便意时可坚持 40 ～ 60 秒。

（2）紧迫性失禁 随意性括约肌群损伤而内括约肌完整，此类患者有便意时须立即排便。

（3）完全性失禁 随意性和非随意性括约肌全部损伤，不论有无便意，患者均不能控制排便。

五、临床表现

（一）病史

发病缓慢，以中老年患者居多，多伴有肛门直肠部疾病，或有肛门直肠手术史。

（二）症状

患者不能随意控制排便和排气；完全失禁时，粪便自然流出，污染内裤，睡眠时粪便排出污染被褥，肛门、会阴部潮湿；不完全失禁时，粪便干时无失禁，但控制稀便困难，尤其对腹泻不能控制。

（三）体征

1. 局部视诊

内衣有粪便污染，肛周可有溃疡、湿疹、皮肤瘢痕，或黏膜脱出、肛门收缩无力。

2. 直肠指诊

肛门括约肌收缩力、肛门直肠环的张力减退。

（四）实验室检查

1. 肛管直肠测压

肛管直肠测压包括肛门内括约肌控制的静息压、肛门外括约肌随意收缩时最大压力、舒张时刺激的知觉阈。患者静息压、收缩压降低，内括约肌反射松弛消失，直肠顺应性下降。

2. 内窥镜检查

内窥镜可观察直肠黏膜的颜色，有无溃疡、出血、肿瘤、狭窄和窦道等情况。

3. 肌电图检查

肌电图可反映盆底肌肉和括约肌的生理活动，通过量化运动单位来评价外括约肌情况，是了解神经、肌肉损伤部位和程度的客观依据。

4. 排粪造影检查

排粪造影检查是对排粪造影学方面的动态记录。通过肛直角的改变可判断耻骨直肠肌的状态和损伤程度。

5. 生理盐水灌肠试验

生理盐水灌肠试验为将细导管插入直肠，注入生理盐水1500mL，记录漏出量和最大保留量，了解排便自控能力。大便失禁时保留量下降或为零。

6. 超声检查

肛管直肠超声检查可以直接发现内外括约肌的损伤与否。

7. 阴部神经末梢运动潜能的测试

通过观察阴部运动神经元的反应速度来判断有无阴部神经损伤。如阴部神经损伤，可发现潜伏期延长。但由于阴部神经两侧交叉分布于外括约肌，即使是潜伏期正常也不能排除损伤病变。

六、诊断与鉴别诊断

（一）诊断要点

1. 病史

肛门先天畸形，肛门直肠部或会阴部手术，产伤和外伤史的病程及治疗经过等。

2. 症状

患者不能随意控制排除粪便和气体，会阴部潮湿，污染内裤。

3. 体征

肛门闭合不全，黏膜脱出。肛周皮肤潮湿、糜烂或呈湿疹样改变。直肠指诊可触及疤痕、缺损，肛门括约肌收缩力、肛管直肠环的张力均减退。

4. 辅助检查

肛管压力测定收缩压、静息压均下降；肌电图检查肛周肌肉兴奋性下降。

（二）鉴别诊断

肛门失禁的鉴别诊断如下所示（表 16-1 ）。

表 16-1　肛门失禁的鉴别诊断

项目	克罗恩病	结直肠癌术后	直肠脱垂	肛门直肠损伤	脊髓截瘫后
肛门失禁	偶尔	偶尔	可伴有	严重时有	常见
腹泻	中度	中度	偶尔	偶尔	偶尔
腹痛	中度	中度	偶尔	偶尔	不常见
里急后重	不常见	偶尔	偶尔	不常见	不常见
粪便性质	伴有黏液血便或水样便	少数伴黏液血便	伴有黏液便	伴有血便	可伴有水样便或便秘
发热	低热	少见	少见	低热	少见
肛门会阴部病变	偶见潮湿、湿疹样改变	偶尔见潮湿、湿疹样改变	潮湿、湿疹样改变	充血、红肿	皮肤皱襞干涸样改变
肠黏膜特点	鹅卵石样	局部皱襞	放射状皱襞	充血、红肿	黏膜粗糙
病变过程	慢性表现	慢性表现	反复发作	持久不愈	持久不愈

（三）中医诊断

中医诊断为肛门失禁。

七、治疗

（一）治疗原则

根据失禁原因、失禁程度及患者的年龄，采取不同的治法，主要是改善症状，及时处理原发病。保守治疗无效时可采用手术治疗。对 5 岁以下小儿，无论失禁程度轻重，选择手术治疗应慎重，因为患儿随着年龄的增长肛门控制功能可逐渐恢复，手术多少会对患儿控制排便的各种组织或盆底神经造成损伤，而且即使手术成功，术后的排便功能训练患儿也不易配合。

（二）非手术治疗

1. 内治法

（1）辨证论治

1）气虚下陷证

证候：不能控制排便排气，轻重程度不一，伴肛门坠胀或见直肠脱垂，神疲乏力，食欲不振。舌淡，苔薄白，脉细。

治法：补气升提，收敛固摄。

方药：补中益气汤加减。

2）脾肾亏虚证

证候：排便排气控制难，纳呆，头昏耳鸣，腰膝酸软。舌淡，苔薄白，脉细无力。

治法：健脾温肾，补气升提。

方药：金匮肾气汤合补中益气汤加减。

（2）中成药治疗　常用的有补中益气丸、金匮肾气丸等。

（3）西医治疗　肛管直肠有炎症，口服抗生素；出现腹泻或便秘，口服止泻剂或润肠药。如肛周皮肤有炎症应经常保持肛周清洁，涂擦外用药。

2. 外治法

（1）熏洗法　具有活血止痛、收敛消肿等作用，常用的方剂有五倍子汤、苦参汤、止痛如神汤等。药物加水煮沸，先熏后洗。

（2）敷药法　有消肿止痛、祛腐生肌等作用，常用消痔膏、九华膏等。

（3）塞药法　是将药物制成各种栓剂塞入肛内，依靠体温将其融化，直接敷于肛门直肠皮肤黏膜，起到清热消肿、止痛止血作用，常用痔疮栓、太宁栓等。

（4）针灸疗法　主穴：提肛、长强；配穴：肾俞、命门、百会、足三里、三阴交、关元。

（5）按摩疗法　按摩足三里、关元、长强等穴位。

3. 其他治疗

（1）饮食调节　多吃含纤维素高及富有营养的食物，避免刺激性食物。

（2）排便训练　为了建立规律性的排便习惯，可以根据患者以前的排便时间，在同一时间使用栓剂或开塞露，建立反射性排便，配合腹部按摩，持续 3～4 周。

（3）肛门括约肌锻炼　嘱患者收缩肛门（提肛），每天提肛 500 次左右，每次坚持数秒，这样可增强肛门括约肌的功能。

（4）刺激肛门括约肌收缩　适用于神经性肛门失禁者，将刺激电极置于外括约肌内，用电刺激肛门括约肌及肛提肌，使之产生有规律的收缩。

（三）手术治疗

【手术原则】

对于症状明显，严重影响学习、工作、生活者，经长期保守治疗无效者，可采用手术治疗。手术治疗应严格掌握适应证。

【手术方法】

1. 经肛旁肛门括约肌修补术

（1）适应证 外伤或手术等所致肛门括约肌损伤，无功能部分未超过 1/3 ～ 1/2 者。

（2）手术步骤

1）以肛门括约肌附近的瘢痕组织为中心，做弧形切口（图 16-1）。为避免术后切口感染，切口应稍远离肛门。

2）向肛门侧翻起皮瓣及瘢痕组织，显露肛门括约肌断端，分离松解其与周围组织的粘连（图 16-2）。

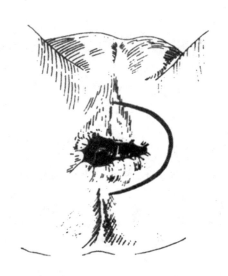
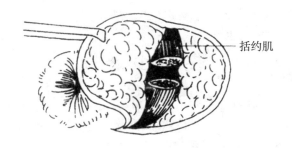

括约肌

| 图 16-1 以肛门瘢痕为中心做弧形切口 | 图 16-2 翻起皮瓣，显露并松解括约肌粘连 |

3）用丝线做两括约肌断端褥式或"8"字缝合。若缺损过大，可分期手术，此时应尽量拉近两括约肌断端，并固定于周围软组织上，3 个月后视失禁情况决定是否再次手术。

4）缝合皮肤切口，必要时留置皮下橡皮引流片。

（3）术后处理

1）术后预防性应用抗生素，防止感染。

2）若置引流条，应于 36 ～ 48 小时拔除。

3）术后流质饮食 3 ～ 5 天。

4）术后 5 天开始口服液体石蜡，保持大便通畅。

5）术后肛门部保持清洁干燥。

6）如有感染形成脓肿，应及时拆线或切开引流。

7）2周内不做指诊检查，4周内不做肛门镜检查。

8）恢复后应坚持提肛运动，以增强肛门部肌肉的功能。

（4）术中注意点

1）肛门直肠手术时如损伤括约肌，应立即修补，如有感染应在3～6个月修补。肛门直肠外伤后多有不同程度感染或肌肉坏死，应行乙状结肠功能造口、肛门局部清创引流，除局部条件良好可做1期修补补术外，多数应待伤口愈合后再行2期修补。

2）游离括约肌断端时，应切除断端之间的瘢痕组织，可以保留少许瘢痕组织利于缝合修补。

3）若内括约肌有损伤，应与外括约肌分离后先做修补，这样有助于恢复肛门正常功能。

4）缝合皮肤时，可开放伤口下部，以利引流。

2. 臀大肌修补肛提肌术

（1）适应证　肛提肌损伤或肛提肌发育不良者。

（2）手术步骤

1）麻醉满意后，常规消毒铺巾。于尾骨尖下做凹面向肛门的弧形切口，切开皮肤、皮下，术者以左手食指置肛管直肠内作为引导，分离显露直肠后壁及括约肌。

2）继续向两侧分离，分别游离暴露左、右侧臀大肌的内侧部，每侧取血运良好、宽5cm、厚2cm的臀大肌肌瓣。

3）将切取好的左右两侧臀大肌肌瓣盖于直肠后方，拉拢两肌瓣，以直肠内手指感觉肌瓣向前推压直肠至适度，在直肠后方缝合。肌瓣的下缘固定于外括约肌环形纤维上。于肌瓣表面置橡皮引流片，缝合切口。

（3）术后处理

1）术后取俯卧位，36～48小时后拔除橡皮片。

2）其他同经肛旁肛门括约肌修补术。

（4）术中注意点

1）为避免术后切口感染，应严格无菌操作。肛管指诊后应更换已污染的手套，并重新消毒肛门。

2）缝合两侧臀大肌肌瓣应使直肠前移，以肛管直肠结合部最显著，使肛直肠角变锐为宜，故要求切取臀大肌肌瓣时宽度要合适，以免缝合后过松，缝合前可修去多余部分。

3. Parks 肛管后方盆底修补术

（1）适应证　适用于原发性失禁、扩张术后引起的失禁和肛管直肠脱垂固定术后仍有肛门失禁者。

（2）手术步骤

1）麻醉满意后，常规消毒铺巾。在距离肛门2～3cm处做肛门后方弧形切口。

2）向前翻转皮片，在内外括约肌之间向上分离。

3）将内括约肌和肛管拉向前方，向上继续分离到耻骨直肠肌上方，显露直肠后方脂肪、髂骨尾骨肌、耻骨尾骨肌。

4）间断缝合两侧耻骨直肠肌，使其作用弓缩短，肛直角前移。

5）同法折叠缝合松弛的外括约肌，缝合皮肤切口。

（3）术后处理　同经肛旁肛门括约肌修补术。

（4）术中注意点

1）术中应识别和暴露肛门内、外括约肌间沟，沿此间沟分离可避免出血。

2）充分分离耻骨直肠肌及肛提肌，暴露直肠后壁及两侧约 2/3 周肠壁，以利缩缝，分离时避免直肠穿孔。

3）两侧肛提肌、耻骨直肠肌用不可吸收缝线间断缝合，缝合张力不宜过大，以免造成肌肉坏死。

4. 肛门前方外括约肌折叠术

（1）适应证　因肛管直肠脱垂、会阴异常下降等造成肛门括约肌松弛而无缺损的肛门失禁者。

（2）手术步骤

1）麻醉满意后，常规消毒铺巾，在肛门前方距肛缘 1～2cm 处做一处半圆形切口。

2）切开皮肤及皮下组织，游离皮片并将其向后翻转覆盖肛门。向深处分离，显露两侧外括约肌向会阴体方向，在两侧内、外括约肌之间可见一处三角形间隙。

3）用丝线间断折叠缝合内、外括约肌，闭合原三角形间隙，缩紧肛管。

4）间断缝合皮下组织和皮肤，外用无菌纱布压迫，丁字带固定。

（3）术后处理　同经肛旁肛门括约肌修补术。

（4）术中注意点

1）缝合两侧外括约肌时，应达到外括约肌深部，可分层折叠。

2）应避免缝合过多的肌纤维，只缝合肌膜，以免肌肉坏死。

3）可行肛管内指诊调节折叠程度，达到有效折叠而无肛管狭窄，但应严格无菌原则。

5. 经阴道外括约肌折叠术

（1）适应证　肛门括约肌松弛的女性患者。

（2）手术步骤

1）经阴道后缘黏膜与皮肤交界处做一处长 4～5cm 横切口，将阴道后壁向上剥离，显露外括约肌前部。将外括约肌向前方牵起，判断其松弛程度。

2）折叠缝合松弛的外括约肌，并于其上方缝合两侧肛提肌脚。

3）缝合阴道后壁。

（3）术后处理

1）便后给予 1∶10 的洁尔阴液坐浴。

2）术后第二天起口服缓泻剂，使排便通畅。

（4）术中注意点

1）做切口前，可于阴道黏膜下注射肾上腺素生理盐水，既有利于分离，又减少渗血。

2）折叠时应只缝肌膜，少缝肌纤维。折叠后肛管应只能通过食指末节。

3）缝合直肠阴道隔时进针不宜过深，以防穿透直肠黏膜。

6. 肛门前侧括约肌成形术

（1）适应证　分娩或外伤所致的陈旧性会阴Ⅳ度撕裂，致肛门失禁的女性患者。

（2）手术步骤

1）用两把 Allis 钳夹住会阴缺损部位两侧，另在阴道后壁中线缺损的上缘上方 2～3cm 处也置 Allis 钳。将缺损两侧 Allis 钳对合，判断预定修复的高度。

2）拉紧缺损两侧 Allis 钳，使成横行，便于区分直肠与阴道间的间隙，用手术刀或电刀分离，尽量靠近阴道壁分离，以免损伤直肠。

3）充分分离直肠侧方及上方，常可遇到两侧凹陷处，相当于撕裂、回缩的肛门外括约肌断端，游离断端并留少许瘢痕组织。

4）用 Allis 钳将括约肌两断端拉近，分离其覆盖组织，用 2～3 行可吸收线"U"形缝合。食指插入肛门，确定括约肌两端是否已有效地缝在一起，括约肌缝线打结后肛管应明显缩紧。

5）缝合会阴浅、深筋膜，加强会阴体。阴道后联合成形，尽可能修复前庭、阴唇外观。采用"Z"形皮瓣转移法缝合会阴部皮肤，延长阴道口与肛管间的距离。

（3）术后处理

1）术后预防性应用抗生素，防止感染。

2）术后给予流质饮食 1 周。

3）术后第 9 天，开始做肛门括约肌锻炼。

（4）手术注意点　手术一般选择在损伤后无炎症时进行。如损伤后长期得不到修复，则肛门括约肌回缩、萎缩加重，给修复肛门括约肌带来困难。成年女性如有阴道炎，应先妇科会诊，先治疗阴道炎，如阴道炎不治愈，术后易发生感染而致手术失败。

7. 股薄肌移植括约肌成形术

（1）适应证

1）适用于神经性肛门失禁，其他方法处理失败或有禁忌证者。

2）肛管直肠发育不全、先天性无括约肌、肛门完全性失禁者。

3）早期直肠癌患者行腹会阴联合切除，术后无局部复发及远处转移，需原位肛门重建者。

4）括约肌损伤无法修补或多次修补失败者。

（2）手术步骤

1）麻醉满意后，常规消毒铺巾。在股上部内侧股薄肌浅面与肌肉平行做一处 5～8cm 切口；膝关节内侧上方与肌肉下 1/3 平行做一处 3～4cm 切口；胫骨结节下方做 3～4cm 斜切口（图 16-3）。

2）由股上部内侧切口切开皮肤和皮下组织，在内的长肌内侧显露股薄肌，切开股薄肌肌膜，以手指和止血钳将肌肉游离，由肌肉深面穿过一条布带，牵起肌肉向上方游离，应注意避免损伤由后方进入肌肉的神经血管束，再向下尽量游离到肌腱部分（图 16-4）。

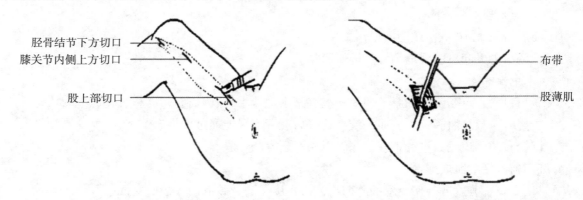

胫骨结节下方切口
膝关节内侧上方切口
股上部切口

布带
股薄肌

图 16-3　股内侧三个切口　　　　图 16-4　股上部内侧切口，游离上 1/3 股薄肌

3）由膝关节内侧上方切口以手指向深处分离，在缝匠肌后方摸到股薄肌的圆形肌腱，以纱布带牵出圆腱，向上以血管钳分离到股薄肌上部，向下分离可见肌腱绕过股骨内踝后方，沿前弯向胫骨内踝（图 16-5）。分离时应切断肌腱与关节相连的纤维组织，使肌腱游离。

4）牵开胫骨结节下方切口，由膝关节内侧上方切口牵拉肌腱可见在缝匠肌肌腱下方股薄肌鱼尾状扁腱止于胫骨，将肌腱由骨膜切断（图 16-6）。

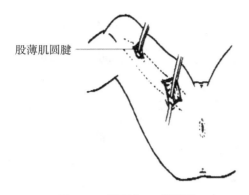

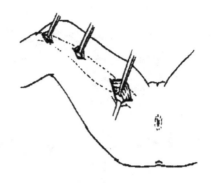

图 16-5 游离中 1/3 股薄肌　　　　　　　　图 16-6 游离股薄肌肌腱

5）将肌腱断端牵出膝关节内侧上方切口，并向上将肌腱和肌肉完全游离（图 16-7）。由股上部内侧切口牵出股薄肌，以纱布在肌肉的深面向上分离，直到看见血管神经束为止，并避免损伤。以盐水纱布包裹，放入股上部切口内以备移植，缝合下部两个切口（图 16-8）。

6）在肛门前方和后方，距肛门缘 1.5 ～ 2cm 各做一处纵形或横形切口，切开皮肤和皮下组织，并由切口向外分离（图 16-9）。保留肛门前和后正中缝，因正中缝对移植后的股薄肌有稳定或滑车作用。

7）由肛门前方切口与股上部内侧切口之间做一个能通过二指的隧道，使肌肉在隧道松弛活动。以长血管钳由肛门前方切口，向对侧肛管外侧到肛门后方切口做一个隧道。再由肛门后方切口到肛门前方切口在同侧做一个隧道。在对侧耻骨结节做耻骨结节 2 ～ 3cm 切口，并与肛门前方切口做一隧道（图 16-10）。

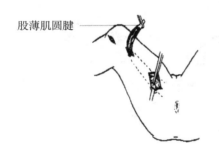

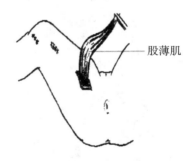

图 16-7 向上游离股薄肌到膝关节内侧上方切口　　　　图 16-8 游离出股薄肌以备用

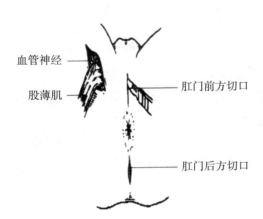

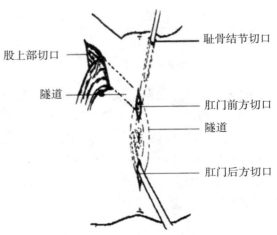

图 16-9 肛门前方和后方各开一切口　　　　图 16-10 在四个切口之间开通隧道

8）在股薄肌肌腱末端穿入牵引线，将股薄肌牵入隧道，将牵引线经过肛门前方切口，再经过对侧隧道，由肛门后方切口穿出（图16-11）。

9）牵拉肌腱牵引线将股薄肌肌腱由肛门后方切口牵出，再牵拉肌腱，使股薄肌牵入隧道（图16-12）。

10）股薄肌腱由肛门后方穿过同侧隧道到肛门前方，将肌腱经过股薄肌深面由前方切口牵出（图16-13）。

11）将肌腱经过肛门前方切口并通过耻骨结节隧道由耻骨结节切口牵出（图16-14）。

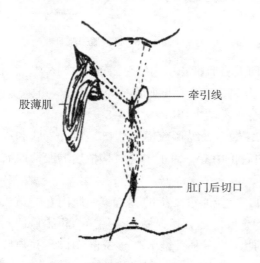

图 16-11　股薄肌腱由肛门前方切口牵入

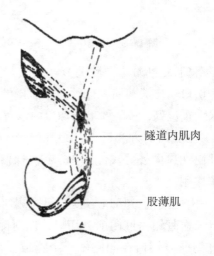

图 16-12　股薄肌腱由肛门后切口牵出

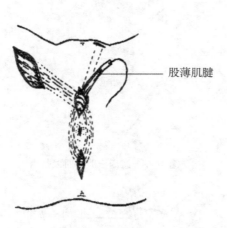

图 16-13　股薄肌腱由肛门前切口牵出

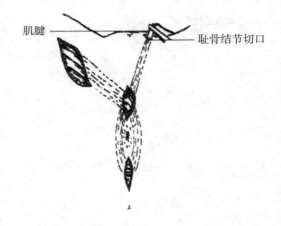

图 16-14　股薄肌腱由耻骨结节切口牵出

12）改为平卧位，让两下肢伸直，再将取肌肉的大腿内收，牵紧肌腱，确定肛的紧度，一般伸入指尖即可，但越紧越好。对男患者需将精索推向上方，将肌腱固定于耻骨结节骨膜，一般固定2～4针。股薄肌移植后固定于解剖部位，最后缝合各部伤口（图16-15）。

13）身体矮小肥胖患者的股薄肌肌腱较短，可将其固定于坐骨结节上。在对侧坐骨结节处做一处切口，显露坐骨结节和肛提肌。由该切口与肛门前方切口做一个隧道，将肌腱通过隧道牵出，并将肌腱末端分为两半，一半固定于坐骨结节，一半与肛提肌固定。

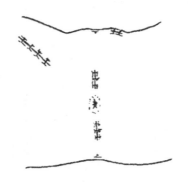

图 16-15　缝合各部切口

（3）术后处理

1）流质饮食数日，逐渐改为普通饮食。卧床 2 ～ 3 日。

2）抗感染治疗 7 日。

3）控制排便 4 ～ 7 日，然后每日早餐后盐水灌肠，训练定时排粪。

4）会阴部每天无菌换药。

5）股薄肌活动训练：有排粪感觉时内收两侧大腿，手压下腹部，躯干弯向前方，增强排粪反射。外展小腿可使肛门紧缩，内收大腿和弯曲躯干可使肛门松弛。

6）第二次手术是植入波动发生器，使股薄肌保持连续压力，增加功能。第一次手术 6 周后，患者取截石位，在股上部股薄肌移植突出处切开皮肤，显露肌肉。在血管神经进口的远侧将发生器的阳极植入肌肉并固定，距血管神经进口的远侧 2 ～ 3cm 将阴极同法植入，再将两极导线经皮下隧道由下腹切口穿出。植入后次日开始进行电刺激训练，使肌肉逐渐能持续收缩。

（4）术中注意点　术中游离股薄肌时，切勿损伤股薄肌近端的主要神经血管束，是保证股薄肌成活及手术成功的重要环节。在分离股薄肌中上 1/3 时，应注意勿损伤神经和血管。注意用磁控开关开启波动发生器刺激股薄肌，防止该肌肉萎缩失去控制大便的功能。

8. 臀大肌移植括约肌成形术

（1）适应证

1）肛门失禁不能行肛门括约肌修补术或修补后失败者。

2）因手术、外伤或疾病致肛门括约肌破坏或松弛造成失禁者。

3）直肠癌行 Miles 术后会阴部造口者。

（2）手术步骤

1）取倒置位，在臀部两侧由中线的外侧到坐骨结节各做一处斜切口。

2）切开一侧皮肤和皮下组织，显露臀大肌下缘。分离肌肉下部、肌腱和变厚的筋膜到骶尾止点，并由骶尾附着处切断。再由外侧分离肌肉，分离出宽 3 ～ 4cm 的肌片，向外翻转肌片到伤口外，注意保护臀下神经和血管，避免损伤。

3）沿肌纤维将肌片下部切开，分成相等的两部分（图 16-16）。

4）同法分离和切开对侧肌片，并对着两侧坐骨直肠窝，距肛门缘 2 ～ 3cm 各做一处弧形切口（图 16-17）。

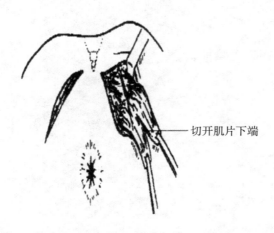

图 16-16　分离出宽 3～4cm 臀大肌肌片

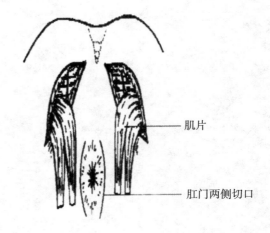

肌片

肛门两侧切口

图 16-17　两侧肌片牵出伤口，肛门旁开两切口

5）围绕肛管在肛门前方和后方做皮下隧道，并由臀部切口和肛门外弧形切口之间做成隧道。

6）将左右两侧下部肌肉断端通过隧道牵向会阴，并将两断端重叠缝合。上部肌肉断端牵向后方，围绕肛管重叠缝合。这样使两侧臀大肌片围绕肛管代替括约肌。

7）缝合各部伤口，放置皮片或引流管。

（3）术后处理

1）术后预防性应用抗生素，防止感染。

2）若置引流条，应于 36～48 小时内拔除。

3）术后流质饮食 3～5 天。

4）术后 5 天开始口服液体石蜡，保持大便通畅。

5）术后肛门部保持清洁干燥。

6）如有感染形成脓肿，应及时拆线或切开引流。

7）2 周内不做指诊检查，4 周内不做肛门镜检查。伤口恢复后，患者应坚持提肛运动，以增强肛门部肌肉的功能。

8）手术后数周应避免坐位，3～4 周不爬楼梯，3 周后可进行生物反馈训练肛门括约肌。

（4）术中注意点

1）本手术主要并发症是创口感染及臀大肌坏死，是手术失败的主要原因。为避免术后切口感染，应严格无菌操作。肛管指诊后应更换已污染的手套，并重新消毒肛门。

2）分离臀大肌肌片时尽可能保护好肌腱和神经束及周围血管。

3）缝合皮肤时，可开放伤口下部，以利引流。

扫一扫,查阅本章数字资源,含PPT、音视频、图片等

息肉(Polyp)是形态学名词,泛指一切空腔脏器向腔内突出和隆起的病变。大肠息肉及息肉病的分类如下所示(表17-1)。

表 17-1 大肠息肉及息肉病的分类

分类	单发	多发
新生物性	管状腺瘤	家族性结肠腺瘤病
	绒毛状腺瘤	Gardner 综合征
	管状绒毛状腺瘤	Turcot 综合征
错构瘤性	幼年性息肉	幼年性息肉病
	Peutz-Jeghers 息肉	Peutz-Jeghers 息肉病
炎症性	炎性息肉	假性息肉病
	血吸虫卵性息肉	多发性血吸虫卵性息肉
	良性淋巴样息肉	良性淋巴样息肉
化生性	化生性(增生性)息肉	化生性(增生性)息肉病
其他	黏膜肥大性赘生物	—

第一节 大肠息肉

一、概述

大肠息肉(cokic polyp)是一个笼统的临床诊断名词,是大肠黏膜的隆起性病变的总称。大肠息肉以发生于直肠部位最多,占45%;乙状结肠次之,占25%。大肠息肉的发病年龄除家族性和幼年性息肉可见于青年、少年期外,一般多见于50岁以后中老年,可占到患者数的75%以上,并且随着年龄的增长,发病率呈上升趋势。性别上,男性息肉患者多于女性。地理上,东部沿海地区发病率高于中部和西部地区,且城市显著高于农村,可能与生活环境、饮食结构和生活习惯不同有关。

本病属中医学的"肠瘤"。

二、病因病机

1. 湿热下注

过食肥甘厚味，致湿热内生，湿邪郁久化热，湿热蕴结，下注大肠，导致肠道气机不利，经络阻滞，瘀血浊气凝聚，蕴结不散，息肉乃生。

2. 气滞血瘀

饮食不节，劳倦过度，导致脾胃运化功能不足，湿邪内生，下注大肠，经络阻塞，瘀血、浊气凝聚不散，日久发为息肉。

3. 脾气亏虚

先天禀赋不足或思虑过度，忧思不解，郁结伤脾，脾气不行，水湿不化，津液凝聚成痰，痰气郁结于大肠，则化生息肉。

三、病因病理

（一）病因

1. 饮食因素

大肠息肉在不同地区的发病率有所不同。研究显示，高脂肪、高蛋白、低纤维素饮食者的大肠息肉及大肠癌的发病率相对较高，提示大肠息肉可能与饮食习惯有关。

2. 感染因素

肠黏膜长期受到慢性炎症的刺激，可导致肠黏膜上皮异常增生而形成息肉。

3. 遗传因素

家族性结肠息肉病是一种常染色体显性遗传性疾病，患者下一代中约 50% 有被遗传的可能，其外显率为 95%。

4. 物理刺激

长期干硬的粪便或便中异物对肠黏膜的刺激或损伤，使肠黏膜上皮细胞的正常死亡、脱落、增生过程中发生异常改变，形成息肉。

（二）病理

1. 腺瘤（adenoma）

腺瘤是大肠黏膜腺体的异常增生，是大肠息肉中常见的组织学类型。根据其组织结构，可分为管状腺瘤、绒毛状腺瘤和混合状腺瘤三种。大肠黏膜的腺体呈管状，正常时大肠管状腺体的细胞分裂和 DNA 合成主要局限在腺管的下 1/3，然后沿腺管向上逐渐分化为成熟的杯状细胞和吸收细胞，当细胞分裂和 DNA 合成失控后即形成腺瘤。

（1）管状腺瘤（tubular adenoma）　腺瘤大小可以从黏膜轻度隆起到阻塞肠腔的分叶状肿物，临床多在 1cm 左右，腺瘤多有蒂。光学显微镜下主要表现为腺体增生，由许多排列紧密的腺体组成。分化好的腺瘤由有分泌功能的单层高柱状上皮组成，上皮细胞的大小、形态，细胞核的位置和染色的深浅，杯状细胞的多少与正常上皮相比均无明显异常。腺体之间有少量纤维组织和血管组织，腺上皮增生明显时，可向管腔内突出或呈假复层排列，但腺体的基膜保持完整。严重者腺上皮细胞的形态及染色可呈不典型的增生性改变，核分裂增多；若进一步发展，腺体细胞可出现显著得多形性，并有间质浸润，为重度不典型增生表现；再进一步发展则出现癌变。

（2）绒毛状腺瘤（villous adenoma）　又称为乳头状腺瘤。绒毛腺瘤多基底宽阔，无明显蒂，与肠壁紧密连合，蔓延范围较大，可侵及大部分肠周径，有的充满直肠壶腹；表面呈粗颗粒状、丝绒状或粗绒毛状，分成小叶，形似海绵；红色或淡红色，常有黏液覆盖；质软如海绵，轻触容易出血，多是单发。光学显微镜下见有能分泌黏液的单层柱状上皮，或单层或复层的异型上皮，核大，染色深，核仁分裂增多。癌变倾向极大，约为40%，被认为是一种癌前病变。

（3）混合状腺瘤　又称为管状绒毛状腺瘤，是上述管状腺瘤和绒毛状腺瘤的混合表现。在形态和组织学上兼有绒毛状腺瘤和管状腺瘤的特征，并随着成分的变异而有所不同。

2. 幼年性息肉（juvenile polyp）

幼年性息肉是一种错构瘤，又称为儿童型息肉，好发于10岁以下儿童，主要表现为便血和息肉自肛门内脱。便血多呈鲜红色，布于粪便表面或在便后滴血，与粪便不相混，出血量不多，部分还可伴有黏液。排便时下蹲用力，较低位的息肉可自肛门内脱出，便后可自行回缩，也有较大者需手托还纳。个别位于结肠内的较大息肉还可引起肠叠套。息肉呈球形或卵圆形，表面光滑，粉红色，多为单发，有蒂息肉，一般不会转化为癌。青春期后有自行脱落或退化的趋势。光学显微镜下见息肉本身为细胞、血管组织，并有大小不等的囊腔。其黏膜表面表层多与正常杯状细胞的形态和排列相同，核较小，位于基底部，细胞浆内充满黏液。腺管排列比正常黏膜松弛，腺管间为炎性的松弛结缔组织，上皮细胞变短，黏膜固有层疏松，有炎性细胞浸润。息肉内缺乏黏膜肌，蒂与体连接处常有坏死组织，容易自行脱落。

3. 增生性息肉

增生性息肉，又称为化生性息肉，主要见于直肠与左半结肠，常为多发性无蒂的结节状，表面光滑，粉红色，突出于黏膜皱褶表面，直径多小于5mm，部分有蒂的直径较大，但很少超过1cm。增生性息肉的病理特点是黏膜上皮细胞的过度成熟化，上皮细胞的分裂和增生超过了表面细胞的脱落，造成细胞周期更新的一个轻度失衡。增生性息肉一般不恶变，恶变偶见于其中含有腺瘤成分的混合型增生性息肉。

4. 炎性息肉（inflammatory polyp）

炎性息肉是指单发的非特异性炎症引起的黏膜上皮瘤样病变，组织结构为炎症刺激形成的肉芽肿，周围黏膜亦常有炎症改变。炎性息肉大部分无蒂，呈椭圆形或圆形，颜色苍白无光泽，大部分仅几毫米大小，少数可达几厘米，质脆，往往炎症消退后，息肉可自行消失。假性息肉是多发的炎症性息肉，主要由慢性溃疡性结肠炎或克罗恩病的长期炎症刺激导致大肠黏膜破坏溃疡，修复时肉芽组织增生而形成。其组织结构和形态上与单发炎性息肉无明显差异。在其形成的早期，如原发病能得到有效的控制，息肉可能随之消失；如果慢性炎症不能得到有效的控制，而呈持久的慢性刺激，肉芽肿就有恶变的可能。因此，对这些假性息肉应视其为癌前病变，慎重处理。

四、临床表现

多数大肠息肉起病隐匿，早期临床常无任何自觉症状。

（一）症状

1. 肠道刺激症状

肠道刺激症状主要表现为腹泻或排便次数增多，继发感染时可出现黏液脓血便。

2. 便血

便血是大肠息肉患者常见的临床症状之一，多呈鲜红色或暗红色，或仅有粪便潜血试验阳性，或黏附于粪便表面，出血量一般不多。绒毛状腺瘤多见黏液血便。

3. 脱出

低位直肠息肉若蒂部较长，可脱出肛门外。息肉较大时需用手还纳，如不能还纳则可能出现嵌顿、坏死，甚至蒂部撕裂引起大出血。

4. 全身症状

大肠息肉多数无明显全身症状，如为多发性息肉，且病程较长，长期慢性的出血可导致贫血、消瘦，儿童可出现营养不良及发育迟缓等。反复腹泻可发生低钾血症等电解质紊乱。

5. 其他

较大的结肠息肉偶可使肠蠕动增强，引起肠套叠，出现腹部绞痛及肠梗阻等症状；多发性或息肉瘤体较大时，还可产生腹痛、便秘及腹泻等症状。蒂部细长的息肉可发生蒂扭转，有时坏死后可自行排出。

（二）体征

多数大肠息肉都无特殊体征，只有低位的直肠息肉通过直肠指诊才能被触及，指诊时若能触及质韧、带蒂或无蒂光滑的肿物时，应考虑是息肉的可能。

（三）辅助检查

1. 大便潜血试验

大便潜血试验是初筛的检查方法，简便易行。

2. 内镜检查

内镜检查可了解整个大肠息肉的部位、大小、数目、形态，是大肠息肉有确诊意义的检查手段。它不但可以作为明确诊断的手段，同时也是大肠息肉治疗的重要手段之一。近年来，内镜下诊断也有了新的进展，目前比较公认的是结肠黏膜隐窝的分型方法（图17-1、表17-2），借助于放大内镜及染色内镜的方法，提高了内镜诊断的准确率，同时也提高了病理活检的阳性率。

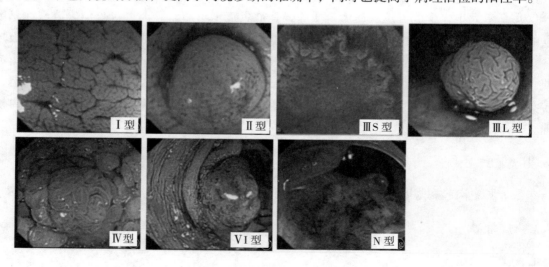

图17-1 结肠黏膜隐窝的分型方法

表 17-2　结肠黏膜隐窝形态的日本工藤分型

类型	形态	特点	开口大小（mm）	临床意义
Ⅰ 型		圆形	0.07 ± 0.02	正常黏膜
Ⅱ 型		星型或乳头状	0.09 ± 0.02	炎性病变或增生性息肉
ⅢS 型		管状或圆盘状，比正常腺管开口小	0.03 ± 0.01	组织病理学多为腺瘤或早期 CRC
ⅢL 型		管状或圆盘状，比正常腺管开口大	0.22 ± 0.09	管状腺瘤
Ⅳ 型		沟槽状，分支状或脑回样	0.93 ± 0.32	绒毛状腺瘤
ⅤI 型		表现为 ⅢS、ⅢL、Ⅳ型，腺管开口排列不规则，不对称，开口大小不均	不适用	早期癌
ⅤN 型		腺管开口消失或无结构	不适用	浸润癌

3. 放射检查

钡剂灌肠对于大肠息肉的诊断有一定的局限性，但可以作为内窥镜检查的补充方法，提高大肠息肉的检出率。

4. 活组织病理检查

可通过内镜钳取组织后做病理学检查，或行息肉切除术以确定息肉的性质。

五、诊断与鉴别诊断

（一）诊断要点

1. 有大肠息肉的家族史。
2. 有便血或黏液血便、腹泻、里急后重感、肛门肿物脱出等症状。
3. 直肠指诊可触及柔软、光滑、活动有蒂或无蒂的肿物。
4. 内镜检查可见有蒂或广基息肉状病变，表面为黏膜样组织，可单发或多发。
5. 病理学检查可明确病变组织的性质。

（二）鉴别诊断

1. 内痔

内痔也以便血及肛门肿物脱出为主要临床表现，但内痔便血是便纸染血、便时肛门滴血或一线如箭的喷射状出血，脱出痔核质软无蒂，位于齿线以上。大肠息肉呈圆形，表面不光滑，有时呈颗粒样，粉红或暗红色，可有蒂，多位于直肠的中下段。

2. 结直肠癌

结直肠癌可有大便习惯的改变、便血、便秘、腹泻、腹胀、腹痛等症状，通过结肠镜检查及镜下活检有助于明确诊断。

3. 肛乳头肥大

肥大的肛乳头脱出肛门常被误诊为直肠息肉。其位于齿状线附近，脱出肛外多数有蒂，脱出物色苍白，质稍韧，可呈分叶状。

4. 淋巴瘤

淋巴瘤发病与肠黏膜炎症有关，多在直肠、乙状结肠末端，肿块较少，直径为 1 ～ 2mm，形态不规则，呈有蒂或无蒂的结节，黏膜完整，灰白色，不常有充血或溃疡。显微镜下见有黏膜炎症表现，纤维肉芽组织，腺体增生，增生黏膜下有淋巴细胞聚集，多是大淋巴细胞。

（三）中医诊断

中医诊断为肠瘤、息肉痔。

第二节　大肠息肉病

临床上以在一个视野内有许多需要计数甚至数不清的、连成片或间断成片的密生型息肉，特别是延及结肠各部者可以称之为多发性息肉，即大肠息肉病。常见的有家族性腺瘤性息肉病（familial adenomatous polyposis，FAP）、黑斑息肉综合征（Peutz–Jegher 综合征）等。

一、家族性腺瘤性息肉病

（一）概述

家族性腺瘤性息肉病是一种常染色体显性遗传性疾病，男女均可发病，表现为整个大肠布满大小不一的腺瘤，如不及时治疗，终将发生癌变。本病有明显恶变倾向，如不治疗常于 40 岁左右死于肠癌。本病并发的肠癌为多发性，较一般肠癌患者中多发癌的发生率高 12 倍，且恶变后发展快，扩散早，预后差。本病属于中医学"肠瘤"的范畴。

（二）病因病机

本病因先天禀赋不足，湿热下注，肠道气机不利，淤血浊气凝聚，或风气客于肠中，气血搏结而成。

（三）病因病理

1. 病因

本病属常染色体外显遗传性疾病，患者子女约 50% 受累；也可因基因突变而致，多以散发病例出现。

2. 病理特点

（1）多发性　与非家族性结肠多发性腺瘤的区别除有家族史和遗传性外，腺瘤数目是其较大的特点，一般在 100 个以上，可多达 5000 个，平均 1000 个。

（2）多形性　在同一个标本中不但腺瘤大小不一，自数毫米至数厘米，但 90% < 0.5cm，仅

1%＞1cm，既有广基的，又有带蒂的；有管状腺瘤，也有绒毛状腺瘤或混合腺瘤，但多为管状腺瘤，因此大体形态上有光滑的、分叶状的或不规则的息肉同时存在。在光学显微镜下可见从单纯的腺体增生到腺体性肿瘤，细胞分化不一，甚至癌变。在部位分布上以直肠和乙状结肠最为密集，但整个结肠都有，分布明显不均匀。

（3）癌变率100%　家族性腺瘤性息肉病是一公认的癌前病变，若不及时治疗，几乎肯定发生癌。癌前期病程长短不一，平均为10年。并不是说每个腺瘤都将癌变，而是在众多的腺瘤中必有1～2个癌变。

（四）临床表现

1.症状

（1）肠道表现

1）肠道刺激症状：是本病最常见的症状。息肉较多，合并肠道炎症或小溃疡时，有腹部隐痛、稀便、排便次数多、下坠感。少数病例腹泻严重，可出现脱水、酸中毒及电解质紊乱。

2）便血：为常见或首发症状，间歇出现，血多附于粪便表面，鲜红，便血较多者可呈果酱样粪便，病史长者多有贫血表现，一次大量出血者不多见。

3）消耗症状：由于病程长，肠道吸收功能不佳，而出现低热、精神疲惫、全身乏力、消瘦、皮肤干燥等。

4）息肉脱出：低位息肉容易脱出，在排便时可脱出肛门，也可自行还纳。

（2）肠道外表现

1）上消化道息肉：常发生在胃、十二指肠乃至胆道。胃息肉常发生在胃底及胃窦部，表现为腺体的扩张和囊性变，鲜有癌变；伴发的小肠腺瘤主要成簇生长在十二指肠乳头周围。

2）眼、软骨和骨骼表现：如先天性视网膜色素上皮肥大（CHRPE）是一种特征性的黑色素沉着性眼底病，病理上表现为视网膜色素上皮增生并伴有黑色素颗粒沉着的肥大细胞成簇生长，可作为FAP早期诊断的特征性依据。下颌骨瘤也是本病的特征性表现。10%患者可以在四肢末端、肠壁和肠系膜发生硬纤维瘤病，一般呈多发性，呈无规律及浸润性生长，切除后易复发甚至加速生长。

3）肠外恶性肿瘤：肠外恶性肿瘤发生率明显增加，如年轻女性FAP患者的甲状腺癌。

综上所述，FAP的肠外表现如下表所示（表17-3）。

表17-3　FAP的肠外表现

部位	良性肿瘤	恶性肿瘤	发生率	附注
皮肤	表皮样囊肿	—	5%	多见于面部、背部，四肢少见
骨	骨瘤	—	14%～93%	颌骨或长骨
腹壁	韧带瘤	—	4%～15%	女性多见，一般不恶变
腹膜后	韧带瘤、纤维瘤	—	—	可产生压迫症状
外周肌肉	韧带瘤、纤维瘤	—	—	—
胃	胃底腺息肉病	胃癌＜1%	23%～56%	—
	增生性息肉	—	2%～13%	—
十二指肠	腺瘤	腺癌	24%～100%	见于降部或水平段前部

续表

部位	良性肿瘤	恶性肿瘤	发生率	附注
胆道	腺瘤	—	—	—
小肠	腺瘤	腺癌	少见	—
肝	—	母细胞瘤	＜1%	—
甲状腺	—	乳头状癌	—	女性中 20～160 倍于常人
中枢神经	肿瘤	—	—	—
牙齿	异常	—	—	—
视网膜	先天性视网膜色素上结肥厚（CHRPE）	—	60%～80%	双侧＞4 个以上色素斑

2. 体征

一般患者无明显阳性体征。累及直肠者，肛门指诊手指进入 8cm 左右可触及散在或密集隆起的息肉；有癌变时可触及癌性溃疡或肿块，指套染血。

3. 辅助检查

（1）常规检查　血常规及大便潜血试验等是初筛的检查方法，简单易行。

（2）X 线检查　X 线钡剂灌肠检查可确定结肠病变的范围，表现为圆形和卵圆形充盈缺损和杯状影像；绒毛腺瘤的影像不规则，癌变的边缘不整齐，直径不足 1cm 时不易发现。

（3）结肠镜检查　FAP 诊断主要依靠结肠镜检及病理检查。结肠镜下可见大量密集分布于全结肠的息肉，直肠尤为多见。随着年龄的增长，息肉数目增多，体积变大，形态上从广基逐渐增大为有蒂，球形、梨形密集状，大小为数毫米至 5cm 以上，数目为 300～3000 个，多为 1000 个左右，常以 100 个与多发性腺瘤为数目分界线。癌变在活检时可确诊，但有时要在术后病理大标本切片检查后才能做出确诊。

（4）基因诊断　应用限制酶片段多态性分析可较准确地识别本病的基因标志。目前常用的检测方法有单链 DNA 构象多态性（SSCP）、变性高效液相色谱法（DHPLC）、截短蛋白试验（PPT）及 DNA 直接测序等。

（五）诊断与鉴别诊断

1. 诊断

目前，FAP 的诊断标准：①大肠内弥漫腺瘤性息肉，100 个以上；②腺瘤性息肉不足 100 个者，伴有家族史或先天性视网膜色素上皮肥厚（CHRPE）。

（1）经典 FAP 的诊断　有家族史，青少年时期即可发病，有腹部隐痛、腹泻、黏液血便等结肠息肉的症状，有先天性视网膜色素上皮增生，结肠镜下结肠内有数百个息肉。病理检查以腺瘤样息肉为主，即可诊断本病；对于没有家族史，但是有上述典型表现的患者，也可诊断 FAP，但是一定要详细追问家族史；在知情同意的情况下，进行 APC 基因突变检测，一旦确诊本病，应对其家族中的相关成员进行肠镜随访。

（2）特殊表型 FAP 的诊断

1）加德纳综合征：具有上述 FAP 的临床、病理和分子遗传学的特征，为 APC 基因种系突变导致的常染色体显性遗传性疾病。与经典 FAP 的诊断相比，其肠外表现更加突出且变化多端。

区别于 FAP 有以下几个特征：①上颌骨和颅骨骨瘤或骨疣，为加德纳（Gardner）综合征特征性结肠外表现；②表皮样囊肿，较为常见；③硬纤维瘤，常发生于腹壁、肠系膜和腹壁后；④牙齿异常，包括多余齿或阻生齿、隐齿、缺齿、齿囊肿和上颌骨异常等；⑤甲状腺和壶腹周围癌；⑥其他肠外表现，如胰腺炎、小肠类癌、肾上腺癌等。

2）胶质瘤息肉病综合征（Turcot 综合征）：本征是大肠多发性腺瘤病合并中枢神经肿瘤（胶质细胞瘤、髓母细胞瘤、垂体肿瘤），有并发肝结节样增生和多发性皮肤损害，包括黏膜咖啡斑、基底细胞痣和癌、皮脂溢性角化病等。有学者研究认为，Turcot 综合征可能包括两类不同的综合征，一类为伴脑髓母细胞瘤的患者，发病年龄轻，呈常染色体显性遗传，属于 FAP；另一类发病年龄高，常伴有除髓母细胞瘤外的多形性恶性胶质瘤，可能属于癌家族。

3）轻表型家族性腺瘤性息肉病（AFAP）和遗传性扁平腺瘤综合征（HFAS）：两者以往被认为可能属于独立的遗传性息肉病，目前已被证实属于 APC 基因不同突变部位所致的 FAP 亚类。HFAS 的特点是肠道息肉数目较少，息肉呈扁平状；AFAP 的特点是息肉数目较少（少于 100 个），息肉常呈扁平型，分布以右半结肠为主，较少累及直肠。

4）遗传性硬纤维瘤病：又称为遗传性侵袭性纤维瘤病，以顽固性、侵袭性局部生长为特征，多见于腹部，尤其多发于术后、创伤和产后患者。患者的结直肠息肉和骨瘤少见，常有结直肠腺瘤性息肉病和结直肠癌的家族史，无先天性视网膜色素上皮肥大。研究发现，本病也是因 APC 基因突变所致，被认为是 FAP 的一种特殊类型。

2. 鉴别诊断

（1）黑斑息肉综合征（Peutz-Jeghers Syndrome，PJS） 又称黑斑息肉病，是一种少见的常染色体显性遗传性疾病，有较高的外显率，男女均可携带这一遗传因子，主要表现为胃肠道多发性息肉，尤其好发于空肠和回肠，同时有皮肤、黏膜色素沉着。

（2）幼年息肉病 又称黏液性或潴留性息肉，非真正的肿瘤，是一种错构瘤，相对较少见。本病主要见于儿童，发病率约为 1%。发病年龄为 4～5 岁，16 岁以后少见。本病无恶变倾向，常可自行脱落，如无严重症状可保守治疗。有症状（便血、肠梗阻、肠套叠）时可在内镜下切除。内镜见息肉一般位于乙状结肠、直肠，约 70% 为单发息肉，另 30% 为多发息肉，一般为 2～4 个。内镜下可见息肉呈圆球状或椭圆形，通常直径为 1cm，表面光滑或呈结节状，明显充血而呈红棕色，常易出血。息肉数量达 10 个以上者，称为幼年性息肉病。光镜见息肉内腺体相对较少，间质丰富，内含丰富结缔组织和炎性细胞浸润。部分腺体扩张形成囊肿，内有大量黏液潴留。

（3）多发性错构瘤（Cowden's Syndrome） 由大肠多发增生性息肉和颜面、四肢末端、胸腹部多发丘疹组成，与遗传有关。内镜见息肉散在分布于全消化道，数个至数百个，息肉较小，广基或有蒂型改变。组织学特点为腺管增殖，黏膜肌层增生，间质炎症细胞浸润。常合并乳腺、甲状腺和卵巢肿瘤。

（4）化生性息肉病 又称增生性息肉，可见于多种年龄，但较少见于 40 岁以上的人，无性别差异，无症状，多在内镜检查时发现。内镜见息肉通常为小丘状隆起，一般直径小于 5mm。广基，色泽苍白。通常单发，约 10% 多发，一般为 5～10 个。组织学改变特点为腺上皮呈锯齿状增生，无异性型。此种息肉属于非肿瘤性，与癌无明显关系。

（5）卡纳达–克朗凯综合征（Canada-Cronkhite Syndrome，CCS）综合征 临床特点是罕见、中老年发病、非遗传性。其特征为消化道息肉病伴外胚层异常（色素沉着、脱毛、指甲萎缩）和消化道蛋白质溢出。内镜见息肉分布于全消化道，呈弥漫散在分布，部分肠段可密布呈地毯样，直径为 0.5～1.0cm，表面光滑，发红，质软，稀疏或密集排列，有时表现为葡萄串样改变。

（6）炎症性息肉病 在肠炎性疾病时常见。可因肠黏膜溃疡上皮破坏，继之上皮增生修复，纤维组织增生，增生的纤维组织与残存的岛状黏膜构成息肉，即假息肉。本病常多发，多见于溃疡性结肠炎和克罗恩病时。内镜见此类息肉一般无蒂，形态多样，大多呈丘状或不规则形，多似绿豆，有些呈黏膜桥状。有些在炎症的基础上形成一些真正的炎症性息肉，息肉充血，顶部有糜烂或小溃疡，此类息肉多数较大，质较脆。炎症性息肉一般不发生恶变。

（7）血吸虫卵性息肉病 由于血吸虫卵沉积于肠壁，刺激上皮和结缔组织增生而形成的息肉，多见于血吸虫流行区。内镜见息肉好发于右半结肠，一般无蒂。息肉大小不等，表面光滑，色黄白或充血发红，质软。

（8）良性淋巴样息肉病 息肉由大量成熟的淋巴细胞和增生的淋巴滤泡组成。病因不明，可能是对炎症刺激的一种反应，可能是儿童反复腹痛、便血的病因。内镜见息肉多位于直肠，单发或散在数个，无蒂，表面光滑，色泽与正常黏膜相同或稍苍白，质软。此型息肉属良性，不发生恶变。一般无须特殊处理。

（9）黏膜肥大性赘生物 此类息肉无临床意义，不发生恶变。内镜见表现为光滑无蒂、直径0.5cm 以下的小息肉，色同周围黏膜，质软。组织上仅见黏膜增生隆起，腺体被覆上皮无异型性。

3. 中医诊断

中医诊断为肠瘤。

二、黑斑胃肠息肉综合征

（一）概述

黑斑胃肠息肉综合征（Peutz–Jeghers syndrome，PJS），又称家族性黏膜皮肤色素沉着胃肠道息肉病，简称黑斑息肉综合征，是一种错构瘤性息肉病，是一种少见的显性遗传性疾病。本病以皮肤、黏膜、手指、足趾特征性黑斑、肠道多发错构瘤性息肉为特点。

本病可发生于任何年龄，多见于儿童和青少年，男女发病率大致相同。临床上仅有半数病例有家族史，其发病率是 FAP 的 1/10。本病属于中医学"肠瘤"的范畴。

（二）病因病机

先天禀赋不足，湿热下注，肠道气机不利，瘀血浊气凝聚，或风气客于肠中，气血搏结而成。

（三）病因病理

一般认为，本病与 LKB1/STK11、FHIT 基因相关。本病属常染色体外显遗传性疾病，有"完全性外显率"，患者子女约 50% 受累；也可由于基因突变，而以散发病例出现。

本病有三大特征：①黏膜、皮肤特定部位色素斑；②胃肠道多发性息肉；③遗传性。皮肤及黏膜的黑色素斑点多在出生后不久即可出现，以后逐渐增多，但不引起注意。斑点平坦，呈黑色或棕黑色，边缘清楚，直径 1 ～ 2mm。组织学为真皮基底内黑色素细胞数量增加和黑色素沉着。

（四）临床表现

1. 有家族遗传史。

2. 新生儿或婴幼儿时期即可见到皮肤色素沉着，表现为微小的黑色或棕褐色斑点，大多分布在嘴唇、颊黏膜，以及手指、脚趾等部位。皮肤的色素沉着可随着年龄的增长而消失。

3. 最常见的症状是肠梗阻或不完全性梗阻引起的腹痛，排气后可减轻。有些患者发生肠套叠、便血。一般可出现贫血，肛门部有息肉脱出或脱落。

4. 辅助检查。全消化道 X 线检查有助于证实胃肠道息肉，气钡双重造影可帮助了解息肉的形态和范围；胃镜、小肠镜、结肠镜可在镜下观察息肉形态并进行取材，行组织学检查。

（1）X 线检查　因为本病的息肉可散在地分布于整个消化道，所以对发现皮肤黏膜有色素斑的可疑患者，必须做胃肠钡餐造影和钡灌肠双重对比造影，以了解是否有息肉存在。但应说明，如未发现息肉并不能排除本病的存在，其理由：①息肉的出现多晚于色素斑点；②一些较小的息肉或基底宽且低平的息肉不易直接观察到，故需内窥镜检查加以证实。

（2）内镜检查　包括胃镜、直肠镜、乙状结肠镜和纤维结肠镜检查，如发现息肉和可疑组织应取活组织检查。

（3）组织学检查　本病发生的肠息肉在镜下多数显示为正常细胞的排列畸形或错构瘤的结构。黏膜肌有带上皮成分的树枝样畸形，在息肉内有平滑肌纤维，上皮细胞虽然有异常排列，但亦为分化正常的杯状细胞而无增生。

（五）诊断与鉴别诊断

1. 诊断要点

本病临床表现不一，个体差异很大。病情轻者可无自觉症状，严重者可出现腹痛、腹泻、黏液便、便血、便秘、呕血等消化道症状。除以上症状外，本病尚有色素沉着、胃肠道息肉两大特征性表现。

（1）色素沉着　①部位：色素斑主要发生于面部、口唇周围、颊黏膜、指趾及手掌足底部皮肤等处。②色泽：多数患者发生在上下唇和颊黏膜的色素斑为黑色，其余部位多为棕色或黑褐色。③出现时间，可出现于任何年龄，斑点多在婴幼儿时发生，至青春期明显，部分患者在 30 岁后可逐渐减退或消失。④与息肉关系：绝大多数病例为两者同时存在，约 5% 的患者仅有胃肠道多发性息肉或色素沉着。两者在出现顺序上，临床多为先有色素斑点，然后才发生息肉，但色素斑的数目和深浅与息肉的数目无相关性。⑤色素斑的特征：有圆形、椭圆形、梭形等多种形态，一般界限清楚，以口唇及颊黏膜最明显，下唇尤为突出。色素斑常紧密相连，不高出于皮肤及黏膜表面。

（2）胃肠道息肉　常呈多发性，息肉可发生在整个胃肠道，以小肠多见，在胃、大肠、阑尾腔也有生长。这些息肉大小不定，小者仅为针头般大小的隆起，大者直径可达 1.0cm，多为 0.2 ~ 0.5cm，表面光滑，质硬，蒂的长短、粗细不一，也可无蒂，较大息肉可呈菜花样。

此外，胃肠道息肉引起的长期腹泻和便血可导致贫血；当息肉发展成大型息肉时，可发生肠梗阻，也可因息肉过多或息肉牵拉引起肠套叠，有时还可并发直肠脱垂。肠套叠大多数可自行复位，如不能及时复位，延误较久可引起肠坏死。

2. 鉴别诊断

（1）CCS　又称多发性消化道息肉综合征，是一组无遗传因素的消化道息肉综合征，其主要特征是消化道多发性息肉、重度腹泻、皮肤色素沉着（黑皮病）、指（趾）甲萎缩、毛发脱落、低蛋白血症和蛋白质丧失性胃肠病。发病多在中年以后，致死原因多为全身营养不良、恶液质与继发感染。

（2）胶质瘤息肉病综合征（Turcot Syndrome）　又称家族性结肠腺瘤伴多发肿瘤综合征，是一种遗传性疾病。其主要特征是在患有家族性结肠腺瘤病的同时，合并有其他脏器的多种肿瘤，通常合并中枢神经系统的原发性肿瘤。癌变发生年龄早，一般在 20 岁以前，女性多见。

（3）结肠憩室　是结肠壁上向外突出的袋状物，多位于乙状结肠。患者多年过 40 岁，形体肥胖，常坐位工作，有便秘习惯。如憩室发炎则可出现腹痛发热、白细胞增多、局限性腹部压痛等症状。约有 20% 的病例出现轻度或间歇性便血，需在炎症消退后做钡剂灌肠 X 线造影以帮助诊断。

3. 中医诊断

中医诊断为肠瘤。

第三节　大肠息肉及息肉病的治疗

一、治疗原则

大肠息肉一经发现，多应及时予以切除。根据息肉大小、部位、数目、有无癌变等情况，治疗的方法各有所不同。经内窥镜摘除是较简单的方法，也是首选的方法。对于幼年性息肉，一般无须治疗，常会逐渐缩小而自动脱落。

二、非手术治疗

（一）内治法

1. 辨证论治

（1）湿热下注证

证候：便血，或滴血，或大便带血，或伴有黏液，色鲜红或暗红，息肉脱出或不脱出肛外，兼有下腹胀痛，纳呆，大便不畅，小便黄，口干。舌红，苔黄，脉滑数。

治法：清热利湿，凉血止血。

方药：黄连解毒汤加减。

（2）气滞血瘀证

证候：肿物脱出肛外，不能回纳，疼痛，息肉表面紫暗，兼有腹胀腹痛，纳呆，嗳气，大便不畅等。舌质暗红，苔黄，脉弦涩。

治法：行气活血，化瘀散结。

方药：少腹逐瘀汤加减。

（3）脾气亏虚证

证候：肿物易于脱出肛外，表面增生粗糙，或有便血，肛门松弛，兼有腹痛绵绵，纳呆，便溏，面色萎黄，心悸，乏力。舌质淡，苔薄白，脉细弱。

治法：补益脾胃。

方药：参苓白术散加减。

（4）风伤肠络证

症候：便血鲜红，滴血，带血，息肉表面充血明显，脱出或不脱出肛外。舌质红，苔薄白或薄黄，脉浮数。

治法：清热凉血，祛风止血。

方药：槐角丸加减。

2. 中成药治疗

增生平片可抑制息肉形成和防止息肉恶变。

3. 西医治疗

（1）一般治疗

1）纠正水、电解质紊乱。

2）营养支持：补充维生素、高热量输液、输白蛋白、输血。

3）继发感染者，予抗感染药物治疗。

（2）化学预防　一般认为息肉虽然不能用药物治愈，但非甾体类抗炎药物可以使息肉数量减少或变小，因而用于减轻症状，推迟手术，以及减少术后直肠内残留息肉的数量。目前认为口服舒林酸有效，但需长期服药。近年来推出的COX-2抑制剂，如塞来西布的疗效尚待大型临床试验结果验证。其他有一定疗效的药物还有吲哚美辛、氟尿嘧啶，以及维生素C、维生素E与纤维素联用。

（二）外治法

乌梅12g，贯众15g，五倍子9g，夏枯草30g，半枝莲15g，槐角9g，水煎浓缩至80～100mL，每晚临睡时保留灌肠，10天为1疗程。具有清热解毒、涩肠止血之功效。

三、手术治疗

（一）手术原则

根据息肉的组织学类型、形态和大小、数目及部位等选择合适的治疗方案。

1. 组织学类型

增生性、错构瘤性和淋巴性息肉虽常为多发性，但很少有恶变倾向，尽可能内窥镜下摘除。管状腺瘤恶变率相对较低，宜行经肛门或内窥镜下息肉摘除术。广基绒毛状腺瘤癌变率高，一般考虑手术切除。

2. 形态和大小

根据息肉的形态和大小相结合来选择治疗方式。若息肉带蒂，且直径在2.0cm以下，可经内窥镜下摘除；如直径大于2.0cm时，宜考虑行不同路径的手术切除。

3. 数目

多个结肠息肉，如数目超过100个以上，应考虑息肉病，在详细追问家族史、病史及细致全面检查的同时，可先取1个或数个做病理组织学检查，然后再决定治疗方案。

4. 部位

根据息肉的位置，可选择经内窥镜下摘除或经肛门、经骶尾部、腹腔镜或开腹手术。

（二）手术方法

1. 经内镜息肉切除术

（1）适应证

1）无蒂的小息肉。

2）4cm直径以下有蒂息肉。

3）直径1.5cm以下广基腹膜外段直肠息肉。

（2）手术步骤

1）圈套摘除息肉法

①结肠镜达回盲部后，退镜观察至息肉部位。按要求连接电极板等设备。

②冲洗、吸净息肉附近的粪水及黏液。

③调节镜身，变换体位，将新月形或六角形圈套器对准息肉头部，调节方向后使之套入蒂部，并轻轻勒住。

④使息肉头部离开周围肠壁，先电凝数次，使圈套处黏膜呈灰白色或冒白烟即可，再电切3～4秒，助手同时收紧圈套，息肉即可切下。

⑤观察残蒂，若有渗血可再次电凝。用三爪抓持钳，或用圈套器，或用肠镜吸引孔吸住息肉后随肠镜取出（图17-2）。

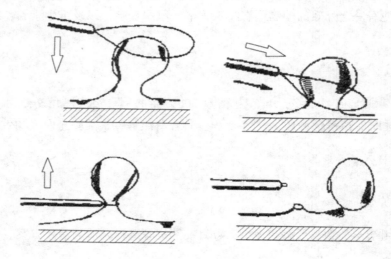

图17-2　圈套法摘除

2）热活检钳钳除息肉法

①用凝固电流2.5～3挡。

②结肠镜下钳住息肉头部提起，使息肉基底部形成一个细长假蒂，通电时假蒂部位的电流密度增大产生高温摘除息肉（图17-3）。

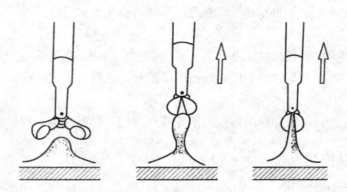

图17-3　热活检钳钳除息肉法

3）电凝器凝除息肉法

①高频电发生仪用凝固电流2～3挡。

②结肠镜下电凝器对准息肉头部凝除。凝除息肉2/3才能达到治疗目的。

（3）术后处理

1）退镜过程中应尽量抽出肠内积气，减少术后穿孔的发生。

2）创面较大，多个息肉切除后，应给予止血剂，并卧床休息 1 ～ 2 日，严密观察病情。

3）术后少渣饮食 3 ～ 5 天，每晚服石蜡油 20mL，软化大便。

4）术后病理若有癌变，对局限于黏膜层的原位癌，可不追加手术，但术后 3 个月应做肠镜复查；对黏膜下浸润癌应追加根治性手术。

（4）术中注意点

以往认为，经纤镜圈套摘除息肉一次不能超过 8 个，凝除不能超出 20 个。近年来，在此基础上有了新的认识。专家认为摘除息肉是否会发生并发症，与患者情况、息肉有无蒂及手术技巧有关。中青年患者凝血机制好，息肉有蒂，若术者技术熟练，一次圈套摘除 1.0 ～ 2.5cm 大的息肉 10 个以上是可行的；但对年老、动脉硬化、高血压者，一次摘除不应超出 5 个。一次凝除息肉数尚可放宽一些限制。但在凝除的息肉间一定要保留正常黏膜，防止成片凝除造成大的创面，影响愈合，甚至穿孔。

2. 经肛门息肉切除术

（1）适应证　距肛门外缘 10cm 以内，有蒂或亚蒂，能拖至肛管者。

（2）手术步骤

1）息肉能拖出肛门外的手术

①扩肛至 4 指，探查息肉部位、形态（图 17-4）。

②以组织钳夹住蒂部，将息肉拖出肛门或至肛管（图 17-5）。

③牵开肛门，于息肉蒂的根部上 2 把血管钳。

④于上方 1 把血管钳的保留侧贯穿缝合蒂部一针（图 17-6）。

⑤切断蒂部，移去已切除的息肉，结扎缝线（图 17-7）。

⑥检查残蒂有无出血，术毕。

2）息肉不能拖出肛门外的手术

①扩肛后在息肉的上下左右各封一针牵引线拉肛门外，沿息肉边缘 0.5 ～ 1cm 切开黏膜及黏膜下组织，逐步切除息肉，可边切除边缝合直肠壁（图 17-8、图 17-9）。

②息肉切除后用 2-0 号可吸收缝线间断或连续缝合黏膜下组织及肌层，再间断缝合黏膜层（图 17-10、图 17-11）。

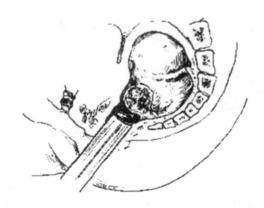

图 17-4　镜检瘤体的形态及部位

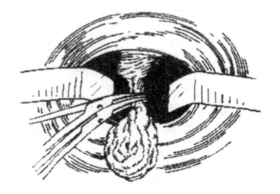

图 17-5　用组织钳夹住瘤蒂部

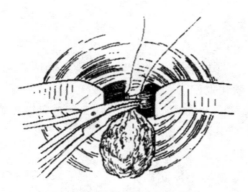

图 17-6　贯穿缝扎后再结扎

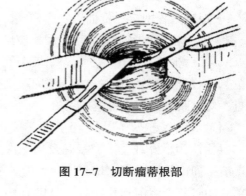

图 17-7　切断瘤蒂根部

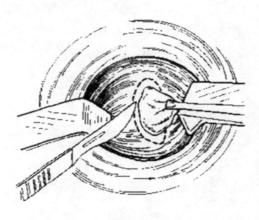

图 17-8　牵引瘤体，拟定切除线

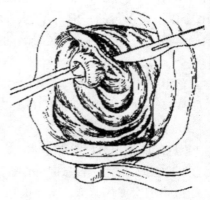

图 17-9　切除瘤体基底部达黏膜下层

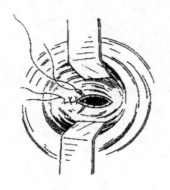

图 17-10　缝合创面

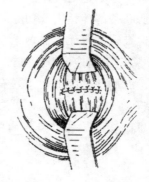

图 17-11　检查创面缝合情况，无渗血

（3）术后处理

1）术后补液，禁食 3 日后进流质饮食。开始排便后可给石蜡油软化大便。

2）术后 1 周内，便后坐浴，用 1 枚痔疮栓塞肛，每天 1～2 次。

3）适当应用抗生素。

4）切除息肉的完整标本送病理检查。

5）术后若出现肠穿孔，应立即手术。

（4）术中注意点

　　不能拉出肛门外的息肉切除时，不宜切除过深，以免切穿肠壁。如万一切穿肠壁，缝合时应先做肠壁的全层缝合，再缝合黏膜层。牵拉息肉时不宜过猛，因息肉蒂脆，容易拉断。

3. 经骶直肠息肉切除术

（1）适应证　直肠 4cm 以下息肉，包括较大不能经肛门切除、腹膜外段直肠不宜经腹手术、广基息肉未占肠壁周径 1/3 以上者。1cm 以下的原位癌或类癌、血管瘤等亦可用此手术局部切除。

（2）手术步骤

1）切口：在中线上由骶骨下端至肛门做一处 4 ～ 6cm 切口。

2）切开皮肤、皮下，显露尾骨、肛尾韧带，肛门外括约肌及肛提肌（图 17-12）。

3）切开尾骨骨膜，骨膜下剥离后切掉尾骨，切断肛尾韧带（图 17-13）。

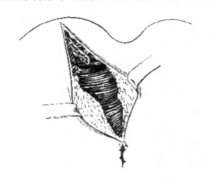

图 17-12　切断皮肤、皮下组织，显露臀大肌后缘　　　　图 17-13　切断、缝扎肛提肌

4）于中线切开肛提肌，切开直肠固有 Waldyers 筋膜，分开直肠后脂肪组织，显露直肠后壁（图 17-14）。

5）分离直肠周围组织，游离显露直肠，用纱布条穿过直肠前壁提起直肠（图 17-15）。

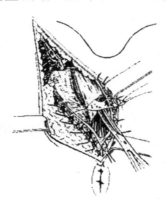
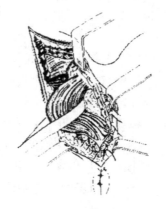

图 17-14　分离、结扎 Waldyers 筋膜　　　　图 17-15　游离、提起直肠

6）切开肠壁，显露直肠息肉，距息肉边缘 0.5 ～ 1cm 于上下左右 4 角上各缝一针做牵引，即"降落伞法"。在其外侧做横梭形切口，全层切除息肉（图 17-16）。如息肉有恶变，应切除距息肉边缘 2cm 的直肠壁。

7）边切边缝，关闭创面，检查无出血。

8）横形关闭直肠后壁切开处（图 17-17）。

9）肌层间断缝合包埋。依次缝合直肠后脂肪、肛提肌、皮下及皮肤，可留置橡皮引流膜。

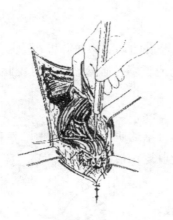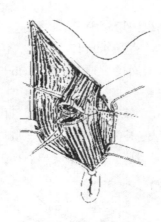

图 17-16　切开肠壁，切除息肉　　　　　图 17-17　缝合直肠

（3）术后处理

1）术后禁食 3～5 日，补液，应用抗生素。

2）术后 5～7 日可进流质，逐渐过渡到少渣饮食，2 周后恢复普食。

3）术后 36～48 小时后拔出引流膜，保持会阴部清洁干燥。女性患者留置导尿 7～10 天。

4）术后息肉肠镜随访，同经内镜息肉切除术。

（4）术中注意点　切口不宜过大，以防损伤骶神经及血管。在切开肛提肌时应注意与肛门括约肌鉴别，一般不切断肛门括约肌。止血彻底。要熟悉局部解剖，避免损伤骶尾部神经。

4. 经腹直肠切开息肉切除术

（1）适应证　腹膜返折以上，有蒂巨大或 3cm 以内的广基息肉，难以经内镜切除者。无严重心肺及肝肾功能不全等剖腹手术禁忌证者。

（2）手术步骤

1）切口：经左下腹正中旁或腹直肌切口入腹，保护切口。

2）定位：显露盆腔及直肠，以触诊确定息肉部位，若息肉小于 2cm 或有多个时，可取截石位行术中结肠镜检查，确定息肉部位并标记。

3）切除：切开息肉部肠壁（图 17-18）。消毒肠腔，必要时用肠钳阻断肠道近侧粪流。切除息肉（图 17-19），有蒂或亚蒂者，切除后蒂部贯穿缝合（图 17-20），切除后结扎。广基者以组织钳提起后做横梭形切口切除，间断关闭创面。

4）横行全层缝合直肠前壁切开处，再缝合外膜层（图 17-21）。冲洗盆腔，逐层关腹。

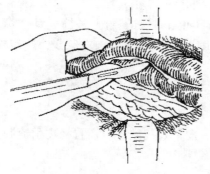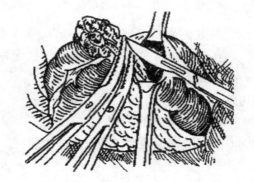

图 17-18　切开肠壁　　　　　　　　图 17-19　钳夹、切除

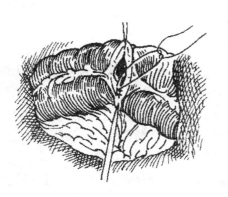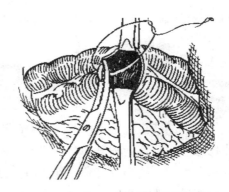

图 17-20 缝扎   图 17-21 横行缝合直肠切口

（3）术后处理 同一般肠道手术。

（4）术中注意点 术中常需肠镜定位；切开肠管前，用纱布保护好肠壁切口；直肠内有内容物时，应先用肠钳在近端钳闭肠管，防止肠内容物外溢。

5. 经腹直肠前切除术

（1）适应证 直肠息肉位于腹膜返折以上，广基或如地毯状，或占据肠壁 1/3 周以上，或多发密集性息肉者。

（2）手术步骤

1）切口：左下腹旁正中或腹直肌切口。

2）探查腹腔：将小肠置于上腹腔用大块纱布垫阻隔，防止其滑入下腹腔，显露直肠、乙状结肠（图 17-22）。用手触诊直肠，确定腺瘤位置、大小，决定直肠切除范围。

3）游离、切断直肠：剪开直肠两侧腹膜，靠近肠管切断直肠系膜，在盆筋膜脏层与壁层之间（即骶前间隙）向下游离直肠。在距肿瘤 1cm 以上的肠管两端，钳夹、切断直肠（图 17-23）。

4）吻合肠管：将近切端乙状结肠或直肠送入盆腔，与直肠远端行开放式对端吻合（图 17-24）。

5）冲洗、缝合：冲洗盆腔，缝合关闭系膜裂孔。骶前放置引流管。关腹，逐层缝合肠壁切口。

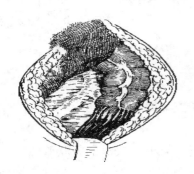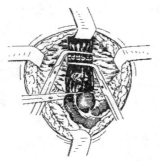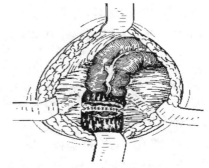

图 17-22 显露直肠、乙状结肠   图 17-23 钳夹、切断直肠   图 17-24 吻合肠管

（3）术后处理

1）双套管持续腹压吸引，一般不超过 0.02MPa。引流管术后 5 ～ 7 天拔除。

2）术后 3 ～ 5 天拔出尿管。

3）持续胃肠减压，待肠功能功能恢复、肛门排气后进流质饮食。

4）补液，必要时输血、血浆或白蛋白，保持水电解质平衡。

5）全身应用抗生素及止血药。

（4）术中注意点　低位直肠肿瘤切除术后，远端直肠位置过低无法手法吻合者，可采用吻合器吻合，或性改良 Bacon 术，或行结肠肛管吻合（Parks）术等。切除标本应送病检，如有恶变，则行根治性手术。

不能经内镜切除的结肠息肉，可参照经腹直肠切开息肉切除术及经腹直肠前切除术，行结肠切开摘取息肉或切除息肉肠管后吻合。其他手术方式，如经肛门括约肌直肠息肉切除术，全结肠切除、回肠直肠吻合术，全结肠及直肠切除、回肠腹壁造口术，结肠直肠全切除、回肠贮袋肛管吻合术，根据临床情况，选择合适的手术方式。

第四节　大肠息肉治疗后的随访

一、概述

大肠息肉患者在息肉切除术后较常发生的为复发和癌变。复发的危险性从术后 5 年的 20% 上升到术后 15 年的 50%，多发性息肉的复发率更高，术后 15 年的复发率可高达 80%。其中以绒毛状腺瘤和混合性腺瘤术后局部复发率最高，一般认为这种复发多为原肿瘤切除不当，致使肿瘤残留所致。

二、分析结果

有学者对患结肠绒毛状腺瘤和绒毛管状腺瘤病例分析结果如下。

1. 有息肉病史者，复发率增高 2 ～ 3 倍。

2. 直肠腺瘤的复发率比结肠腺瘤高 9 倍。

3. 腺瘤直径大于 4cm 者的复发率比小于 4cm 者高 14 倍。

4. 电凝治疗后的复发率比局部切除高 10 倍。

复发的腺瘤都有潜在的癌变危险，绒毛状腺瘤术后患大肠癌的概率高于正常人群的 8 倍以上。同时，大肠腺瘤具有多发倾向，而多发的腺瘤可同时发生，亦可先后发生，因此对大肠腺瘤术后的患者进行随访观察非常必要。

三、随访方案

有学者治疗腺瘤患者分为低危险组与高危险组，并提出随访方案如下。

1. 低危险组

行纤维结肠镜检查全程结肠，仅发现单个、有蒂（或广基，但小于 2cm 的管状腺瘤），伴轻或中度不典型增生的腺瘤，行肿瘤切除术后应在第二年重复结肠镜检查及 X 线气钡双重造影，若阴性，则每年查便潜血，3 年重复查肠镜。如果 3 次结肠镜连续检查未发现腺瘤，内窥镜检查可延至每 5 年检查 1 次。

2. 高危险组

凡有以下情况之一者，属高危患者。

（1）多发性腺瘤。

（2）腺瘤直径大于 2cm。

（3）广基的绒毛状或混合性腺瘤。

（4）伴重度不典型增生的腺瘤或伴原位癌以及由浸润性癌变的腺瘤。

高危组患者治疗后 3～6 个月做内窥镜检查，如镜检阴性，6～9 个月重复镜检；仍阴性，则镜检间隔可延至 1 年，连续 2 次镜检阴性，镜检间隔延至 3 年，同时每年查便潜血。如镜检发现新的腺瘤，应确定是否癌变，同时进行积极的治疗。

FAP 患者应终生随访，随访方案同上高危组患者。由于本病患者的子代患病可能性为 50%，故应积极随访并发现临床前患者。患者及其亲属应接受遗传学检查，对检出的突变基因携带者应从 12～13 岁开始每年行全结肠镜检查至 35 岁。此外还包括每 1～3 年进行 1 次胃镜检查、眼科检查、牙齿和下颌骨的检查。女性患者还需特别重视甲状腺检查。

第十八章
大肠癌

扫一扫,查阅本章数字资源,含PPT、音视频、图片等

大肠癌包括结肠癌、直肠癌和肛管癌,是常见的消化道恶性肿瘤,根据癌症统计数据显示,结直肠癌发病率、死亡率在我国全部恶性肿瘤中均位居第5位,且发病率有逐年增加趋势,部分地区已达第3位。其好发部位以直肠尤其是中低位直肠最多见,约占60%左右,其次是结肠。但结肠癌的发病率已逐步上升,部分地区甚至占比达50%。大肠癌的发病年龄多在30岁以后,目前有年轻化趋势,男女比例约为2∶1。

第一节　结肠癌

一、概述

结肠癌(colon cancer)是常见的消化道恶性肿瘤之一,好发部位依次为乙状结肠、盲肠、升结肠、降结肠、横结肠,多数为腺癌,我国以41～65岁人群发病率高,近20年来尤其在大城市及经济发达地区,发病率明显上升,甚至有超过直肠癌的趋势。本病属中医学"肠癌""肠覃"的范畴。

二、病因病机

中医学认为,本病的致病原因比较复杂,主要由于忧思郁怒,饮食不节,伤及脾胃,脾失健运,气滞血瘀;或湿浊内生,热毒内蕴,下注大肠,日久成积而成。脏毒蕴积于大肠,痰湿淤血互积助长,日久耗伤气血,使脏腑之气虚弱,总属本虚标实,虚实夹杂,"毒、痰、瘀、虚"合而为病。治疗上宜扶正培本,攻毒祛邪,达到扶正抗癌、标本兼治的目的。

1. 气滞血瘀

忧思郁结,导致气机紊乱,脏腑气血失调,大肠经络阻塞,结滞积聚而见腹部肿块。

2. 湿热下注

嗜食膏粱厚味,或饮酒无度;或进食不洁之品,伤及脾胃,运化失司;湿热滞留,气机不畅,腑气不通,气血阻滞,湿遏日久,积聚肠内而见诸证。

3. 正虚邪实

久痢久泄,劳倦体虚;或年老体弱,肝肾不足,外邪乘虚而入,邪毒下注浸淫肠道,气血不畅,邪毒瘀滞积结。积块日久不散,耗伤人体气血,气虚、气滞则大便不通,腑气不畅,气血亏虚,人体失养则自汗、乏力、消瘦。

三、病因病理

（一）病因

1. 饮食因素

流行病学调查显示，过多摄入动物脂肪及动物蛋白与本病发生呈正相关，而与新鲜蔬菜及纤维素饮食、钙及维生素 D 的摄入呈负相关。高脂高蛋白饮食可导致粪便中的致癌物增多，而食物中的纤维少时可导致便秘，使高浓度的甲基胆蒽与结肠黏膜接触时间延长，增加了致癌作用。

2. 结肠腺瘤等癌前病变

结肠腺瘤尤其是绒毛状腺瘤与结肠癌有密切的关系。统计显示，半数以上结肠癌来自腺瘤癌变，从形态学上可见到增生、腺瘤及癌变各阶段及相应染色体改变，是一个多步骤、多阶段及多基因参与的细胞遗传性疾病。

3. 结肠部位慢性炎症

长期的慢性溃疡性结肠炎和慢性血吸虫病也是导致结肠癌的常见原因，其癌变的发病率是正常人的 5 ～ 10 倍。一般在溃疡性结肠炎发病 10 年以后，每 10 年增加 10% ～ 20% 的癌变率，30 年以上的病程癌变率可达 40%。

4. 遗传因素

遗传易感性与结肠癌的发生有明确的关系。遗传性非息肉病性结肠癌的错配修复基因携带的家族成员为结肠癌的高危人群，家族性腺瘤性息肉病已被公认为癌前病变。

5. 其他

肠道细菌，特别是厌氧菌对结肠癌的发生有重要的作用。近年来的文献在谈及胆囊切除术与结肠癌发病的关系时，发现胆囊切除术后可以增加患结肠癌的危险性，尤其是近端的结直肠癌。另外，结肠癌的发生与某些化学致癌物质如亚硝胺等有密切的关系。

（二）病理

1. 好发部位

结肠癌中以乙状结肠发病率最高，盲肠其次，依次为升结肠、结肠肝曲、降结肠、横结肠和结肠脾曲。

2. 分类

大肠上皮的恶性肿瘤的组织学分型如下所示（表 18-1 ）。

表 18-1　结肠癌组织学分类

类型	亚型	组织学特征
腺癌	管状腺癌	最常见的组织学类型；癌细胞排列呈腺管或腺泡状排列；据其分化程度，可分为高分化腺癌、中分化腺癌和低分化腺癌
	乳头状腺癌	癌细胞排列组成粗细不等的乳头状结构，乳头中心索为少量血管间质
	黏液腺癌	由分泌黏液的癌细胞构成，癌组织内有大量黏液，恶性程度较高
	印戒细胞癌	肿瘤由弥漫成片的印戒细胞构成，胞核深染，偏于胞质一侧，似戒指样，恶性程度高，预后差

续表

类型	亚型	组织学特征
未分化癌		癌细胞弥漫呈片或呈团状，不形成腺管状结构，细胞排列无规律，癌细胞较小，形态较一致，预后差
腺鳞癌		腺癌和鳞癌并存，腺癌细胞分化较好
鳞状细胞癌		细胞分化多为中低度

3. 病理分期

根据肿瘤浸润情况和扩散范围、有无区域淋巴结转移、有无远处脏器播散三项指标来划分。

（1）TNM 分期　是结直肠癌分期的标准方案（表 18-2）。TNM 是肿瘤学中对肿瘤的一种分期形式（T 是原发性、N 是淋巴结、M 是远处转移）。

表 18-2　美国癌症联合委员会（AJCC）/ 国际抗癌联盟（UICC）结直肠癌 TNM 分期方案

原发肿瘤（T）	内容
T_x	原发肿瘤无法评价
T_0	无原发肿瘤证据
Tis	原位癌：黏膜内癌（侵犯固有层，未浸透黏膜肌层）
T_1	肿瘤侵犯黏膜下（浸透黏膜肌层，未侵入固有肌层）
T_2	肿瘤侵犯固有肌层
T_3	肿瘤穿透固有肌层，未穿透腹膜脏层到达结直肠旁组织
T_4	肿瘤侵犯腹膜脏层，或侵犯或粘连于附近器官或结构
T_{4a}	肿瘤穿透腹膜脏层（包括大体肠管通过肿瘤穿孔和肿瘤通过炎性区域连续浸润腹膜脏层表面）
T_{4b}	肿瘤直接侵犯或粘连于其他器官或结构

区域淋巴结（N）	内容
N_x	区域淋巴结无法评价
N_0	无区域淋巴结转移
N_1	有 1～3 个区域淋巴结转移（淋巴结内肿瘤 ≥ 0.2mm），或存在任何数量的肿瘤结节并且所有可辨识的淋巴结无转移
N_{1a}	有 1 个区域淋巴结转移
N_{1b}	有 2～3 个区域淋巴结转移
N_{1c}	无区域淋巴结转移，但有肿瘤结节存在。浆膜下、肠系膜或无腹膜覆盖的结肠旁，或直肠旁 / 直肠系膜组织
N_2	有 4 个或以上区域淋巴结转移
N_{2a}	4～6 个区域淋巴结转移
N_{2b}	7 个或以上区域淋巴结转移

续表

远处转移（M）	内容	
M_0	无远处转移	
M_1	转移至 1 个或更多远处部位或器官，或腹膜转移被证实	
M_{1a}	转移至 1 个部位或器官，无腹膜转移	
M_{1b}	转移至 2 个或更多部位或器官，无腹膜转移	
M_{1c}	仅转移至腹膜表面，或伴其他部位或器官的转移	

预后分期 / 预后组别如下表所示（表 18-3）。

表 18-3　解剖分期 / 预后组别

期别	T	N	M
0	T_{is}	N_0	M_0
I	T_1	N_0	M_0
	T_2	N_0	M_0
II A	T_3	N_0	M_0
II B	T_{4a}	N_0	M_0
II C	T_{4b}	N_0	M_0
III A	$T_1 \sim T_2$	N_1/N_{1c}	M_0
	T_1	N_{2a}	M_0
III B	$T_3 \sim T_{4a}$	N_1/N_{1c}	M_0
	$T_2 \sim T_3$	N_{2a}	M_0
	$T_1 \sim T_2$	N_{2b}	M_0
III C	T_{4a}	N_{2a}	M_0
	$T_3 \sim T_{4a}$	N_{2b}	M_0
	T_{4b}	$N_1 \sim N_2$	M_0
IV A	任何 T	任何 N	M_{1a}
IV B	任何 T	任何 N	M_{1b}
IV C	任何 T	任何 N	M_{1c}

（2）结肠癌分期　临床分为 5 期。

TNM 分期与临床分期的关系如下所示（表 18-4）。

表 18-4　TNM 分期与临床分期的对应关系

临床分期	TNM 分期	
0 期	$T_{is}N_0M_0$	
I 期	$T_{1 \sim 2}N_0M_0$	

续表

临床分期	TNM 分期
Ⅱ期	$T_{3\sim4}N_0M_0$
Ⅲ期	任何 $TN_{1\sim3}M_0$
Ⅳ期	任何 T 任何 NM_1

4. 恶性程度

组织学 Broders 分级，按癌细胞分化程度分为以下四级。

（1）Ⅰ级　75% 以上癌细胞分化良好，属高分化癌，呈低度恶性。

（2）Ⅱ级　25%～75% 的癌细胞分化良好，属中度分化癌，呈中度恶性。

（3）Ⅲ级　分化良好的癌细胞不到 25%，属低分化癌，呈高度恶性。

（4）Ⅳ级　为未分化癌。

5. 转移途径

（1）直接浸润　结、直肠癌向三个方向浸润扩散，即肠壁深层、环状浸润和沿纵轴浸润。在癌肿向肠壁深部浸润的同时也沿肠管生长，沿肠管周径生长较明显，一般浸润肠周径 1/4 圈约需要 6 个月时间；向纵轴浸润一般局限在 5～8cm，直肠癌向纵轴浸润发生较少。

（2）淋巴转移　为主要转移途径，通常淋巴转移呈逐级扩散。引流原发肿瘤的第一个淋巴结，是最可能发生肿瘤转移的淋巴结，称为前哨淋巴结（sentinel lymph node，SLN）。

引流结肠的淋巴结分为四组：①结肠上淋巴结，位于肠壁，常沿肠脂垂分布；②结肠旁淋巴结，沿边缘血管弓和从弓上发出的短直终末血管排列；③中间淋巴结，分布于边缘血管弓和结肠血管根部之间；④中央淋巴结，位于肠系膜上、下动脉根部的周围，前者汇合升、横结肠的淋巴引流，后者汇合降、乙状结肠的淋巴引流，再引至腹主动脉周围的腹腔淋巴结。

（3）血行转移　可以通过淋巴转移经胸导管入血播散，也可以直接侵犯血管引起转移，多数情况下癌肿侵入静脉后沿门静脉转移至肝；也可转移至肺、骨和脑等。结、直肠癌手术时有 10%～20% 的病例已发生肝转移；结、直肠癌致结肠梗阻和手术时的挤压易造成血行转移。

（4）种植转移　癌肿穿透肠壁浆膜层后，肿瘤细胞到腹腔内任何部位脱落、终止生成，但以原发癌附近及直肠前陷窝部最多见，女性患者可累及卵巢。广泛的腹腔种植转移常伴有血性腹水，腹水中一般可以找到癌细胞。

四、临床分型

1. 肿块型

（隆起型）肿瘤向肠腔内生长，瘤体较大，易发生溃疡、出血、继发感染和坏死。此型癌肿向周围组织浸润性小，生长缓慢，转移较晚。好发于右侧肠壁，特别是盲肠。

2. 浸润型

癌肿内纤维组织较多，质地硬，生长方式是绕肠壁浸润，容易引起肠腔狭窄和肠梗阻，出现转移早。此型癌肿多发生在左侧结肠，特别是乙状结肠和直肠乙状结肠交界处。

3. 溃疡型

此型癌肿向肠壁深层生长并向周围浸润，初起即可有溃疡，边缘隆起，底部深陷，易发生出血、感染和穿透，转移较早。

4. 胶样型

黏液腺癌的剖面可呈半透明的胶状，故称胶样型。此型癌肿外形不一，既可隆起成肿块，也可形成溃疡或以浸润为主。

五、临床表现

（一）症状

结肠癌早期无明显症状，由于左右两侧结肠解剖及癌肿的病理各有特点，故临床表现亦不同。右侧结肠肠腔较宽，壁薄且扩张性大，癌肿病理以肿块型为主，并有溃疡发生，故临床表现以大便带血、贫血、腹部包块为主；左侧结肠肠腔狭窄，癌肿病理以浸润为主，易造成肠腔狭窄，临床表现常以肠梗阻症状为主。

1. 排便习惯的改变和粪便性状的改变

排便习惯的改变和粪便性状的改变常为较早出现的症状，多表现为大便次数增多，大便不成形或稀便；大便带血，色鲜红或暗红，有脓液或黏液便。

2. 腹痛

腹痛是结肠癌的早期症状之一，呈持续性隐痛，或仅有腹胀感，定位常不明确，出现肠梗阻时则表现为腹胀和阵发性绞痛；出现肠穿孔时可出现剧烈腹痛。

3. 肠梗阻

肠梗阻一般属于结肠癌较晚期的症状，左侧结肠癌较易发生梗阻，多为慢性低位不完全性肠梗阻，表现为下腹部隐痛，或阵发性绞痛，便秘、腹胀明显，恶心呕吐症状较少见，肠蠕动亢进。也有个别病例以急性完全性肠梗阻为首发症状。

4. 全身症状

患者由于癌肿所致的慢性失血、癌肿溃烂、感染、毒素吸收等因素，可出现乏力、发热、消瘦、低蛋白血症及贫血等症状。病情发展到晚期，可出现肝肿大、黄疸、腹水甚至恶病质等。

（二）体征

1. 腹部包块

癌肿生长到一定程度，腹部可触及包块，一般肿块较硬，形状不规则，表面不光滑。早期包块活动度尚可，晚期因粘连而活动度差，当继发感染时可出现压痛。

2. 全身情况

可以发现贫血、转移征象，如锁骨上淋巴结肿大、肝肿大等。

（三）辅助检查

1. 一般检查

血常规可以了解患者有无贫血。大便隐血试验可作为结肠癌普查的初筛方法。

2. 内窥镜检查

凡有便血或大便习惯改变，经直肠指诊无异常发现者，应常规行全结肠镜检查。内窥镜检查能在直视下观察病灶情况，采取活组织标本，是目前诊断结肠癌最可靠的方法之一。

3. 肿瘤标记物

糖抗原 20-9（CA20-9）和癌胚抗原（CEA）不是肠癌的特异性抗原，不能用于早期诊断。

但两者联合检测的敏感性明显高于单项检测，可作为评价手术和化学药物治疗效果、监测手术后复发和转移的动态观察指标。

4. X 线检查

钡剂灌肠可确定病变部位、范围，局部可见充盈缺损、黏膜纹理破坏及肠壁僵硬等。气钡双重对比造影可发现较小病灶，提高检出率。

5. 超声检查

超声检查可显示肿瘤结构、肿瘤对肠癌各层的侵犯程度、与周围脏器关系、有无远处脏器转移等情况。

6. CT 检查

CT 检查能显示邻近组织受累情况、淋巴结或远处脏器有无转移，有助于临床分期和手术估计，为选择治疗方案提供依据，一般应选择增强 CT 检查，检查范围包括胸部、全腹、盆腔。

7. MRI 检查

MRI 检查不推荐作为常规检查，但怀疑有肝脏转移的需行肝脏 MRI 增强检查。

8. PET–CT 检查

PET–CT 检查不推荐常规使用，可作为术前检查提示为 Ⅲ 期以上肿瘤患者进行全身部位的筛查。

9. 病理组织学检查

病理组织学检查为肠癌的确诊方法。确定为复发或转移性结直肠癌时，推荐检测肿瘤组织 K-ras 及 N-ras 基因、BRAF 基因、错配修复蛋白表达或微卫星状态及其他相关基因状态以指导进一步治疗。

六、诊断与鉴别诊断

（一）诊断要点

1. 临床诊断

临床诊断具有下列条件之一者。

（1）症状：腹部不适，隐痛或胀气，大便习惯改变，腹泻或便秘；或便秘腹泻交替出现，大便带血或黏液；或黏液血便，消瘦，贫血；中晚期可有慢性或急性肠梗阻、穿孔、内瘘等表现。

（2）体征：腹部可触及质硬、表面欠光滑、活动度不大的包块，位于横结肠或乙状结肠侧的活动度较大。

（3）大便隐血试验阳性，肿瘤标志物检测：癌胚抗原（carcino-embryonic antigen，CEA）、CA20-9 升高；AFP 增高提示有肝转移患者；CA125 升高提示可能有腹膜、卵巢转移。

（4）乙状结肠或结肠镜检查可见溃疡、肿块、狭窄等。

（5）钡灌肠可见结肠有充盈缺损，黏膜破坏，肠壁僵硬或肠腔内有狭窄梗阻征象。

2. 组织病理学检查

经组织病理学检查证实为结肠癌。

（二）鉴别诊断

结肠癌的鉴别诊断如下表所示（表 18-5）。

表 18-5 结肠癌的鉴别诊断

病名	临床特点	与结肠癌的鉴别方法
溃疡性结肠炎	主要侵及直肠、结肠黏膜层，常形成糜烂、溃疡，是原因不明的一种弥漫性非特异性大肠炎性疾病，以黏液血便、腹痛、腹泻为主要症状，多数病程缓慢，反复发作	X 线、结肠镜检查
克罗恩病	慢性非特异性胃肠道炎症性疾病，可累及胃肠道任何部位，以远端小肠和近端结肠多见，主要表现为腹部包块、腹痛、腹泻、发热、营养障碍、部分性肠梗阻等	结肠镜检查
结肠息肉病	结肠多发息肉，常遍及全大肠，多于 100 个，直径多小于 1cm；病理类型：管状、绒毛状或混合性腺瘤，均有癌变倾向	X 线、结肠镜检查

（三）中医诊断

中医诊断为肠癌、肠蕈。

七、治疗

（一）治疗原则

对大肠癌患者采用以手术治疗为主的综合治疗，尽量争取行结肠癌的根治性手术切除；对于丧失手术治疗时机的晚期患者，应采取化学治疗、放射治疗、免疫治疗、中医药治疗等综合治疗措施。多学科综合治疗协作组（multi-disciplinary team，MDT）模式可有效提高治疗效果，对相对分期偏晚或病情复杂的患者均应该纳入讨论。

（二）非手术治疗

1. 内治法

（1）辨证论治

1）气滞血瘀证

证候：情志抑郁，胸闷不舒，腹胀腹痛，排暗红色血便，局部肿块坚硬如石。舌质紫暗，舌边有瘀斑，脉象细弦或细涩。

治法：行气化瘀，解毒消肿。

方药：桃红四物汤加减。

2）湿热毒蕴证

证候：脘腹疼痛，痞满不适，食欲不振，腹泻与便秘交替出现，里急后重，肛门灼热，黏液脓血便，腥臭难闻，小便黄赤。舌质红，苔黄，脉濡数或弦数。

治法：清热利湿解毒。

方药：槐角地榆汤加减。

3）脾肾阳虚证

证候：面色萎黄无华，形瘦如柴，腰膝酸软；或有阳痿，形寒肢冷，气短乏力，腹痛纳差，大便溏薄或五更泄泻，小便清长。舌质淡胖，苔白，脉沉细弱。

治法：温补肾阳，健脾益气。

方药：四神丸合参苓白术散加减。

4）肝肾阴虚证

证候：头晕目眩，腰膝酸软或胁肋疼痛，形体极瘦，面色无华，耳鸣盗汗，五心烦热，口苦咽干，大便秘结，小便短赤。舌质红，苔黄，脉细数。

治法：柔肝补肾，滋阴清热。

方药：知柏地黄丸加减。

5）气血虚衰证

证候：形体消瘦，面色苍白无华，神疲倦怠，气短乏力，肛门坠胀剧痛。舌质淡，苔薄白或花剥，脉沉细无力。

治法：益气养血，扶正解毒。

方药：十全大补丸加减。

（2）中成药治疗　常用的中成药有枳实通降颗粒、肝复乐片。其中枳实通降颗粒适用于围手术期治疗，能显著地促进术后胃肠功能的恢复及防治术后炎性肠梗阻的发生。

（3）西药治疗

1）结肠癌的术前治疗：①伴有肝和/或肺转移的术前治疗：可切除或潜在可切除的结肠癌行一期切除或射频消融术等治疗，否则应采用术前化疗或化疗联合靶向药物治疗，化疗方案推荐卡培他滨＋奥沙利铂（CapeOX），或奥沙利铂＋氟尿嘧啶＋醛氢叶酸（FOLFOX）等，治疗时间为2～3个月。治疗后必须重新评价，并考虑是否可行局部毁损性治疗，包括手术、射频和立体定向放疗。②生物治疗：应用白介素–2、干扰素等，但其治疗效果目前仍存在一定的争议。

2）结肠癌的术后辅助治疗：推荐术后4周左右开始辅助化疗（体质差者适当延长），化疗时限3～6个月。在治疗期间应该根据患者体力情况、药物毒性、术后TN分期和患者意愿，酌情调整药物剂量和/或缩短化疗周期。

Ⅰ期（$T_{1\sim2}N_0M_0$）不推荐辅助治疗。Ⅱ期患者如有以下高危因素：组织学分化差（Ⅲ级或Ⅳ级）、T_4、血管淋巴管浸润、术前肠梗阻/肠穿孔、标本检出淋巴结不足（少于12枚）、神经侵犯、切缘阳性或无法判定，建议行辅助化疗，化疗方案推荐选用5–FU/LV、卡培他滨、CapeOX或5–FU/LV/奥沙利铂方案。否则建议随访观察，或者单药氟尿嘧啶类药物化疗。如肿瘤组织检查为dMMR（错配修复缺陷）或MSI–H（微卫星不稳定），不推荐氟尿嘧啶类药物的单药辅助化疗。

Ⅲ期结肠癌推荐行辅助化疗，化疗方案推荐选用CapeOX、FOLFOX方案或单药卡培他滨、5–FU/LV方案。目前不推荐在辅助化疗中使用伊立替康或者靶向药物。

3）复发/转移性结肠癌治疗：目前治疗晚期或转移性结肠癌使用的化疗药物有5–氟尿嘧啶（5–FU）/亚叶酸钙（LV）、伊立替康、奥沙利铂、卡培他滨。靶向药物包括西妥昔单抗、贝伐珠单抗和瑞格非尼。推荐化疗方案：伊立替康＋亚叶酸钙+5–氟尿嘧啶核苷（FOLFOX/FOLFIRI）±西妥昔单抗，CapeOX/FOLFOX/FOLFIRI/±贝伐珠单抗。

4）其他治疗：晚期患者在上述常规治疗不适用的前提下，可以选择局部治疗。

综合治疗应贯穿于患者的整个治疗全过程，建议多学科协作进行，包括疼痛管理、营养支持及精神心理干预等。

2. 外治法

中药煎液直肠内给药是中医外治法的特色和优势，选择具有清热解毒、祛邪通腑、化瘀消肿作用的药物，一般由大黄、黄柏、山栀子、蒲公英、银花、红花、苦参等组成。如腹痛、脓血便，山栀子改为栀炭，加罂粟壳、五倍子；如高热、腹水，加白花蛇舌草、徐长卿、芒硝。通常采取直肠内给药，滤过药渣后保持38～40℃备用，患者取侧卧位，从肛门插入肛管达乙状结肠处，保持滴注速度为15～20滴/分，滴注完毕后最好在肠管内保持2小时以上，每天1次，5～7天为1个疗程。

（三）手术治疗

【手术原则】

1. 对于肿瘤局限于肠壁内者，应切除病变肠段及相应肠段的淋巴结引流区域。

2. 对癌肿已穿透肠壁或已伴有区域淋巴结转移的病例，仍按根治手术切除的范围进行手术。

3. 当原发肿瘤尚能切除，但已有远处转移的病例，首先应争取切除原发病灶，对转移的病灶也应根据情况手术切除或进行其他治疗。

4. 对于无远处转移但原发病灶较固定的病例，仍应原则上争取切除原发病灶，必要时可进行联合脏器的切除。

5. 对完全不能切除的原发灶的病例，为防止可能出现的并发症，可行内转流术或近端肠道造口术。

如患者经过各种诊断手段尚不能明确诊断且高度怀疑结肠肿瘤，或出现肠梗阻，进行保守治疗无效，或可疑出现肠穿孔，或保守治疗无效的下消化道大出血，均建议行开腹或腹腔镜辅助根治术。

完整结肠系膜切除术（complete mesocolic excision，CME）自2009年被学者提出后，得到了国内外学者的一致认可，已成为结肠癌手术的标准规范，有效提高了手术的质量和安全性。其核心要求是在直视下连续锐性分离，将脏层筋膜层从壁层分离，从而获得被脏层筋膜层完全包被的整个结肠系膜，保证安全地暴露并结扎供血动脉起始部。

【手术方法】

1. 结肠肿瘤的肠镜下治疗

（1）适应证 扁平病变黏膜下浸润深度≤1000μm者。浸润深度的测量方法：黏膜肌可以明确时，浸润深度的测量是从黏膜肌的下缘至浸润最深的距离，当黏膜肌完全消失时，黏膜下浸润深度从表面开始测量。有蒂病变分为两种情况：当黏膜肌呈分支状生长时，以两侧肿瘤和非肿瘤之间的连线为基线，基线以上的浸润视为头浸润，相当于未见黏膜下浸润；当有蒂病变的黏膜肌可以定位时，按扁平病变处理浸润深度。

（2）手术方式

1）套圈切除术：适用有蒂、亚蒂或无蒂的早期结肠癌。

2）黏膜切除术：包括内镜下黏膜切除术（endoscopic mucosal resection，EMR）和内镜黏膜下剥离术（endoscopic submucosal dissection，ESD），主要用于切除扁平息肉、T_1期肿瘤。

（3）术后处理 同肠镜检查及活检术。

2. 右半结肠根治性切除术

（1）适应证

1）升结肠癌。

2）盲肠癌。

3）阑尾癌累及盲肠或伴有淋巴结转移者。

（2）手术步骤

1）切除范围，包括右半部横结肠、结肠肝曲、升结肠、盲肠、末端回肠 15～20cm，以及上述肠管之肠系膜、淋巴结和右半部大网膜。

2）切口，以脐为中心取右侧旁正中切口或经腹直肌切口，进入腹腔。

3）探查，依次检查肝脏、胃、胆囊、胰腺等，探查癌肿所在部位以外的全部大肠（有无同时性多原发癌、息肉及其他病变），肠系膜根部及腹主动脉周围有无肿大淋巴结，盆腔与盆底腹膜有无转移灶，女性患者应注意子宫与卵巢有无病变。最后探查原发癌的局部情况，如有无浸出浆膜、肿瘤与周围组织的粘连情况、局部淋巴结情况，决定术式。

4）隔离病变，遵循无瘤原则及无菌原则，肿瘤两端肠管以有齿血管钳钳夹最好，也可用纱布条结扎等。

5）分离大网膜，结扎切断待切除肠管的血管与淋巴干，沿脏层和壁层筋膜之间的间隙游离右半结肠，注意保护周围脏器。

6）完整切除右半结肠，行回肠横结肠端端、端侧或侧侧吻合。

7）冲洗腹腔，放置引流管后逐层关腹。

（3）术后处理

1）术后镇痛及尽早下床活动。

2）静脉补充液体，注意维持水及电解质平衡，可根据具体情况补充白蛋白，并于脂肪乳剂及氨基酸注射液静脉营养支持治疗，如有贫血可根据指征适当输血。

3）预防性应用广谱抗生素 48～72 小时，动态复查血常规及肝肾功能、降钙素原、C 反应蛋白等。

4）胃管连续 2 天无明显引流液或患者已经排便排气，可拔除。

5）可根据患者的实际情况参照术后加速康复（enhanced recovery after surgery，ERAS）的要求执行，如早期进食流质饮食，逐步恢复正常饮食，早期拔除引流管等。也可配合针灸、艾灸、口服中药等方法促进胃肠功能恢复和预防术后早期炎性肠梗阻的发生。

（4）术中注意点

1）术中要严格执行肿瘤的手术隔离技术。

2）在整块切除右半结肠过程中，应注意右 Toldt 筋膜与十二指肠前筋膜的完整切除，注意显露和保护其后方的右输尿管和右生殖血管。

3）在肠吻合前，要注意防止肠管及其系膜的扭转，以避免血供障碍和肠梗阻。

4）回肠与横结肠的游离系膜缘必须用细丝线间断缝合完好，以免内疝发生。

3. 右半结肠扩大根治性切除术

（1）适应证

1）结肠肝曲癌。

2）横结肠近端癌。

切除范围更广（图 18-1、图 18-2），须从根部结扎、切断结肠中动脉并清扫周围的脂肪、淋巴组织。切除全部大网膜，在结扎、切除胃左血管后应切断脾结肠韧带。回肠、结肠吻合下同右半结肠切除术，系膜裂隙予以缝闭，以免内疝发生。

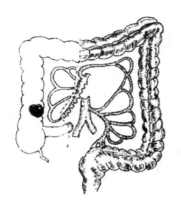

图 18-1 右半结肠切除范围

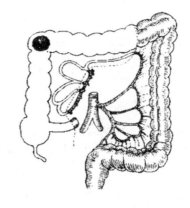

图 18-2 右半结肠扩大切除范围

（2）术后处理及术后注意点　与右半结肠根治性切除术基本相同。

4. 左半结肠根治性切除术

（1）适应证

1）降结肠癌。

2）降结肠、乙状结肠交界处癌。

（2）手术步骤

1）切除范围，横结肠的左 1/3、结肠脾曲、降结肠和乙状结肠的上 2/3。切除范围应注重淋巴引流区域，根治性切除的范围应包括肠系膜下动脉所属区域及腹主动脉旁和髂总动脉处的淋巴结（图 18-3）。

2）切口，足够长度的正中切口或经左腹直肌切口。

3）探查、隔离病变，原理同右半结肠切除术。

4）分离左半侧大网膜，切断十二指肠悬韧带，游离并暴露肠系膜下血管根部后结扎、离断。

5）沿脏层及壁层筋膜完整游离、切除左半结肠，注意勿损伤周围脏器及血管。

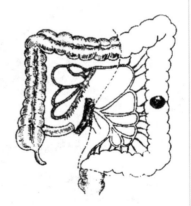

图 18-3　左半结肠癌切除范围

6）横结肠乙状结肠行端端或端侧吻合，关闭系膜裂孔，方法基本同右半结肠根治性切除术。

7）冲洗腹腔，在吻合口旁放置引流管后逐层关腹。

（3）术后处理　同右半结肠根治性切除术。

（4）术中注意点　对于有不全梗阻或完全性肠梗阻的患者，结肠内有大量粪便时，在肠吻合前必须做术中结肠灌洗，清除结肠内粪便。其余同右半结肠根治性切除术。

5. 左半结肠扩大根治性切除术

（1）适应证

1）左半结肠同时性多原发癌。

2）降结肠癌伴有左半结肠的多发腺瘤或其他病变，必须切除相当长度的结肠者。

3）降结肠癌手术过程，小肠系膜下动脉结扎、切断后，乙状结肠丧失血供，必须连同乙状结肠一并切除者。

（2）手术步骤

1）切除范围，近段肠管在横结肠中或左 2/3，远端在直肠乙状结肠交界部。从根部结扎、切断肠系膜下动脉、静脉，并清除沿下腔静脉、腹主动脉与左髂血管分布的淋巴结。如癌在结肠脾曲，则应切除横结肠左 2/3，并结扎、切断结肠中动脉根部（图 18-4）。

2）切口：足够长度的正中切口或经左腹直肌切口。

3）探查、隔离病变。

4）分离左半侧大网膜，切断 Treitz 韧带，暴露、结扎、切断肠系膜血管及淋巴干基本同左半结肠癌切除术，但范围更广，沿腹主动脉前继续分离、结扎、切断肠系膜下动脉，往下分离腹主动脉及清除左侧淋巴组织，清除左髂总动脉周围的淋巴结和脂肪组织，在相当于髂内动脉起点处结扎、切断直肠上动脉及乙状结肠系膜（图 18-5）。

5）游离左半结肠，注意勿损伤周围脏器。

6）直乙交界处直角钳夹闭，经肛门做直肠腔冲洗，整块切除左半结肠。

7）经空肠无血管区打孔，行横结肠直肠端端吻合，关闭系膜裂孔。

8）冲洗腹腔，在吻合口旁放置引流管后逐层关腹。

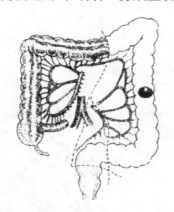
图 18-4　左半结肠扩大切除范围

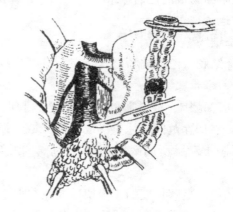
图 18-5　清除左髂总动脉周围淋巴结

（3）术后处理　同左半结肠根治性切除术。

（4）术中注意点　肠系膜下动脉在根部结扎、切断后，直肠与乙状结肠下端的动脉血供个体差异很大，必须正确判断直肠或乙状结肠下端的血供情况。由于是结肠、直肠吻合，吻合口漏的机会比右半结肠切除术的机会多，因此操作时需注意。

6. 横结肠根治性切除术

（1）适应证　横结肠癌。

（2）手术步骤

1）确定切除范围，切除横结肠、结肠肝曲和脾曲，必要时切去升结肠上部和降结肠上部。要完整清除横结肠系膜和与之相连的胰、十二指肠前筋膜，以及部分升结肠、降结肠系膜。在根部切断结肠中动脉，完整清除引流横结肠的三组淋巴结。切除全部大网膜，清除幽门下淋巴结（图 18-6）。

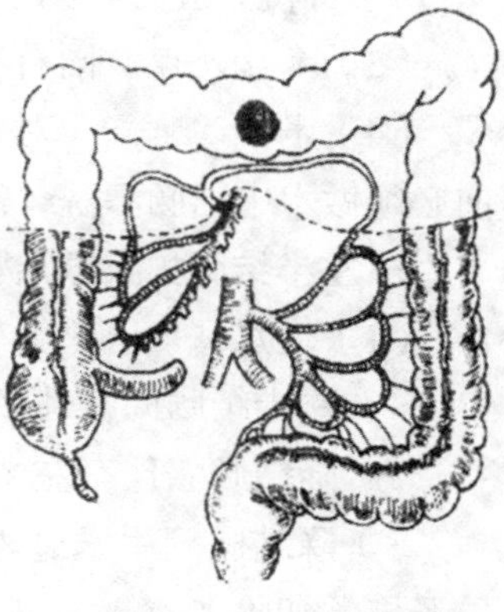

2）切口，以上腹为主的正中切口。

3）探查、隔离病变，原理同右半结肠根治性切除术。

图 18-6　横结肠切除范围

4）先分离全部大网膜，再分离胃结肠韧带，最后分离结肠肝曲与结肠脾曲，分别同右半结肠、左半结肠根治性切除术，暴露、结扎、切断结肠中动脉及胃结肠静脉干的结肠支，并清除周围淋巴。

5）充分游离结肠，经空肠无血管区打孔，行横结肠直肠端端吻合，关闭系膜裂孔（图18-7、图18-8）。

6）冲洗腹腔，放置引流管后逐层关腹。

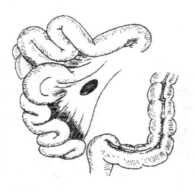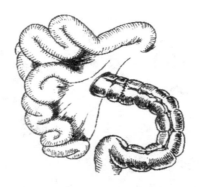

图18-7　在小肠系膜无血管区打孔　　　　　　图18-8　右侧结肠与降结肠吻合

（3）术后处理　同右半结肠根治性切除术。

（4）术中注意点

1）游离结肠脾曲时，由于脾曲暴露不佳，极易损伤脾脏引起出血，因此术中不可急躁。

2）切断横结肠系膜根部的过程，注意不要损伤其周围脏器。横结肠癌要清扫结肠中动脉的主淋巴结。

3）充分游离升结肠和降结肠，以消除吻合口的张力。

7. 乙状结肠根治性切除术

（1）适应证　乙状结肠癌。

（2）手术步骤　基本同左半结肠扩大根治性切除术，只是切除范围略有不同。

乙状结肠根治性切除术切除范围：切除癌肿及距癌肿边缘10cm以上的肠管和乙状结肠系膜。在根部切断肠系膜下动脉及肠系膜下静脉，并清除其淋巴结、乙状结肠淋巴结、直肠上淋巴结和左结肠降支淋巴结（图18-9）。

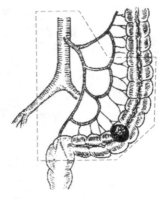

（3）术后处理　同左半结肠扩大根治性切除术。

（4）术中注意点　肿瘤两侧切除的肠管要足够，一般要求远端5cm，近端10cm以上。应充分游离结肠，确保吻合口无张力时，必要时需游离结肠脾曲。尽量不要游离直肠，以免影响血供。

图18-9　乙状结肠切除范围

8. 不能根治的结肠癌切除术

（1）适应证

1）结肠癌已有肝、肺、脑、脾、肾等远处转移者。

2）结肠癌已有腹膜及远处淋巴结的广泛转移者。

3）结肠癌已有广泛粘连、浸润邻近组织和器官已无法全部切除者。

（2）手术步骤

1）结肠原发病灶的手术：应根据以发病灶的部位、肿瘤浸润范围及腹腔内脏器转移情况决定切口位置，进腹后探查病变性质及范围，仔细触诊肝脏有无转移，检查腹膜及盆腔脏器有无种植转移。如伴远处转移，腹主动脉前无转移、无广泛腹膜种植转移者，可整块切除原发病灶及浸润的脏器，包括区域淋巴结。如原发病灶无法切除，腹腔广泛转移，患者全身状况不良，已发生或将发生梗阻时，可在癌肿近端行结肠造口（图 18-10）。如原发性肿瘤不能切除，肿瘤引起肠管粘连无法剥离者，可做末端回肠与癌肿远端结肠侧侧吻合或端侧吻合，以解除或防止梗阻（图 18-11）。

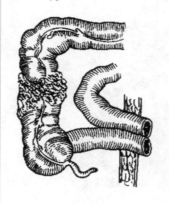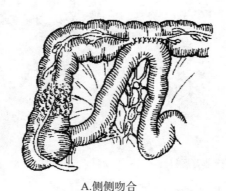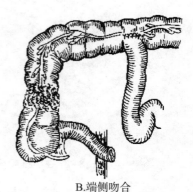

A.侧侧吻合　　　　　　　　　　B.端侧吻合

图 18-10　结肠造口　　　　　　　　　　图 18-11　旁路手术

2）结肠癌转移病灶的手术：肝脏是结肠癌最常见的转移部位，手术方式应根据肿瘤部位、大小、数目而行楔形肝段、肝叶或个肝切除。肝脏多发性转移灶无法切除者，可考虑置肝动脉化疗泵。结肠癌还可转移至肺和脑，可行孤立性肺、脑等转移灶切除。

（3）术后处理

1）继续胃肠减压，直至肠功能恢复、肛门排气，方可拔除。

2）静脉补液。

3）预防性应用抗生素。

4）术后第 3 天可少量流质饮食，第 5 天改半流质饮食，以后根据病情逐渐过渡到普通饮食。

（4）术中注意点　手术的关键是根据原发病灶、转移病灶情况及患者全身情况，决定适当的手术处理方式。若患者全身状态较好，可以耐受较大的手术，则可以将原发病灶和转移灶一并切除；若患者情况不良，不允许做范围较大的手术，则可在原发病灶切除 6 周后再次手术切除转移灶。营养不良者关腹时应做减张缝合，防止术后切口愈合不良、切口裂开。

（5）结肠癌腹腔镜手术　结肠癌腹腔镜手术具有微创的优势，已被普遍接受，但其手术入路的方式与开放手术有所不同且学习曲线较长。研究显示，腹腔镜手术完全可以达到传统开放性手术相同的治疗效果，已逐步成为治疗结直肠癌主流术式。

（6）随访原则　结直肠癌治疗后一律推荐定期随访。

1）病史、体检及 CEA、CA20-9 监测，每 3 个月 1 次，共 2 年，然后每 6 个月 1 次，总共 5 年，5 年后每年 1 次。

2）胸腹 CT 或 MRI 检查每半年 1 次，共 2 年，然后每年 1 次，共 5 年。

3）术后 1 年内行肠镜检查，如有异常，1 年内复查；如未见息肉，3 年内复查；然后 5 年 1 次，随诊检查出现的结肠腺瘤均推荐切除。如术前肠镜未完成全结肠检查，建议术后 3～6 个月行肠镜检查。

4）PET-CT 不是常规推荐的检查项目，对已有或疑有复发及远处转移的患者，可考虑 PET-CT 检查，可检验出或影像学排除复发转移。

（7）预防与调护

1）适当降低膳食的脂肪和肉类含量，增加新鲜蔬菜和水果。

2）对结肠腺瘤应定期复查，及时切除。

3）对结肠慢性炎性疾病，特别是长期慢性溃疡性结肠炎，要警惕癌的发生，定期进行 X 线或纤维肠镜检查。

4）对 50 岁以上患者，每年检查大便潜血 2 次，有助于较早地发现症状不明显的结肠癌。

第二节　直肠癌

一、概述

直肠癌（carcinoma of the rectum）是指齿状线至乙状结肠 – 直肠交界处之间的癌，是消化道常见的肿瘤之一。我国直肠癌的发病率占大肠癌总发病率的 60%～70%，发病率高，尤其以低位直肠癌更为常见。直肠癌发病年龄多在 30 岁以上，近年来有年轻化的趋势。

直肠癌属于中医学"锁肛痔""肠癌"的范畴。

二、病因病机

中医学认为，本病多因饮食不节，嗜酒和过食辛辣，内蕴湿热；或因忧思抑郁，七情所伤，气血瘀滞；或久痢久泄，脾虚失运，湿毒内生，脏腑浊气下降；或因寒热痰湿、气滞、血运等邪毒郁积，久聚成块，积聚于直肠，致使脏腑经络损伤，阴阳失调，气血亏虚，使正气亏损而发病。

1. 湿热蕴结

脾胃受损，运化失司，湿热内蕴，故腹泻和脓血便；气机不畅则里急后重。

2. 气滞血瘀

气结不散，血瘀不行，正气日衰，积块肿大，致阻塞不通。

3. 气阴两亏

病至后期，气阴亏虚，脏腑失养，功能衰退，出现以全身虚损为主的症状。

三、病因病理

（一）病因

直肠癌的原因至今仍不甚清楚，但与饮食及遗传等因素有关。

（二）病理

组织学分型、病理分期等相关内容可参考结肠癌章节。

四、临床分型

直肠癌的分型如下所示（表 18–6）。

表 18-6 直肠癌的分型

类型	病理特征
隆起型	呈息肉样突向肠腔内，可以是广基的或有蒂的，此型病变多数发展慢、恶性程度低、相对浸润较浅
浸润型	呈皮革样，肠壁内弥漫性浸润，但肠腔表面可无破坏，但癌肿表面也可有溃疡，此型多为低分化、恶性度高、发展快、预后差
溃疡型	边缘隆起外翻，中央凹陷，底为坏死组织，癌肿向深层呈浸润性发展，其恶性程度介于前二型之间，是直肠癌中最常见的一型

五、临床表现

直肠癌患者早期多无明显症状，或仅有少量肉眼不易察觉的便血和便中带黏液。

（一）症状

1. 排便习惯和性状的改变

排便习惯和性状的改变为直肠癌的早期症状，病灶刺激肠道致肠功能紊乱产生的大便习惯改变，主要表现为便意频繁，大便次数增多，有时欲大便而无粪便排出，只排出少量血液或黏液，大便变形，常有槽沟或便形变细，有排便不尽感，其程度与癌肿大小有关。

2. 便血

便血是直肠癌常见的症状，但常被患者忽视。血色鲜红或暗红，量不多，与大便不相混，系肿瘤坏死脱落形成溃疡后的渗血。病情进展时大便次数增多，肛门坠胀感加重，伴里急后重或排便不尽感，粪便中有脓血黏液，有特殊恶臭味。

3. 慢性肠梗阻

慢性肠梗阻由肠腔阻塞所致，伴有腹胀、腹痛、肠鸣音亢进、大便困难等肠梗阻症状。

4. 肛门疼痛及肛门失禁

直肠下段癌如浸润肛管部可引起局部疼痛，如累及肛管括约肌，则可引起肛门失禁，脓血便经常流出。

5. 其他表现

直肠癌晚期，肿瘤侵犯周围组织器官，可出现相应的转移征象，如肝转移后可见肝大、腹水和黄疸；侵犯骶丛神经及骶前部时有持续性疼痛，可放射至腰部、下腹部及下肢；侵犯前列腺、膀胱则见尿频、尿血、排尿不畅等泌尿道症状；女性患者癌肿穿透阴道后壁，则形成直肠阴道瘘。

6. 全身症状

因慢性失血、中毒及肠梗阻等因素，有消瘦、贫血、衰弱，甚至恶病质征象。

（二）体征

直肠指诊时可触及肠腔内有肿块或溃疡，肠腔狭窄，指套退出时可见脓血、黏液及坏死组织。癌肿侵犯肛管，则腹股沟淋巴结转移性增多。

指诊对直肠癌诊断极为重要，是一种简单方便的检查方法，75% 的直肠癌可通过指诊触及，指诊时应注意有无肛门狭窄，肿瘤部位、大小、形态、硬度、活动度及与前列腺或阴道的关系等。直肠指诊的检查结果分为 3 个等级：①活动，肿瘤可以推动，与周围结构并无附着；②融合，肿瘤活动度降低，但并非完全不能活动，表示肿瘤侵犯肠外结构；③固定，肿瘤完全不能推动，表示肿瘤与周围组织完全固定。

（三）辅助检查

1. 大便潜血试验

大便潜血试验是直肠癌最简单的检查方法之一，可用于大规模普查时高危人群直肠癌的初筛手段。

2. 气钡双重对比造影

气钡双重对比造影可发现黏膜病变，常见改变有充盈缺损、肠壁僵直、肠腔狭窄、黏膜破坏等。对直肠癌的诊断价值还在于排除大肠多原发癌和息肉病，同时还可发现有无并发肠内瘘等。

3. 内窥镜检查

内窥镜检查可明确病变部位、范围，并可行肿瘤活组织检查以确定诊断。活组织检查必须在肿物及溃疡边缘不同的位置取 3 ～ 5 块组织。

4. 常规需检查的肿瘤标志物

常规需检查的肿瘤标志物有 CEA、CA20-9；有肝转移患者建议检测 AFP；疑有腹膜、卵巢转移患者建议检测 CA125。以上可作为诊断、治疗前、评价疗效、随访时的动态观察指标。

5. 超声检查

直肠腔内超声适用于早期直肠癌（T_2 期及以下）分期诊断。

6. 病理组织学检查

通过病理诊断了解肿瘤的生物学特性，是手术治疗和术式选择的依据，也是放化疗的依据。

7. 放射性核素脏器显影

放射性核素脏器显影诊断骨转移应用最多，价值最大。

8. CT 检查

CT 检查可了解肿瘤浸润程度、与周围脏器的关系，以及有无淋巴结或肝、肺等转移，为术前分期及术式选择提供依据。

9. MRI 检查

MRI 检查对于判断肿瘤的位置、TNM 分期、直肠系膜筋膜（MRF）状态、有无壁外脉管癌栓具有重要意义。

10. 其他检查

如患者有排尿异常时，应做膀胱镜检查、尿路造影等，术前检查提示为 III 期以上肿瘤，推荐行 PET-CT 检查。

六、诊断与鉴别诊断

（一）诊断要点

1. 早期排便习惯改变，便次增多或减少，可伴有肛门坠胀感。

2. 便血，色鲜红或暗红，伴有黏液，便次增多，有里急后重感，或有脓血便。

3. 晚期排便困难，粪便变细或变扁，甚至出现肠梗阻征象。

4. 可能转移至肝、肺等部位，侵及骶丛神经时可有剧痛，全身出现恶病质征象。

5. 肛门直肠指诊可触及肿块及溃疡，退指指套血染。

6. 直肠镜检查可见肿块及溃疡，活组织病理检查可明确诊断。

（二）鉴别诊断

直肠癌应与直肠克罗恩病、息肉、血吸虫病肉芽肿、溃疡性结肠炎和直肠结核等疾病鉴别（表 18-7）。

表 18-7　直肠癌的鉴别诊断

疾病	临床特点	鉴别方法
克罗恩病	主要表现为腹部包块、腹痛、腹泻、发热、营养障碍、部分性肠梗阻等	X 线、结肠镜检查
大肠息肉病	可有便血、腹部不适等症状，大肠多发息肉，常遍及全大肠。病理类型：管状、绒毛状或混合性腺瘤，均有癌变倾向	X 线、结肠镜检查
溃疡性结肠炎	原因不明的一种弥漫性非特异性大肠炎性疾病，以黏液血便、腹痛、腹泻为主要症状，多数病程缓慢，反复发作	X 线、结肠镜检查
血吸虫病	患者肝、脾肿大，嗜酸性粒细胞增高，粪便中可发现血吸虫卵或孵化出毛蚴，肠黏膜活组织中可查到虫卵	结肠镜活检、病理检查
直肠结核	起病缓慢，多有原发结核病灶存在，午后发热、盗汗、腹泻便秘交替出现	结核菌素试验（PPD 试验）、X 线检查、结肠镜检查、病理检查

（三）中医诊断

中医诊断为锁肛痔。

七、治疗

（一）治疗原则

与结肠癌一样，直肠癌的治疗是以手术治疗为主的综合治疗，应尽量争取行根治性手术切除，对于病情复杂及丧失手术治疗时机的晚期患者，应采用多学科综合治疗组的模式会诊，采取放射治疗、化学治疗、免疫治疗、中医药治疗等综合治疗措施。

（二）非手术治疗

1. 中医治疗

（1）辨证论治

1）湿热蕴结证

证候：癌肿破溃则便下脓血，渗液腥臭，溃而难收，里急后重，便次增多，便细而扁，腹部不适，胃纳不佳。舌红，苔白，脉滑数。

治法：清热利湿。

方药：槐角地榆丸加减。

2）气滞血瘀证

证候：肛门肿物隆起，触之坚硬如石，直肠肛门下坠，大便排出困难或排不尽，或便时带血，色紫暗，里急后重；脘腹或骶尾部坠胀，小便涩痛。舌暗红，边有紫斑，苔白，脉涩。

治法：逐瘀攻积，清热解毒。

方药：桃红四物汤合失笑散加减。

3）气阴两虚证

证候：便溏，或排便困难，便中带血，色泽紫暗，肛门坠胀，面色无华，消瘦乏力，或伴心烦口干，夜间盗汗。舌红或绛，苔少，脉细弱或数。

治法：益气养阴，清热解毒。

方药：四君子汤合增液汤加减。

（2）中成药治疗　参见结肠癌中成药治疗。

2. 西医治疗

直肠癌的术前新辅助放化疗。新辅助治疗的目的在于提高手术切除率，提高保肛率，延长患者无病生存期。新辅助放化疗仅适用于距肛门 < 12cm 的直肠癌，T_3 可切除直肠癌患者，应以氟尿嘧啶类药物为基础。

（三）手术治疗

【手术原则】

手术原则基本同结肠癌手术，但也有其特点。

直肠全系膜切除术（total mesorectal excision，TME）关键是将肛提肌以上所有的直肠系膜全部切掉，而且必须保证直肠固有筋膜的完整性。如果仅切除肿瘤下缘 3 ～ 4cm 的直肠系膜，则称为选择性直肠系膜切除术（tumor-specific mesorectal excision，TSME）。

【手术方法】

1. 直肠癌局部切除术

肠镜下切除适用于早期直肠癌（$cT_1N_0M_0$），治疗处理原则同早期结肠癌。

经肛门切除的优点是切除后创面可以缝合，有效避免了术后出血、穿孔等并发症。

适应证：①肿瘤大小 < 3cm。②切缘距离肿瘤 > 3mm。③活动，不固定。④距肛缘 8cm 以内。⑤仅适用于 T_1 期肿瘤。⑥无血管淋巴管浸润（LVI）或神经浸润（PNI）。⑦高 - 中分化。⑧治疗前影像学检查无淋巴结转移的征象。⑨内镜下切除的息肉，伴癌浸润，或病理学不确定，需追加扩大的局部切除。

局部切除标本必须由手术医师展平、固定，标记方位后送病理检查。

如采用经肛门内镜显微手术（transanal endoscopic microsugery，TEM），手术适用范围可扩大到距离肛门 16cm 以内的早期直肠癌。

在完成上述内镜下或经肛局部治疗后，应当高度重视对切除肿瘤基底部的病理学检查，若发现癌细胞，提示体内有癌组织残余，需要进行根治性手术治疗。

2. 经腹会阴联合直肠癌切除术（Miles 术）

（1）适应证

1）距齿状线 5cm 以内的直肠癌及肛管恶性肿瘤，无肝、肺、腹腔等广泛转移者。

2）少数情况下，肿瘤虽距齿状线 5cm 以上，但因肿瘤巨大、盆腔狭小而无法应用双吻合等保肛手术者，亦可行 Miles 术。

（2）手术步骤　切除范围包括全部直肠及其深筋膜内的淋巴脂肪组织，大部分乙状结肠及其系膜和淋巴，腹主动脉前肠系膜下血管根部的淋巴脂肪组织，盆腔底部的腹膜，直肠侧韧带和肛提肌、肛管、肛门周围皮肤，肛管括约肌和坐骨肛门窝内的脂肪、淋巴组织。手术范围可分腹部组和会阴组。

1）腹部组手术步骤

A. 切口：下腹部正中向右绕脐切口，由耻骨联合至脐上 2cm 左右。

B. 探查腹腔及盆腔：入腹后放置切口保护圈，腹腔探查，按照从远而近、从正常到肿瘤的顺序，先检查肝脏、腹主动脉旁、肠系膜下动脉处及双侧髂内血管等处淋巴结有无癌转移；然后检查大网膜及腹膜有无癌结节，探查全部结肠；最后探查盆底，确定直肠癌肿所在部位、大小、活动度，与周围脏器的关系，并检查肿瘤有无浸润膀胱、前列腺或子宫、附件，根据探查结果确定手术切除的可能性和应采取的手术方式。

C. 游离乙状结肠系膜根部：切开左侧的生理性粘连后提起乙状结肠，在癌肿上方 15cm 处的乙状结肠系膜上戳孔，用纱布带结扎肠管及系膜。切开其左侧的腹膜，沿左侧 Toldt's 间隙将乙状结肠系膜从后腹壁游离，注意保护左侧输尿管及性腺血管。分离切除左髂总动脉、静脉前的脂肪淋巴组织，再切开右侧腹膜，并在直肠膀胱陷窝或子宫直肠陷窝处会合，注意保护输尿管勿使其损伤。

D. 游离直肠后壁：提起乙状结肠及系膜，用锐性解剖法，使乙状结肠根部系膜部与主动脉分叉处、骶前神经、第五腰椎和骶岬分离，然后用长剪刀或电刀在盆筋膜壁层与脏层之间直视下锐性分离达尾骨尖水平。

E. 游离直肠前壁：在直肠与膀胱或子宫之间剪开邓氏（Denonvilliers）筋膜，分离直肠前壁。操作时不能过于向前或向后，向后易破坏直肠前壁污染腹腔，向前易损伤男性前列腺、精囊腺及支配泌尿生殖的神经分支。

F. 切断直肠侧韧带：将直肠向上、向左牵拉，显露右侧直肠侧韧带，在其靠近盆腔侧壁处予以钳夹、切断并结扎。同法处理左侧直肠侧韧带，注意勿损伤左、右两侧输尿管。

G. 处理肠系膜下血管：将乙状结肠系膜提起，观察肠系膜下动脉分支及组成边缘动脉网情况。显露肠系膜下动脉根部，先后分离、钳夹、切断并结扎肠系膜下静脉、肠系膜下动脉。

H. 行乙状结肠近端造口：在左髂前上棘至脐孔连线中点做一处直径 3cm 的皮肤圆形切口，并切开腹肌腱膜，分离腹内斜肌及腹横肌。然后在乙状结肠近段的合适位置切断肠管，并经腹膜外隧道将近端乙状结肠拖出，进行永久性结肠造口。

I. 重建盆底腹膜：在会阴组将直肠切除并移除标本后，行盆腔创面彻底止血，然后予以充分冲洗，间断缝合盆底腹膜。

J. 腹壁切口缝合：腹部组手术操作结束后，将手术台摇平，将小肠恢复到正常位置，拉下大网膜覆盖肠管，清点器械和敷料无短缺后依次缝合腹壁各层。

K. 缝合并固定造口之结肠肠管：检查并确认造口结肠段血运良好、牵拉过紧、无扭曲后，将肠管拉出皮肤平面约 4cm，把结肠脂肪垂、乙状结肠系膜分别与腹膜、腹直肌前鞘、皮下缝合固定。再将造口段结肠肠壁外翻，将断端全层间断缝合于皮肤真皮层，造瘘口肠壁高出皮肤约 2cm（图 18-12、图 18-13）。

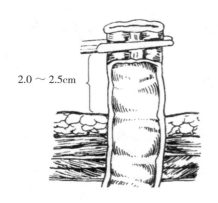

2.0～2.5cm

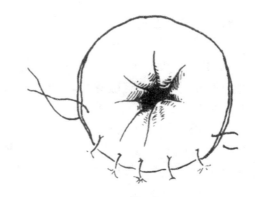

图 18-12　肠管拉出皮肤　　　　　图 18-13　缝合于皮肤真皮层会阴部

2）会阴组手术步骤

A. 切口范围：在肛门前方会阴体中点后方尾骨尖，两侧坐骨结节内侧缘做一处椭圆形切口。切开皮肤前消毒肛管及直肠下段，并将肛门用 7 号丝线闭锁缝合。

B. 切开肛门周围组织：切开皮肤后，用电刀逐层切开皮下组织，在尾骨尖前方切断肛尾韧带，横行切开直肠骶骨筋膜（Waldeyer 筋膜），沿骶骨向上分离直肠，并与腹部组会师。

C. 切断肛提肌：尽量切除坐骨直肠窝内的脂肪组织，显露两侧肛提肌，并予以切断。

D. 拉出乙状结肠远侧断端：腹部组和会阴组配合，将乙状结肠远侧断端从骶骨前腔隙拉出会阴体切口外。

E. 分离直肠肛管前壁：沿会阴浅横肌后缘，切断直肠尿道肌和耻骨直肠肌，紧靠直肠肛管前壁，将其与尿道、前列腺（女性为阴道后壁）分离，从会阴切口除去乙状结肠直肠及肿瘤以及肛管组织标本。

F. 缝合会阴伤口：彻底止血，充分冲洗盆腔创面后，骶前置橡皮管引流，另行戳洞引出体外，并经伤口放置皮片引流，缝合会阴伤口。

（3）术后处理

1）术后半卧位，造瘘口并排气后开始进食流质饮食。

2）静脉补液，维持水和电解质平衡，维持血压和尿量，必要时输血。

3）预防性应用广谱抗生素48～72小时，动态复查血常规及肝肾功能、降钙素原、C 反应蛋白等。

4）术后早期下床活动，促进肠道蠕动及预防肠粘连。

5）持续留置导尿，一般需留置 5 天以上，拔管前练习膀胱功能 1～2 天，方可拔除尿管。

6）结肠造口处理，注意结肠造口有无回缩、脱出、出血、坏死及狭窄等情况，指导患者学会结肠造口护理。

7）会阴部创口若缝合，骶前放置的引流管在手术后应持续负压吸引，连续 48 小时无吸出液即可拔除引流管，一般放置 3～5 天。若会阴部创口未缝合，用敷料填塞者，应在术后第 7 天开始逐渐取出填塞敷料，并给予创口冲洗、换药及坐浴治疗，促进其逐渐愈合。

（4）术中注意点

1）在分离、结扎肠系膜根部血管及剪开乙状结肠、直肠两侧侧腹膜时，注意勿损伤输尿管。

2）在分离骶前间隙时，应紧贴直肠固有筋膜而不能紧靠骶骨，以防损伤骶前静脉丛，发生大出血。

3）在分离前列腺及阴道壁时，注意勿损伤前列腺和阴道壁，防止发生出血及阴道瘘。

4）结肠造口肠管的血供要好，并且肠管通过的肠壁隧道不能过小，防止压迫肠管导致肠坏死。

5）造口肠管的长度应足够长，不能拉得过紧，以防造口回缩。

3. 经腹直肠癌切除术［经腹直肠前切除术＋切除术经腹直肠癌（Dixon）］

（1）适应证

1）根治性手术，适用于肿瘤下缘距齿线5cm以上的直肠癌或乙状结肠下段癌。

2）巨大广基的良性肿瘤外伤或炎性狭窄，切除后，吻合口在齿线3cm以上者。

（2）手术步骤

1）切除范围，如图所示。

2）切口及腹腔探查游离乙状结肠，同Miles术，但对于直肠乙状结肠交界部癌肿，一般不需要切断直肠侧韧带。

3）切断乙状结肠，在距癌肿上缘20cm处用肠钳夹住乙状结肠肠管，在距癌肿上缘10～15cm处切断结肠，处理乙状结肠系膜，注意保留左结肠动脉升支和降支形成的边缘动脉网，必要时游离降结肠及脾曲，保证有足够长度肠管进行吻合。

4）切断直肠，用两把直角钳夹在距癌肿下缘2cm处切断直肠，除去切除的肠管和病变组织。此步骤也可采用一次性切闭器完成。

5）直肠与乙状结肠断端吻合：将乙状结肠近端切断向盆腔送下，与直肠残端靠拢，行开放式直肠、乙状结肠端端吻合术。

6）冲洗腹腔、缝合盆底腹膜，放置引流管后逐层关腹。

（3）术后处理

1）注意观察引流液量和色，注意有无新鲜血液。引流管术后5～7天拔除。

2）术后3～5天，行膀胱功能锻炼后拔除尿管。

3）其他同Miles术。

（4）术中注意点

1）术中要充分游离肠管，彻底清除吻合肠管断端各约1cm的脂肪和疏松组织。

2）吻合完毕，应检查吻合圈是否完整，有无出血，应行直肠充气试验，如有可疑，应加强缝合数针。

3）直肠远侧系膜切断平面与癌肿边缘的距离一般为3～5cm，肠管切断面应大于2cm。

4. 经腹直肠癌切除＋近端造口＋远端封闭术（Hartmann术）

（1）适应证

1）在姑息性手术中，Hartmann术主要适用于直肠上段癌盆底腹膜已有转移，已不能行根治性切除者。

2）在根治性手术中，Hartmann术主要用于可以保留肛门的直肠癌，由于以下情况而不能结肠直肠吻合者：①患者高龄或全身情况不良，不能耐受较长时间的手术；②患者术中出现意外（大出血等），须立即结束手术，不宜再行吻合操作；③癌肿切除后一期吻合有较大危险（合并急性肠梗阻等）；④患者肛门功能不全，不宜行结肠直肠吻合，这类患者在情况好转后，常可行二期手术，恢复肠道的连续性。

（2）手术步骤

1）腹壁切口、腹腔探查、乙状结肠系膜游离、乙状结肠切断及左下腹壁结肠造口等，与Miles术相同；直肠分离与Dixon术相同，切除范围如下。

2）在距癌肿上缘 10 ～ 15cm 处切断乙状结肠，下缘 3 ～ 5cm 处切断直肠。

3）缝合关闭直肠远侧残端，缝合盆底腹膜，将直肠残端置于腹膜外并行乙状结肠近端造口，同 Miles 术。冲洗腹盆腔并放置引流管后逐层关腹。

（3）术后处理及术中注意点　参见 Dixon、Miles 术。

5. 直肠经腹腔＋肛管拖出式切除术（Bacon 术）

（1）适应证　癌肿病变位于肛缘上方 6cm 以上，病理条件能进行前切除术，而吻合技术困难者。满足肿瘤切除要求，而直肠残端距齿状线距离 1 ～ 2cm 范围者。

（2）手术步骤

1）腹部操作：方法与 Dxion 术相同。

2）会阴部操作：①充分扩肛，在齿状线远侧 3 ～ 5mm 处用电刀环形切开肛管皮肤。②沿内括约肌深面作环形分离，向上分离到肛提肌平面，环形切断直肠。③将直肠、癌肿标本及乙状结肠从肛门拖出，在肿瘤上缘 10 ～ 15cm 处切断肠管，移除标本，彻底止血。④将乙状结肠近端拉出肛门外 5 ～ 7cm，缝合固定结肠浆肌层于肛管内括约肌内侧面上。⑤2 周后在骶管阻滞麻醉下用电刀切除齿状线外多余肠管，行肛门成形术。

（3）术后处理　与腹会阴联合直肠切除术相同，但要注意拖出结肠之血运，检查有无坏死、回缩。2 周后行二期手术，切除肛管外多余结肠，行肛门成形术。

（4）术中注意点　同 Dxion 术。

6. 直肠经腹腔、肛管切除吻合术（Parks 术）

（1）适应证

1）距离肛缘 5 ～ 7cm 以上的直肠癌，癌肿远端直肠切除不少于 2cm。

2）结肠多发腺瘤病，直肠内腺瘤过密难以一期外翻电灼清除而近端结肠无腺瘤者。

3）肛提肌平面以上的高位直肠阴道瘘。

（2）手术步骤

1）腹部操作方法与 Dxion 术相同。

2）扩肛，冲洗消毒直肠下段，显露齿状线，用电刀在齿状线上 0.5cm 处环形切开直肠黏膜及肌层，达内括约肌内侧面。

3）用组织钳提起上切缘，向上剥离直肠黏膜及黏膜下层至肛提肌平面上方，再环形切断直肠。

4）将直肠及乙状结肠拉出肛门外，距癌肿上缘 10 ～ 15cm 处切断乙状结肠，移去标本，检查向下牵出肛外的近侧结肠断端血运及长度。

5）在齿状线平面切断多余的乙状结肠，将其断端与齿状皮肤吻合

（3）术后处理及术中注意点　同 Dixon 术。

7. 括约肌间切除＋经肛吻合术（ISR 术）

（1）适应证

1）距离肛缘 5cm 以内的直肠癌，肿瘤远端距肛缘不少于 1cm。

2）肿瘤分期为 $T_{1\sim2}$ 和经新辅助放化疗后降期的部分 T_3，如外科肛管可疑受侵犯分期需在 T_2 期以下。

3）年龄在 75 岁以下，术前评估肛门功能正常者。

（2）手术步骤

1）腹部手术操作方法与 Miles 术相同。

2）扩肛，冲洗消毒直肠下段，牵拉肛门肛管，根据肿瘤的位置决定肛侧切除线，荷包缝合闭锁肛侧切除断端，经肛肛管剥离和直肠肛管切除。

3）冲洗盆腔和肛管。

4）将直肠及乙状结肠拉出肛门外，距癌肿上缘 10 ～ 15cm 处切断乙状结肠，移去标本，检查向下牵出肛外的近侧结肠断端血运及长度。

5）在齿状线平面切断多余的乙状结肠，将其断端与断端吻合（手工或吻合器吻合）。

6）腹壁行末段回肠或横结肠临时性双腔造口。

7）放置引流管，缝合切口。

（3）术后处理　同 Dixon 术。

（4）术中注意点　腹腔操作同 Dixon 术。肛门侧操作需注意以下几点。

1）根据肿瘤的浸润程度进行游离，以确保有足够的远端切缘（不少于 1cm）。

2）在操作中需注意保护外括约肌，避免不必要的损伤。

3）男性要避免损伤尿道及前列腺，女性要避免阴道损伤。

4）如不能确定切除线是否安全，术中必须行快速冰冻切片等检查，如切缘阳性又不能进行追加切除的，应果断改行 Miles 术

5）术前需向患者交代有术后肛门（排便）功能不良的可能。

第三节　肛管及肛门周围癌

一、概述

发生在齿线下方直至肛缘线的癌肿，称为肛管癌，发生在肛缘以外，以肛门为中心、直径 6cm 以内的癌肿称为肛周癌。肛管癌临床症状以肛门疼痛、肛门肿物、出血及肛门异物感等为主。肛管癌和肛周癌少见，占大肠癌 2% ～ 4%，发病年龄较直肠癌略为延后，好发年龄为 55 ～ 65 岁，30 岁以下少见。肛管癌较肛周癌多见，两者发病率之比约为 7∶1。前者以女性多见，后者以男性多见。两病均属中医学"锁肛痔"的范畴。

二、病因病机

中医学认为，本病的形成多由外感六淫，久嗜膏粱厚味，过食辛辣，忧思抑郁，正气亏损所致。本病属本虚标实，早期以邪实为主，晚期损伤较重，气血衰败，以全身虚损为主。

1. 湿热内蕴

脾胃受损，运化失司，湿热内蕴，故腹胀或脓血便，气机不畅则里急后重。

2. 气滞血瘀

气结不散，血瘀不行，正气日衰，积块肿大。阻塞不通，大肠失于通泄，气机瘀滞，故肛门坠胀，大便困难，少腹胀痛。

3. 气血衰败

全身气血衰败，本已亏虚，脏腑失其濡养，功能衰退，故表现诸症。

三、病因病理

(一) 病因

肛管癌及肛门周围癌的发生一般认为与病毒感染、肛管及肛门周围慢性炎症(如长期肛瘘)、经肛门性行为、免疫缺陷,以及环境、遗传等因素有关,但确切的病因至今尚不明了。

(二) 病理

1. 组织学分类

1976 年,WHO 颁布的组织学分类法主要将肛管肛周肿瘤分为上皮性肿瘤、非上皮性肿瘤和恶性黑色素瘤三类,目前将肛区上皮性肿瘤分为以下三类。

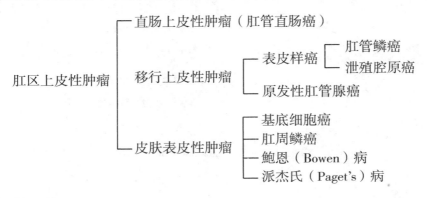

2. 病理分型

肛管及肛周恶性肿瘤的分类及病理分型如下所示(表 18-8)。

表 18-8　肛管及肛周恶性肿瘤的分类及病理分型

类型	病名	特征
直肠上皮性肿瘤	—	起源于肛管上段直肠黏膜上皮,归入直肠癌
移行上皮性肿瘤	肛管鳞癌	大多为典型的分化差的非角化型细胞。半数病例的癌灶边缘隆起,溃疡状,约 1/3 的病例癌灶为斑块状或结节状,少数呈菜花状,大小不等
	泄殖腔原癌	好发于肛管齿线及其上、下。分化良好的基底样细胞癌,由成群的嗜碱性的小细胞组成,周边有明显"栅栏样"分布的细胞核,中心有时可见乳酪样坏死,在分化较差的肿瘤中,这种典型的细胞表现逐渐消失,变成一薄层深染的、具有多形核的小细胞
	原发性肛管腺癌	多数为分化良好的黏液腺癌,具有黏液分泌的腺管,黏液因潴留在管腔内而使其有不规则的扩张;肿瘤细胞轻、中度异型性;瘘管开口处可见鳞状上皮、移行上皮和黏液柱状上皮的移行,皮肤鳞状上皮常见增生或假上皮瘤样增生
皮肤表皮性肿瘤	基底细胞癌	侵蚀性溃疡,无明显退行性病变,有不同程度角化,中心有钙化;生长缓慢,侵袭性低,很少发生转移
	肛周鳞癌	典型表现是中央溃疡,边缘内翻
	肛周 Bowen 病	肛周表皮内鳞状细胞癌,有多核的巨大 Bowen 细胞,亦可见"光晕征",以及可能存在的鳞癌特征
	肛周 Paget's 病	湿疹样癌,表皮内有分散或成群的 Paget 细胞

3. 病理分期

肛管及肛周癌的病理分期目前采用国际抗癌协会（UICC）的 TNM 分期法，如下所示（表 18-9）。

表 18-9　肛管及肛周恶性肿瘤 UICC 的 TNM 分期

分期（TNM）		评价标准
原发肿瘤	T_X	原发肿瘤无法评价
	T_0	没有原发肿瘤的证据
	T_{is}	原位癌，相当于上皮内瘤变 2～3 级
	T_1	肿瘤最大直径 ≤ 2cm
	T_2	肿瘤最大直径＞2cm，但 ≤ 5cm
	T_3	肿瘤最大直径＞5cm
	T_4	肿瘤侵犯邻近器官，不论肿瘤大小，只有肿瘤侵犯括约肌不能归为 T_4
淋巴结转移	N_X	区域淋巴结无法评价
	N_1	区域淋巴结无转移
	N_2	直肠周围淋巴结存在转移
	N_3	存在单侧的周围淋巴结或腹股沟淋巴结转移
	N_4	直肠周围、腹股沟淋巴结存在转移，或双侧髂内、腹股沟淋巴有结转移
远处转移	M_X	远处转移无法评价
	M_0	无远处转移
	M_1	存在远处转移

四、扩散与转移

1. 局部浸润

由于齿线和齿线以下的上皮与肛管括约肌结合紧密，而齿线以上结合疏松，因此肛管部的肿瘤易向上侵犯直肠，易转移到直肠系膜；肿瘤也可向深部浸润，穿过括约肌侵犯邻近组织，特别是直肠阴道隔、阴道或前列腺等。

2. 淋巴和血行转移

肛管区有丰富的淋巴引流，可分为上方、侧方及下方三个方向。近年来的研究证实，齿状线上下的毛细淋巴管相互交通，在齿状线处并不存在明显的分界线，以往以齿状线为界的上、下淋巴引流途径的理论已不适合。

（1）肛管上方的淋巴引流可沿直肠上、中、下动脉，以及骶正中动脉、骶外侧动脉、膀胱下动脉，汇入髂内、髂外、髂间、髂总淋巴结及肠系膜、腹主动脉旁淋巴结等。

（2）肛管的黏膜、黏膜下层的淋巴管向侧方伴随肛门周围的血管经过坐骨直肠窝，汇入阴部内动脉根部的臀下淋巴结，再汇入髂内、闭孔淋巴结或髂总淋巴管。

（3）肛门周围的皮肤及肛管周围淋巴管向前经过会阴及大腿内侧的皮下组织，汇入腹股沟淋巴结，其输出淋巴管汇入髂外淋巴结，而一部分腹股沟深部淋巴结的输出淋巴管可注入闭孔淋巴结。

3. 远处器官的转移

肛管及肛周癌远处血行转移亦有发生，主要见于肝、肺、骨等部位，其次是肾、肾上腺及脑。

五、临床分期

1. 0 期

0 期为原位癌。

2. Ⅰ期

Ⅰ期无括约肌侵犯。

3. Ⅱ期

Ⅱ期侵犯括约肌。

4. Ⅲ期

Ⅲ期局部转移（Ⅲa：仅有直肠周围淋巴结转移，Ⅲb：腹股沟淋巴结有转移）。

5. Ⅳ期

Ⅳ期伴有远处转移。

六、临床表现

（一）症状

1. 出血及肛门部刺激症状

出血是肛管癌常见的症状，可为鲜血或暗红色血液。肿瘤刺激肛门可出现局部疼痛、肛门部不适、异物感、瘙痒等，累及括约肌时可有便意频繁、里急后重、排便困难、大便失禁、大便变形等，局部有感染时可出现大便中带有黏液及脓血等。

2. 肛门部肿块或溃疡表现

初期肛管或肛门周围出现小硬结，逐渐长大后表面溃疡糜烂，其边缘隆起并向外翻，有颗粒结节，底部不平整，质地较硬，触痛，亦呈息肉状。

3. 转移症状及晚期消耗衰竭

患者晚期有乏力、消瘦、贫血等恶病质表现，有腹股沟淋巴结肿大。若转移至肝脏、肺脏、前列腺、膀胱、阴道后壁、宫颈等周围组织器官时，可出现相应的症状。

对于反复发作 10 年以上的肛瘘，如出现与瘘管一致的硬结伴明显疼痛，外口伴有黏液性分泌物时，应该高度警惕癌变的可能，应多次进行病理组织学检查以明确诊断。

（二）体征

早期可无明显体征，中、晚期患者除肛周溃疡、肿块、皮肤糜烂等局部表现外，尚有腹股沟淋巴结肿大、消瘦、贫血、水肿等恶病质现象。

（三）辅助检查

1. 病理学活检

病理学活检是诊断肛管及肛门周围癌的金标准。

2. 结肠镜检查

结肠镜检查可明确有无多原发癌。

3. 超声检查

超声检查有助于判断脏器转移情况，肛管直肠内的腔内超声检查，对于判断病变的侵犯深度有帮助。

4. CT 和 MRI 检查

盆腔的 CT 检查对于判断肛管癌的侵犯深度和区域淋巴结的情况有很大帮助。盆腔的 MRI 检查可以更清楚地区别出肿瘤和正常盆腔结构的不同。

5. X 线检查

X 线检查可了解有无远处转移。

6. 其他

同性恋、吸毒者等艾滋病高危患者应进行 HIV 等的检查。

七、诊断与鉴别诊断

（一）诊断要点

1. 有肛门部疼痛，肛门肿物或溃疡，肛门异物感、出血、瘙痒等病史。

2. 局部检查可见肿物或溃疡，皮肤变硬，肛门指诊可明确病变范围、有无固定、直肠或周围组织有无受累，有时可见腹股沟淋巴结肿大。

3. 结肠镜检查或肛门镜检查可见肛管及肛门周围有硬结或溃疡状改变。

4. 病理组织学检查协助明确诊断。

（二）鉴别诊断

1. 直肠癌

临床症状相似，低位直肠癌可侵犯到肛管及齿线处，通过病理学检查可以鉴别。直肠癌以腺癌为主，而肛管癌以鳞癌为主，两者虽治疗相同，但前者预后更佳。

2. 复杂性肛瘘

复杂性肛瘘表现为局部包块、溃疡，甚至括约肌功能障碍，但多可借助于病史及活组织病理检查帮助明确诊断。

3. 肛门湿疣

环绕肛门可出现多处肿块，大小不一，表面有细颗粒，病变之间有正常皮肤分隔，质软，病变处皮肤无溃疡，临床症状与病理检查可鉴别。

4. 肛门瘙痒症

慢性瘙痒症肛周皮肤呈广泛性增厚，有时被误诊为癌变，但瘙痒症的皮肤改变广泛而无深部浸润现象。

5. 克罗恩病肛周病变

肛周溃疡是克罗恩病的特征之一，周围有水肿，结肠镜检查可发现直肠部炎症较重，病理学检查依据可资鉴别。

6. 非特异性溃疡

非特异性溃疡可发生在肛门周围，并影响肛管，溃疡面很大，但病变表浅，边缘稍高，基底部覆盖有肉芽组织，不增厚，取活检可鉴别。

7. 肛裂

裂口处可见椭圆形溃疡，但多位于前、后正中肛缘处，且有典型的周期性疼痛病史，不难与本病鉴别。

（三）中医诊断

中医诊断为锁肛痔。

八、治疗

（一）治疗原则

治疗的主要目的是在获得良好的肿瘤局部控制的基础上保全肛门功能。根据肿瘤不同的病理类型，采取不同的治疗措施，腺癌以手术治疗为主，而同步放化疗是目前肛管鳞癌的主要根治性治疗手段。

（二）非手术治疗

1. 内治法

（1）辨证论治

1）湿热内蕴证

证候：黏液脓血便，便频，里急后重，或腹泻、便秘交替。舌红，苔黄，脉滑数。

治法：清热解毒，活血化瘀。

方药：白头翁汤加减。

2）气滞血瘀证

证候：肛门坠胀，大便困难，少腹胀痛，小便不利。舌暗，苔黄，脉滑数。

治法：益气活血，软坚散结。

方药：补中益气汤加减。

3）气血衰败证

证候：肌肤消瘦，面色无华，气短乏力，纳呆食少。舌淡，无苔，脉沉细弱。

治法：益气养血。

方药：八珍汤加减。

（2）中成药治疗　金龙胶囊、复方北芪口服液等。

（3）西药治疗　目前的观点认为：①同步放化疗（CRT）为肛管肛周鳞癌的首选疗法；②腺癌的治疗按照低位直肠癌进行。

1）化学药物治疗：5- 氟尿嘧啶（5-FU），$1000mg/m^2$，24 小时持续静脉给药，第 1～4 天和第 29～32 天用；丝裂霉素（MMC），$12mg/m^2$，第 1 天静脉注射。

2）放射治疗：最佳的放疗剂量尚不清楚，目前的标准是 45～50Gy，中间无治疗间歇期，对于Ⅱ期或以上分期的肿瘤，可以考虑 15～20Gy 的推量。目前推荐的放疗模式为 50.4Gy/28F。

目前推荐在 CRT 结束后的第 26 周进行终点评估，如果此时评估肿瘤未达完全消退，需行挽救性手术（Miles 术），那么必须有病理学活检证实存在肿瘤残留。

2. 外治法

（1）熏洗疗法　适用于肛管癌见局部溃烂者。用有清热解毒、软坚散结、散瘀消肿作用的中药，如苦参、马齿苋、败酱草、黄柏等，煎汤温后熏洗。

（2）灌肠疗法　具有清热解毒、消痈止痛作用，由败酱草、白花蛇舌草等组成，上药煎汤保留灌肠。

（三）手术治疗

手术治疗局部切除术如下。

（1）适应证　恶性程度较低的鳞癌、基底细胞癌中肿瘤病灶（＜2cm），主要位于肛缘皮肤，能通过局部切除获得＞5mm以上的安全切缘并同时保全肛门括约肌功能者。腺癌手术指征同直肠癌。

（2）手术步骤　以肿瘤为中心做梭形切口，切除肿瘤边缘2～3cm皮肤、皮下和部分括约肌，修复缺损的括约肌，必要时可加做转移皮瓣术或肛管成形术以避免肛管狭窄。

（3）术后处理　术后2～3周开始辅助放疗，包括病灶局部和区域淋巴结，以减少复发率。

（4）术中注意点　掌握切除范围，保护好括约肌功能。

第一节 克罗恩病

一、概述

克罗恩病（Crohn'disease，CD）是一种慢性、复发性、原因不明的肠道炎症性疾病，又称局限性肠炎、节段性肠炎、肉芽肿性肠炎，可以累及从口腔到肛门之间的任何部位，好发于回肠、结肠和肛周。本病以腹痛、腹泻、肠梗阻为主要症状，且有发热、营养障碍等肠外表现。本病和慢性非特异性溃疡性结肠炎统称为非特异性炎症性肠病。

我国发病数较少，但近十年来有逐渐增高的趋势。男女发病率尚无显著差别，老幼均可罹患，但以22～40岁发病者占半数以上。本病属于中医学"伏梁"的范畴。

二、病因病机

本病是由于感受外邪，饮食劳倦，情志内伤，素体虚弱等，致脾胃受损，运化失司，湿热蕴结，气滞血瘀。

1. 湿热壅滞

饮食不节，恣食生冷，肥甘厚腻，易生湿热，湿热蕴结致病。

2. 脾胃虚弱

素体脾胃虚弱，或他病迁延日久而致脾胃虚弱，运化失司，运化水湿能力减弱，水湿留滞肠胃，阻遏肠道气机传导而致病。

3. 气滞血瘀

情志失调，七情过激，皆可导致肝气郁结，横逆犯脾，气机郁滞，妨碍血行则气滞血瘀，累及大肠而致病。

4. 脾肾阳虚

湿邪困脾，寒邪易伤脾阳，影响脾胃正常功能，日久则脾肾阳气虚衰，直接伤及大肠致病。

综合以上因素，如人体脾虚，则湿易从寒化；阳盛之躯则湿易从热化；湿阻气机，腑气失通，先有气滞，继之阻络，久则瘀结，发展为瘀血积肠；若湿热蕴结，入于营血，盘踞肠壁，经络阻隔，气血凝滞，形成湿毒伤肠之证；病情迁延，反复发作，耗伤脾气，终致脾气下陷，日久则脾肾阳虚。

本病的病变部位在肠道，涉及脾、胃、肝、肾。湿阻肠道是本病的基本病机。临床多以脾气虚损、脾肾阳虚为本，肠道湿热、瘀血为标，多虚实相间，寒热错杂。日久脾胃虚弱，气血运化不足，内不能调和于五脏，外不能洒陈于营卫经脉，由虚致损，可成虚劳。本病可选清热化湿、健脾温肾、行气消积、通腑泄热等法施治，辩证要点为辨寒热、辨虚实、辨气血、辨脏腑。

三、病因病理

（一）病因

本病的具体病因及发病机制迄今未明，目前主要认为可能与感染、免疫抑制、环境与遗传等因素相关。

1. 感染因素

早在 20 世纪 30 年代已有学者提出感染学说，但不能从流行病学及免疫学方面证实。

（1）细菌感染　虽然迄今未能发现一种特异性致病菌，但必须注意感染因素，一些病原体不断被报道，如空肠弯曲菌、难治性的耶尔森氏菌，结肠梭状芽孢杆菌。由于本病病变部位细菌密度高，细菌产物是重要的炎症激活物，细菌与人体蛋白质分子结构相似，可诱发自身免疫反应，无菌环境不能诱发肠炎或仅表现为轻微的损伤，提示正常菌群在本病的发病中起重要作用。

（2）病毒感染　研究显示，慢性炎症肠病的病情加剧可能与风疹病毒、EB 病毒等感染有关。也有研究显示，慢性炎症性肠病的加剧可因潜伏的病毒感染、活化而加重，但两者之间的因果关系尚需进一步证明。

（3）支原体感染　研究显示，支原体感染与胃肠道症状的关系最为密切。但胃肠道症状的发生率与感染因子之间无特殊联系。

2. 饮食因素

克罗恩病采用要素饮食或全胃肠外营养（TPN）可缓解活动期患者病情。

3. 吸烟因素

研究证明，吸烟可增加克罗恩病的患病、复发危险。吸烟者患克罗恩病的危险性比不吸烟者高 4 倍。

4. 口服避孕药

服用过避孕药的妇女患克罗恩病的危险性增加 2 倍左右，这种危险性随着用药时间的延长而增加，停药后几年才能恢复正常。

5. 宿主因素

（1）免疫因素　患者的淋巴细胞在体外培养中能破坏结肠上皮细胞，显示细胞毒作用。患者血清中发现有抗结肠上皮细胞抗体或抗原抗体复合物，提示抗体免疫作用。本病常并发肠外表现和关节管周围炎，用肾上腺皮质类固醇治疗有效，提示可能为自身免疫现象。

（2）上皮屏障因素　本病有肠上皮细胞代谢异常，特别是丁酸盐利用异常。结肠黏液生成或黏膜 IgA 也有改变，说明在炎症性肠病时也可使上屏障功能发生变化或肠腔抗原超过上皮进入固有层。

（3）遗传因素　本病的发生可能与遗传有关，但是未能从遗传性蛋白酶代谢和染色体方面取得确切的资料。

6. 其他

维持宿主与肠道微生物稳态是治疗 CD 的重要方向。

（二）病理

CD 在光镜下特点为不连续的全壁炎、裂隙状溃疡、黏膜下层高度增宽、淋巴细胞聚集和结节病样肉芽肿形成。①全壁炎：病变从黏膜和黏膜下层开始，逐渐向深层发展，直至累及全层。也有少数患者炎症局限于黏膜和黏膜下层，即"浅表性克罗恩病"。当中性粒细胞侵犯主隐窝时，称为隐窝浸润细胞，此时易导致隐窝炎和隐窝脓肿，成为病变活动性的标准。②裂隙状溃疡：部分病例纵行溃疡进一步发展可以刀切样深入肠壁达浆膜层，引发穿孔，形成肠瘘。溃疡内部为炎性渗出物或肉芽组织，溃疡横切面偶见肠壁内脓肿。③淋巴细胞聚集：肠壁各层，尤其是黏膜下层，有大量淋巴细胞浸润、淋巴内皮细胞增生与淋巴管扩展，形成淋巴结节，此处易发生溃疡。④黏膜下层增宽：黏膜下高度水肿、淋巴管和血管扩张、神经纤维和纤维组织增生，使黏膜下层高度增宽，可数倍于正常组织。⑤结节病性肉芽肿：即非干酪样肉芽肿，或称为上皮样肉芽肿。可存在于肠壁黏膜至浆膜各层，亦见于附近的淋巴结、肠系膜及肝脏。结节病样肉芽肿是克罗恩病较具有特征的病理改变，具有重要的诊断价值，但非诊断的绝对指标。

以病理改变分类可将其分为急性炎症期、溃疡形成期、狭窄期、瘘管形成期（穿孔期）。有学者根据病理改变，分为 4 期：①第 1 期，黏膜下层水肿，浆膜层及黏膜下层淋巴充血。②第 2 期，浆细胞侵入黏膜及浆膜层。③第 3 期，广泛纤维浆细胞消失。④第 4 期，病灶部分愈合，部分溃疡及组织增生，并有肉芽组织形成。

四、临床分型

1. 根据发病缓急，分为急性型和慢性型两型。
2. 根据病情轻重程度，分为轻型、中型和重型三型。
3. 根据病程，分为单次发作型、复发缓解型、慢性持续型、暴发型四型。
4. 根据病变部位，分为回肠 - 结肠型、小肠型、结肠型、肛门直肠型四型。

五、临床表现

CD 表现比较多样，与肠内病变的部位、范围、严重程序、病程长短及有无并发症有关。

（一）病史

多在青年期发病，病程常在数月至数年以上，活动期长短不一，反复发作呈渐进性进展。少数急性起病，伴有高热、毒血症症状和急腹症表现，整个病程短，腹部症状严重，多有严重并发症。偶以肛周脓肿、瘘管形成或关节痛等肠外表现为首发症状者，腹部症状不明显。

（二）症状

1. 腹痛

多数患者有不同程度的腹痛，以右下腹及脐周痉挛性阵痛多见，可于餐后发生，排便后暂可缓解。急性发病可伴右下腹剧痛，酷似急性阑尾炎，如持续性腹痛，伴压痛、反跳痛，同时有肌紧张。浆膜受累后期有肠周围脓肿与瘘管形成，持续性右下腹痛，有明显压痛。

2. 腹泻

多数患者有腹泻，一般较轻，糊样便，每天 2～6 次，可自行缓解。饮食不当可诱发，重症或晚期时加重。累及结肠时为黏液便、脓血便；累及肛门直肠时有里急后重；小肠内病变，广泛者因功能紊乱致吸收不良，有泡沫状恶臭的脂肪便或水样便。肠道炎症、肠道功能紊乱和肠道吸收不良是腹泻的主要原因。

3. 便血

结肠溃疡侵及肠壁血管时可发生便血，出血量一般不超过 500mL，但易反复发生。

4. 全身表现

CD 发展至中期后或重度患者有全身症状。

（1）发热　活动性肠道炎症及组织破坏后毒素的吸收等均能引起发热，一般为低、中度发热。急性重症病例或伴有化脓性病灶时，可有高热，伴有恶寒、出汗、脉速等全身感染中毒症状。当病变缓解或进展到纤维化狭窄阶段，发热可消失。

（2）消瘦　摄食减少、慢性腹泻，长期炎症的毒副作用、慢性消耗是体重减轻的主要原因。

（3）其他　急性发作，重症患者有水、电解质、酸碱平衡紊乱；长期的营养不良或肠道蛋白质丢失，可有低蛋白血症、乏力、倦怠、浮肿等。儿童或青少年可影响生长发育，女性患者可有闭经，男性患者可有性功能减退。

（三）体征

1. 腹块

约 1/3 的病例可于右下腹或脐周出现大小不一的腹块，一般是由于肠粘连、肠壁增厚、肠系膜淋巴结肿大、内瘘或局部脓肿形成所致，腹块质地中等、有压痛，多因粘连较固定。

2. 瘘管形成

透壁性炎症性病变的结果是导致与肠外组织器官相通，形成瘘管。根据相通部位的不同，分为内瘘和外瘘。内瘘通向其他肠段、肠系膜、膀胱、输尿管、阴道、腹膜后等处，外瘘通至腹壁或肛周皮肤外。

3. 肛周直肠周围病变

肛周直肠周围病变包括肛周皮肤病变，如糜烂、浸润、溃疡、肛门狭窄、肛门直肠瘘、脓肿及肛裂等，严重者可以发生直肠阴道瘘。

4. 胃肠外表现

本病可致全身多个系统损害，主要有骨关节损害、结节状红斑、坏疽性脓皮病、虹膜睫状体炎、葡萄膜炎、口腔溃疡、硬化性胆管炎、脾肿大等。

（四）并发症

1. 中毒性结肠扩张

中毒性结肠扩张多在急性活动期发生，病情凶险，中毒症状明显。由于炎症波及结肠及肌间神经丛，可导致肠壁张力低下，呈节段麻痹，肠内容物和气体大量积聚，从而引起急性结肠扩张，主要累及乙状结肠及横结肠。

2. 肠梗阻

肠梗阻是较为常见的局部并发症。多由病变引起肠管狭窄，形成部分或完全性肠梗阻所致。

3. 吸收不良综合征

慢性消耗、吸收不良是造成吸收不良综合征的主要原因。

4. 肠穿孔

肠穿孔多在中毒性结肠扩张基础上发生，引起弥漫性腹膜炎、膈下游离气体。

5. 大出血

大出血较少见，指出血量大而需要输血支持的急性出血，常继发于严重的炎症改变。

6. 癌变

相对普通人群发生癌变风险增加 2 ～ 3 倍，其中炎症病变后的假性息肉被认为是促进结直肠癌发展的危险因素。

（五）辅助检查

1. 影像学检查

X 线钡餐检查病变处呈现增生性和破坏性病变的混合，主要表现为节段性炎症伴肠壁增厚、僵硬和肠腔狭窄（"细线征"）、裂隙状溃疡、"铺路石样"表现、假性息肉、瘘管形成等，病变呈多发性、跳跃性分布，主要累及部位为末端回肠，其次是各段结肠和小肠。CT 检查可了解病变处与周围组织的关系。

2. 内镜检查

内镜检查可直接观察肠病变部位，可见节段性、非对称性的黏膜炎症、纵行或阿弗他溃疡、鹅卵石样改变，可有肠腔狭窄和肠壁僵硬等。内镜检查有助于发现微小和各期病变，包括电子结肠镜、小肠镜、小肠胶囊内镜及必要时的胃镜检查。

3. 病理检查

病理检查对本病的确诊有重要意义，可见裂隙性溃疡可穿透整个肠壁，以及结节病样肉芽肿、固有膜底部和黏膜下层淋巴细胞的聚集，而隐窝结构正常，杯状细胞不减少，固有膜中量炎症细胞浸润及黏膜下层增宽。

4. 腹部超声检查

腹部超声检查对发现瘘管、脓肿和炎性包块具有一定价值，但对 CD 诊断的准确率较低，由于超声检查方便、无创，对 CD 诊断的初筛及治疗后活动性的随访有相当价值。

5. 血液学和粪便检查

血液学和粪便检查对本病有辅助意义。

六、诊断与鉴别诊断

（一）诊断要点

CD 缺乏诊断的金标准，诊断需要结合临床表现、内镜所见、影像学和病理组织学进行综合分析并随访观察。

凡临床表现有腹痛、腹泻、发热及腹部包块，急性发病酷似畸形阑尾炎或急性肠梗阻，慢性发病表现为慢性腹痛，有贫血、体重下降和慢性消耗表现，特别是经 X 线钡餐检查和内镜检查发现病变主要在回肠末端与邻近结肠，伴节段性分布，应考虑本病诊断。活组织检查发现非干酪性肉芽肿可有助于诊断。诊断标准及分类如下。

1. 中华医学会消化病学分会对克罗恩病的诊断标准

（1）临床表现 反复发作的右下腹或脐周疼痛，可伴呕吐、腹泻或便秘，偶见阿弗他口腔溃疡，有时腹部可出现相应部位的肿块，可伴有肠梗阻、瘘管、腹腔或肛周脓肿等并发症；可伴或不伴系统性症状，如发热、多关节炎、虹膜睫状体炎、皮肤病变、硬化性胆管炎、淀粉样变、营养不良、发育迟缓等。

（2）X线钡剂造影　有胃肠道的炎性病变，如裂隙状溃疡、卵石征、假息肉、单发或多发性狭窄、僵硬、瘘管形成等，病变呈节段性分布。CT可见肠壁增厚，有盆腔或腹腔脓肿。

（3）内镜检查　可见跳跃式分布的纵行或匍行性溃疡，周围黏膜正常或增生呈鹅卵石样，或病变活检有非干酪坏死性肉芽肿或大量淋巴细胞聚集。

（4）黏膜活检病理学检查　需多段（包括病变部位和非病变部位）、多点取材。病理组织学改变有固有膜炎性细胞呈局灶性不连续浸润、裂隙性溃疡、阿弗他溃疡、隐窝结构异常、非干酪样坏死性肉芽肿、以淋巴细胞和浆细胞为主的慢性炎性细胞浸润、黏膜下淋巴管扩张、神经节细胞增生或神经节周围炎。

（5）手术切除标本　沿纵轴切开（肠系膜对侧缘）手术切除肠管，连同周围淋巴结一起送检。手术切除标本大体表现有节段性或局灶性病变、融合的线性溃疡、卵石样外观、瘘管形成、肠系膜脂肪包绕病灶、肠壁增厚和肠腔狭窄等特征。手术切除标本的病理确诊标准：CD的病理学诊断比黏膜活检难度大，需结合临床表现、肠镜所见及病理学改变考虑，非干酪样坏死性肉芽肿具有较大的诊断价值，但需排除肠结核，手术切除标本可见更多的病变，诊断难度较小。

2. 日本消化病学会拟定诊断标准

（1）非连续性或节段性肠道病变。

（2）铺路石样表现或纵行溃疡。

（3）全壁性炎症性病变（肿块或狭窄）。

（4）结节病样非干酪性肉芽肿。

（5）裂沟或瘘管。

（6）肛门部病变（难治性溃疡、非典型的肛瘘或肛裂等）

具有上述病变的（1）、（2）、（3）为疑诊，再加上（4）、（5）、（6）三项之一者为确诊。有（4）项者，只要（1）、（2）、（3）三项中有二项符合即可确诊。

3. 克罗恩病的重症度判定

克罗恩病诊断成立后，应该对疾病活动度、严重度进行判断。

（1）活动度　CD指数（Crohn's diseade activity index，CDAI）可正确评估病情及评价疗效。临床上采用较实用的克罗恩病疾病活动指数（CDAI）评分。简化的CDAI计算法如下所示（表19-1）。

表 19-1　简化 CDAI 计算法

情况	评分
一般情况	0：良好；1：稍差；2：差；3：不良；4：极差
腹痛	0：无；1：轻；2：中；3：重
腹泻	稀便每日1次记1分
腹块（医师确认）	0：无；1：可疑；2：确定；3：伴触痛
并发症（关节痛、虹膜炎、结节性红斑、坏疽性脓皮病、阿弗他溃疡、裂沟、新瘘管及脓肿等）	每个1分

注：<4分为缓解期；5～8分为中度活动期；>9分为重度活动期。

（2）严重度　CD的严重度可参考CDAI评分做出评价。可将无全身症状、腹部压痛、包块及梗阻者定为轻度；有明显腹痛、腹泻、全身症状及并发症者定为重度；介于其间者为中度。

（二）鉴别诊断

1. 急性阑尾炎

本病在急性阶段易被误诊为急性阑尾炎，但阑尾患者一般既往无低热、腹泻病史，右下腹压痛较局限、固定，白细胞计数增加较显著。手术时如发现阑尾炎的病理改变与症状不符时，应仔细探查回盲末端。

2. 肠结核

本病与肠结核难鉴别，往往需要根据病理检查方能确定。肠结核绝大多数继发于肠外结核，大多有开放性肺结核。病变虽也累及回肠末端，但同时多累及盲肠、升结肠，无节段性分布，溃疡多为横行，浅表且不规则。PPD 试验阳性，抗结核药物治疗有效。组织学检查可见淋巴结内干酪性肉芽肿，抗酸杆菌染色阳性。

3. 急性出血坏死性肠炎

急性出血坏死性肠炎亦多呈节段性分布，但以空肠病变为主。本病多见于儿童和青年，有地区性和季节性，发病前常有不洁饮食或暴饮暴食病史，临床表现与 CD 急性起病者相似，但腹痛多以左上腹、右中腹为主。便血多见，呈血水样或暗红色糊状粪便，且恶臭。本病中毒症状明显，病程较短，很少复发。

4. 直结肠癌

患者年龄多在 40 岁以上，病程呈渐进性发展。钡剂灌肠 X 线检查显示盲肠充盈缺损，纤维结肠镜和活组织检查可发现癌瘤证据。

5. 肠阿米巴病

粪便特点为果酱状，好发于盲肠、升结肠，主要累及结肠，少数累及末端回肠，一般无肛门直肠病变，无瘘管，胃肠外可见阿米巴肝脓肿。内镜下早期为针尖样溃疡，后期为火山口样溃疡，可见阿米巴肉芽肿和阿米巴瘤。可在阿米巴肉芽肿内找到阿米巴滋养体，无节段性全壁炎及淋巴细胞聚集。

（三）中医诊断

中医诊断为伏梁。

七、治疗

（一）治疗原则

治疗原则为防治并发症，改善患者的生活质量。

（二）非手术治疗

1. 一般治疗

所有 CD 患者都必须戒烟，有活动性病变者需卧床休息。病情轻者予高营养、低渣饮食；严重者采用营养支持治疗，纠正水、电解质紊乱与酸碱平衡，对症处理，酌情禁食或全胃肠内肠外营养治疗。

2. 内治法

（1）辨证论治

1）湿热壅滞证

证候：腹部胀痛拒按，大便溏泄不爽，便带黏液；食少纳呆，小便短赤，烦渴喜饮，恶心呕吐。舌红，苔黄腻，脉弦滑或数。

治法：清热化湿，行气导滞。

方药：芍药汤加减。

2）气滞血瘀证

证候：腹块，固定不移，腹部胀痛或刺痛，大便溏泻，或为黑便，形体消瘦，面色晦暗，嗳气纳呆，神疲乏力。舌质紫暗，或有瘀斑，脉细涩。

治法：理气活血，通络消积。

方药：膈下逐瘀汤加减。

3）肝郁脾虚证

证候：左少腹或脐周胀痛，痛则预泻，便后痛减，大便稀溏，胸胁胀闷，嗳气食少，抑郁恼怒或情绪紧张时腹痛、腹泻复发或加重。舌质淡，苔薄，脉弦。

治法：疏肝理气，健脾化湿。

方药：痛泻要方加减。

4）脾胃虚寒证

证候：腹部隐痛，喜温喜按，肠鸣，久泄不愈，呕吐清水，食欲不振，面色萎黄，神疲乏力，四肢畏寒，少寐头晕。舌质淡，苔薄白，脉沉迟。

治法：温阳散寒，健脾和胃。

方药：参苓白术散合附子理中汤加减。

（2）西医治疗

1）氨基水杨酸类药：水杨酸柳氮磺胺吡啶（SASP）多用于轻、中度结肠克罗恩病患者，主要是抑制局部和全身炎症反应，抑制免疫反应，清除氧自由基，抑制肠黏膜的脂肪酸氧化，降低肠上皮通透性，减轻肠道炎症。在活动期每天口服 2 ~ 6g，分 4 次服用，一般 3 ~ 4 周见效，然后维持量为每天 1 ~ 2g，一般口服 1 ~ 2 年；或口服 5- 氨基水杨酸（5-ASA）微颗粒，每次 0.5g，每天 3 次，对结肠病变疗效尤佳。

2）皮质类固醇类药：本药主要作用机制为降低毛细血管通透性，稳定细胞和溶酶体酶，调节免疫功能，抑制巨噬细胞及中性粒细胞进入炎性区，并使炎症反应的介质减少。SASP、5-ASA 疗效不佳者及重症急性发作期或爆发性患者可服用本药。长期应用易产生不良反应，故症状好转应立即减量至停药。每天口服泼尼松 30 ~ 60mg，10 ~ 14 天以后渐减量，直至每天 5mg 维持。对直肠病变可用倍他米松 5mg 或氢化可的松琥珀酸盐 20 ~ 100mg 保留灌肠，还可与水杨酸偶氮磺胺吡啶、锡类散等合并灌肠。其中布地奈德对于轻度活动 CD，病变局限在回肠末端，回盲部或升结肠，疗效优于美沙拉嗪。

3）免疫抑制剂：该类药物毒性大，仅在下列情况下考虑应用：① SASP、皮质类固醇、灭滴灵治疗无效的慢性活动性病变者；②出现高血压、骨质疏松和骨塌陷、糖尿病、精神病等皮质类固醇毒性者；③持续应用皮质类固醇＞ 15mg/d，长达 6 个月者；④有慢性瘘管者，包括肛周、直肠、阴道、腹壁及肠道瘘等；⑤广泛性手术如全结肠切除术等术前准备；⑥缓解后的维持治疗。嘌呤类药物特异性作用于 T 淋巴细胞和依赖 T 淋巴细胞的免疫反应，具有一定的抗炎作用，可促进肠瘘愈合，但起效缓慢，需 6 个月才能见明显疗效，起始剂量为 0.5 ～ 1.5mg/kg·d，不良反应大，孕妇及癌症高危患者慎用。

4）抗生素：甲硝唑可抑制肠内厌氧菌，并有免疫抑制、影响白细胞趋化作用。一般用法为 1200mg/d，分 3 ～ 4 次口服。甲硝唑对结肠克罗恩病，特别是肛周病变或瘘管形成者有效，长期用药有指端感觉异常。

5）其他：可使用环胞菌素 A 及免疫增强剂，如左旋咪唑、干扰素、转移因子、卡介苗及免疫环蛋白制剂，采用广谱抗生素及抗结核治疗者也有报道，但疗效评价不一。

3. 外治法

（1）灌肠疗法

1）中药灌肠：选用锡类散、康复新液保留灌肠。

2）西药灌肠：氨基水杨酸灌肠剂，4g/d，适用于远端结肠病变。

（2）栓剂塞肛法　氨基水杨酸栓剂，500mg/d，每天 1 ～ 2 次，适用于直肠病变。

（三）手术治疗

1. 手术原则

手术是 CD 治疗的最后手段，应以最小的手术损伤解除 CD 并发症。

2. 手术方式

（1）节段性结肠切除吻合术　适用于局限性的结肠病变，如有狭窄、炎性或肠瘘形成等。

（2）狭窄成形术　适用于多个或扩散性近端肠管的狭窄（跳跃性病变）；曾做过小肠切除，剩下的肠管长度有限者。手术方法是将病变的肠管原位保留，通过类似的幽门成形术方案行狭窄肠腔的扩大，也可采用球囊扩张术，狭窄部位扩张到直径 2cm 即可。

（3）结肠次全切除＋回肠直肠吻合术　主要适用于结肠多段受累而直肠无明显症状者。具体操作参见本书大肠息肉及息肉病的相关内容。

（4）直肠切除或直肠结肠切除术　主要适用于病变累及直肠，或直肠有活动性出血者，也有学者主张用低位的 Hartmann 术。具体操作参见本书大肠息肉及息肉病、大肠癌的相关内容。

CD 病变肠道切除术后的复发率相当高。患者术后原则上均应用药物预防复发，一般选用 5-氨基水杨酸、硝基咪唑类抗生素有效，但长期使用不良反应多。硫唑嘌呤或 6- 巯基嘌呤在易于复发的高危患者中应考虑使用。预防用药推荐在术后 2 周开始，维持时间不少于 2 年。

第二节　溃疡性结直肠炎

一、概述

非特异性溃疡性结直肠炎（nonspecific ulcerative colorectitis，NSUC），又称溃疡性结直肠炎（ulcerative colorectitis，UC），是一种病变，主要累及结肠、直肠黏膜和黏膜下层的慢性非特异性炎症，属病因不明的炎症性肠病（inflmmatory bowel disease，IBD）的范畴，临床表现主要为腹泻、黏液脓血便、腹痛等。目前，本病属于自身免疫性疾病范畴，可发生于任何年龄，以 20 ～ 50 岁为多见，男女发病率无明显差别。本病属中医学"休息痢""久痢""肠澼"的范畴。

二、病因病机

本病多由外感时邪、饮食不节、情志内伤、素体脾肾不足所致，基本病理因素有气滞、湿热、血瘀、痰浊，病位在大肠，涉及脾、肝、肾、肺诸脏。湿热蕴肠，气滞络瘀为基本病机，脾虚失健为发病基础，饮食不节常是主要发病诱因。本病多为本虚标实之证，活动期以标实为主，主要为湿热蕴肠，气血不调；缓解期属本虚标实，主要为正虚邪恋，运化失健，本虚多呈脾虚，亦有兼肾亏者，病程日久，在证候转化过程中易出现脾虚湿困、脾肾阳虚之虚证。

1. 大肠湿热证

大肠湿热证多见于活动期，湿热、积滞之邪壅滞大肠，气血壅滞，出现腹痛、腹泻、便下黏液脓血；可伴肛门灼热、里急后重、身热、小便短赤、口干口苦、口臭等。

2. 脾虚湿蕴证

素体脾胃因先天不足或饮食不当，外邪侵袭，导致受损，运化失常，水谷精微运化停滞而泻作。临床表现为大便溏薄、黏液白多赤少或为白冻、腹痛隐隐、脘腹胀满、食少纳差、肢体倦怠、神疲懒言等。

3. 寒热错杂证

本病慢性发作期多为虚实夹杂，病机特点表现为湿热与脾虚并存，临床表现为下痢稀薄、夹有黏冻、腹痛绵绵、四肢不温、腹部灼热感、烦渴等。

4. 肝郁脾虚证

患者情志内伤，肝失疏泄，横逆犯脾，脾胃功能失调，气滞于内，湿阻于中，日久生热，湿热蕴结，壅阻气机，侵袭肠腑发为本病。临床表现为腹痛即泻、泻后痛减；常因情志或饮食因素诱发大便次数增多。

5. 脾肾阳虚证

泄泻日久，迁延不愈，脾气虚弱，经久寒从中生，伤及脾阳，水湿不化，寒湿下注，经久损及肾阳，肾阳虚衰，不能温养脾胃而进一步致运化失常。临床表现为久泄不止、夹有白冻，甚则完谷不化、滑脱不禁、形寒肢冷；腹痛喜温喜按、腹胀、食少纳差、腰酸膝软等。

6. 阴血亏虚证

久泄则致脾虚，不能化生水谷精微，后天失养，气血生化无源，损伤阴血，日久可至阴血亏虚。临床表现为排便困难、粪夹少量黏液脓血、腹中隐隐灼痛、午后低热、盗汗、口燥咽干、头晕目眩、心烦不安等。

三、病因病理

（一）病因

溃疡性结直肠炎的病因至今尚不清楚，有专家认为本病的发生与多种致病因素的综合作用有关，包括免疫因素、肠道环境因素、遗传因素、感染因素、精神因素及饮食因素等，其中免疫因素可能是主要原因。

1. 免疫因素

免疫功能的异常被认为是 UC 发病的内在因素。某些具有遗传易感性的特定人群，始发及持续存在的抗原刺激因素，可使人体组织抗原的构型发生改变。当外来抗原再次攻击肠道，人体通过分子模拟的交叉免疫反应机制，将自身组织细胞的抗原误作为靶细胞抗原来攻击，促炎与抗炎因子平衡的破坏，可造成肠道上皮组织持久损伤而最终形成肉眼和镜下 UC 病理变化。

2. 肠道环境因素

肠道菌群整体或其产物在炎症性肠病的发病中起到重要作用。肠道菌群失调、肠道微生态发生改变都会成为溃疡性结直肠炎致病或加重的因素。

3. 遗传因素

UC 的发病有着明显的家族和种族聚集现象。患者近亲（父母、兄弟姐妹、子女）患病率高于其他人群；不同种族间的发病率也有着明显差异。

4. 感染因素

由于本病发病前常有感染史，且应用抗生素能取得一定的治疗效果，但迄今未找到致病的细菌、病毒或真菌。肠内菌群的消长与溃疡性结肠炎的加重、缓解密切相关。肠道内正常细菌在特定的条件下可成为继发因素，加重肠道的病变。

5. 精神因素

心理因素刺激可通过改变胃肠动力、内脏敏感性等加重胃肠道症状，长期处于持续性负性情绪中会使溃疡活动和症状加重。溃疡性结肠炎发病后配合采用精神疗法常可收到一定效果。

6. 饮食因素

过多摄入红肉、高脂肪和高糖饮食都与本病的发生有一定关系。饮食结构的改变、饮食搭配不合理、饮食不规律都被归为近年来我国 UC 发病率攀升的主要原因；相反，摄入益生菌、鱼类和饮食纤维对本病能起到一定的防治作用。

（二）病理

1. 病理特点

溃疡性结肠炎的病理改变是非特异性的，病变多累及直肠、乙状结肠，并向近端发展，甚至波及整个结肠，少数病例还可累及回肠末端。

病变早期有黏膜弥漫性炎症，可见水肿、充血与灶性出血，黏膜面呈现弥漫性细颗粒状，组织变脆，触之易出血。黏膜与黏膜下层有淋巴细胞、浆细胞、嗜酸性及中性粒细胞浸润。因肠腺隐窝底部聚集大量中性细胞，即形成小的隐窝脓肿，当隐窝脓肿融合、溃破，黏膜随即出现广泛的浅小不规则溃疡。这些溃疡可沿结肠纵轴发展，逐渐融合成不规则的大片溃疡。由于结肠病变一般局限于黏膜与黏膜下层，很少到达肌层，所以并发结肠穿孔者少见。少数爆发性或重症患者的病变涉及全结肠，可发生中毒性结肠扩张。

结肠炎症在反复发作的过程中，大量新生的肉芽组织增生，常出现炎性息肉。黏膜因不断破坏和修复，其正常结构丧失，纤维组织增生，有腺体变形、排列紊乱、数目减少等萎缩性改变。由于溃疡愈合而瘢痕形成，黏膜肌层与肌层肥厚，使结肠变形缩短、结肠袋消失，甚至有时肠腔狭窄。少数患者有结肠癌变，以未分化型多见，恶性程度高，预后较差。

2. 分期

（1）活动期　①固有膜内呈现弥漫性、慢性炎细胞、中性粒细胞、嗜酸性粒细胞浸润；②隐窝急性炎性细胞浸润，尤其是上皮细胞间有中性粒细胞浸润，隐窝发炎，甚至形成隐窝脓肿，可有脓肿溃入固有膜；③隐窝上皮增生，杯状细胞减少；④可见黏膜表层糜烂，溃疡形成，肉芽组织增生。

（2）缓解期　①中性粒细胞消失、慢性炎性细胞减少；②隐窝大小形态不规则，排列紊乱；③腺上皮与黏膜肌层间隙增大；④潘氏细胞组织转化。

四、临床分类

（一）临床分型

2012 年中华医学会消化病学分会炎症性肠病学组发布的《炎症性肠病诊断与治疗的共识意见》，把 UC 分为初发型和慢性复发型。

1. 初发型

初发型系指无既往史而首次发作者，临床症状轻重不等，可以转变为慢性复发型和慢性持续型。

2. 慢性复发型

慢性复发型 UC 为其常见的类型。治疗常有长短不等的缓解期，一般与历时 3 ～ 10 周的发作期交替发生。多数患者对 5- 氨基水杨酸（5-ASA）有显著疗效，预后较好。复发的类型：复发可分为偶发（≤ 1 次 / 年）、频发（≥ 2 次 / 年）和持续型（UC 症状持续活动，不能缓解）。

（二）疾病活动程度分度

一般可分为轻度、中度及重度三个级别（表 19-2）。

1. 轻度

患者腹泻每天 4 次以下，便血轻或无，无发热、脉搏加快或贫血，血沉正常。

2. 中度

中度介于轻度与重度之间。

3. 重度

患者腹泻每天 6 次以上，明显黏液血便，体温在 37.8℃以上，脉搏每分钟 90 次以上，血红蛋白＜ 100g/L，红细胞沉降率＞ 30mm/h。

表 19-2　UC 疾病严重程度分型

分型	排便（次 / 天）	便血	脉搏（次 / 分钟）	体温（℃）	血红蛋白（g/L）	ESR（min/h）
轻度	＜ 4	轻或无	正常	正常	正常	＜ 20
重度	≥ 6	重	＞ 90	＞ 37.8	＜ 100	＞ 30

注：中度介于轻、重度之间。

（三）病变范围分型

按病变范围可分为直肠、左半结肠、广泛结肠受累三型（表 19-3）。

表 19-3　UC 病变范围的蒙特利尔分型

分型	分布	结肠镜下所见炎症病变累及的最大范围
E1	直肠	局限于直肠，未达乙状结肠
E2	左半结肠	累及左半结肠（脾曲以远）
E3	广泛结肠	广泛病变累及脾曲附近乃至全结肠

五、临床表现

（一）病史

UC 最常发生于青壮年期，根据我国统计资料显示，发病高峰年龄为 20～50 岁，男女性别差异不明显［男∶女比为（1～1.3）∶1］，反复发作，病程较长，有恶变倾向。

（二）症状

溃疡性结直肠炎临床表现为持续或反复发作的腹泻、黏液脓血便伴腹痛、里急后重和不同程度的全身症状，病程多在 4～6 周以上，可有皮肤、黏膜、关节、眼、肝胆等肠外表现。

黏液脓血便是 UC 最常见的症状。超过 6 周的腹泻病程可与多数感染性肠炎相鉴别。

（三）体征

轻者除左下腹稍有压痛外，无其他体征。重者可有发热、全腹部压痛、反跳痛、肌紧张等，可伴有肠鸣音亢进。部分患者可触及痉挛的乙状结肠或降结肠。

（四）并发症

1. 中毒性巨结肠

中毒性巨结肠常见于急性发作和重型溃疡性结直肠炎。炎症波及结肠肌层及肌间神经丛，以及肠壁张力低下导致的肠壁呈阶段性麻痹，肠内容物和气体大量积聚，从而引起急性结肠扩张、肠壁变薄、肠穿孔。发生部位以横结肠、乙状结肠多见。急性发作时施行钡灌肠检查，应用抗胆碱药物及低钾血症常为中毒性巨结肠的诱因。临床表现为腹胀、压痛、反跳痛、肠鸣音减弱并消失。X 线腹部平片可见肠腔加宽、结肠袋消失。

2. 肠穿孔

肠穿孔多在中毒性巨结肠基础上发生。由于患者常服用激素或免疫抑制剂，肠穿孔后，腹部炎症、中毒症状和体征不显著，应警惕。

3. 结肠大出血

结肠大出血系指出血量大而需要输血支持的急性出血，常由溃疡累及大血管及凝血障碍所致。

4. 息肉

息肉发生率为 10%～40%，以直肠、降结肠、乙状结肠多见，由于长期的炎症刺激演变而成。一般为假性息肉，随炎症痊愈而消失。部分可癌变，多来自腺瘤样息肉。

5. 癌变

本病的癌变率较一般人群高 10～20 倍。研究显示，病程 10 年左右的癌变率为 3%～10%，病史每年增加 1 年，癌变率增加 2%，病史达 40 年者则癌变率可高达 65%。

6. 直肠及肛周病变

溃疡性结直肠炎的局部并发症包括痔、肛裂、肛周脓肿、肛瘘、直肠黏膜脱垂等。

7. 胃肠外并发症

常见胃肠外并发症如下。

（1）口腔病变　大约 20% 的溃疡性结直肠炎患者合并口腔病变，包括口疮样溃疡、坏疽性脓皮病、出血性溃烂、舌炎、巨舌和口腔念珠菌病。

（2）皮肤病变 以结节性红斑多见，坏疽性脓皮病次之。坏疽性脓皮病为溃疡性结直肠炎特有的并发症，与肠内病损程度相平行，发病率为2%。

（3）关节炎 是溃疡性结直肠炎的常见肠外并发症，发病率为8%。

（4）眼疾病 包括虹膜炎、葡萄膜炎、角膜溃疡等，发病率为5%。

（5）肝胆系统疾病 溃疡性结直肠炎常有肝功能受损表现，患胆囊结石、脂肪肝可能性比正常人高。

（6）泌尿系统疾病 有间质性肾炎、慢性肾盂肾炎、急性肾小管坏死、输尿管瘤、输尿管梗阻和肾结石。

（7）血栓并发症 为较严重的并发症，是导致溃疡性结直肠炎患者死亡的三大原因之一。

（8）其他 贫血、心肌炎、胰腺萎缩、内分泌障碍和生长发育迟缓等。

（五）辅助检查

1. 实验室检查

溃疡性结直肠炎可有不同程度的血红蛋白下降，活动期白细胞计数升高，半数病例红细胞沉降率增快及血清免疫球蛋白升高。急性期和重症患者C反应蛋白、$\alpha 1-$抗胰蛋白酶和$\alpha 1-$酸性糖蛋白等升高，可出现低血钾。大便镜下检查可见大量的红细胞、白细胞。在急性期，粪便涂片检查可发现大量多核巨噬细胞；病变活动期大便内溶菌酶活性增加。

2. 结肠镜检查

结肠镜检查及局部组织活检是UC诊断的主要依据。病变多从直肠开始，呈连续性、弥漫性分布。临床表现：①黏膜血管纹理模糊、紊乱、充血、水肿，有脓性分泌物附着，亦常见黏膜粗糙，呈细颗粒状；②病变明显处可见弥漫性、多发糜烂或溃疡；③慢性病变者可见结肠袋囊变浅、变钝或消失，假息肉及桥形黏膜等。

3. 钡剂灌肠检查

轻型或早期病变的溃疡性结直肠炎钡剂灌肠检查多为正常，当疾病发展到一定程度时，应注意严重病变时不宜行钡剂灌肠检查，以免加重病情或造成中毒性巨结肠。结肠镜检查可以取代钡剂灌肠检查，主要改变：①黏膜粗乱和（或）颗粒样改变；②肠管边缘呈锯齿状或毛刺样，肠壁有多发性小充盈缺损；③肠管短缩，结肠袋囊消失呈铅管样。

4. CT检查

腹部CT断层检查可发现肠壁增厚、肠腔狭窄，以及瘘管、窦道和腹部淋巴结肿大。

5. ^{99}Tc-六甲基丙二胺标记白细胞扫描（TLLS）

研究显示，TLLS和CT扫描诊断溃疡性结直肠炎的敏感性分别为76.1%和71.8%，特异性分别为91.0%和3.5%，诊断正确率分别为82.6%和77.5%。

六、诊断与鉴别诊断

（一）诊断

1. 诊断标准

排除细菌性痢疾、阿米巴痢疾、慢性血吸虫病、肠结核等感染性结肠炎，以及缺血性结肠炎、放射性结肠炎、孤立性直肠溃疡、结肠克罗恩病后，可按下列标准诊断。

（1）具有典型临床表现者为临床疑诊，安排进一步检查。

（2）同时具备结肠镜和（或）放射影像学特征者，可临床拟诊。

（3）如再具备黏膜活检和（或）手术切除标本组织病理学特征者，可以确诊。

（4）初发病例如临床表现、结肠镜及活检组织学改变不典型者，暂不确诊 UC，应予随访。

2. 诊断内容

完整的诊断应包括疾病的临床类型（初发型、慢性复发型）、严重程度（轻度、中度和重度）、病情分期（活动期、缓解期）、病变范围（直肠、左半结肠和广泛结肠）、肠外表现和并发症（大出血、穿孔、中毒性巨结肠和癌变等）。

（二）鉴别诊断

1. 慢性细菌性痢疾

有急性细菌性痢疾病史，粪便及结肠镜检查取黏液脓性分泌物微培养：痢疾杆菌的阳性率较高，应用抗生素治疗有效。

2. 阿米巴痢疾

粪便检查可找到阿米巴滋养体或包囊。结肠镜检查溃疡较深，边缘潜行，溃疡间结肠黏膜正常，于溃疡处取活检或取渗出物镜检，可发现阿米巴的包囊或滋养体。应用抗阿米巴药物治疗有效。

3. 直结肠癌

直结肠癌发生于直肠、结肠，行肛指检查可触及直肠下段包块，纤维结肠镜取活检可确诊，X 线钡剂灌肠检查对鉴别诊断有价值。

4. 克罗恩病

克罗恩病常缓慢发病，腹泻症状轻，粪便稀软，少有便血，便秘多见，腹痛多位于右下腹或脐周，常见肛周病变和瘘管。病变为节段性分布，常见为右侧结肠和回肠，其余结肠也可累及，直肠和乙状结肠较少有病变。内镜可见病变肠段有溃疡，且溃疡周围黏膜正常，呈鹅卵石样增生改变。钡剂灌肠 X 线检查可见肠腔狭窄、肠袋形状不对称等。病理检查以淋巴组织肉芽肿样增生为主。

5. 血吸虫病

有疫水接触史，肝脾肿大，粪便检查可发现血吸虫卵，孵化毛蚴阳性，结肠镜检查可见肠黏膜有黄色颗粒状结节，肠黏膜活检可发现血吸虫卵。

6. 肠激惹综合征

肠激惹综合征由结肠功能紊乱所致，粪便有大量黏液但无脓血，常伴有神经官能症，X 线钡剂灌肠及结肠镜检查无器质性病变。

（三）中医诊断

中医诊断为"休息痢"。

七、治疗

（一）治疗原则

综合治疗，控制发作，减少复发，防治并发症。

（二）非手术治疗

1. 一般治疗

（1）休息　活动期应卧床休息为主，精神过度紧张者可适当选用镇静剂。

（2）饮食　应以易消化、少纤维、富有营养的食物为宜，避免牛奶及乳制品。

2. 内治

（1）辨证论治

1）大肠湿热证

证候：腹痛，腹泻，便下黏液脓血，肛门灼热，里急后重，身热，小便短赤，口干口苦，口臭。舌质红，苔黄腻，脉滑数。

治法：清热化湿，调气行血。

方药：芍药汤加减。

2）脾虚湿蕴证

证候：大便溏薄，黏液白多赤少，或为白冻，腹痛隐隐，脘腹胀满，食少纳差，肢体倦怠，神疲懒言。舌质淡红，边有齿痕，苔白腻，脉细弱或细滑。

治法：健脾益气，化湿助运。

方药：参苓白术散加减。

3）寒热错杂证

证候：下痢稀薄，夹有黏冻，反复发作，腹痛绵绵，四肢不温，腹部有灼热感，烦渴。舌质红或淡红，苔薄黄，脉弦或细弦。

治法：温中补虚，清热化湿。

方药：乌梅丸加减。

4）肝郁脾虚证

证候：腹痛即泻，泻后痛减，大便稀溏；或黏液便，嗳气不爽，食少腹胀。舌质淡红，苔薄白，脉弦或弦细。

治法：疏肝理气，健脾和中。

方药：痛泻要方合四逆散加减。

5）脾肾阳虚证

证候：久泄不止，夹有白冻，甚则完谷不化，滑脱不禁，形寒肢冷，腹痛喜温喜按，腹胀，食少纳差，或腰酸膝软。舌质淡胖，或有齿痕，苔薄白润，脉沉细。

治法：健脾补肾，温阳化湿。

方药：理中汤合四神丸加减。

6）阴血亏虚证

证候：排便困难，粪夹少量黏液脓血，腹中隐隐灼痛，午后低热，盗汗，口燥咽干，或头晕目眩，心烦不安。舌红少津，少苔或无苔，脉细数。

治法：滋阴清肠，养血宁络。

方药：驻车丸加减。

（2）中成药治疗

1）香连丸：口服，每次 3～6g，每天 2～3 次，小儿酌减。适用于大肠湿热证。

2）参苓白术丸：口服，每次 6g，每天 3 次。适用于脾虚湿蕴证。

3）乌梅丸：口服，每次 2 丸，每天 2 ～ 3 次。适用于寒热错杂证。

4）固肠止泻丸（结肠炎丸）：口服，每次 4g（浓缩丸），或每次 5g（水丸），每天 3 次。适用于肝郁脾虚证。

5）补脾益肠丸：口服，每次 6g，每天 3 次，儿童酌减。30 天为 1 个疗程，一般连服 2 ～ 3 个疗程。适用于脾虚证。

6）固本益肠片：口服，每次 8 片，每天 3 次，小儿酌减或遵医嘱。30 天为 1 个疗程，连服 2 ～ 3 疗程。适用于脾虚或脾肾阳虚证。

7）白芍七条颗粒：适用于大肠湿热证。

（3）西药治疗

1）氨基水杨酸制剂：包括传统的柳氮磺吡啶（SASP）和其他各种不同类型的 5- 氨基水杨酸（5-ASA）制剂，临床上常用的代表药物有柳氮磺胺吡啶、美沙拉嗪等，适用于轻型或重型经肾上腺糖皮质激素治疗已缓解者。SASP 疗效与 5-ASA 制剂相似，但不良反应较 5-ASA 多，用药期间须观察不良反应，如恶心、呕吐、皮疹，以及白细胞计数减少及溶血反应。

2）肾上腺糖皮质激素：足量氨基水杨酸制剂治疗后（一般为 2 ～ 4 周）症状控制不佳者，尤其是病变较广泛者，应及时改用激素。按泼尼松 0.75 ～ 1mg/kg·d（其他类型全身作用激素的剂量按相当于上述泼尼松剂量折算）给药，症状缓解后开始逐渐缓慢减量至停药，注意快速减量会导致早期复发。暴发型或重型患者，静脉滴注激素药物为首选治疗，甲泼尼龙 40 ～ 60mg/d，或氢化可的松 300 ～ 400mg/d，剂量加大不会增加疗效，但剂量不足会降低疗效。

3）硫嘌呤类药物：为免疫抑制剂，适用于激素依赖者、氨基水杨酸制剂不耐受慢性发作者，临床常用药物有硫唑嘌呤（AZA）和 6- 巯基嘌呤（6-MP）。

4）抗生素：对急性暴发型及重型者为控制继发感染，可用庆大霉素、氨苄西林、甲硝唑等治疗。

5）英夫利西单抗（IFX）：当激素和上述免疫抑制剂治疗无效或激素依赖或不能耐受上述药物治疗时，可考虑 IFX 治疗。

3. 外治法

对病变局限在直肠或直肠乙状结肠者，强调局部用药（病变局限在直肠用栓剂、局限在直肠乙状结肠用灌肠剂），常用的栓剂有柳氮磺胺嘧啶栓、美沙拉嗪栓等。对腹泻、便血严重的患者，可加入氢化可的松适量肛滴灌肠，一旦症状改善可用中药如锡类散等灌肠。

（三）手术治疗

1. 手术原则

（1）绝对指征　大出血、穿孔、癌变及高度疑为癌变。

（2）相对指征

1）积极内科治疗无效的重度 UC、合并中毒性巨结肠内科治疗无效者宜更早行手术治疗。

2）内科治疗效果不佳和（或）药物不良反应严重影响生活质量者，可考虑行手术治疗。

2. 手术方式

（1）结肠（次）全切除加回肠末端造口术　全结肠或次全结肠切除术是回肠端式造口急性重症 UC 患者首选的急诊手术方式。待患者一般状况改善后行二期手术。

（2）全结直肠切除、回肠贮袋肛管吻合术　全结直肠切除、回肠储袋肛管吻合术（IPAA）指在切除全部结直肠后，用末端回肠构建储袋与肛管吻合，是目前 UC 的首选手术方式。回肠储袋形状设计包括 J 型、S 型、H 型和 W 型储袋，目前较为普遍采用的是 J 型储袋。

（3）全结直肠切除并回肠造口术　对有明显储袋失败风险或不愿接受 IPAA 手术的 UC 患者，全结直肠切除并回肠造口术这一传统的术式仍是首选，且安全有效。

（4）回肠造口术　具有自制功能的回肠造口术，对不适合行恢复性结直肠切除术或经恢复性结直肠切除术治疗失败的溃疡性结肠炎患者是一种替代的手术选择。

（5）全结肠切除和回直肠吻合术　全结肠切除和回直肠吻合术对溃疡性结肠炎患者是一种可接受的手术方法。但行全结肠切除回直肠吻合术，需要功能相对正常的直肠做安全吻合，所以严重的直肠炎症或直肠扩张性明显减退的病变是施行该手术的禁忌证。

第二十章
慢性功能性便秘

扫一扫，查阅本章数字资源，含PPT、音视频、图片等

第一节　总论

一、概述

排便障碍性疾病是由多种疾病的病理过程中引起的一个症状，即便秘，并不是单纯指大便干燥，而是指大便不顺利的状态或排便时伴有的特殊症状。

研究显示，本病与年龄、性别、饮食、职业、遗传、文化程度、家庭收入、地理分布、居住区域，以及种族、性格等因素有关。

二、病因病机

中医学认为，便秘虽发生在大肠，但与脏腑经络、气血津液、饮食、情志等皆有密切关系。肛门启闭功能有赖于五脏之气调整，而其启闭正常与否又影响着脏腑气机的升降。又如《素问》云："大肠者，传导之官，变化出焉。平居之人，贵乎平顺，阴阳二气，贵乎不偏，然精液流通，肠胃益润，则传送如经矣。摄养乖理，三焦气涩，运掉不行，于是乎壅结于肠胃之间，遂成五秘之患。夫五秘者，风秘、气秘、湿秘、寒秘、热秘是也。"其说明便秘是人体阴阳、脏腑、气血、情志失调的一种局部表现。

便秘的病因是多方面的，其中主要的有外感寒热之邪，内伤饮食情志，病后体虚，阴阳气血不足等。本病位于大肠，并与脾胃、小肠、肝肾密切相关。脾胃传送不力，糟粕内停，可致大肠传导功能失常；胃与肠相连，胃热炽盛，下传大肠，大肠热盛，燥屎内结；肺与大肠相表里，肺之燥热下移大肠，则大肠传导功能失常；肝主疏泄气机，若肝气郁滞，则气滞不行，腑气不通；肾主五液而司二便，若肾阴不足则肠道失润，若肾阳不足则大肠失于温煦而传送无力，大便不通，均可导致便秘。另外，肛裂等肛门直肠疾患由于排便时剧痛，导致恐惧排便，使粪便滞留，亦可导致便秘。

上述各种病因病机之间常常相兼为病，或互相转化，如肠胃积热与气机郁滞可以并见，阴寒凝滞与阳气虚衰相兼，气机郁滞日久化热可导致热结，热结日久，耗伤阴津，又可转化成阴虚等。便秘总以虚实为纲，虚实之间可以转化，可由实转虚，可因虚致实，虚实并见。归纳而言，形成便秘的基本病机是邪滞大肠，腑气闭塞不通，或肠失温润，推动无力，导致大肠传导功能失常。

三、病因病理

西医学认为，导致大肠形态和运动功能异常而引起便秘的原因是多方面的，一般可分为原发性因素和继发性因素两大类。原发性因素包括肠道受到的刺激不足、排便动力不足、忽视便意；继发性因素包括器质性病变、功能性疾病、大肠运动异常、神经系统障碍、内分泌紊乱、中毒及药物影响、长期滥用泻药。

四、临床分类

（一）结肠慢传输型便秘

结肠慢传输型便秘（slow transit constipation，STC）症状主要表现为腹痛、腹胀、无便意、排便时间延长、需服用泻剂协助排便等。直肠指诊无出口梗阻现象。肛肠动力学检查显示，结肠传输时间显著延长。同时配合其他检查，排除结、直肠器质性病变及出口梗阻后确定诊断。

（二）出口梗阻型便秘

出口梗阻型便秘（outlet obstructed constipation，OOC），亦称为功能性出口梗阻，是指那些只在排粪过程中才表现出来一系列功能性异常的便秘，主要包括：①耻骨直肠肌痉挛、肥厚、粘连；②肛管内括约肌痉挛、肥厚；③直肠黏膜脱垂内套叠；④直肠前突；⑤盆底及会阴异常下降；⑥小肠或乙状结肠内疝。患者常存在排便费力、便意不尽、肛门部疼痛等症状。

（三）混合型便秘

混合型便秘既有结肠传输功能障碍，又存在功能性出口梗阻。两者互为因果，临床上可双重表现。在诊断便秘时，要充分考虑存在此型便秘的可能性，不能只满足于单一类型便秘的诊断，否则不能取得满意的治疗效果。全面的肛肠动力学检查是诊断该型便秘的重要手段。

五、治疗

对于便秘的治疗，必须明确便秘的全身及局部原因，进行病因治疗。但便秘的原因错综复杂，常需综合的治疗手段才能收效，因此在纠正不良饮食、生活习惯，以及增加活动量的基础上，给予必要的药物治疗及手术治疗。

第二节　直肠前突综合征

一、概述

直肠前突（rectocele，RC）系指患者排便时，由于直肠阴道隔松弛，直肠腔中高压的作用方向改变，压力不向肛门口，而朝向阴道形成囊袋状，致使部分粪块陷入其内不能排出而致排便困难。本病因直肠前壁和阴道后壁突入阴道，为出口梗阻综合征之一。本病属中医学"便秘"的范畴。

二、病因病机

1. 脾虚气陷

素体虚弱，身体羸瘦，中气不足，升举无力，固摄失司，导致组织松弛，加之排便努力使阴道间隔组织突于阴道而发生病变。

2. 气机阻滞

忧愁思虑过度，情志不畅，或久坐少动，导致气机郁滞，不能宣达，通降失常，魄门机能失司，导致大便排出困难。

3. 气阴两虚

劳倦，饮食内伤，或由病后、产后所致，以及年老体虚之人气阴两亏，气虚则大肠传输无力，阴虚则津亏不能滋润大肠，导致大便秘结不畅，排出困难。

4. 阳虚寒凝

凡阳虚体弱，或年老体衰，则阴寒内生，留于肠胃，凝阴固结，阳气不通，津液不行，故肠道传送不畅，导致大便排出困难。

三、病因病理

（一）病因

正常排粪时腹压升高，盆底肌松弛，肛管直肠角度变钝，盆底呈漏斗状，肛管成为最低点，粪便在排粪压力驱动下排出。由于骶曲的影响，下行粪块的垂直分力成为排粪动力，而水平分力则作用于直肠前壁使其向前突出。导致直肠向前膨出的因素很多。任何降低直肠阴道隔结构强度的因素均能导致直肠向前膨出，如阴道分娩、粪便干硬而排便过度用力等使交织的肛提肌纤维撕裂，直肠阴道隔松弛；发育不良、筋膜组织退变等导致直肠膈组织结构薄弱、松弛。粪块下行的水平力作用于直肠前壁，使之经过度松弛的直肠阴道隔向阴道内突出。

（二）病理

1. 前突顶部成为排便时的最低点，沿骶曲下行的粪块首先进入前突。患者感到会阴部胀满不适，进一步用力排便使前突不断加深，盆底不断下降，从而导致恶性循环。

2. 排便力量主要作用于直肠前壁，直肠后壁受压减少，位于此处的排便感受器得不到充分的刺激，盆底肌不能充分松弛，肛管上口不能开通，粪便难以进入肛管。

3. 粪便排出困难时，患者过度用力排便使盆底下降，牵拉会阴神经和分布于肛提肌直肠附着部、耻骨直肠肌的大量内脏神经纤维，造成器质性或功能性损伤，致使直肠收缩压下降、直肠壁张力降低、直肠感觉功能减退、反射性收缩迟钝和便意产生障碍，粪便难以排出。

四、临床分类

1. 根据前突的深度

（1）轻度　前突深度为 0.6 ～ 1.5cm。

（2）中度　前突深度为 1.6 ～ 3.0cm。

（3）重度　前突深度在 3.1cm 以上。

2. 按前突的解剖位置

（1）低位　发生于阴道下 1/3。

（2）中位　发生于阴道中 1/3。

（3）高位　发生于阴道上 1/3。

五、临床表现

（一）病史

本病多见于女性，尤其是高龄、多次分娩的妇女。

（二）症状和体征

排粪困难、肛门会阴下坠感，轻者只表现为粪便排出不畅、排便不尽，少数严重患者需在肛周、阴道内加压协助排粪，甚至将手指伸入直肠内挖出粪块。部分患者有便血及肛管疼痛。多数患者伴有精神心理障碍、睡眠障碍。直肠指诊可触及肛管上端的直肠前壁有一圆形或卵圆形突向阴道的薄弱区。用力排粪时突出更明显。

（三）辅助检查

1. 肛门直肠测压

部分患者直肠感觉功能减退，有助于评估肛门括约肌和直肠有无动力和感觉功能障碍。

2. 球囊逼出试验

一般时间延长，可作为有无排出障碍的筛选试验，对阳性的患者，需要做进一步检查。

3. 排粪造影

排粪造影为诊断直肠前突的主要方法。可见直肠前壁向前突出，钡剂通过肛管困难，前突的形态多为囊袋状、鹅头状或土丘状，边缘光滑。如前突深度超过 2cm，其囊袋内多有钡剂滞留。

4. 盆底肌电图

盆底肌电图能帮助明确病变是否为肌源性。

六、诊断与鉴别诊断

（一）诊断标准

1. 有长期排便困难病史，发病以高龄经产妇多见，有产伤史。

2. 排便困难，有直肠内下坠感。

3. 直肠指诊可触及肛管上端的直肠前壁有一圆形或卵圆形突向阴道的薄弱区，用力排粪时突出更明显。排粪造影见钡剂通过肛管困难，前突形态呈囊袋状、鹅头状或土丘状。

（二）鉴别诊断

1. 直肠癌

直肠癌可有便血、大便次数增多、粪柱变细带脓血等症状，直肠指检可触及实质增生物、肠腔狭窄。组织病理检查可明确诊断。

2. 子宫后倾

子宫后倾可出现排便不畅、粪柱变细、便后有排便不尽感、下腹及会阴酸痛、腰骶部坠胀。检查：直肠前壁外可触及光滑柔韧的肿物压迫直肠前壁，阴道指检可触及子宫后倾，宫体与宫颈间呈弯曲钝角。排粪造影有助于诊断。

（三）中医诊断

中医诊断为便秘。

七、治疗

【治疗原则】

本病如无临床症状，一般无须治疗。如有临床症状，应首选非手术治疗，经过系统的保守治疗后，大多数患者可缓解或减轻症状。如保守治疗无效，可考虑手术治疗。外科手术治疗后，务必重视采取非手术治疗的措施，以便巩固治疗效果，防止便秘症状的复发。

【非手术治疗】

1. 内治法

（1）辨证论治

1）脾虚气弱证

证候：大便干结，临厕努挣乏力，挣则汗出气短，面色㿠白，神疲气怯。舌淡，苔薄白，脉弱。

治法：健脾益气，润肠通便。

方药：黄芪汤加减。

2）中气下陷证

证候：大便不干，排出困难，临厕努挣乏力，汗出气短，肛门及小腹坠胀，时有便意，欲解不得，甚者需用手或他物伸入阴道向后抵大便始能排出。舌淡脉弱。

治法：益气升陷。

方药：补中益气汤加减。

3）脾肾阳虚证

证候：大便秘结，面色萎黄无华，眩晕，心悸，甚则少腹冷痛，小便清长，畏寒肢凉。舌质淡，苔白润，脉沉迟。

治法：温补脾肾，润肠通便。

方药：济川煎加减。

4）肠道气滞证

证候：大便不畅，欲解不得，甚则少腹作胀，嗳气频作。苔白，脉细弦。

治法：理气导滞。

方药：六磨汤加减。

（2）西药治疗　可选用胃肠道功能调节剂，如活性菌制剂丽珠肠乐、整肠生等，根据病情，酌情选用缓泻剂。

2. 外治法

用电针或毫针刺支沟、丰隆、足三里、阳陵泉、天枢及双侧提肛穴。气滞加刺中脘、行间；脾肾阳虚加灸神阙、气海。

【手术治疗】

1. 经直肠闭式修补（Block）法

（1）适应证　轻、中度的中低位直肠前突。

（2）手术步骤

1）常规消毒臀部、肛门及阴道，用手指轻轻扩张肛门，以容纳 4～6 指为宜。

2）显露直肠前壁：将直角拉钩或 S 形拉钩伸入肛门内，助手协助暴露直肠前壁。

3）修补直肠阴道隔：根据前突大小，用弯血管钳纵行钳夹直肠黏膜层，再用 2/0 铬制肠线自下而上连续缝合黏膜、黏膜下层及部分肌层组织，直到耻骨联合处。缝合时应下宽上窄，以免在上端形成黏膜瓣影响排粪，同时术者左手食指应伸入阴道内做引导，以防缝针穿透阴道黏膜。

（3）术后处理

1）禁食 3 天后，由流质饮食逐渐恢复普通饮食。

2）术后 1～3 天预防性应用抗生素。

3）留置导尿 24 小时。

4）术后第 5 天予灌肠协助排便。

（4）术中注意点　修补直肠阴道隔时应保持所缝合的直肠黏膜肌层呈柱状，并与直肠纵轴平行。缝针必须穿过直肠黏膜下层和肌层，但勿穿透阴道黏膜，否则易形成直肠阴道瘘。缝合时应做到每缝合 1 针前用 1‰苯扎溴铵或络合碘消毒 1 次，以防感染。

2. 经直肠内修补（Sehapayak）术

（1）适应证　中、重度直肠前突合并直肠远端黏膜脱垂者。

（2）手术步骤

1）同 Block 术。

2）同 Block 术。

3）直肠前突部位切口：先用 1∶20 万去甲肾上腺素生理盐水 50mL 注入直肠前突部位的直肠黏膜下层。在直肠下端、齿线上方 0.5cm 处做纵行切口，长约 7cm，深达黏膜下层，显露肌层，根据前突的宽度，游离两侧黏膜瓣。左食指插入阴道内，将阴道后壁向直肠方向顶起，以便协助压迫止血及防止损伤阴道。

4）缝合两侧肛提肌，修补直肠前突：用 2/0 铬制肠线缝合，进针点距中线的距离可根据前突程度而定，一般进针点选择在前突的边缘正常组织处，可从右侧肛提肌边缘自外向内进针，再从左侧肛提肌边缘出针，间断缝合 4～6 针后一起打结，此时用右手食指能触摸出一条垂直而坚固的肌柱。缝合时针尖切勿穿过阴道后壁黏膜，以防发生直肠阴道瘘。最后修整两侧黏膜瓣，用铬制肠线间断缝合黏膜切口。直肠内放置用凡士林纱布包裹的橡胶管，从肛门引出。

（3）术后处理

1）同 Block 术。

2）同 Block 术。

3）同 Block 术。

4）同 Block 术。

5）术后 1 ～ 2 日留置包裹油纱条的橡胶管，观察有无渗血，并可帮助排除肠道气体。

6）若有肠道渗血，可将橡胶管多留 1 ～ 2 天，并自管内注入凝血酶 2000U/d。

（4）术中注意点　在切除直肠黏膜时注意勿使局部黏膜紧张，以防术后黏膜缺血坏死。术中注意无菌操作，防止手术切口感染。一旦发现手术切口感染，应积极采取措施处理。

3. 经直肠内修补（Khubchandani）术

（1）适应证　中、重度直肠前突合并直肠远端黏膜脱垂者。

（2）手术步骤

1）同 Block 术。

2）同 Block 术。

3）直肠前突部位切口：在齿线处做横切口，长为 1cm，在切口两端向上各做纵行切口，每侧长约 7cm，成"U"字形。

4）修补加强缝合直肠阴道隔薄弱区：游离基底较宽的黏膜肌层瓣（瓣内必须有肌层），黏膜肌层瓣向上分离须超过直肠阴道隔的薄弱处。先做 3 ～ 4 针间断横行缝合，横行缝叠松弛的直肠阴道隔；再做 2 ～ 3 针间断垂直缝合，缩短直肠前壁，降低缝合黏膜肌层瓣的张力，促进愈合。切除过多的黏膜，将黏膜肌层瓣边缘与齿线间断缝合，最后间断或连续缝合两侧纵行切口。

（3）术后处理　同 Block 术。

（4）术中注意点　同 Sehapayak 术。

4. 经阴道切开阴道后壁黏膜修补术

（1）适应证　重度中、高位直肠前突合并阴道后壁松弛或脱垂者。

（2）手术步骤

1）会阴切口：用组织钳夹持两侧小阴唇下端并向两侧牵拉，用尖刀或剪刀于两钳中间的后会阴黏膜与皮肤交界处做一处横行切口，以阴道口宽纵向切口于切口中点向阴道后壁做纵行切口，形成"⊥"形切口。

2）分离阴道黏膜：在切口中部用弯组织剪刀尖部贴阴道壁自下向上分离阴道直肠间隙，于直肠前突部位以上，并向会阴切口两侧分离阴道壁，达横切口边缘处。

3）分离直肠前突部位的直肠：用组织钳向外上方牵拉阴道瓣，用刀刃或刀柄剥离阴道壁与直肠间组织，使突出的直肠两侧游离。分离时术者以一手拇指、食指把握牵引用的组织钳，以中指垫于阴道瓣之上，使剥离处紧张而容易分离。

4）分离两侧肛提肌：直肠充分分离后，即可显露左右两侧肛提肌。

5）修补直肠前突：如系高位突出成筒状时，可采用平行点状缝合，完毕后从上而下打结。注意仅缝合至直肠黏膜下层，缝针切忌穿透直肠黏膜。

6）缝合肛提肌加强直肠阴道隔：用 4 号丝线或 1/0 号铬制肠线间断缝合肛提肌 4 ～ 5 针。

7）切除多余阴道黏膜：根据会阴松弛情况和直肠前突深度，决定切除多少黏膜。一般自会阴切口端斜向阴道后壁切缘顶点，剪除约 1cm 宽阴道黏膜，越向顶端，切除越少。注意勿切除过多，阴道宽度应能容纳两指以上，谨防术后阴道及阴道外口狭窄。

8）缝合阴道黏膜：用 1/0 号铬制肠线自内向外间断缝合阴道黏膜。

9）缝合会阴部皮下组织及皮肤：用 1 号丝线间断缝合会阴部皮下组织和皮肤。

（3）术后处理

1）术后禁食 3 天，第 4 天开始进流质饮食，以后逐渐恢复普通饮食。

2）术后 5 天预防性应用抗生素治疗。

3）留置导尿 72 小时。

4）术后每天用笨扎溴铵或络合碘抹洗阴道。

5）术后第 5 天予灌肠协助排便，排便后用 1‰利凡诺溶液 20 ～ 40mL 保留灌肠。

6）创面若有渗血，可用凝血酶 1000U 溶于生理盐水纱布上覆盖创面。

（4）术中注意点　切除阴道黏膜时注意勿切除过多，以免缝合过紧，造成局部缺血坏死。缝合时要仔细止血，谨防局部血肿形成。缝合直肠黏膜下层时，宜用左手食指插入直肠做引导，严防穿透直肠黏膜。一旦局部感染形成直肠阴道瘘，除使用抗生素外，应加强局部换药，并控制饮食，减少粪便的排出，有助于自愈。如不能自愈，则需 3 个月后再行直肠阴道瘘修补术。

必须注意，单纯直肠前突较少，多合并有直肠前壁黏膜脱垂、直肠内套叠、会阴下降、肠疝等。因此治疗时应同时治疗并发症，否则将影响疗效。

第三节　直肠内脱垂综合征

一、概述

直肠内脱垂（internal rectal prolapse，IRP），又称直肠内套叠，是指在排便过程中近侧直肠壁全层或单纯黏膜层折入远侧肠腔或肛管内，不超出肛门外缘，并在粪块排出后持续存在者。同时伴有排便障碍的临床表现，称为直肠内脱垂综合征。本病为直肠外脱垂的 3 ～ 10 倍，以女性多发，男女之比为 1∶6.53，50 ～ 70 岁多发。本病属中医学"便秘"的范畴。

二、病因病机

中医学认为，直肠脱垂多因小儿元气不实，老人脏器衰退，妇女生育过多，肾虚失摄；或因久痢，中气下陷等导致大肠虚脱，堆积于肛门口，大便排出困难，以致秘结不通。

三、病因病理

（一）病因

1. 解剖因素

某些成年人直肠前陷凹处腹膜较正常低，当腹内压增高时，肠襻直接压在直肠前壁将其向下推，易导致直肠下脱。

2. 盆底组织软弱

老年人肌肉松弛，女性生育过多和分娩时会阴撕裂，幼儿发育不全，可致肛提肌及盆底筋膜发育不全、萎缩，不能支持直肠于正常固定位置。

3. 长期腹内压力增加

长期便秘、慢性腹泻、前列腺肥大引起排尿困难、慢性支气管炎，均可致直肠下脱。

当肛门括约肌功能正常时，脱垂的直肠黏膜堆积于肛门上缘而形成内脱垂。

（二）病理

脱垂多是从前壁黏膜开始，是因为直肠前壁承受来自直肠子宫（膀胱）陷凹的压力，此处腹膜返折与肛门的距离男性 8 ～ 9cm，女性 5 ～ 8cm。局部组织软弱松弛失去支持固定作用，使黏膜与肌层分离。前壁黏膜脱垂若进一步发展，将牵拉直肠上段侧壁和后壁黏膜，使之继续下垂，形成全周黏膜内脱垂。若病变继续发展，将会发生直肠全层套叠。另外，盆底松弛使盆膈前方的肛提肌裂隙扩大，形成直肠周围松弛和直肠壶腹被套叠扩张的条件。分娩时盆底的损伤和子宫后倾可以促进这一过程。

四、临床分期

1. 轻度

直肠内形成环形套叠为 3 ～ 15mm。

2. 中度

直肠内形成环形套叠为 16 ～ 30mm。

3. 重度

直肠内形成环形套叠＞ 31mm 或多处套叠或厚度＞ 5mm。

五、临床表现

（一）病史

本病多见于女性，经产妇多见。青年、中年或老年人均可发病，尤其多见于老年人。

（二）症状

直肠排空困难，排便不尽或阻塞感，用力越大，阻塞感越强；患者常用手指或栓剂插入肛门帮助粪便排出。部分患者在排便时有下腹部或骶部疼痛，偶有血便或黏液便，部分患者伴有精神症状，多为忧郁或焦虑。

（三）体征

体格检查局部视诊肛周一般无异常。直肠指诊可发现直肠腔扩大、直肠下段黏膜松弛或肠腔内黏膜堆积。侧卧位或蹲位排便动作时有时可触及折叠的顶端，如宫颈样。

（四）辅助检查

1. 乙状结肠镜检查可见直肠前壁黏膜松弛下垂，黏膜可有充血、糜烂或溃疡。

2. 排粪造影检查可见黏膜脱垂堆积于肛管上缘呈漏斗状，部分患者有骶骨直肠分离现象。

3. 盆腔、阴道、膀胱及排粪同步造影，可明确除直肠内脱垂外是否还并发盆腔其他脏器的下垂。

4. 结肠传输试验可用于鉴别是否并发结肠慢传输型便秘。

六、诊断与鉴别诊断

（一）诊断标准

1. 有长期便秘史。

2. 症状为排便不尽及梗阻感、肛门坠胀有异物感、便次增多、大便变细，可伴有骶尾部及直肠胀痛、黏液血便、腹胀，需用手或他物帮助排便等。

3.体征为直肠指检,可发现直肠下端黏膜松弛或肠腔内有黏膜堆积。

诊断需结合病史、体格检查、内镜检查,并经排粪造影确诊。由于无症状健康人行排粪造影也可发现约 1/5 的人有不同程度的直肠内脱垂,故临床上首先要排除器质性肠道疾病;其次是全面的肛肠功能检查,了解是否伴发直肠前突、盆底痉挛综合征等;最后再考虑排粪造影所发现的直肠内脱垂与临床的关系。

(二)鉴别诊断

1. 直肠外脱垂

直肠外脱垂系肛管、直肠,甚至乙状结肠下端肠壁黏膜或全层脱于肛门外,常伴肛门括约肌损伤、肛门松弛、大便失禁表现。

2. 盆底疝

盆底疝是指发生于盆腔的内疝,包括盆底腹膜疝、闭孔疝、子宫切除后会阴疝等,因疝囊内有小肠、乙状结肠或子宫等疝入物,主要靠盆腔、阴道、膀胱及排粪同步造影检查才能明确诊断。

3. 盆腔肿瘤

当肿瘤压迫直肠时可有肛门及小腹坠胀、大便排出困难,直肠指检可在直肠壁外触及实质性肿物。盆腔 CT 或 MRI 检查有助于诊断。

(三)中医诊断

中医诊断为便秘。

七、治疗

(一)治疗原则

先行保守治疗,包括指导饮食,多饮水,多食高纤维素饮食,养成定时排便习惯,必要时短时间酌予缓泻剂或灌肠治疗,经 6 个月以上正规非手术治疗无效者,可考虑手术治疗。外科手术治疗后,务必重视采取非手术治疗的措施,以便巩固治疗效果,防止便秘症状复发。

(二)非手术治疗

1. 内治法
辨证论治同直肠前突症。

2. 外治法
针灸主穴为百会、长强、承山、提肛;配穴为大肠俞、秩边。针刺长强与承山,中刺激手法,或用电针治疗。

(三)手术治疗

1. 硬化剂注射术(经肛门直肠黏膜下和直肠周围)
本法适用于直肠黏膜脱垂和直肠内脱垂,不合并或合并小的直肠前突、轻度的会阴下降。黏膜下注射经肛门镜进行,直肠周围注射采用直肠指诊引导。

2. 直肠黏膜套扎术

本法适用于直肠中段或远段黏膜内脱垂。在齿线上方黏膜脱垂处做3行胶圈套扎，每行1～3处，最多套扎9处，以去除部分松弛的黏膜。必要时可在套扎部位黏膜下注射硬化剂。

3. 经直肠行远端直肠黏膜纵行缝叠加硬化剂注射固定术

本法适用于直肠远端黏膜内脱垂和全环黏膜内脱垂。在直肠后壁及两侧壁分别用长线纵行缝合松弛的直肠黏膜3行，缝合高度可参考排粪造影显示的黏膜脱垂情况，一般缝合7～9cm即可。两行缝线之间的黏膜下层可注射硬化剂，以加强固定的效果。

4. 直肠减容手术

本法适用于较长的直肠内脱垂，包括直肠黏膜切除肌层折叠缝合术（Delorme）、经肛吻合器直肠切除术（stapled transanal rectal resection，STARR）、吻合器痔上黏膜环切钉合术（procedure for prolapse and hemorrhoids，PPH）、多排直肠黏膜结扎术、纵行直肠黏膜条形切除术。

5. 经腹手术

经腹手术术式多，可参考直肠脱垂的手术综合起来灵活运用。具备下列指征可选择经腹手术治疗：①直肠全层套叠，或合并盆腔腹膜疝，或并发直肠孤立性溃疡，或伴有肛门失禁；②盆底功能检查正常；③经采用直肠周围间隙硬化剂注射等保守治疗无效；④患者积极配合治疗而无精神或心理障碍者。

值得注意的是，对有直肠全层内脱垂伴有各类盆底疝及子宫脱垂并向后位压迫直肠，引起排便障碍者应采用剖腹手术。手术包括直肠适当的悬吊固定、子宫固定及后位的纠正，并同时缝合修补盆底的疝囊，使盆底腹膜适当的抬高。直肠固定提高后乙状结肠就可能造成冗长，将乙状结肠切除，手术才能得到较好的效果。值得注意的是，全层直肠内脱垂的患者，多同时伴有直肠黏膜层的脱垂，若不同时处理，将导致剖腹手术效果不良，因此在全层直肠套叠剖腹手术之后，还要同时做直肠黏膜的纵行缝合术或直肠黏膜下的硬化剂注射。此外若有直肠前膨出者，也需同时纠正。

以上各种术式的具体操作详见本书"痔""直肠脱垂"相关部分。

第四节　盆底失弛缓综合征

一、概述

盆底失弛缓综合征（Anismus），包括耻骨直肠肌综合征和盆底痉挛综合征，是指盆底横纹肌和平滑肌由于神经支配异常和反射异常，导致排便时盆底肌不松弛甚至反常收缩，引起进行性排便困难。儿童及成人各年龄段均可以发病，男女发病率之比为1∶（1.15～2）。据统计，本病约占慢性特发性便秘的50%左右。本病属于中医学"便秘"的范畴。

二、病因病机

1. 肠道实热

素体阳盛或过食辛热厚味，嗜饮酒浆，高热伤津，致大肠积热，耗伤津液，肠道干涩形成便秘。

2. 气滞血瘀

因跌仆闪挫或分娩产伤或长期过度用力排便，均可导致肠道气机不利，瘀血内停，粪便排出不畅。

3. 阴虚肠燥

素体阴虚，津液不足，或热病之后，津液耗伤；或年老体虚，阴血不足；或女子经带胎产，损伤阴血；过食辛辣厚味、醇酒炙煿等。

三、病因病理

（一）病因

1. 先天性因素

有些患者自幼起病，且本病在儿童中也有一定的发病率，可能与肠神经系统发育的先天异常有关。

2. 不良排便习惯

患者长期过度用力排便，或长期使用泻剂，导致盆底反射性松弛功能不稳定。

3. 精神因素

患者常有精神紧张、焦虑、抑郁等表现，可能与精神状态的改变影响自主神经功能有关。

4. 手术因素

肛门部手术不当所诱发。

（二）病理

正常排便需要直肠和肛管形成压力梯度，并相互协调。当腹内压和直肠内压增加时，肛门外括约肌、耻骨直肠肌和肛门内括约肌等处于松弛状态，肛直角增大，肛管压力下降，使粪便排出。

盆底失弛缓综合征患者用力排便时，肛门外括约肌和耻骨直肠肌发生矛盾性收缩，直肠肛管间不能形成有效压力梯度，而安静时盆底肌群又可恢复至正常状态，呈非持续性痉挛。肛肠动力学表现为排便弛缓反射的异常，肛管静息压升高，括约肌功能长度延长。盆底失弛缓系由于盆底肌肉不能协调运动，处于反常收缩状态，肛直角伸展受限，导致排便阻力增大，使粪便虽能到达肛管但排出却很困难。

四、临床表现

（一）病史

患者有长期进行性排便困难史。

（二）症状

1. 缓慢、进行性加重的排便困难。

2. 排便需过度用力，常大声呻吟、大汗淋漓，排便时间延长，每次需 0.5～1 小时。

3. 排便需灌肠或服泻剂，且泻剂用量逐渐增大。

4. 便次频繁，排便不畅，排便前后常有肛门及骶骨后疼痛，或直肠下段重压感。

（三）体征

直肠指检可发现肛管紧张度增高，做排便动作时肛管及盆底肌不放松或反而收缩，严重者可出现肛管长度增加，肛直环肥厚、僵硬呈"搁板"状，直肠壶腹后方扩大。停止排便动作时肛管可松弛。

（四）并发症

盆底失弛缓综合征可单独出现，也可并发直肠前突、直肠内脱垂或会阴下降等盆底松弛综合征。

（五）辅助检查

1. 肛管压力检测。静息压及收缩压均增高，括约肌功能长度增加，可达 5～6cm。
2. 气囊排出试验超过 5 分钟或不能排出。
3. 盆底肌电图显示静息时电活动正常或轻度增加，做排便动作时电活动增加。
4. 大肠传输试验有明显的直肠滞留现象。
5. 排粪造影显示排便时，肛直角不增大，甚至更小；钡剂排出少，排出时间长。

五、诊断与鉴别诊断

（一）诊断要点

1. 临床症状

排便时出口处阻力增加。

2. 肛管直肠测压

排便迟缓反射异常，即压力梯度不能逆传，呈上升相。

3. 排粪造影

力排相肛直角较静坐相无变化或减小。

4. 盆底肌电图

耻骨直肠肌和（或）外括约肌排便状态有反常电活动。

满足以上三个条件（其中第一项为必备条件）方可确诊。

（二）鉴别诊断

1. 直肠肛管占位性病变

直肠肛管占位性病变可有大便排出困难，但直肠指检及肠镜检查可发现肠腔或肛管有实质性增生物，组织病理检查可明确诊断。

2. 心因性便秘

心因性便秘系精神因素所致便秘，排粪造影也可出现力排时耻骨直肠肌反常性收缩，但耻骨直肠肌无肥厚表现，肛管压力检测静息压及收缩压、括约肌功能长度均在正常范围，肌电图检查耻骨直肠肌无异常肌电活动。

（三）中医诊断

中医诊断为便秘。

六、治疗

（一）治疗原则

先行保守治疗，包括养成定时排便习惯、局部物理治疗（盆底肌功能训练、生物反馈治疗等），经6个月以上正规非手术治疗无效者可考虑手术治疗。外科手术治疗后，务必重视采取非手术治疗的措施，以便巩固治疗效果，防止便秘复发。

（二）非手术治疗

1. 辨证论治

（1）肠道实热证

证候：大便干结，腹部胀满，按之疼痛，口干口臭。舌苔黄燥，脉滑实。

治法：泻火清热，润肠通便。

方药：麻仁丸加减。

（2）气滞血瘀证

证候：排便困难，排便时间延长，大便干结，欲解不得，便时肛门疼痛，甚则少腹胀痛，嗳气频作。舌质暗淡或有瘀斑，脉涩。

治法：理气化瘀导滞。

方药：桃红四物汤合六磨汤加减。

（3）阴虚肠燥证

证候：大便干结，状如羊屎，口干少津，神疲纳呆。舌红，苔少，脉细数。

治法：养阴润燥通便。

方药：润肠丸加减。

2. 生物反馈治疗

生物反馈治疗适用于年轻患者，以及肛门功能长度增加不多，无明显盆底肌肥大僵硬者。

（1）动力学方法（测压法）　患者坐于有孔椅子上，将肛管直肠测压导管的探头插入肛管内并固定于最大压力处。患者做排便动作，可见压力曲线上升，此为反常收缩。嘱患者设法使排便时压力曲线不上升或使其下降，从中学习放松盆底肌，根据压力变化调整纠正排便动作，反复训练直至达到排便时肛管压力下降。

（2）电生理方法（肌电图法）　患者坐于有孔椅子上，将塞型表面电极塞入肛管，开启肌电图仪可见安静状态下的低频电活动，患者做排便动作时，电活动增多，此为反常现象。嘱患者设法使排便时的电活动减少或消失，反复训练使其在排便时盆底肌电图的波形从治疗前的反常放电，转变为排便时电活动减少。

注意事项：①治疗前应向患者介绍本次发病原因及生物反馈治疗机理，客观指出本疗法的预期效果及疗程；②治疗前应训练患者学会按要求进行排便动作；③应向患者提出治疗期间对饮食、排便及日常生活需注意的事项。

（三）手术治疗

1. 耻骨直肠肌后位部分切除术

（1）适应证　耻骨直肠肌肥厚患者。

（2）手术步骤

1）切口：从尾骨尖向下做后正中切口至肛缘上方，切开至深筋膜，暴露尾骨尖。

2）游离耻骨直肠肌：术者左手食指插入肛门，触及后正中肥厚的耻骨直肠肌，并向切口方向顶起，仔细将耻骨直肠肌表面软组织切开，分辨肥厚的耻骨直肠肌与外括约肌深部，用弯止血钳自尾骨尖下方游离耻骨直肠肌上缘，达直肠后壁肌层后，沿耻骨直肠肌内侧面与直肠后壁肌层之间向下游离，达外括约肌深部上缘，最后沿耻骨直肠肌与外括约肌交界处将耻骨直肠肌下缘游离，长度约 2cm。

3）切除游离的耻骨直肠肌：将游离的耻骨直肠肌用止血钳钳夹，在止血钳内侧将其切除 1.5 ～ 2cm，断端缝扎止血。

4）缝合切口：用生理盐水冲洗创面，检查直肠后壁无损伤、局部无渗血后，创面放置橡皮引流条，间断缝合皮下组织、皮肤。

（3）术后处理

1）术后禁食 3 天，第 4 天开始进流质饮食，逐渐恢复普通饮食。

2）术后预防性应用抗生素。

3）术后 24 小时拔除引流条。

4）术后换药。

5）术后第 5 天予灌肠协助排便。

6）术后 8 ～ 10 天拆除缝线。手术创面若有感染，需拆除缝线，敞开创面二期愈合。

7）女性患者术后留置导尿管 3 ～ 4 天。

（4）术中注意点

1）游离耻骨直肠肌是该术的关键，游离时注意一定不能损伤直肠后壁。

2）切除耻骨直肠肌后两断端必须缝扎止血。

3）术中操作要细致，止血要彻底，术中严格执行无菌操作。

2. 耻骨直肠肌后位切开挂线术

（1）适应证　耻骨直肠肌肥厚患者。

（2）手术步骤

1）同耻骨直肠肌后位部分切除术。

2）同耻骨直肠肌后位部分切除术。

3）用圆头探针从肥厚耻骨直肠肌下方引一根橡皮筋穿过，收紧橡皮筋予以结扎。

4）手术创面敞开，二期愈合。

（3）术后处理　同耻骨直肠肌后位部分切除术

（4）术中注意点

1）游离耻骨直肠肌是该术的关键，游离时注意一定不能损伤直肠后壁。

2）橡皮筋张力要适度，控制在 7 ～ 10 天挂断耻骨直肠肌较佳。

3）术中操作要细致，止血要彻底，严格执行无菌操作。

第五节　会阴下降综合征

一、概述

会阴下降综合征（descending perineum syndrome，DPS）系指患者在安静状态下会阴位置较低，用力排便时，会阴下降程度超过正常范围。若同时伴有排便障碍的临床表现，则称为会阴下降综合征。本病是因为盆底肌肉变性、功能障碍所致，临床上以排便困难、排便不尽、会阴坠胀为主要表现。本病女性发病率高于男性，经产妇多见，可发生于任何年龄，但 30 岁以下者罕见。本病属中医学"便秘"的范畴。

二、病因病机

中医学认为，患者内生湿热，或精气衰退，或久病、产后耗气伤津，劳倦伤脾，气虚下陷，收摄无权，无以承脱盆底脏器，努挣则下降外鼓，致使大便排出困难。

1. 气滞血瘀

跌仆闪挫或分娩产伤或长期过度用力排便，均可导致肠道气机不利，瘀血内停，粪便排出不畅。

2. 湿热下注

平素嗜食辛辣炙热之品，酿湿生热，湿邪重滞，热邪灼津，下注肛周，导致肛门盆底肌肉收缩不良而发病。

3. 脾虚气陷

老年人气血衰退，中气不足；或妇女分娩用力耗气，气血亏损；或平素久病体弱，脾胃受损，中气不足，升提无力，导致气虚下陷，固摄失调，盆底肌肉松弛无力而发病。

4. 肾气不固

年老体衰，肾气渐弱，或大惊卒恐，惊则气乱，恐则气下，肾气受损。肾主二便，肾气不足，固摄无力，不能开合，导致粪便排出受阻。

三、病因病理

（一）病因

1. 排便过度用力

长期的负压增高可使盆底肌肉薄弱，肛直角缩小，若继续摒便，增高的腹内压力可传导至直肠前壁，使该处的直肠黏膜脱垂至肛管上端。直肠前壁黏膜脱垂可产生排便不全感，使患者再次摒便，如此形成恶性循环，促使和加重会阴下降，盆底过度下降时支配肛门外括约肌的阴部神经分支将受到牵拉。过度牵拉将严重影响神经功能。

2. 分娩产伤

本病多见于 30 岁以上的经产妇，故有学者认为妊娠或分娩过程中的损伤是形成会阴下降的主要病因。

3. 盆底肌肉松弛

中年以后人体激素水平下降，导致结缔组织的退变松弛，是全身多处松弛性疾病的基础，盆底肌肉松弛可诱发出口阻塞症状，出口阻塞症状导致过度用力排便则更加重盆底肌肉松弛性改变。

（二）病理

本病患者多先有直肠黏膜内脱垂。因长期过度用力排便，使盆底肌肉损伤，盆底肌薄弱而张力下降，肛直角变大，努挣使直肠前壁黏膜脱垂至肛管上端，产生排便不畅感，使患者更加用力摒便，形成恶性循环。盆底下降导致继发性阴部神经受损，盆底组织承托能力下降，出现排便时会阴下降等一系列症状。

四、临床表现

（一）病史

长期便秘病史，过度用力排便史，或有分娩产伤及全身多系统、多脏器松弛脱垂性改变。

（二）症状

排便困难，便意不尽感，排便时间延长，肛门坠胀，便次增多，会阴部疼痛，可伴肛门部分失禁或便血、黏液。女性患者偶见小便失禁。

（三）体征

模拟排便时，会阴呈气球样膨出，肛管下降程度超过 2cm，会阴平面低于坐骨结节平面，可伴肛管黏膜外翻或伴直肠脱垂及直肠前突。直肠指检时，肛管张力下降。

（四）并发症状

DPS 患者呈多部位、多脏器松弛脱垂性改变，故常可伴发子宫脱垂、乙状结肠冗长而出现相应的症状。

（五）辅助检查

1. 直肠镜检查

直肠黏膜松弛，可堵塞镜口前端。

2. 排粪造影检查

以肛管直肠结合部中点代表会阴位置，耻尾线为参照，静息时，经产妇肛管上部低于耻尾线 3.5cm，其他人低于 3cm，排便时下降大于 3cm。

3. 肛管压力测定

肛管静息压、最大收缩压降低，完全抑制容量变小。

4. 肛门肌电图检测

了解盆底横纹肌的功能状态，以预测手术治疗 DPS 的效果。

五、诊断与鉴别诊断

（一）诊断要点

1. 长期便秘，以高龄、多产妇常见。

2. 排便困难，直肠内梗阻感，直肠出血及黏液分泌，会阴部胀痛不适，大、小便失禁，阴道脱垂等是本病的常见症状。

3. 局部视诊可无明显变化，排粪造影检查是诊断本病的关键，排便中可见会阴下降超过3cm。

（二）鉴别诊断

1. 盆底疝

盆底疝是指发生于盆腔的内疝，包括盆底腹膜疝、闭孔疝、子宫切除后会阴疝等，因疝囊内有小肠、乙状结肠或子宫等疝入物，主要靠盆腔、阴道、膀胱及排粪同步造影检查明确诊断。

2. 盆腔肿瘤

当肿瘤压迫直肠时，可有肛门及小腹坠胀、大便排出困难，直肠指检可在直肠壁外触及实质性肿物。盆腔 CT 或 MRI 检查有助于诊断。

（三）中医诊断

中医诊断为便秘。

六、治疗

（一）治疗原则

以药物保守治疗为主，配合针灸治疗及提肛锻炼。

（二）非手术治疗

1. 辨证论治

（1）脾虚气陷证

证候：粪便排出困难，排便乏力，直肠内梗阻坠胀，伴面色萎黄，神疲消瘦，少气懒言。舌淡，苔白，脉弦细。

治法：补脾益气生阳。

方药：补中益气汤合黄芪汤加减。

（2）气滞血瘀证

证候：排便困难，直肠内梗阻感，排便时间延长，排空障碍，可伴有腹部饱胀，会阴部偶有钝痛。舌质紫暗，有瘀斑，脉弦涩。

治法：养血活血，理气通便。

方药：桃红四物汤加减。

（3）湿热下注证

证候：大便排出困难或排便不爽，肛门坠胀，大便外裹赤白黏液，或便意频繁，临厕无便，偶见赤白黏液便，肛门直肠灼热，伴身热口臭，腹胀尿赤。舌红，苔黄腻或黄燥，脉濡数。

治法：清热利湿，行气通便。

方药：四妙汤合枳实导滞丸加减。

（4）肾气不足证

证候：粪便排出无力，直肠内梗阻坠胀，可伴腰膝酸软，四肢不温。舌淡，苔白，脉沉细。

治法：阴虚者宜滋阴通便，阳虚者宜温阳通便。

方药：阴虚者方选增液汤加减，阳虚者方选济川煎加减。根据阴阳虚实之不同，分别采用滋阴和温阳之法，再酌以通便之品。

2. 针灸治疗

针灸主穴为百会、长强、承山、提肛；配穴为大肠俞、秩边。

3. 提肛锻炼

患者垂手站立，双脚分开与肩宽，脚尖朝前，全身放松，做深呼吸；吸气时，舌尖抬起顶住上腭，同时收缩肛门，将肛门上提，吸气末停顿片刻后，舌尖收回，缓缓呼气，同时将肛门放松，如此周而复始，每次做 50 次，每天早晚各 1 次。

（三）手术治疗

手术主要为治疗伴发的直肠前突、直肠内脱垂等，具体手术方法详见有关各章节。

注意事项：因会阴下降综合征患者均伴有不同程度盆底肌功能障碍，因此在行各种治疗时，应避免行扩肛治疗，以免加重括约肌损伤，导致术后肛门失禁。

第六节　结肠慢传输型便秘

一、概述

结肠慢传输型便秘（slow transit constipation，STC）系指由于结肠动力障碍，使肠道内容物滞留于结肠或通过结肠缓慢的慢性顽固性便秘。其特点是便次减少，排便间期延长至数日或十数日，结肠传输试验显示结肠排空时间显著延长，症状顽固。根据病变性质，可分为弛缓性及痉挛性便秘；根据病因，可分为结肠无力性、外动力缺乏性、肠壁刺激匮乏性及肠蠕动抑制性便秘等。轻症者可用药物保守治疗，严重者需手术治疗。本病属中医学"便秘"的范畴。

二、病因病机

中医学认为，慢传输型便秘是各种病因导致大肠传导功能失常。

1. 燥热内结

素体阳盛或过食辛热厚味，嗜饮酒浆，高热伤津，使大肠积热，耗伤津液，肠道干涩形成便秘。

2. 气机郁滞

忧愁思虑过度，坐卧过久，过少活动，致肝脾气滞，气机不畅，腑气不通，形成便秘。

3. 气血津液亏虚

精气衰退，或久病、产后耗气伤津，肠道失于濡润，气虚传导无力，形成便秘。

4. 年高体弱

阳虚阴盛，阴寒凝聚，阳气不通，腑气壅遏，形成便秘。

三、病因病理

（一）病因

慢传输型便秘的确切病因尚未完全明确，一般与下列因素有关。

1. 药物因素

多种药物可引起便秘，如阿片类生物碱可刺激胃肠的收缩，增加胃肠的张力，增强肠腔内压，甚至是引起胃肠痉挛，胃肠推进性蠕动减弱，肠内容物不易通过大肠而致便秘。

2. 不良饮食习惯

饮食纤维素含量减少，对消化道的生理性刺激减少；饮水量过少致使粪便含水量及容积下降，对肠壁刺激减弱，胃肠蠕动减慢，导致便秘。

3. 内分泌紊乱

患者血清孕酮浓度升高能使胃肠平滑肌舒张，推进性蠕动减弱，肠内容物传输缓慢。内分泌及代谢性疾病可导致肠蠕动减慢，导致便秘。

4. 胃肠调节肽的影响

与 STC 相关的调节肽主要包括阿片肽、血管活性肠肽（VIP）。一氧化氮（NO）、生长抑素等，多为抑制性神经递质，可以通过改变肠道平滑肌功能状态而产生便秘。

5. 系统性疾病

皮肌炎、系统性硬化症等均可以使肠道传输功能迟缓，导致便秘。

总体来说，STC 的发病是一个多因素、多途径、发展多变的过程。

（二）病理

当结肠的蠕动方式、结肠内压力的改变，神经系统肠壁神经丛被破坏，结肠黏膜的吸收功能和结肠容积发生改变，均可导致结肠运动缓慢而致便秘。

1. 肠壁肌层及肌间神经丛的病理改变

研究显示，便秘患者的结肠壁有肌纤维变性、肌肉萎缩，以及肠壁肌间神经丛变性、变形、数量减少等病理改变。内脏神经的病理改变可能是慢通过型便秘的重要病理基础。

2. 肠壁内神经递质的变化

现已证明，调节肠蠕动的神经递质有两类，即兴奋性递质和抑制性递质。兴奋性递质有乙酰胆碱（Ach）、P 物质（SP）等；抑制性递质有血管活性肠肽、一氧化氮等。研究表明，慢传输型便秘患者的肠壁内兴奋性神经递质明显减少。结肠壁内 Ach 减少可导致结肠蠕动减弱。SP 减少可引起黏膜的感觉功能减退，导致肠道局部神经反射功能减弱，而使肠蠕动障碍。

3. Cajal 间质细胞

Cajal 是肠神经系统（enteric nervous system，ENS）的一种非神经但与神经有关的特殊间质细胞。近年来研究表明，它是肠道慢波的起搏者，在神经肌肉信号传递中起调节作用，当肠神经系统中 Cajal 间质细胞减少时，肠道的运动功能将受到影响。

四、临床表现

（一）病史

本病症状顽固，病程较长，好发于 20 ～ 30 岁的中青年女性，随着时间的推移，症状逐渐加重。

（二）症状

自然排便次数少，便意缺乏，数天或数十天排便 1 次，粪便干结，患者有肛门下坠感或轻度腹胀。患者多无明显腹痛、恶心症状。

（三）体征

无明显阳性体征，部分患者可触及增粗充满粪团的肠管。

（四）辅助检查

1. 结肠传输试验。通过不透光的 X 线标志物或放射性同位素进行跟踪摄片检查传输功能是否正常，是诊断 STC 的首要方法，也是重要的依据。此方法的诊断标准是 80% 的示踪剂在 3 天以上不能排出。放射性同位素是将标记有放射性同位素且不被肠道吸收的示踪剂引入结肠内，示踪剂随着结肠的蠕动向前传输，在体外连续监测整个传输过程，从而计算出局部或整段结肠通过的时间，了解结肠运动功能。

2. 直肠感觉功能明显减退。

3. 排粪造影、肛管直肠测压、盆底肌电图检查，用于鉴别是否并发有出口梗阻型便秘。

五、诊断与鉴别诊断

（一）诊断要点

STC 患者多无特异性体征，根据病史、症状及辅助检查可明确诊断。

1. 病程长，以 20 ～ 30 岁的中青年女性居多，症状逐渐加重。

2. 主要的临床表现为排便次数减少，排便时间延长，排便困难，便意淡漠，甚则长期无便意。肛门周围常无明显变化，可伴发痔疮。

3. 结肠传输试验可明确诊断。

（二）鉴别诊断

1. 先天性巨结肠症

先天性巨结肠症主要经组织病理学检查明确诊断。

2. 大肠机械性阻塞性疾病

大肠机械性阻塞性疾病包括炎症、狭窄、肿瘤等，可经钡灌肠、气钡双重对比造影、纤维结肠镜检查明确诊断。

3. 出口梗阻型便秘

出口梗阻型便秘可以与慢传输型便秘同时出现，需行排粪造影（或盆腔、膀胱、阴道及排粪同步造影）、肛肠压力检测、盆底肌电图及大肠传输试验等检查进行鉴别。

（三）中医诊断

中医诊断为便秘。

六、治疗

（一）治疗原则

首先应采用系统正规的非手术治疗，包括饮食治疗、功能锻炼、排便习惯的养成，心理治疗、中医两结合治疗等。病史超过 5 年者，经系统正规非手术治疗无效，方考虑手术治疗。

（二）非手术治疗

1. 一般治疗

在原发病一时难以纠正或暂未查出有明显原发因素者，以下措施对多数便秘患者有益。绝大多数便秘患者通过改善饮食起居、增加活动量和纠正依靠泻药排便的习惯，均能恢复正常排便。

（1）纠正不良饮食习惯　多食粗纤维含量高的食物，养成多饮水的习惯。饮水量应达每日 3000mL，且不宜多饮茶或含咖啡的饮料，以防利尿过多。同时，用药食两用的一些食物，也有助于便秘的治疗，常用的食疗之品有黑芝麻、胡桃仁、大麻仁、柏子仁、松子仁、郁李仁、杏仁、葵花子、阿胶、蜂蜜等，尤其适用于老人、产妇、儿童的便秘。

（2）纠正不良排便习惯　养成定时排便习惯，对于不习惯坐式便器者，改为蹲位排便较有利，因蹲位时，肛管直肠角增大，更有利于粪便通过。对于长期依赖服用泻剂排便者，应逐渐停止使用泻剂，在医生指导下恢复正常的排便习惯。

（3）养成良好的生活习惯　生活起居要有规律，积极参加体育活动，保持乐观的精神状态，有助于改善消化道的功能。

2. 辨证论治

（1）胃肠燥热证

证候：大便干结，小便短赤，面红心烦，口干口臭，腹胀疼痛。舌红，苔黄，脉滑。

治法：清热润肠。

方药：麻子仁丸加减。

（2）气机郁滞证

证候：排便困难，大便干结或不干，嗳气频作，胁腹痞闷胀痛。苔薄腻，脉弦。

治法：顺气导滞。

方药：六磨汤加减。

（3）脏腑失和证

证候：大便秘结，虽有便意但临厕努挣乏力，难于排出，挣则汗出，短气，便后疲乏，面白神疲，肢倦懒言。舌淡嫩，苔白，脉弱。

治法：补气健脾。

方药：黄芪汤加减。

（4）血虚证

证候：大便干结，面色淡白无华，心悸健忘，头晕目眩。唇舌淡白，脉细。

治法：养血润燥。

方药：润肠丸合五仁丸。

（5）阴虚证

证候：大便干结，形体消瘦，或见颧红，眩晕耳鸣，心悸怔忡，腰膝酸软，大便如羊屎状。舌红，少苔，脉细数。

治法：滋阴补肾。

方药：六味地黄丸加麻仁、玄参、玉竹、蜂蜜。

（6）阳虚证

证候：大便干或不干，排出困难，小便清长，面色青白，手足不温，喜热怕冷，腹中冷痛，或腰脊冷重。舌淡，苔白，脉沉迟。

治法：温阳通便。

方药：济川煎加减。

3. 中成药治疗

白术七物颗粒适用于气阴两虚型便秘。

4. 促肠动力药治疗

莫沙比利 10mg，口服，3 次 / 日；或普芦卡必利 2mg，口服，1 次 / 日。可短时间酌加缓泻剂，选择药物应以低毒、不良反应少与药物依赖少为原则。

5. 泻剂治疗

（1）刺激性泻剂　通过刺激结肠黏膜、肌间神经丛、平滑肌，增加肠道蠕动和黏液分泌而发生作用，常见的有大黄、番泻叶、酚酞、蓖麻油等。刺激性泻剂可引起严重绞痛，长期服用可致水电解质紊乱及酸碱平衡失调。

（2）机械性泻剂　通过增加粪便的容量或改变粪便的成分以增强结肠推进运动，又可分为以下几类：①盐类泻剂，如硫酸镁、硫酸钠，因口服后不易吸收，使肠腔内渗透压升高，阻止了水分的吸收，致使肠内容物容积增大，盐类泻剂可用于急性便秘，灌肠则常用于粪便嵌塞。②膨胀性泻剂（充肠剂），这种制剂含纤维素，吸水后形成柔软的凝胶，使粪便容易排出，并可刺激肠蠕动。服后一天至数天发生作用，无全身作用，可以长期使用。③软化剂，为表面活化剂，能使粪便中的脂肪与水容脂酸合，并增加肠道分泌，如辛丁酯酸钠（钙）。通过口服，本身不吸收，但可增加其他物质的吸收，只宜于短期（1 ～ 2 周）使用，故不适合用于慢性便秘。④润滑剂，如石蜡油，在肠道中不被消化吸收，可包绕粪块，使之容易排出；同时可妨碍结肠对水的吸收，故能润滑肠腔、软化大便，口服后 6 ～ 8 小时发生作用。⑤高渗性泻剂，如甘油直接注入直肠后，由于高渗透压刺激直肠壁引起排便反射，兼有润滑作用。

值得注意的是，不少患者自行或按医嘱长期、连续服用各种泻剂是不当的，其实一次用泻剂使结肠完全排空后，需 3 ～ 4 天结肠才能重新充满。一般泻剂口服后需 6 ～ 8 小时发生作用，故较合理的服药时间应为睡前，这样次日晨起后或早餐后排便，更符合生理。

6. 灌肠治疗

灌肠治疗主要适应证是术前肠道准备、粪便嵌塞、急性便秘。灌肠用温生理盐水较为适宜，因其对肠道刺激小；而肥皂水因对结肠黏膜刺激太大，应避免使用。另外，经常灌肠可产生依赖性，应予注意。

7. 心理治疗

由于许多中、重度的便秘患者常有焦虑，甚至抑郁等心理因素或障碍的表现，应予以认知治疗，使患者消除紧张情绪，可分散患者注意力，避免精神过于集中在排便困难上，鼓励患者多参加体育运动，有助于肠动力恢复。

8. 其他疗法

其他疗法包括气功、推拿、针灸等，可酌情选用。

（三）手术治疗

1. 手术指征

（1）有典型临床表现，病史超过 5 年以上，经过至少 5 年系统正规非手术保守治疗无效者。

（2）检查排除已知大肠器质性病变及全身性疾病。

（3）有确切的结肠无张力证据。

（4）肛管有足够张力。

（5）无明显焦虑、忧郁及精神异常。

（6）无弥漫性肠道运动失调的临床证据，如肠易激综合征等。

总之，手术指征宜从严掌握，切忌盲目施术。

2. 手术方式

（1）全结肠切除 + 回肠直肠吻合术　该术式是治疗慢性传输性便秘的常用手术方式，有效率为 50% ～ 100%，手术彻底，术后复发率低。但该术式也是引起并发症较多的手术方式，常见肠梗阻、顽固性腹泻，常导致患者严重的营养不良。

（2）全结肠切除 + 回肠贮袋肛管吻合术　手术技术要求高，长期疗效好。

（3）次全结肠切除 + 盲肠直肠吻合术　该术式保留盲肠、回盲瓣及全部直肠，手术简便，疗效好，术后并发症少，明显降低了术后肠梗阻、腹泻的发生率。此术式是在盲肠、升结肠、直肠功能均正常时选用。

（4）结肠部分切除术　该术式并发症较少，恢复快，但术中切除范围应超过受累肠段，以保证神经节有病变的肠段全部被切除。

具体手术操作参见本书大肠息肉与息肉病相关内容。

扫一扫，查阅本章数字资源，含PPT、音视频、图片等

第一节　大肠内异物

一、概述

大肠内异物（large intestine foreign body）是指各种异物进入大肠后，造成肠壁、肛管及周围组织的损害，临床上比较少见，其发病率占消化道异物的 3%～5%。一般异物均可自行排出体外，部分异物可在大肠狭窄部或弯曲处发生刺伤或梗阻，其中最常见的部位为肛管直肠部。如损伤肠壁或引起括约肌痉挛，可致患者腹胀腹痛、肛门痛、便血、肛门堵塞感等。本病属中医学"大肠内异物"的范畴，梗阻者参照"肠结"，感染化脓者参照"肠痈"。

二、病因病机

中医学认为，大肠属六腑之一，具有受纳、传化、排泄功能，传化物而不藏，实而不能满，以通为用。异物填塞肠腑所致的气闭阻、升降失调，使肠道失其通降功能；腑气滞塞则腹胀腹痛、大便不行，浊气逆上则恶心呕吐；或误吞异物或经肛门异物刺伤、擦伤大肠或肛门，营卫气血受伤、经脉阻断、败血瘀阻、异物存留，糟粕外邪直入肠腑，脏腑蕴毒，化热酿脓。

三、病因病理

（一）病因

1. 外源性异物

（1）吞食所致　误吞不可消化的物体，如铁钉、假牙、缝针、动物骨头、大量带皮瓜子、枣核、药瓶及其他形状特殊的物品。

（2）肛门塞入　包括意外事件及性自慰行为等导致的异物入肛。

（3）医源性异物　进行外科手术或者内窥镜检查时掉入大肠内，如缝针、针头、棉质敷料等。

2. 内源性异物

内源性异物较少见，如消化道形成的粪石、巨大胆结石等聚集在乙状结肠或直肠。

（二）病理

1. 进入消化道的异物可停留（或卡）在食道、幽门、回盲瓣、乙状结肠、肛管等消化道生理性狭窄或转角处；直肠会阴曲（肛直角）在矢状面上接近直角，极易嵌顿异物，不消化异物都可引起嵌入、刺伤，甚至引起肠穿孔或堵塞。

2. 因异物形状不同，塞入肛门后因括约肌痉挛收缩，不能自行排出。此时患者会反复抠、挖、探肛以试图取出异物，致使异物在肛管上口直肠内反复冲撞摩擦造成损伤。局部压迫和异物刺激肠壁时间过长而引起黏膜出血等损伤。持续不能排出者，可致低位肠梗阻发生，直肠黏膜受压发生循环障碍组织可发生充血、水肿、糜烂坏死、出血。

3. 具有棱角的异物可能刺破肠壁，引起大出血、肠穿孔，异物刺破肠壁则多并发感染，腹膜返折以上的肠壁被穿破可出现弥漫性腹膜炎；腹膜返折以下的肠壁被穿破常并发肛管周围软组织急性蜂窝组织炎。

4. 凡异物直径在 5cm 以下者，均可通过所有成人的消化管腔和肠腔的生理狭窄部排出。

四、分期与分型

（一）临床分型

1. 刺伤型

由于异物锐利，轻者刺伤直肠、肛管引起疼痛。重者可致结直肠穿孔，有剧烈腹痛、腹部压痛、反跳痛等腹膜刺激征表现。

2. 梗阻型

由于异物进入大肠狭窄段不能排出而发生堵塞，肛门不能排便排气，致腹胀、腹痛、肠鸣音增强，并常有肛内疼痛、出血等。

3. 无症状型

由于吞服或塞入的异物较小，能随大便自然排出，患者多无疼痛、便血等不适。

（二）分期

1. 急性期

异物吞服或塞入时间小于 48 小时，肛内疼痛剧烈，便血；或自肛门停止排便排气，腹痛、腹胀持续性加剧。

2. 亚急性期

异物吞服或塞入时间大于 48 小时，肛门刺痛、灼痛、堵塞感，排便时加剧，里急后重感，有少量鲜血便或脓性分泌物。

五、临床表现

（一）症状

1. 局部症状

肛门刺痛、灼痛、堵塞、里急后重，排便时症状加重，可引起肛周红肿，形成脓肿。

2. 便血

鲜红或暗红色，极少数可造成大出血。

3. 腹部症状

可有腹痛、腹胀、恶心、呕吐、停止排便排气等低位肠梗阻症状。

（二）体征

1. 体检

应注意观察患者的生命体征及整体状况。发热和低血压往往提示可能有感染或大出血。腹部检查如果发现肠鸣音降低、不柔和或出现腹膜刺激征，提示可能有肠穿孔。

2. 肛门指诊

肛门指诊多可直接触及位于直肠中下部的异物，从而了解异物的形状、大小、质地；还可了解直肠是否有其他病变，如肛管是否狭窄，以及前列腺大小情况等。

（三）辅助检查

肛门直肠异物通过询问相关病史，经过局部视诊和肛门指诊，一般可明确诊断；一旦发生肛门直肠损伤，出现腹痛、出血者，则需要手术治疗。手术前采取一些必要的辅助检查。

1. 肠镜检查

肠镜检查包括直肠镜、乙状结肠镜和电子肠镜检查，对诊断及定位有重要的价值；有时还可以通过内窥镜检查直接将异物取出。

2. X 线检查

X 线检查对肠内金属异物和骨性异物的诊断有重要意义，不仅可定位，还可明确异物在肠腔内的方向，有助于治疗方法的选择。特别是吞服异物者，腹部 X 线平片可以了解异物大概位置、是否有多处异物存留，以及肠道有否梗阻、梗阻部位和程度。

3. B 超检查

非金属异物探查可用此方法。探头经肛门放入直肠直接探测，也可将生理盐水灌入直肠经腹壁探查，在异物刺入穿孔者腹腔内可发现积液。

六、诊断与鉴别诊断

（一）诊断

1. 病史

一般有吞服不可消化物体或经肛门异物插入史，且以青壮年男性患者居多，病程较短。

2. 临床表现

患者可无明显症状，也可有腹痛，伴有肠腔堵塞者可出现肠梗阻症状，经肛门流出黏液性或脓性分泌物，或肛内刺痛、胀痛等，可伴便血，出血量一般不多。

3. 专科检查

肛门指诊、腹部体格检查可以协助诊断。

4. 辅助检查

内镜检查可以发现肛管直肠、乙状结肠、全结肠内异物和局部刺伤、出血、嵌顿情况。X 线、B 超检查可以帮助确定异物的大小、位置、多少、外形，以及有无穿孔、梗阻。

（二）鉴别诊断

1. 肛裂

肛裂是肛管上皮非特异性放射状纵行溃疡。肛管前后位发生较多，患者常有便秘，便后有滴血及周期性疼痛。无异物吞服或塞入史，检查可见肛裂溃疡面。

2. 肛周脓肿

脓肿发生于肛周的皮下组织，常继发于肛隐窝感染。局部红肿热痛明显，无便血，直肠指诊无异物发现，但肛管、直肠异物刺伤后造成局部感染，亦可继发肛周脓肿。

（三）中医诊断

中医诊断为大肠内异物。

七、治疗

（一）治疗原则

及时发现，明确诊断，尽早取出异物。一旦出现肛门直肠损伤引起的严重并发症，应及时手术治疗。

（二）手术治疗

1. 肛门直肠异物取出术

（1）适应证　肛管、直肠中下段异物刺入或嵌塞。

（2）手术步骤

1）麻醉满意后，络合碘棉球常规消毒肛周，铺无菌巾单，消毒直肠下段肠腔后扩肛。

2）对不同类型和形态异物，应灵活选用不同方法。

A. 异物在肛门口，可直接取出。

B. 金属片、鱼刺、骨片等锐性异物直位刺入肠壁者，可用肛门拉钩避开异物后拉开肛门，暴露异物末端，用血管钳夹住反向拔出异物。异物纵向刺入者，将异物顺肠腔纵轴取出，避免刮伤组织。异物横位卡住直肠者，可用肛门拉钩沿着异物刺入方向拉开肛门，使异物一端退出肠壁后，立即用血管钳钳住异物后，将异物取出。如异物较长或术野暴露不满意，可用 2 把血管钳夹住异物两端，用剪刀将异物剪断后取出。

C. 如异物为大量果仁等，可用血管钳或卵圆钳将异物逐一取出。

D. 如异物为玻璃瓶、灯泡等，表面光滑，加之直肠内有大量黏液，难以抓持，特别是异物大头朝向肛门者，取出难度较大。可取软质丝线网，以血管钳送入直肠，使任一网眼套住异物上缘，向外牵拽取出；如未成功，可用整块胶布或纱布包裹异物后，破碎异物，分块取出。

异物较大者，助手可协助医生按压患者下腹部，向外推挤异物。肛门口狭小难出，可切开肛门后位括约肌及切除部分尾骨。异物较长者可先夹住异物远端，然后顺肠腔纵轴及骶尾角方向取出。

3）生理盐水冲洗创口，拭干，观察有无残留。黏膜擦伤或浅的撕裂伤，可用油纱压迫止血；合并肛窦或直肠黏膜下脓肿者同时做切开引流，局部冲洗；创面出血较多者，可酌情缝合止血，肛内纳入痔疮栓，无菌敷料加压包扎，术毕。

（3）术后处理

1）术后预防性应用抗生素，防治感染。异物为铁制品应注射破伤风抗毒素。

2）每日大便后用止痛如神汤坐浴，换药。

3）病情恢复后应坚持提肛运动，利于肛门功能恢复。

（4）术中注意点

1）麻醉效果的好坏直接影响肛门括约肌能否完全松弛。必要时行硬膜外麻，以保证良好的麻醉松弛。

2）取异物时尽量保护直肠肛管，防止增加损伤。

3）术毕用直肠镜或乙状结肠镜检查上段肠腔，以明确肠壁有无损伤及损伤的程度，如直肠破裂或穿孔，即行剖腹乙状结肠造瘘和穿孔修补术，促使穿孔愈合。

2. 全麻下剖腹探查术

对于合并有穿孔、出血、腹膜炎等并发症者，应尽早行剖腹探查手术，术中未见穿孔者可向下推挤异物经肛门取出，不能取出者则行肠管切开取物。术中有时需要联合结直肠镜寻找异物。少数患者一般情况差，感染严重者可行 Hartmann 术。

第二节　结肠损伤

一、概述

结肠损伤（injury of colon）是临床比较常见的腹内脏器损伤，结肠损伤发病率次于小肠，是腹部外科中较常见且严重的损伤之一。几乎所有的结肠损伤都是腹部穿透伤的继发伤，大多伴有其他脏器损伤。由于早期临床表现常较轻或被其他合并伤所掩盖，易造成早期漏诊和误诊。结肠肠壁薄，易发生破裂，血液循环不如小肠丰富，加之结肠内有大量细菌，故损伤后腹腔污染严重、感染率高，愈合能力差，后果尤为严重。结肠损伤居腹腔脏器损伤的第 2 位，占全部腹部伤的 30%。本病属中医学"腹部内伤""腹部外伤"的范畴。

二、病因病机

中医学认为，肠道损伤后，脏腑不和，肠道传化失利。经络阻滞，气滞血瘀，败血壅遏，糟粕积滞，生湿生热，日久伤正。

三、病因病理

（一）病因

1. 钝性伤

腹部遭受重物撞击，如工伤、车祸、坠落、摔跌、殴斗、拳击等钝性暴力打击。大肠位于后腹壁与前腹撞击力之间，致使肠壁和系膜受伤，位置较浅的横结肠和乙状结肠更易损伤。

2. 刀刺伤

刀刺伤平时多见于殴斗、凶杀、抢劫等治安事件；战时见于刺刀伤。

3. 火器伤

火器伤，如弹片、枪弹伤，可以发生在结肠的任何部位，常有合并小肠、腹腔及其他器官损伤。

4. 医源性损伤

医源性损伤可见于各种腹部手术中损伤，如胆道手术、直肠癌根治术、腹膜后肿瘤切除术、人流手术等。特别是原有腹部手术史、腹腔广泛粘连者更易发生。行结肠检查时也可损伤，如纤维结肠镜检查、钡剂灌肠检查等。

5. 其他

由肠管内压和腹腔内压梯度差引起，肠管内压差异常增高使肠管破裂，导致发生特发性大肠穿孔，多发生于乙状结肠和直肠腹膜返折处，常见于慢性便秘和直肠脱垂的中老年人。极少数腹部损伤合并有小血管伤，结肠穿孔并不立即发生，数日后导致继发于血管的结肠延期穿孔。

（二）病理

暴力致结肠损伤后，局部肠壁破损、坏死，结肠内容物、细菌和血液进入腹腔。人体受化学物质刺激，可迅速发生化学性腹膜炎，腹膜充血、水肿，产生浆液性渗出，以稀释腹腔内的毒素。随即细菌开始在腹腔内繁殖，渗出增加，并出现大量巨噬细胞、中性粒细胞，加以坏死组织、细菌和凝固的纤维蛋白，渗出液逐渐转为脓性，继发成细菌性腹膜炎。细菌为肠内常驻菌群，以大肠杆菌最多，其次为厌氧杆菌、链球菌、粪球菌等，故一般是混合性感染。

降结肠、乙状结肠内粪便一般比较干燥，扩散速度相对缓慢，通常腹膜炎症状出现也比较迟。部分破损部位在腹膜后，易漏诊，可导致严重的腹膜后感染。破损较小时，可由附近的肠管、移过来的大网膜覆盖、包裹、粘连，使病灶局限，形成局限性腹膜炎。渗出物可逐渐被吸收，炎症消散，自行修复而痊愈。如果局部化脓，则可形成局限性脓肿。

四、临床分类

1. 根据病因分类

一般可以将结肠损伤分为三类：开放性损伤、闭合性损伤、医源性损伤。

2. 根据结肠损伤按程度分级

（1）Ⅰ级　挫伤或系膜血肿不伴有血流阻断，肠壁非全层裂伤。

（2）Ⅱ级　肠壁的全层裂伤小于其周径的 50%。

（3）Ⅲ级　肠壁的全层裂伤超过其周径的 50%。

（4）Ⅳ级　肠管断裂。

（5）Ⅴ级　肠管断裂并肠组织缺失。

五、临床表现

轻者可无明显症状体征，重者可出现休克甚至死亡。

（一）症状

1. 腹痛

严重程度视损伤的性质和不同合并伤的情况而定。由钝性腹部外伤所致的结肠损伤，可有 25% 患者在早期无明显腹痛症状；若结肠破裂，则有进行性加重的持续性腹痛。

2. 恶心、呕吐

恶心、呕吐为腹膜及胃肠道受刺激，吐出物多是胃内容物。

3. 便血

可有便血或肛门指诊有血迹。

4. 感染中毒症状

合并细菌性腹膜炎时患者可有高热、脉搏加快、呼吸浅快、大汗等。病情进一步发展，则出现面色苍白、四肢湿冷、呼吸急促、神志恍惚、血压下降等休克症状。

（二）体征

穿透性损伤可见明显的伤口，非穿透性损伤虽没有明显伤口，但有腹式呼吸减弱、腹部压痛、反跳痛、腹肌紧张等体征。有时可以出现肝浊音界缩小或消失，随腹膜刺激症状的逐步加重，常出现明显的腹胀和肠鸣音减弱或消失。

（三）辅助检查

1. 血常规化验

白细胞计数显著增多，中性粒细胞比例增多。

2. X 线、CT 检查

病情允许可立即做 X 线检查。立位腹平片见到膈下新月形阴影，提示腹腔内游离气体，为胃肠道破裂的证据；腹膜后积气提示腹膜后结直肠穿孔；必要时做骨盆片。怀疑患者出现腹膜炎、腹盆腔脓肿、肠梗阻等并发症应行腹部 CT。

3. B 超检查

B 超检查可了解腹腔内积液、积血情况，以及是否合并肝、脾、肾等脏器损伤。

4. 诊断性腹腔穿刺术和腹腔灌洗术

诊断性腹腔穿刺术和腹腔灌洗术对于判断腹腔内有无损伤及哪一类脏器损伤有帮助。穿刺点多选择脐和髂前上棘连线的中、外 1/3 交界处或经脐水平与腋前线相交处。把头端有多个侧孔的细塑料管经针管送入腹腔深处进行抽吸，反复多部位穿刺，往往可取得阳性结果。如抽吸不理想，则行腹腔灌洗术。观察抽出液性状并送实验室检查。

5. 腹腔镜检查

腹腔镜检查可以发现腹腔内粪便、较大肠壁破口、肠壁尤其是腹膜外、系膜缘、大网膜血肿。就诊较晚的病例，腹内组织充血水肿，炎症明显或者纤维蛋白沉积及积脓。

六、诊断与鉴别诊断

（一）诊断

1. 外伤史

无论是穿透性损伤，还是非穿透性损伤，均有外伤史。注意询问损伤原因、强度、部位及腹痛的变化。

2. 症状

损伤部位出现腹痛并呈进行性加重，伴恶心、呕吐、便血等。

3. 体征

出现腹膜刺激征，损伤部位有压痛、反跳痛和腹肌紧张体征。可有腹式呼吸减弱、浊音界缩小或消失、肠鸣音减弱等。肛门指诊有血迹。

4. 辅助检查

X 线检查可发现腹腔内游离气体或腹膜后气肿；血常规白细胞计数显著增多，中性粒细胞比例增多；诊断性腹腔穿刺术和腹腔灌洗术发现粪性液体；腹腔镜下发现结肠裂口及结肠内容物等。

（二）鉴别诊断

1. 小肠损伤

症状、体征与结肠损伤相似，当腹腔诊断性穿刺和灌洗液中抽到食物纤维、胆汁，经 CT 检查示小肠壁缺损及肠周围积液、小肠壁血肿，可作为诊断小肠损伤的金标准。

2. 十二指肠损伤

早期疼痛较轻，全身情况可相当稳定，体检阳性体征少。钡餐检查造影剂从肠腔外溢出征象和见到十二指肠黏膜呈"弹簧样"X 线征象可作为诊断十二指肠损伤的征象。

3. 直肠损伤

有损伤史，出现下腹剧痛，有腹肌紧张、压痛、反跳痛，叩诊肝浊音区缩小或消失，并可出现低血压、高热、寒战、腹胀。腹部穿刺有结肠内容物、血液抽出。但腹膜刺激征主要出现在下腹部，或合并骨盆骨折等。

（三）中医诊断

中医诊断腹部内伤、腹部外伤。

七、治疗

（一）治疗原则

凡怀疑有结肠损伤时，应立即进行积极检查，明确损伤部位，并早期抗感染治疗和手术治疗。轻度损伤者，行一期修复术；中度、重度损伤者，则行损伤肠段外置术，或一期切除加造瘘术，待 3 ~ 4 周病情好转后，再行结肠造口闭合术。

（二）非手术治疗

1. 常规治疗

常规治疗包括积极术前准备、禁食、胃肠减压、留置导尿管、吸氧、监测生命体征等；有开放性伤口者，禁止加压包扎或堵塞伤口，应进行引流，将肠内容物引至体外。

2. 药物治疗

（1）抗休克治疗　伴有休克症状者，术前须进行抗休克治疗，必要时输血。

（2）抗感染治疗　造成腹腔感染者，有效的抗生素是防止与感染有关的各种并发症的重要措施。应用足量针对厌氧菌的广谱、高效抗生素，主张联合用药。

（3）支持治疗　纠正水电解质紊乱，调节酸碱平衡紊乱。创伤使人体处于应激状态，导致机体的高代谢状态，故注意早期静脉营养支持，增强人体对手术的耐受力。

（三）手术治疗

1. 一期修补或一期切除吻合术

（1）适应证

1）未发生休克，失血量低于正常血容量的 20%。

2）创伤至手术时间小于 8 小时，患者全身中毒症状较轻，无严重合并伤。

3）腹腔粪便污染局限于结肠破裂周围。

4）破裂处不超过 2 处、肠管壁水肿不明显、结肠系膜无严重挫伤，且结肠血供良好。

（2）手术步骤

1）麻醉满意后，患者取平卧位，常规消毒铺巾。

2）切口，根据损伤结肠位置选择切口，一般做腹部正中切口。

3）进腹后，常规探查。探查结肠时从盲肠开始，向远端至直肠。升结肠、降结肠侧方腹膜后有血肿时，要切开结肠旁沟后腹膜，将结肠向内翻转，寻找破裂口。

4）若破口小，周围肠壁正常，剪除裂口边缘的坏死组织，以 1-0 号不可吸收线做全层间断缝合，再间断缝合浆肌层，利用附近肠脂垂及大网膜覆盖加强。

5）若结肠或系膜损伤较广，先游离损伤段结肠，根据损伤的部位和程度决定切除范围。如盲肠、升结肠损伤，则做右半结肠切除术，回肠横结肠做端端吻合。吻合口处和肠系膜挫伤处予以大网膜覆盖或包裹医用生物蛋白胶。

6）大量生理盐水加抗生素液灌洗腹腔。留置腹腔引流管，充分引流。

7）关腹。

（3）术后处理

1）病情较轻、结肠破口较小的患者，一般禁食、持续胃肠减压 3 天，术后第 4 天开始进流质饮食，第 6 天改为半流质，以后根据情况逐渐改软食和逐渐增加进食量。病情较重、结肠破口较大或行肠切除吻合的患者，禁食时间要延长，行胃肠外营养一般在 10 天以上，补足热量和营养，必要时输白蛋白、血浆。

2）留置导尿管 3 天，保持腹腔引流管通畅，必要时冲洗腹腔。

3）术后针对厌氧菌预防性应用抗生素，一般应用 5 天。静脉补液，维持水和电解质平衡，保证人体能量和营养需求。

（4）术中注意点　尽量在直视下探查损伤肠管。保证手术野良好的照明和视野清晰，随时吸尽积血、渗出液、肠内容物。仔细探查，如肠壁上的小血肿也要仔细检查，以防遗漏微小损伤。注意吻合口处血运，肠系膜不要切除太多，可靠近肠管进行切除。肠管断端处系膜的小动脉应有明显小动脉搏动，吻合口处无张力。手术结束时，用大量生理盐水冲洗腹腔，吻合口旁放置引流管。

2. 结肠损伤全肠道灌洗一期手术

（1）适应证

1）结肠损伤距手术时间在 8 小时以内，未发生休克或休克通过补液输血后血压稳定。

2）结肠破裂范围 > 30% 周径或结肠系膜伴轻度的血管损伤；腹腔污染轻或比较局限，或通过腹腔冲洗消除了较重的污染；腹腔内脏器合并伤不多于 2 个，尤其是肝、脾、胰、肾，并无其他系统的严重复合伤。

3）年龄 > 50 岁，全身无重大疾病。

（2）手术步骤

1）麻醉满意后，患者取平卧位，常规消毒铺巾。

2）切口，一般做腹部正中切口，根据损伤结肠位置附近选择切口，但避免在外伤口处做切口。进腹后，常规探查，找到结肠损伤部位。

3）明确结肠损伤部位，先清除结肠损伤附近的污物，游离出预计切除的肠段，切断远端，于近端置入用于气管内麻醉的螺纹管，荷包缝合固定并拉出切口外，防止肠液漏出污染腹腔，切除阑尾，经阑尾根部插入 1 根 F12 号尿管到结肠，结扎固定。

4）经尿管注入生理盐水 3000 ～ 5000mL，肠内液体从螺纹管排出，直至排出液体较清洁，无粪渣为止。然后灌入 0.5% 甲硝唑 200mL，灌洗保留 10 ～ 15 分钟，将结肠远端置入 1 根 F12 号导尿管，结扎固定，肛门置肛管，经尿管注入生理盐水 3000 ～ 5000mL，肠内液体从肛管排出。肠内清洁后，同样用甲硝唑 200mL 灌洗，保留 10 ～ 15 分钟。整个肠道灌洗过程约 40 分钟。

5）切除损伤肠段，妥善保护吻合口区域的血管弓、血管支，保持肠管良好的血运，吻合口做全层缝合，常规做大网膜吻合口外包埋，并保证吻合口绝对无张力。吻合后用生理盐水、甲硝唑冲洗腹腔，置多孔引流管 1 枚于吻合口旁。

（3）术后处理 同一期修补术。

（4）术中注意点

1）应切除坏死、失去活力的肠管。

2）应去除结肠附近的污染。清创以后用生理盐水、甲硝唑冲洗腹腔，将细菌、坏死组织及异物彻底清除，术中保证吻合口或修补处的血供。

3. 结肠损伤部外置造口术

（1）适应证

1）结肠和系膜损伤大、血供不良，或短距离内有两处以上损伤，或腹腔污染明显。

2）合并肝、肾、脾、胰等其他重要脏器损伤者。

（2）手术步骤

1）按一期修复术的方法将损伤肠段修复。

2）通过戳创切口将修复的损伤肠段引到腹壁外。

3）在肠系膜上无血管区戳 1 ～ 2 个小孔，两个小孔间距为 4 ～ 5cm，置一根或两根两端套有橡皮管的玻璃棒以支撑结肠不回缩。

4）如果损伤超过结肠一半，或结肠系膜的损伤严重影响肠壁血液循环，可切除损伤肠段，做双管式结肠造口，或将结肠远端、近端分别拉出造口，以后再择期修复。

（3）术后处理

1）同一期修补术。

2）术后外置肠袢应保持湿润，以防止发生浆膜炎而导致裂漏。

3）观察 7 ～ 10 天，如修补缝合部已愈合，则可将其还纳腹腔，否则可在床边直接改为外置造瘘术。

（4）术中注意点 腹壁切口不可太小，以防止狭窄，一般为 5 ～ 7cm。腹膜与肠袢之间应有良好的固定。肠袢上如有网膜，应剥去并还纳腹腔，其血管在切断前应仔细结扎。

4. 结肠造口闭合术

（1）适应证

1）结肠造口后 2～3 周，全身情况较好，无腹壁切口感染。

2）钡剂灌肠或纤维结肠镜证实远段结肠无梗阻。

（2）手术步骤

1）用络合碘纱布堵塞造瘘口，在黏膜与皮肤交界线外 3～4mm，沿结肠造口周围一圈切开皮肤。用鼠齿钳提起造口边缘，以利于分离肠管和减少污染。沿切口向深部分离，显露结肠浆肌层，在结肠浆膜与周围皮下分离脂肪，直达前鞘筋膜。

2）分离筋膜：显露前鞘筋膜缘，用剪刀清除其周围 1～2cm 的皮下脂肪，使结肠造口周围显露清楚，分离结肠壁与前鞘筋膜缘，直至腹腔。

3）游离腹膜：一旦进入腹腔，即可用食指探入，轻轻分开横结肠附近粘连。在食指保护下，结肠与前腹壁完全分离，一般不需扩大切口范围。

4）缝合结肠造口：游离出造口肠袢 5～6cm。切除造口皮肤缘，一般需修剪 3～4mm 造口缘的正常结肠壁，仔细检查肠壁有无损伤。

5）结肠造口切除吻合：若缝合的肠壁有明显张力，需扩大切口，充分游离横结肠，甚至需游离结肠肝曲。切除扩大切口，充分游离横结肠，有时甚至需游离结肠肝曲。切除造口肠袢，分两层（全层及浆肌层）做端端吻合。

6）腹壁缝合：回纳已缝闭或吻合的肠袢，用抗生素溶液冲洗伤口，再逐层缝合腹膜及腹直肌后鞘、前鞘。由于一期缝合皮肤易发生伤口感染，故可视伤口污染情况，皮下置引流条并缝合皮肤。

（3）术后处理

1）同一期修复术。

2）术后第 5 天开始，每晚口服液体石蜡油 30mL，共 3 天。术后 1 周内禁止灌肠。

（4）术中注意点

1）为了避免缝线裂开，需要充分游离一段结肠，必要时扩大切口以保证显露肠管。

2）若造口周围组织因分离创伤而使血供受阻，应切除该段肠袢，做端端吻合。

第三节　直肠肛管损伤

一、概述

直肠肛管损伤（anorectal trauma）的发生率占腹部外伤的 0.5%～5.5%。由于直肠肛管具有特殊的解剖和生理功能，直肠肛管损伤常具有如下特点：①直肠内容物为成形粪便，细菌含量较多，一旦损伤，极易感染，对患者危害大。②直肠下端周围组织间隙多，内有较多的疏松脂肪组织，血运差，易感染且向周围组织扩散。后期并发症多，治疗困难。③常伴有其他组织器官的损伤。

本病属中医学"谷道损伤"，并发感染可参照中医学"肛痈"进行辨证论治。

二、病因病机

中医学认为，直肠肛管损伤后，经脉阻断，气滞血瘀，故疼痛。败血壅遏，糟粕积滞，肠毒侵袭，则生湿生热。湿热火毒郁于肌肤不得外泄，则火毒蔓延，故见肿势扩大、红肿焮热、疼痛剧烈；热盛则肉腐，肉腐则为脓，故溃破流脓；火毒内蒸，伤津耗液，则见头痛、发热、口渴；肠燥津亏，则便秘溲赤。后期因湿性黏滞，湿热久恋，湿蕴热伏，难以清除，故肿痛流脓反复发作；加之日久耗伤气血，无力托毒，而脓腐难祛、新肉难生，故脓肿肿势平塌，脓液清稀，疮口愈合缓慢，甚至形成肛漏；脾虚失其运化，气血亏虚，机体失养，故神疲纳差、面色少华、形瘦体弱。

三、病因病理

（一）病因

1. 跌坐于尖锐物或刀刺入会阴、肛门和下腹造成直肠肛管损伤，常伴尿道、阴道和膀胱损伤，甚至结肠、小肠损伤。

2. 弹头、弹片及各种飞行物引起的火器伤，多见于战时。经直肠周围组织穿入肠腔，常合并有其他损伤，一般伤口小，伤道深。

3. 周围器官手术时损伤，如子宫、阴道和膀胱的手术时误伤。

4. 由内窥镜插镜或息肉切除时引起，或钡剂灌肠时因患者肠壁套叠受压过久，再加上压力过大，可致穿孔。

5. 骨盆骨折移位时撕破或骨片刺伤。

6. 分娩时造成会阴与直肠的撕破等。

7. 吞下尖锐异物，如义齿、鱼骨、别针、铁钉等，或由肛门插入的异物，如玻璃瓶、木棒等，可直接损伤直肠肛管；由肛门灌入腐蚀性物质可损伤直肠肛管。

（二）病理

直肠肛管损伤后局部污染严重，尤其伴组织严重损毁者，更易合并感染。病理改变与损伤的程度、部位、范围、时间和有无合并其他脏器损伤而异。轻者仅有黏膜撕裂和肌层裂开，重者可以出现肌层全层破裂和广泛的括约肌损伤。若伴大血管或骶前静脉丛损伤，可引起大出血休克，甚至死亡。

腹膜返折以上的直肠损伤可引起粪性腹膜炎，合并细菌感染后出现化脓性腹膜炎。腹膜返折以下直肠损伤，由于该段直肠无浆膜覆盖，其周围为疏松脂肪和淋巴组织，周围间隙较多。一旦损伤达肌层或透过肌层，由于粪便的污染，局部感染严重，很快向周围间隙扩散，致周围间隙感染。直肠周围间隙较大，加之厌氧菌混合感染和粪便污染，如处理不当，极易发生广泛坏死和脓毒血症，甚至死亡。炎症局限或被控制后，仍然可形成肛门直肠周围瘘、直肠膀胱瘘或直肠阴道瘘等并发症；伴肛门括约肌损伤的患者，后期可发生肛门狭窄、肛门畸形、大便失禁等。

四、分类与分型

1. 根据解剖位置

（1）腹膜返折以上的损伤。

（2）腹膜返折以下、肛提肌以上的损伤。

（3）肛提肌以下的肛管括约肌及周围皮肤损伤。

2. 根据直肠损伤按程度分级

（1）Ⅰ级 挫伤或系膜血肿不伴血流阻断，直肠壁非全层裂伤。

（2）Ⅱ级 直肠裂伤小于其周径的 50%。

（3）Ⅲ级 裂伤超过其周径的 50%。

（4）Ⅳ级 直肠全层破裂伤合并会阴撕裂伤。

（5）Ⅴ级 存在缺血坏死肠段。

3. 根据损伤性质

（1）挫伤 （血肿）。

（2）撕裂伤 ①未穿孔（非全层）；②穿孔（全层，但未完全横断）；③大块损毁（撕脱、断裂、组织丢失，横断达 3/4 以上）。

五、临床表现

（一）症状与体征

1. 腹膜返折以上的直肠损伤

腹膜返折以上的直肠损伤即腹膜内直肠损伤，轻度腹膜内的直肠损伤常无显著的临床特征，仅感下腹部不适及肛门部流出少量血液和血性液体，直肠指诊可有指套染血。严重的腹膜内损伤可表现为急性腹膜炎症状，尤以下腹部为主，可伴恶心、呕吐、发热和便血，直肠指诊有时可触及破溃位置。

2. 腹膜返折以下的直肠损伤

腹膜返折以下的直肠损伤即腹膜外直肠损伤。肠壁破损后，其内容物可污染直肠周围间隙。轻度腹膜外直肠损伤无明显的临床症状，仅下腹部不适及肛门部少量出血，腹部常无阳性体征，直肠指诊可触及直肠溃口，局部有压痛及肿胀，指套染血。

3. 肛管损伤

肛管损伤包括肛提肌以下肛管、肛门括约肌及肛门周围皮肤损伤。以开放性损伤为主，由于其由皮神经支配，感觉敏感，伤后疼痛非常明显，该部位位置表浅，严重时可直接使肛门部裂口、肛门出血。

4. 复合性损伤

上述损伤同时存在，其临床表现可同时具有上述各种肛管直肠损伤的症状，但是由于相互影响，常不典型。在诊断肛管直肠损伤时，不要简单确定发现的损伤是唯一的，要排除其他部位是否有合并损伤，以免漏诊。

（二）辅助检查

1. 肛门指诊

直肠指诊是诊断肛管直肠损伤的重要检查方法，应列为多发伤体格检查时的常规检查方法。肛门指诊常可发现肛管直肠损伤的裂口大小、部位和数量，即使不能发现裂口，如果发现指套有血迹，应怀疑有直肠肛管损伤的可能。

2. 肛门镜检查

对于怀疑的患者可先进行肛门镜检查。损伤位置低者可发现直肠损伤的裂口、部位和数量，为一种常用的检查手段。

3. 腹部 X 线检查

腹部 X 线片有膈下游离气体提示腹腔空腔脏器穿孔，但是如果直肠损伤位于腹膜外，常无游离气体。骨盆 X 线摄片如果发生骨盆错位，刺向直肠，要考虑是否有肛管直肠损伤的存在。

4. CT 检查

CT 检查除可能发现直肠裂口外，若腹膜外直肠损伤可以发现直肠周围气体、腹膜后血肿的存在，是直肠损伤的有力证据。

5. 电子结肠镜检查

如果高度怀疑直肠肛管损伤，但是却未能发现明确证据者，可考虑行电子结肠镜检查。但是注意不要灌肠，以防加重腹腔感染，进镜时尽量少注气，动作需轻柔，以防扩大直肠裂口。一旦明确，立即退镜，不可试图插镜至回盲部。

6. 直肠腔内超声

直肠腔内超声可以发现直肠后的血肿和脓肿，还可以发现肛管损伤时肛门括约肌损伤的长度、部位，利于术中检查。

六、诊断与鉴别诊断

（一）诊断

1. 病史

有明确的外伤史，包括医源性损伤。

2. 症状

（1）下腹痛，逐渐加重。

（2）便血，有时伴有肛门坠胀。

（3）发热、肛周红肿热痛等感染的征象。

3. 体征

（1）下腹部腹膜刺激征。

（2）肛周压痛，肛门指诊时疼痛，或可触及肛门裂口，指套有血迹。

（3）腹腔穿刺有血性液体或粪臭味混浊渗液。

4. 辅助检查

（1）X 线检查有时可见膈下游离气体或腹膜后气肿。

（2）超声、CT、MRI 检查，或腹膜腔冲洗有助于内脏损伤的诊断。

（3）内镜检查，如直肠指诊为阴性，又疑有直肠损伤时，可行内镜检查，但应在病情允许时进行，不能作为常规应用。

（二）鉴别诊断

腹膜返折以上直肠损伤，易与结肠损伤相混淆。注意有无合并损伤，最常见的为骨盆骨折、颅脑损伤，以及胸部和腹腔内其他脏器损伤、四肢骨折等。根据既往史、损伤史，手术探查一般可以识别合并损伤。如骨盆分离试验与挤压试验阳性、会阴部瘀斑，提示骨盆骨折。尿内有血液或伴粪便，或尿由肛门流出，提示合并膀胱或尿道损伤。同时有阴道损伤时，则大便可自阴道溢出。

（三）中医诊断

中医诊断为谷道损伤。

七、治疗

（一）治疗原则

积极行抗休克和止血治疗。生命体征平稳后控制感染，尽早清创，修补缺损，有效引流，必要时粪便转流。

（二）非手术治疗

（1）常规治疗　包括积极术前准备、禁食、胃肠减压、留置导尿管、吸氧、监测生命体征、止血补液等。

（2）药物治疗

1）抗休克治疗：伴有休克症状者，术前须积极抗休克治疗，必要时输血。

2）抗感染治疗：损伤后极易造成腹腔感染或直肠肛门周围间隙感染，有效的抗生素是防治与感染有关的各种并发症的重要措施。应用足量针对厌氧菌、革兰阴性菌的广谱、高效抗生素，主张联合用药。

3）支持治疗：补充足量的液体，纠正水电解质紊乱，调节酸碱平衡紊乱。早期静脉营养支持，增强人体对手术的耐受力。

（三）手术治疗

1. 手术原则

除腹膜内直肠针尖状的小穿透伤可行保守治疗外，直肠肛管损伤原则上应行手术治疗。

2. 手术方法

直肠损伤安全的手术方法是在损伤的直肠近端行结肠造瘘术，使粪便转流，同时对破损肠壁进行修补。也可根据损伤的部位和范围、损伤后至治疗前相隔的时间等不同因素，采用不同的方法。

（1）腹膜返折以上直肠损伤　应尽早剖腹探查。对于部分肠壁裂口小、污染轻、受伤至手术未超过 4～6 小时，或及时发现的医源性损伤，可采用 I 期直肠创口缝合或损伤肠段切除吻合，冲洗腹腔，置腹腔引流管引流。也可把盆底腹膜提高，使直肠损伤处位于腹膜外，以防修补处或吻合口漏引起腹腔感染的严重后果。同时术中行结肠灌洗及经肛结肠内双管引流法，遵循"上要空，下要通，口要松"原则。对损伤、污染较重或合并伤危重者，需加近端结肠造瘘术。

（2）腹膜返折以下直肠损伤　先行远端直肠冲洗，减少污染机会。再根据损伤的位置、程度，确定具体的术式。

1）中段直肠损伤：距齿状线 6cm 至腹膜返折这一段直肠损伤，经肛门显露不良，修补困难，不必勉强修补。可行近端结肠造瘘，骶前间隙双套管引流，破损处多能自行愈合。有条件者，也可在直肠镜下利用腹腔镜器械行肠壁修补。

2）下段直肠损伤：距齿状线 6cm 内的直肠损伤，一般可经肛门行直肠壁全层修补。操作困难时，仅修补黏膜层即可。直肠周围间隙充分引流，尤其是直肠后骶前间隙引流。

（3）肛管损伤　对单纯软组织裂伤、直肠周围间隙无污染者，可行单纯清创缝合。单纯括约肌断裂可将括约肌断端按层一期缝合修补，并放置引流。如损伤污染严重或并发血肿感染，应行清创引流、近端结肠造瘘。待伤口愈合后定期扩肛，防止肛门狭窄。

3. 手术范围与手术方法的选择点评

应在抗休克、抗感染的前提下进行手术，严重损伤者，行结肠造口术的时间越早越好，以预防术后并发直肠周围炎或脓肿形成，同时为直肠伤部的愈合创造良好条件。

（1）关于结肠造口　粪便转流是治疗直肠损伤的基本方法，有多种选择方法，如标准袢式造口、远端肠道关闭法袢式造口、双腔造口、Hartmann 术等，根据具体情况可选择一种。一般不予行 Miles 术，只有在直肠肛管多处大块损毁，大出血无法止住时考虑使用。

（2）关于合并伤　直肠肛管损伤的患者有时为严重复合伤，如合并颅脑损伤、血气胸、腹腔内实质性脏器破裂出血、骨盆骨折等，应先做处理，以挽救生命。合并膀胱破裂者，做膀胱修补及膀胱造瘘；尿道断裂者，行尿道修补加膀胱造瘘，再处理直肠损伤。

（3）关于合并出血　直肠肛管损伤的患者常合并骨盆骨折，引起腹膜后出血。出血部位主要为骨折断端，耻骨下膀胱周围静脉丛和骶前静脉丛。如果是闭合性损伤，这种出血经保守治疗多可治愈。非手术治疗适用于未损伤直肠黏膜、黏膜下层者，如出血凶猛并危及生命，应手术止血。如骶前出血，可用长纱布压迫。若骨折断端出血，可用骨蜡止血。若为耻骨下膀胱周围小静脉出血，必要时可结扎双侧髂内动脉。

扫一扫，查阅本章数字资源，含PPT、音视频、图片等

第一节　结肠扭转

一、概述

结肠扭转是指部分结肠肠管以其系膜为长轴或以肠管本身为纵轴发生的异常旋转扭曲，导致肠腔部分或完全闭塞。在我国结肠扭转发病率约占全部肠扭转的 1/5，以乙状结肠扭转最常见，少部分发生在盲肠，横结肠很少见，升结肠、降结肠固定于侧腹壁，不发生扭转。根据起病的急缓及病程的长短，结肠扭转可分为完全性结肠扭转和不完全性结肠扭转。本病属中医学"肠结"的范畴。

二、病因病机

中医学认为，食积阻肠，蛔虫聚团，食堵肠道，燥屎内结，寒邪凝滞，热邪郁闭，湿邪中阻等，导致脏腑气机不利，瘀血留滞，气血痞结，肠的传化障碍，食下之水谷精微不升，浊气不降而积于肠内，发生肠扭转，致气血瘀滞，不通则痛。

三、病因病理

（一）病因

本病发病机制尚未完全阐明，一般认为本病的发生与先天性肠系膜发育过长，某些疾病使肠管缩短造成肠系膜相对过长，以及肠管本身的重量增加，老年人或消瘦所至的腹腔空虚，先天性结肠冗长等因素有关。

（二）病理

结肠系膜或肠管过长，系膜根部附着处过窄或粘连收缩使系膜根部靠拢，肠管有索状粘连带与腹壁相连，并因肠内容物重量骤增，肠管动力异常，体位突然改变等因素诱发。结肠系膜根部可呈顺时针或逆时针方向旋转。

四、临床分型

1. 乙状结肠扭转

患者除感到骤然发作的持续性及阵发性加重的肠绞痛外，突出的表现为进行性加重的腹胀，其部位在上腹部及左侧腹，呕吐不明显（图 22-1、图 22-2、图 22-3）。

2. 盲肠扭转

盲肠扭转多发生为顺时针方向。扭转可引起：①骤然发生的绞窄性肠梗阻，伴早期急性肠坏死并腹膜炎；②盲肠极度扩张性闭袢性肠梗阻（图 22-4），临床症状急重。

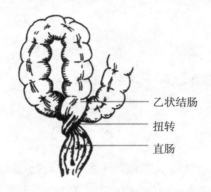

图 22-1　乙状结肠 180°扭转

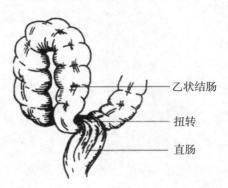

图 22-2　乙状结肠 360°扭转

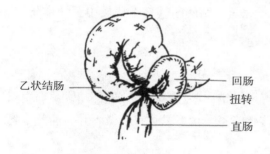

图 22-3　回肠乙状结肠扭转

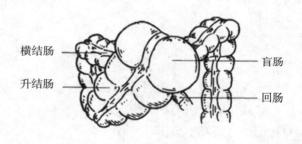

图 22-4　盲肠扭转

五、临床表现

（一）症状

1. 疼痛

完全性结肠扭转多表现为阵发性腹部痉挛性疼痛，以右下腹（盲肠扭转）、下腹部（乙状结肠扭转）较为明显，渐变为持续性绞痛，伴恶心，排气排便停止，腹胀渐加重甚至膨隆。不完全性结肠扭转多见于乙状结肠，表现为反复发作的下腹、左下腹疼痛，伴腹胀、便秘，症状可在排气、排便、乙状结肠检查或钡灌后缓解。

2. 便血

个别乙状结肠扭转的患者有血便及黏液血便。

（二）体征

体格检查可以发现高度扩张的肠袢，局部有压痛。乙状结肠扭转，左下腹轻压痛并及高调肠鸣音；盲肠扭转，右下腹压痛，触诊隐约感觉右下腹有胀气包块，为胀大盲肠，肠鸣音亢进高调。如肠壁缺血发生坏死，临床上可出现肠穿孔及腹膜炎的表现。

（三）辅助检查

1. 腹部 X 线检查平片

乙状结肠扭转，在腹部偏左处可见一充气显著的孤立肠袢自盆腔直达上腹或横膈，降结肠、横结肠、升结肠及小肠可有不同程度的胀气。钡灌肠检查，可见钡头止于直肠上端，呈典型的鸟嘴样或螺旋形狭窄。盲肠扭转：腹部 X 线平片检查显示，单个卵圆形胀大肠袢，有液气平面，其部位及形状提示有可能为胀大盲肠。位于上腹的游离盲肠当胀气积液重时，X 线影像有可能被误认为是急性胃扩张，但经鼻胃管抽吸后，影像无改变。腹部 X 线平片检查尚可见小肠有不同程度的胀气，但结肠无胀气。

2. CT 检查

CT 检查对诊断结肠扭转具有重要意义，盲肠扭转 CT 下可见盲肠和小肠扩张，其系膜静脉回流受阻而扩张，肠系膜连同扩张的血管纠集扭曲形成漩涡状，称为漩涡征；同样乙状结肠扭转在扩张的乙状结肠闭襻下也有系膜的静脉扩张和漩涡征。

3. 结肠镜检查

结肠镜进镜至结肠扭转处可见螺旋形集中的黏膜皱襞，肠腔闭塞。镜头通过闭塞处进入扩张的肠腔时，有大量气体及粪水涌出，黏膜明显充血水肿，肠壁张力高，严重者肠腔内可见大量血性粪水。黏膜呈斑片状紫红色或淡红色样改变。

六、诊断与鉴别诊断

（一）诊断

1. 病史

详细询问腹痛等相关病史。

2. 症状体征

呕吐，有腹部绞痛，呈持续性疼痛，腹部常牵涉腰背部。腹部有时可触及压痛的扩张肠袢。

3. 辅助检查

腹部 X 线平片、CT、内镜等相关检查可以协助诊断。

（二）鉴别诊断

1. 急性坏死性小肠结肠炎

腹痛多呈持续性伴阵发性加剧，常为全腹痛，以上腹和左腹部为甚。呕吐物可含有胆汁，严重者可吐出咖啡渣样物质，甚至呕血。腹泻次数多少不定，严重者每天多达十余次，大便潜血阳性。

2. 缺血性肠炎

多数患者腹痛表现为持续性钝痛、定位不确切、程度可轻重不等。肠道出血是肠黏膜梗塞最可靠的征象，可因出血量的不同而表现为鲜血便或黑便，或仅大便潜血阳性。查体可有发热、脉数；腹部压痛以左髂窝和盆腔部位最为明显；肛门指诊可有直肠周围明显压痛、指套染血。严重者可有急腹症和（或）休克症状。

3. 溃疡性结肠炎

X线表现为多发性浅溃疡，肠壁边缘毛糙呈锯齿状或毛刺样，以及肠腔内有小龛影或条状存钡区，黏膜粗乱，肠腔内可见颗粒状充盈缺损，肠管短缩、变细、结肠袋消失，可呈管状。

（三）中医诊断

中医诊断为肠结。

七、治疗

（一）治疗原则

一般早期的、无肠血运障碍的结肠扭转以保守治疗为首选，但如保守治疗无效应立即手术。

（二）保守治疗

1. 辨证论治

（1）湿热壅滞证

证候：腹痛拒按，大便秘结或溏滞不爽，小便短赤。舌红，苔黄腻，脉濡数。

治法：通腑泄热。

方药：大承气汤加减。

（2）气滞血瘀证

证候：以气滞为主者，症见脘腹胀痛，攻窜不定，痛引少腹，得嗳气或矢气，则胀痛酌减，恼怒则加剧；以血瘀为主者，则痛势较剧。舌质青紫，苔薄脉弦或涩。

治法：活血化瘀。

方药：少腹逐瘀汤加减。

2. 西医治疗

（1）硬管乙状结肠镜复位 如无血运障碍，可尝试用硬管乙状结肠镜、肛管复位，将镜头插至扭转处，充气，随之用手进行腹部按摩，动作要轻柔，并加以变换体位，如扭转得以复位，气体和粪便可立即排出。整个操作过程应轻柔，勿暴力操作，避免因过量充气或结肠镜粗暴接触肠壁而造成的穿孔。肛管需放置2～3天，以免很快复发。

（2）钡剂灌肠复位 早期的乙状结肠扭转通过钡剂灌肠有时可通过复位得以缓解。对肠壁无缺血、坏死的患者还可以适当注气并结合体位翻转。本法既是检查手段，又是治疗手段。

（3）软结肠内镜复位 软结肠内镜行肠扭转复位的方法：镜头接近扭转处肠管时先抽吸数次，吸出气体及粪水，肠腔稍瘪陷后，再循腔进镜，通过扭转部位后进入扩张的肠腔，再继续抽吸肠腔内的粪水。当镜进至扩张肠管15cm后，自顺时针方向旋转后退出镜身，此时可将扭转的乙状结肠复位。用软结肠镜复位肠扭转，动作要轻柔，禁用暴力。当怀疑有肠坏死、肠穿孔时，禁用软结肠内镜复位。复位后，患者即感腹痛、腹胀明显好转。

（三）手术治疗

游离盲肠扭转盲肠固定术（侧腹膜片固定法）如下。

1. 适应证

游离盲肠扭转。

2. 手术步骤

（1）在麻醉生效满意后，常规消毒腹部术野，铺无菌巾单。

（2）取右下腹旁正中切口长约 20cm，依次切开腹壁各层进腹，术者、助手探查患者腹腔其他脏器。

（3）观察扭转的盲肠血运尚可，无坏死、穿孔，手法复位扭转的盲肠。

（4）将盲肠及升结肠用纱垫覆盖牵向内侧，显露右侧的侧腹膜，在侧腹膜作纵行"」"形切口，长 18～20cm，宽约 3cm，切开后充分分离将腹膜片翻起，将升结肠及盲肠恢复部位，将腹膜片间断缝于最近的结肠带上。

（5）观察复位的盲肠无失活，查无活动性出血，逐层关腹。

3. 术后处理

（1）术后继续各项治疗，加强护理，严密观察病情变化，保持水电解质平衡，进行抗炎治疗，予静脉高营养促进康复。

（2）禁食，视不同方式及患者恢复情况确定进食日期。

（3）术后 24 小时鼓励患者下床活动，以促进肠蠕动恢复，防止发生肠粘连。

（4）多吃水果和蔬菜，保持大便通畅，忌食辛辣，适当活动，防止发生肠粘连。

4. 术中注意点

（1）观察扭转之盲肠血运要确切无误，如有怀疑就行肠切除术。

（2）分离侧腹膜时，注意勿伤及下面的输尿管及其他器官。

（3）术中如发现盲肠内压力过大，可同时行盲肠造口术，利于术后结肠减压，也可使盲肠固定线承受的压力降低，避免污染。

第二节　结肠梗阻

一、概述

结肠梗阻是一种较为常见的急腹症，是指肠内容物不能正常运行，顺利通过结肠。引起结肠梗阻的原因很多，但一旦形成梗阻，其病理变化及临床表现有许多共性。若能早期做出正确诊断，及时予以适当治疗，其死亡率可大大降低，若误诊误治，常造成严重后果。本病属于中医学"关格""肠结""肠痹"的范畴。

二、病因病机

中医学对肠梗阻的认识为脏腑气机不利，瘀血留滞，食积阻肠，蛔虫聚团，石堵肠道，燥屎内结，寒邪凝滞，热邪郁闭，湿邪中阻，皆可导致肠腑气血痞结，肠的传化障碍，食下之水谷精微不升，浊气不降而积于肠内，发于肠梗阻。

三、病因病理

（一）病因

1. 机械性肠梗阻

机械性肠梗阻最为常见，由于各种原因引起肠腔变狭小，因而使肠内容物通过发生障碍。发生机械性肠梗阻原因：①肠腔阻塞，如寄生虫、粪块、大胆石、异物等；②肠管受压，如粘连带压迫、肠管扭转、嵌顿疝或受肿瘤压迫等；③肠壁病变，如先天性肠道闭锁、炎症性狭窄、肿瘤等。

2. 动力性肠梗阻

动力性肠梗阻发病较少，由于神经抑制或毒素刺激引起肠壁肌功能紊乱，使肠蠕动丧失或肠管痉挛，以致肠内容物不能正常运行，但无器质性的肠腔狭窄。动力性肠梗阻分为麻痹性和痉挛性两类。麻痹性是由于肠管失去蠕动功能以致肠内容物不能运行，如急性弥漫性腹膜炎、腹部大手术、腹膜后血肿或感染引起的麻痹性肠梗阻。痉挛性肠梗阻甚少见，可见由肠道功能紊乱和慢性铅中毒引起的肠痉挛。

3. 血运性肠梗阻

血运性肠梗阻少见，由于肠系膜血管栓塞或血栓形成，使肠管血运障碍，继而发生肠麻痹而使肠内容物不能运行。

（二）病理

单纯性机械性肠梗阻一旦发生，梗阻以上肠蠕动增加，以克服肠内容物通过障碍；肠腔内因气体和液体的积贮而膨胀。肠梗阻部位越低，肠鼓胀越明显。梗阻以下肠管则瘪陷、空虚或仅存积少量粪便。扩张肠管和瘪陷肠管交界处即为梗阻所在。急性完全性梗阻时，肠管迅速膨胀，肠壁变薄，肠腔压力不断升高，到一定程度时可使肠壁血运障碍。急性完全性梗阻最初表现为静脉回流受阻，肠壁的毛细血管及小静脉淤血，肠壁充血、水肿、增厚、呈暗红色。由于组织缺氧，毛细血管通透性增加，肠壁上有出血点，有血性渗出物渗入肠腔和腹腔，随着血运障碍的发展，继而出现动脉血运受阻，血栓形成，肠壁失去活力，肠管变成紫黑色。又由于肠壁变薄、缺血和通透性增加，腹腔内出现带有粪臭的渗出物。最后，肠管可缺血坏死而溃破穿孔。

慢性肠梗阻多为不完全性梗阻，梗阻以上肠腔有扩张，并由于长期肠蠕动增强，肠壁呈代谢性肥厚，故腹部视诊常可见扩大的肠型和肠蠕动波。痉挛性肠梗阻多为暂时性，肠管多无明显病理改变。

四、临床分型

1. 肠梗阻又可按肠壁有无血运障碍，分为单纯性肠梗阻和绞窄性肠梗阻两类。

（1）单纯性肠梗阻　仅是肠内容物血运受阻，而无肠管血运障碍。

（2）绞窄性肠梗阻　梗阻伴有肠壁血运障碍者，可因肠系膜血管受压，血栓形成或栓塞等引起。

2. 根据梗阻的部位，分为高位（空肠上段）和低位（回肠末端和结肠）两种。

3. 根据梗阻的程度，分为完全性肠梗阻和不完全性肠梗阻。

4. 根据发展过程的快慢，分为急性肠梗阻和慢性肠梗阻。

五、临床表现

(一) 症状

1. 腹痛

腹痛表现为阵发性绞痛，疼痛多在腹中部，常突然发作，持续数分钟后逐渐消失，间隔一定时间反复发作。其中绞窄性结肠梗阻为持续性剧烈疼痛，并伴阵发性加重。

2. 呕吐

肠梗阻晚期会出现呕吐，吐出物可呈粪汁样。呕吐物如呈棕褐色或血性，为肠管血运障碍的表现。麻痹性结肠梗阻时，呕吐多呈溢出性。

3. 腹胀

腹胀出现较晚，遍及全腹，如果回盲瓣关闭良好，则脐周膨胀显著。

4. 肛门停止排气、排便

完全性结肠梗阻发生后，患者不再自肛门排气、排便。有些严重的绞窄性结肠梗阻，可经肛门排出血性黏液。

(二) 体征

机械性结肠梗阻常可见肠型和蠕动波；单纯性结肠梗阻可有轻度压痛，但无腹膜刺激征；绞窄性结肠梗阻时，可有固定压痛和腹膜刺激征，移动性浊音可呈阳性。听诊：机械性结肠梗阻时，肠鸣音亢进，有气过水声或金属音；麻痹性结肠梗阻时，肠鸣音减弱或消失，有时表现为"寂静腹"。

(三) 辅助检查

一般结肠梗阻发生 4～6 小时，X 线检查可显示肠腔内气体，采取立位或侧卧位透视或拍 X 线片，可见多数液平面及气胀肠袢。肠套叠、乙状结肠扭转、结肠肿瘤引起的肠梗阻可行钡灌肠或 CT 检查。

六、诊断与鉴别诊断

(一) 诊断

1.详细询问病史，有腹痛、呕吐、腹胀、肛门停止排气排便等症状。

2.专科检查如下。

（1）视诊 机械性结肠梗阻时，可见肠型和蠕动波。

（2）触诊 单纯性结肠梗阻时，腹部可有轻度压痛，但无腹膜刺激征；绞窄性结肠梗阻时，可有固定压痛和腹膜刺激征。

（3）听诊 肠鸣音亢进式减弱、消失。

（二）鉴别诊断

1. 不同类型肠梗阻的鉴别

（1）单纯性与绞窄性肠梗阻的鉴别 当有下列临床表现时应考虑绞窄性肠梗阻的可能。

1）腹痛发作急骤、剧烈，呈持续性并有阵发加重。

2）呕吐出现早而频繁发作。

3）早期出现全身症状，如脉率增快、体温上升、白细胞计数增高，或早期有休克倾向等。

4）有腹膜刺激征或有固定局部压痛或反跳痛。

5）腹部有局部隆起或可触及孤立胀大的肠袢。

6）腹腔有积液，穿刺为血性液体。

7）经积极的非手术治疗而症状无明显改善。

另外，腹部 X 线平片检查可帮助诊断。

（2）小肠梗阻与结肠梗阻的鉴别 结肠梗阻发生时，由于回盲瓣常常关闭以致结肠高度膨胀形成闭袢型梗阻，再加之结肠壁薄，容易发生穿孔，胃肠减压效果不满意。结肠梗阻发生时，腹痛较轻，呕吐较少，腹部往往表现为不对称的膨隆。腹部 X 线平片可显示高度膨隆的节肠袢，位于腹部周围可见结肠袋，小肠充气和液平面往往不明显。如怀疑为结肠梗阻，必要时低压钡灌肠对明确诊断有一定帮助。

2. 肠梗阻与其他疾病的鉴别

（1）胆道感染与胆石症 中上腹、右上腹剧烈绞痛，并向肩背放射，中上腹、右上腹压痛，肌紧张，或可触及肿大胆囊；常伴发热或畏寒发热，或有黄疸。

（2）泌尿系结石 腰腹部阵发性剧烈绞痛，向下放射到外生殖器，腹部无确切的压痛，肾区叩击痛明显，或沿输尿管有轻压痛，尿中有红细胞、白细胞。

（3）卵巢囊肿扭转 一侧下腹部阵发性剧烈绞痛，腹部无肠型，肠音不亢进，患侧下腹部有压痛、反跳痛，盆腔超声检查可发现囊肿。

（三）中医诊断

中医诊断为肠结或肠痹。

七、治疗

（一）治疗原则

及时采取胃肠减压法，纠正酸碱平衡及水电解质紊乱，应用抗感染。若保守治疗效果不佳，应手术治疗。

（二）保守治疗

1. 中医辨证论治

（1）气滞血瘀证

证候：腹痛阵作，胀满拒按，恶心，呕吐，无排气、排便。舌淡红，苔薄白，脉弦。

治法：行气活血，通腑攻下。

方药：桃仁承气汤加减。

（2）肠腑热结证

证候：腹痛腹胀，痞满拒按，恶心，呕吐，无排气、排便，发热口渴，小便黄赤。舌质红，苔黄燥，脉洪数。

治法：活血清热，通里攻下。

方药：复方大承气汤加减。

（3）肠腑寒凝证

证候：起病急骤，腹痛剧烈，遇冷加重，得热稍减，腹部胀满，恶心，呕吐，无排气、排便，脘腹怕冷，四肢畏寒。舌淡红，苔薄白，脉弦紧。

治法：温中散寒，通里攻下。

方药：温脾汤加减。

2. 西医治疗

（1）胃肠减压 可以减轻腹胀，降低肠腔内压力，减少肠腔内细菌和毒素，改善肠壁血液循环，有利于改善局部病变和全身情况。

（2）纠正水、电解质紊乱和酸碱失衡 不论采用手术或非手术治疗，纠正水、电解质紊乱和酸碱失衡是极其重要的措施，常用的是静脉输注葡萄糖等渗盐水；如梗阻已存在数天，需补钾。但输液所需容量和种类需根据呕吐情况、缺水体征、血液浓缩程度、尿排出量和比重，并结合血清钾、钠、氯和血气分析结果而定。

（3）防治感染和中毒 应用抗生素对于防治细菌感染、减少毒素的吸收有一定作用。

（4）急性乙状结肠扭转所致的结肠梗阻的复位法 采用乙状结肠镜或行纤维结肠镜插入肛管进行乙状结肠扭转复位减压，为治疗本病开拓了一条新的治疗途径，同时也为择期手术治疗准备了时间，对老年体弱者尤为适宜。

（三）手术治疗

1. 大肠癌所致的结肠梗阻

手术切除大肠癌是治疗大肠癌所致结肠梗阻的基本方法。手术方式有以下三种：①一期切除吻合，最为理想；②先结肠造口减压，二期肿瘤切除吻合或一期切除同时结肠造口，二期缝闭瘘口；③对完全性梗阻，中毒症状严重并伴有低蛋白血症者应选择三期手术，即先做结肠造口减压，2周后切除病变肠段结肠、吻合并行近端结肠造口，三期缝闭造瘘口。以结肠癌伴梗阻急诊一期施行的吻合术为例。

（1）适应证

1）无严重中毒表现。

2）无低蛋白血症。

3）梗阻时间短，近端肠管血供好，肠管扩张、炎症、水肿不严重。

（2）手术方法 对梗阻近端粪汁肠内容物必须清洗干净。进腹后首先游离瘤段肠管，于肿瘤远端5～10cm处切断肠管，将肿瘤拖出切口，妥善保护切口。肿瘤近端打开肠管或插入一较粗的橡胶管，排出肠管积气积液，开始灌洗结肠。在距回盲部10cm处回肠、荷包缝合后切一小口，将一Foley导尿管从回肠插入盲肠，气囊越过回盲瓣（图22-5）。亦有人选用阑尾处插管，切除阑尾，从阑尾根部将一粗尿管插入盲肠进行灌注，用庆大霉素80万单位与500mL生理盐水持续灌洗，直到灌洗液清澈为止，一般用7000～10000mL，最后用新霉素2g、甲硝唑1g保留在结肠腔内，切除肿瘤行端端双层吻合，并放置腹腔引流管。

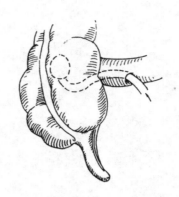

图 22-5 将导尿管自回肠插入盲肠

（3）术后处理 注意术后的全身处理，继续使用有效抗生素，纠正水和电解质紊乱、代谢性酸中毒和低蛋白血症等。

（4）术中注意点 总体来说，要使左半结肠急诊一期施行的吻合口安全愈合，应做到"上要空、口要正、下要通"9 字原则，以及"留置引流要过危险期"。

2. 乙状结肠扭转所致的结肠梗阻

对怀疑有肠坏死，非手术治疗失败者，应立即采用手术疗法。对诊断不明者，可行剖腹探查。

（1）肠的生机与手术的选择 在某些情况下，很难判断肠壁是否坏死，动脉搏动恢复和正常的肠壁色泽也不能排除静脉血栓形成后继之的片状坏疽。如疑有肠坏死问题，以肠切除为好。手术单纯复位的复发率高达 90%。预防复发的手术方法较多，有乙状结肠系膜固定法、折叠法、乙状结肠"腹膜外化"、逆行结肠折叠固定术等，但都不理想，复发率仍达 15%～40%。另一种方法是乙状结肠造口术，放置 Foley 尿管 2 周，使之粘连固定，效果较好。

（2）肠坏死手术 一旦发生肠坏死，则必须做肠段切除，不必先复位，以免细菌和毒素释入血液。因肠腔内可存有易爆气体，故禁用电灼。坏死肠段切除后常用三种手术方式：①一期切除吻合，应严格选择适应证，术中一定要做全结肠彻底灌洗，预防术后吻合口瘘的发生；②乙状结肠外置造口；③乙状结肠切除，远端关闭近端造口（Hartman 术），造瘘口 8～12 周可还纳。三种术式，Hartman 术应作为首选。

3. 肠套叠所致的结肠梗阻

因肠套叠而发生结肠梗阻者，在诊断明确后，应尽早进行手术治疗。

（1）手术要点 进腹后，一般先查回盲部，再由远及近顺序检查全部结肠。找到病变后，若肠无坏死，可轻柔地由远端挤出套叠部分，切忌用手牵拉，以免发生破裂。如套入部分因水肿不易挤出时，可用手指探入套叠的颈部将鞘部与套入部之间的粘连分离，然后整复套叠。如仍不能复位，可在套叠鞘部肠壁对系膜侧做一处长约 2.5cm 的纵向切口，使鞘部扩大，以便于整复套入部。待套叠完全整复后，再将肠壁切口横行间断缝合。

由于此法易于污染腹腔，非必要时不宜采用。若肠已坏死，可做肠切除吻合术。如患者全身情况严重，可将坏死部分切除后两断端外置造口，并吸净肠内容物，待一般情况好转再行二期肠吻合术。

（2）术后护理

1）术后加强护理，严密观察病情变化，保持水电解质平衡，加强抗炎，予静脉高营养促进康复。

2）视不同方式及患者恢复情况确定进食日期。

3）术后 24 小时鼓励患者下床活动，以促进肠蠕动恢复，防止肠粘连发生。

4）多吃水果和蔬菜，保持大便通畅。

第三节　下消化道大出血

一、概述

传统上将屈氏（Treitz）韧带以下的消化道称为下消化道。新定义以十二指肠乳头、回盲瓣为标志，将消化道分为上消化道（十二指肠乳头以上）、中消化道（十二指肠乳头至回盲瓣）和下消化道（盲肠、结、直肠）。本节讨论的是大肠、肛门部位的下消化道大出血，急性大出血是指动脉出血达 1000mL 以上。该症在临床上并不少见，占消化道出血的 15% 左右，常表现为肉眼可见的血便，包括鲜血便和血块，往往伴有不同程度的全身失血症状，甚至休克。导致出血的原因大多是大肠肛门本身的疾病所致，但有些出血亦与全身性的疾病密切相关。本病属于中医学"便血（血脱）"的范畴。

二、病因病机

手术损伤或外邪所致肠风下血，大肠湿热，迫血妄行；或肝肾阴虚，脾肾阳虚导致不能摄血，从而导致肠道大出血。

三、病因病理

1. 结直肠息肉或多发性息肉大出血

多由息肉继发感染、带蒂息肉脱落所致。

2. 结直肠癌大出血

多由癌肿侵及较大的血管，或发生于活检术后、激光治疗操作不当。

3. 溃疡性结肠炎大出血

溃疡性结肠炎大出血多原发于直肠，向上蔓延而形成，多由炎性病变侵及血管所致。

4. 大肠克罗恩病大出血

大肠克罗恩病大出血较少见，多由长期大量应用激素所致。

5. 先天性大肠血管病破裂出血

先天性大肠血管病破裂出血包括血管发育不良、血管畸形、血管瘤、遗传性毛细血管扩张症。

6. 肝硬化门脉高压引起的直肠下段静脉曲张破裂出血

肝硬化门脉高压引起的直肠下段静脉曲张破裂出血可致直肠大出血，临床并不少见。

7. 术后大出血

术后大出血可由于手术中止血不彻底，结扎线脱落或术中对搏动性出血点未做处理，或创面过大，渗血过多引起；或术后过早、剧烈活动引起结扎线滑脱、创面内血管断端处血栓脱落；或局部感染、组织坏死使局部组织和其下血管损伤破裂；或原有高血压及动脉粥样硬化症使血管压力增高而引起；或原有血液系统疾病致凝血机制障碍而致。

四、临床表现

患者自觉下腹憋胀，大量血便排出，伴有头晕、四肢乏力、面色苍白等症状，有的患者因失血过多导致急性失血性休克。

五、诊断与鉴别诊断

（一）诊断

1. 症状

大便时出血，甚至完全是血便或凝血块，伴或不伴有腹痛、腹胀或腹泻。有时可伴乏力或低热，甚至呈现血压下降、面色苍白、四肢厥冷等休克症状。

2. 体征

腹部检查可有压痛，多集中在下腹部，有时可触及肿块；肛门指检指套染血或脓血，手术后患者可见创面出血。

3. 辅助检查

（1）纤维结肠镜检查　可以观察从肛门到回盲部的整个大肠，对大肠黏膜微小病变观察比 X 线检查好，能直接看到正在出血的病灶，同时还可以进行活检，以明确诊断。

（2）选择性内脏血管造影检查　选择性肠系膜上动脉造影检查和肠系膜下动脉造影检查，可分别用于小肠、右半结肠及左半结肠出血的诊断。其诊断价值：①较高的定位诊断价值；②有一定的定性诊断价值，血管畸形显示肠壁血管迂曲、扩张及静脉充盈、排空时相异常；多血管性恶性肿瘤显示血管密集、排列紊乱的局限性病变。

（二）鉴别诊断

1. 上消化道出血

上消化道出血多表现为柏油样便，常伴有呕血或经胃管吸出血液，必要时行电子胃镜或选择性内脏血管造影检查可资鉴别。

2. 小肠出血

便色多呈酱紫色或为黑便，与大肠肛门出血便色鲜红或赤豆色不同，必要时行纤维结肠镜检或选择性内脏血管造影相鉴别。

3. 结肠血管扩张症

结肠血管扩张症主要表现为骤发、间歇、反复的下消化道出血，大便可呈果酱样、稀薄，每天 3～4 次，量中等，多数患者可因急性大出血而引起休克，钡剂 X 线检查、CT 和内镜常为阴性，本病确诊主要依靠血管造影。

（三）中医诊断

中医诊断为便血（血脱）。

六、治疗

（一）治疗原则

确定出血的部位及性质，尽快采取措施制止继续出血；对于大量出血者，要迅速补充血容量。

（二）非手术治疗

1. 中医治疗

（1）气随血脱证

证候：突发大量便血，血色淡红，突然晕倒，面色苍白，口唇无华，四肢湿冷，自汗，呼吸微弱。舌质淡，脉细数无力。

治法：益气固脱，止血养血。

方药：先急用独参汤灌服，续用人参营养汤加减。

（2）肠风下血证

证候：便下鲜血，量多或呈喷射状，伴见唇干口燥，口渴饮冷，大便秘结，肛门灼热。舌红苔黄，脉数有力。

治法：疏风清热，凉血止血。

方药：槐花散合凉血地黄汤加减。

（3）大肠湿热证

证候：大便下血，或脓血便、黏液血便，伴见面目发黄，口干口苦，便下不爽，气味秽臭，或见肛门硬肿疼痛，小便或短赤，或浑浊。舌苔黄腻，脉象滑数。

治法：清热除湿，解毒止血。

方药：赤小豆当归汤加减。

（4）肝肾阴虚证

证候：大便下血，或粪中带血，伴见头晕目眩，五心烦热，两颧红赤，骨蒸潮热盗汗，腰酸肢倦。舌质红绛，脉细数。

治法：滋肝补肾，养血止血。

方药：三甲复脉汤或六味地黄丸加减。

（5）脾肾阳虚证

证候：大便下血，腹胀隐痛，肢倦懒言，少食便溏，甚则四肢欠温，小便清长。舌质淡红，脉沉细乏力。

治法：宜温脾止血。

方药：黄土汤加减。

2. 西医治疗

（1）卧床休息，禁食。

（2）抗感染治疗。

（3）急性大出血者，立即纠正低血容量性休克，应按失血量的多少快速输液与成分输血补足血容量，并补充水、电解质，纠正酸碱失衡，同时治疗中应严密监测血压、脉搏、体温、尿量，了解腹痛及血便情况。

（4）应用止血剂，可静脉给药，如巴曲酶（立止血）、氨甲苯酸及维生素 K 等。去甲肾上腺素 10mg 加入 250mL 冷盐水中保留灌肠，使局部血管收缩，形成血栓而止血。

（5）内镜治疗如下。

1）局部喷洒药物疗法：对溃疡出血和黏膜渗血，可经内镜插入导管，对准出血灶喷洒止血药物，常用药物有 80mg/L 的去甲肾上腺素生理盐水溶液、凝血酶、孟氏液或一些组织黏合剂，如聚氨酯、环氧酯等。

2）局部注射疗法：溃疡、肠道肿瘤出血时，可经内镜行黏膜内局部注射药物，如 1:1000 肾上腺素、生理盐水 5mL、1.5% 乙氧硬化醇等。

3）高频电凝止血法：利用高频电通过人体组织产生的热效应，使组织蛋白凝固而止血，止血成功率达 90%。

4）激光止血法：通过激光的光凝固作用，使细胞水分蒸发、组织蛋白凝固、小血管收缩或血栓形成而止血。

5）微波凝固止血法：经同轴电缆将微波传至末端针状电极，用此电极压迫出血灶，使局部组织的血管形成凝固性血栓而止血。

6）止血夹止血法：为机械性止血法，用于小动脉出血。

（6）介入治疗适用于各种原因引起的大肠肛门出血，经其他非手术治疗未能控制住出血者；出血量大或反复出血病情危重，或因全身性疾病不允许施行急诊手术者。

（三）手术治疗

剖腹探查术概述如下

（1）适应证

1）大肠肛门大出血合并肠梗阻、肠穿孔、腹膜炎者。

2）短时内大出血，出现休克或 24 小时输血超过 1000mL，血液动力学仍难以维持稳定者。

3）已明确出血原因和部位，身体状况能耐受或曾有出血史又复发者。

4）原因不明的大出血不伴有严重全身性疾病。

（2）手术方法

1）病变肠段切除吻合术：为出血部位局限、病灶可切除者的首选术式。应注意切除肠段要够长，切除不彻底会造成再出血，尤其是血管病变和多发性息肉。结肠广泛出血不止者，可做结肠次全切除。结肠端端吻合时应做结肠灌洗，以免术后发生吻合口瘘。

2）肠造口：肠道弥漫性或多发性病变而病情不允许行一期切除术者，可先做肠造口，减少肠内容物对病灶的刺激，有利于止血，也可为Ⅱ期手术创造有利条件。

3）血管结扎术：对于不能耐受肠切除大手术或结肠、直肠病变广泛而不易控制的大出血者，可试做肠系膜下动脉或直肠上动脉或髂内动脉结扎术，但要防止动脉结扎后可能发生的大面积或整段肠坏死。

（3）术后处理 暂禁食和禁饮，给予止血、抗感染、补液等对症支持治疗。

（4）术中注意点

1）出血原因及部位不明时，不能盲目地行肠切除术。

2）虽已明确出血部位，术中控制出血后，应全面仔细探查可疑出血部位，以免遗漏病灶。

第四节　肛周坏死性筋膜炎

一、概述

坏死性筋膜炎（Fournier's gangrene，FG）是一种临床上少见的，由多种细菌感染（通常以厌氧菌为主）引起的，会阴部、阴囊、肛门周围软组织的大范围、快速坏死性危重病症。其病情凶险，进展迅猛，治疗棘手，可在数小时内出现严重并发症而危及生命。本病好发于糖尿病、动脉硬化，以及长期服用激素、免疫抑制剂者。一般发病率极低，但由于对本病认识不足，发病凶险，极易扩散，因此死亡率极高。本病属中医学"肛疽"的范畴。

二、病因病机

正气内虚，外伤染毒，火毒炽盛，由气分迅速传遍至营血，火毒内陷，致亡阳劫阴。

三、病因病理

（一）病因

1. 解剖因素

肛周软组织筋膜将肛门周围分隔成多个平面和潜在的间隙，这些间隙在肛门周围软组织感染中有着重要的临床意义。其中所含的疏松结缔组织，抵抗力弱，常为脓液积聚之处，又可沿解剖途径扩散。

2. 免疫因素

免疫系统功能不全和继发性免疫缺陷（IDD）或低下是坏死性筋膜炎的病因。在人体防御机制被破坏后，致病菌在局部大量繁殖并释放大量侵袭性毒素，引起组织坏死及血管栓塞，同时为细菌繁殖创造了条件，使传变更加迅猛。

3. 感染因素

临床上以厌氧菌或含有厌氧菌的混合感染最多见，常见致病菌有溶血性链球菌、金黄色葡萄球菌、大肠杆菌、产气杆菌、变形杆菌、肺炎链球菌、消化链球菌及霉菌等。病原菌检验对于治疗是非常重要的，不能轻易排除厌氧菌感染的可能性。

（二）病理

肛周软组织感染坏死时，筋膜首先受累，由于筋膜之间存在可相互沟通的腔隙，一旦筋膜感染极易播散，致使病情加重。临床上可见皮下脂肪、浅和深筋膜中感染的组织呈暗灰色，脓液稀薄，有腐败恶臭味的坏死液化样物脱落排出。其病理特点为皮下浅筋膜、深筋膜广泛坏死，但不侵犯肌层。

其病理改变是皮下组织水肿和坏死，包括邻近的筋膜。筋膜内支配皮肤的血管内有血栓形成，皮下血管闭塞，导致所供区域缺血和化脓性感染，形成皮肤坏疽；皮下组织的水肿、炎症使氧分压降低，允许专性厌氧菌的生长，同时通过兼性菌促进厌氧菌的代谢。厌氧菌代谢常产生氢和氧，为相对不溶性气体，积聚于皮下组织，引起捻发音或皮下积气，侵犯表皮神经，造成知觉麻木。

在感染的过程中，人体在致病菌及其产物的攻击下，产生大量的炎症介质，包括蛋白酶、前列腺素、白介素、肿瘤坏死因子、氧自由基等，引起过度全身炎症反应，这种反应一经触发，即可通过靶细胞产生次级产物使原始反应放大，导致广泛组织破坏及器官功能障碍或衰竭。

四、临床表现

（一）病史

病史多有肛门会阴部感染、肿瘤、创伤、手术等，发病急，病情重，发展迅速。

（二）症状

1. 寒战高热

初期为会阴、肛门周围及阴囊不适或疼痛，之后出现寒战高热，体温可达 39℃以上，持续不退。

2. 肿胀

初期为肛门周围皮肤红肿、疼痛，不久迅速向周围扩展，累及会阴，并以阴囊部快速肿胀为特征，疼痛逐渐减退或消失。

3. 血性浆液

随着肿胀的加剧，局部皮肤颜色变为苍白，出现大小不一的散在性血疱，或青紫坏死，皮肤及血疱溃破后有大量的血性浆液或脓液不断渗出，并夹有气泡。此时大面积的皮肤变为暗黑色，皮下脂肪、浅筋膜、深筋膜等组织呈灰白色，但不累及肌层组织。由于病变的皮肤、筋膜广泛坏死，皮下神经损伤，血管栓塞，患处的感觉消失，无出血。

4. 臭秽

患处有粪臭味，奇特难闻，多与感染大肠杆菌、厌氧杆菌和产气有关。

（三）体征

1. 捻发音

由于本病常伴有产气杆菌感染，故大部分病例可在病变部位及周围皮下触及捻发音。

2. 广泛坏死

由于病变的皮肤、筋膜组织血管栓塞，广泛坏死，故呈青紫色或炭黑色，且边缘清楚，迅速向四周扩展。

3. 毒血症

本病早期常因误诊而延误治疗，病变部位的毒素大量吸入进入血液中，引起一系列中毒症状，如寒战高热、面色苍白、神情淡漠、反应迟钝、嗜睡懒言；如治疗不及时，可迅速引起感染性休克，血压下降，呼吸循环衰竭，直至死亡。

（四）并发症

1. 出血

早期由于病变部位的皮肤、筋膜组织血管栓塞，通常在大面积清创口一般不出血或极少出血，但须随时注意创面情况变化，个别患者在清创术后数小时由于病变组织彻底暴露，充分通氧，加之大剂量的输液使血容量增加，部分栓塞的血管再通，血管开放，导致创面大量出血。

2. 贫血

病情发展迅速，坏死范围大，毒素被大量吸收，导致毒血症，红细胞被大量破坏。

3. 低蛋白血症

病变范围大，组织大面积坏死，其组织液大量消耗、流失。

4. 霉菌感染

患者体质多极其虚弱，病情危重，长时间运用多种抗生素，极易引起人体内部菌群紊乱、失调，导致霉菌生长。

（五）辅助检查

1. 血常规

血液中白细胞计数明显升高，中性粒细胞大于等于90%，红细胞计数和血红蛋白显著降低。

2. 血培养

应尽早在出现寒战高热时进行血培养，如有细菌生长，应根据药敏试验及时调整用药。

3. 超声波检查

超声波检查可及时了解病情的范围，早期确定是否有脓液、气体存在，协助明确诊断。由于超声波检查时需直接接触病变组织和创面，易造成污染，因此有条件者可改用CT检查。

4. CT 或 MRI 检查

对于感染范围大且病情严重，发展迅速的会阴、肛门部病变，特别是局部症状与全身病情严重不符者，应尽早行CT或MRI检查，对本病的早期确诊、提高抢救成功率都有十分重要的意义。

5. 脓液培养

坏死组织大量渗出时，应及时进行脓液培养和药敏试验，了解致病菌的类型，随时调整治疗方案。

6. 病理学检查

可在清创时多次进行病理学检查，以明确组织的坏死程度和病变侵及组织的深度，为本病的诊断提供客观依据。

五、诊断与鉴别诊断

（一）诊断

1. 诊断要点

（1）病史　有会阴和肛门部各种感染、肿瘤、创伤、手术等病史。

（2）症状　起病急骤，发展迅速，可有寒战高热，局部红肿疼痛，逐步有血性浆液渗出，颜色变黑，粪臭味和局部感觉消失等。

（3）体征　发热，病变部位及周围皮下触及捻发音，大片皮肤、筋膜进行性坏死，白细胞计数显著升高，X线摄片和CT或MRI检查显示组织内有坏死、脓液和游离气体存在等。

2. 诊断标准

诊断标准一般参照 Fisher 诊断标准。

（1）皮下浅筋膜广泛性坏死，伴潜行性坑道状损害。

（2）全身中毒症状。

（3）未累及肌肉。

（4）伤口血培养未发现梭状芽孢杆菌。

（5）清创发现皮下微血管栓塞。

（二）鉴别诊断

坏死性筋膜炎鉴别诊断表如下（表22-1）。

表22-1　坏死性筋膜炎鉴别诊断表

项目	坏死性筋膜炎	气性坏疽	非梭状芽孢杆菌 蜂窝织炎
病原菌	厌氧菌、需氧菌混合感染	厌氧菌感染	厌氧菌感染
侵犯组织	筋膜皮下为主	肌肉为主	皮下组织为主
临床发病	少见	少见	少见
外伤手术史	有	有	有
起病情况	急骤	急骤	迟缓、潜伏期长
病程进展	快	快	逐渐地
全身中毒症	重	重	轻
疼痛反应	轻微、反应低	剧烈、进行性加剧的肿胀样痛	轻
局部表现	皮肤暗红、褐色、红斑、紧厚感	迅速加剧的肿胀	皮肤呈蓝色
捻发音	（+）	（+++）	（+）
分泌物	腐臭味、少量淡黄色稀薄液体	恶臭、混有气体暗棕色稀薄混浊分泌物	污浊水样渗液
X线检查	皮下间隙内气体	肌肉内气体逐渐增加	
脓液涂片	革兰阳性菌、革兰阴性菌	革兰阳性菌杆菌、大量红细胞	厌氧链球菌、产黑色素拟杆菌

（三）中医诊断

中医诊断为肛疽。

六、治疗

（一）治疗原则

本病治疗关键在于早期诊断，及时切开引流并清创，加强围手术期综合支持治疗。其中，综合支持治疗是治疗成功的重要保证。

1. 积极控制感染，预防并发症。

2. 保持水和电解质平衡。

3. 及时广泛切开，反复彻底清创，建立通畅引流。

4. 中医药的早期介入对控制病情、预防并发症及缩短病程有一定的疗效。

（二）非手术治疗

1. 内治法

（1）辨证论治

1）热毒炽盛证

证候：寒战高热，会阴、肛门周围及阴囊等肿胀色黑，伴有大量的浆液渗出，呈粪臭味，病变处感觉消失，皮下有捻发音。舌质红，苔黄腻或无苔，脉数。

治法：清热凉血，解毒托毒。

方药：犀角地黄汤合透脓散加减。

2）气血两虚证

证候：渗液量多，排便时疼痛；神疲乏力，面色㿠白，动则气急汗出。舌质淡，苔薄，脉细弱。

治法：益气养血，生肌收口。

方药：补中益气汤合四物汤加减。

（2）中成药治疗　常用犀黄丸、牛黄解毒片等治疗。

（3）西药治疗

1）抗感染治疗：选择有效的、大剂量的抗生素联合治疗，是控制感染的有效措施。可根据致病菌的特点和药敏试验，选择 2～3 种抗生素，最好以广谱、抗革兰阴性杆菌的抗生素联合使用。同时还应依据脓液和血培养的药敏试验及时调整用药。大剂量抗生素持续使 1 周以上应注意体内是否有霉菌感染，如处理不及时，易引起多重感染，导致患者死亡。

2）支持治疗：由于组织大面积的坏死、渗出，多次清创、引流等处理对人体的耗损极大，加之毒素广泛吸收造成全身的中毒反应，因此必须给予足够的热量、蛋白质，对增加人体的抗病能力至关重要。一般可用新鲜的血浆、全血、正常人体白蛋白，如有条件可予胃肠外营养支持。

2. 外治法

早期脓腐组织较多时，可用复方黄柏液等清洗创面。后期脓腐组织已祛，开始肉芽生长时，可用活血生肌中药散剂外敷促进组织生长。

3. 其他疗法

高压氧能有效提高血氧含量，提高氧分压及氧气的有效弥散半径，缓解局部组织缺血、缺氧，促进组织细胞的能量代谢、胶原蛋白合成、成纤维细胞再生，使侧支循环加快，改善创面的营养状况促进新鲜肉芽和上皮组织的生长，加快创面愈合。高压氧能有效消除损伤区域的水肿，加快组织外液的吸收，致使毛细血管压力减轻，微循环得以改善，组织缺血、缺氧得到进一步纠正。

（三）手术治疗

1. 及时广泛切开、建立通畅引流

坏死性筋膜炎一经诊断，必须予以足够的重视，及时进行广泛切开。手术时应在病变部位多处平行切开并达深筋膜，使其相互贯通，以达到充分的引流（包括原发感染间隙和继发感染间隙）；局部切开的位置依病变主体而定，同时又应便于清创和引流及避开重要的血管、神经和腺体等组织结构。

2. 反复彻底清创

清除坏死组织一定要彻底，并最大限度保留正常的神经血管。及时清除坏死组织可以减小组织张力，感染的组织呈暗灰色，脓液稀薄，有腐败恶臭味。病灶腔应充分暴露，必要时可酌情行反复的补充切开和清创，直至健康肉芽组织生长。

3. 双氧水和敏感药溶液灌洗

应用大量双氧水及甲硝唑交替反复冲洗，创腔皮下隧道处灌注抗菌药液有益于提高局部抗感染能力，使坏死组织早日脱落和尽快排出。同时，给封闭的创腔提供氧气，造成不利于厌氧菌繁殖的环境。局部治疗至伤口无渗出、健康新生肉芽组织生长修复为止。

4. 特殊部位处理

对于并发骨盆直肠窝脓肿因位置过深可以放置负压引流管，并同样以 3% 的双氧水和呋喃西林液交替冲洗，也可持续滴灌以抑制厌氧菌生长。

扫一扫，查阅本章数字资源，含PPT、音视频、图片等

第一节 先天性巨结肠

一、概述

先天性巨结肠（hirschsprung's disease，HD），又称肠管无神经节细胞症，是以部分性或完全性结肠梗阻合并肠壁内神经节细胞缺如为特征的一种消化道发育畸形，多发生在乙状结肠和直肠，临床表现为功能性肠梗阻。本病发病率为 0.02% ～ 0.05%，男女之比为（5 ～ 10）∶1，有家族性倾向。

本病属中医学"肠痹""肠结"范畴。

二、病因病机

中医学认为，先天禀赋不足，胎儿在孕育期间母体营养不良，或早产或胚胎期发育不全致胎儿出生后先天缺陷，脏腑虚弱或脏腑器官畸形而为病。

三、病因病理

（一）病因

1. 源于神经嵴的组织发育障碍

胚胎学研究证实，从胚胎第 5 周起，来源于神经嵴的神经管原肠神经节细胞沿迷走神经纤维由头侧向尾侧迁移消化道。整个移行过程到胚胎 12 周时完成。因此，无神经结节是由于在胚胎第 12 周前发育停顿所致，停顿愈早，无神经节细胞肠段就愈长。由于尾端的直肠和乙状结肠最后被神经母细胞进化，故是常见的病变部位。至于导致发育停顿的原始病因，可能是在母亲妊娠早期由于病毒感染或其他环境因素造成运动神经元发育障碍。

2. 遗传因素

现代研究认为，先天性巨结肠症可能是一种多基因遗传性疾病，且存在遗传异质性。

3. 环境因素

环境因素包括出生前（子宫内）、出生时和出生后起作用的全部非遗传因素的影响。

（二）病理

先天性巨结肠症的主要病理改变在于扩张段远端的狭窄肠管，其典型的病理改变，形态学上分为狭窄段、移行段和扩张段。

胚胎第 5 ～ 12 周期，消化道内的神经母细胞由近侧向远侧发展，在肠壁肌层之间成肠肌丛；神经母细胞由肠肌丛通过环肌到黏膜下层，成黏膜下丛。如在此期间神经发育停滞，在停滞远侧的肌间神经丛和黏膜下神经丛内则缺乏神经节细胞或神经节，引起交感神经和副交感神经的功能障碍。缺乏神经节细胞的肠段处于痉挛持续收缩状态，造成部分或完全的痉挛性肠梗阻。痉挛上方的结肠极度扩张，肠壁全层肥厚，变硬如皮革，柔软性消失，结肠袋消失，肠系膜变短变厚，血管和淋巴管扩张，但肠蠕动正常；肠内积存大量粪便，由于细菌分解发酵，加重结肠膨胀，使肠黏膜发生溃疡。由于粪便不能正常充盈直肠引起排粪反射，加重粪便淤积，造成顽固性便秘。

无神经节细胞部分肠管外观正常，处于痉挛状态，无器质性狭窄，无肠蠕动；显微镜下可见肠壁肠肌丛和黏膜下丛内无有神经节细胞或极度稀少，神经纤维也有改变。无神经节细胞肠管的部位 80% ～ 90% 在直肠和乙状结肠下段，有的在一段结肠或全部结肠。按病变肠管的长短可分成三种：①短者是由肛门向上到直肠腹膜反折处下方或到直肠乙状结肠接连处，有的只是累及内括约肌。②长者可由直肠乙状结肠接连处到脾曲，有的累及全部结肠。③部分累及者为一段结肠无神经节细胞，病变肠管的长度可有数厘米到数十厘米。

四、临床分型

1. 普通型（常见型）

普通型约占 75%，病变段从肛门开始向上延展到直肠近端或乙状结肠远端。

2. 短段型

短段型约占 6%，病变段局限于直肠远端。

3. 超短段型

超短段型约占 2%，病变段仅限于直肠末端的 3 ～ 4cm 以内，即内括约肌部分，因而又称为内括约肌失弛缓型。

4. 长段型

长段型约占 14%，病变段自肛门开始延展到结肠脾区甚至大部分横结肠。

5. 全结肠型

全结肠型约占 3%，病变累及全结肠，极个别延伸到部分回肠甚至空肠。

五、临床表现

临床上根据症状、年龄和神经节细胞缺乏的长度，将本病分为新生儿和婴幼儿巨结肠症、儿童巨结肠症、特殊类型先天性巨结肠症。

1. 新生儿和婴幼儿巨结肠症

绝大多数患儿出生后 48 小时或更长时间无胎粪排出，继而出现呕吐及腹胀，发生肠梗阻；少数病例在出生后 3 ～ 4 天也可排出少量硬结胎粪。出生后几周出现顽固性便秘，起初灌肠后减轻，以后便秘越来越顽固，必须依靠灌肠才能排粪。先天性结肠症患儿在出生 6 个月内易发生结肠炎、结肠穿孔，当并发小肠、结肠炎时，患儿经常性便秘突然转变为腹泻、发烧和结肠胀气，但仍然间隔数日不排粪、排气，而一旦排粪则为爆发性稀水样奇臭粪便，量多。全身情况迅速恶化，腹部异常膨胀，拒食，呕吐，发生严重脱水及电解质紊乱，很快出现休克。若不及时正确治疗，死亡率很高。

2. 儿童巨结肠症

绝大多数患儿有新生儿期发生便秘、腹胀和呕吐等病史，初始时患儿可能在数周或数日内情况趋于正常，此后则开始大便秘结，数日不排粪，需要塞肛门栓、用腹泻剂或灌肠方能排出大便，症状逐渐加重，便秘越来越顽固。患儿可突然并发小肠、结肠炎症状；或者因结肠积粪过多而发生结肠梗阻。巨结肠患儿有时能自行排出少量粪便，但并不能解除腹胀和巨结肠内蓄积粪便，有时也可出现便秘与腹泻交替现象。体检可见腹部膨胀，胀大的腹部和瘦小的胸部与四肢形成鲜明的对比。腹部隆起以上腹部最为显著，脐孔平坦或外翻，腹部皮肤菲薄，皮下静脉怒张，可见肠蠕动波。触诊时可在左髂窝摸到扩大肠段内蓄积的粪块；叩诊由于肠腔内有大量气体聚积，可闻及响亮的鼓音；听诊可闻及亢进的肠鸣音；直肠指诊发现大多数患儿直肠壶腹部空虚，但痉挛狭窄段较短者指诊时也可在壶腹内触及粪便。患儿一般全身情况较差，发育迟缓，营养不良，面色苍白，瘦弱，有贫血、低蛋白血症等。

3. 特殊类型先天性巨结肠症

（1）全结肠无神经节细胞症 无神经节细胞肠段的范围越广泛，症状越严重。大多数在新生儿期出现胎粪排出延迟、腹胀、呕吐及便秘等症状，经扩肛、灌肠及腹泻剂，症状可暂时缓解；但便秘反复出现，较一般巨结肠症发作频繁。与常见型与短段型先天性巨结肠症不同之处在于，直肠指检不能诱发排粪反射，无大量臭气和粪便排出。

（2）超短段型无神经节细胞症 症状较轻，约有半数患儿在 1 岁以前发生便秘，另有半数患儿在 1～2 岁，甚至到 10 岁便秘才明显。初期为间歇性便秘，逐渐为顽固性便秘，必须塞肛门栓或灌肠方能排粪。一般患儿全身情况良好，并发症少，只有少数有腹胀，直肠指检时手指可通过痉挛进入空虚扩大的肠腔。

（3）节段性无神经细胞症 本病特点为仅结肠某一段无肌间神经节细胞，病变段上下肠壁均正常。结肠某一段痉挛狭窄所出现的症状与同等高度的一般先天性巨结肠症相同。

六、诊断与鉴别诊断

（一）新生儿、婴幼儿巨结肠症

1. 诊断

凡新生儿出生 24～48 小时后，无胎粪或经指挖、灌肠后才能排出胎粪，并伴有腹胀和呕吐者，均应疑为先天性巨结肠症。一般根据临床症状，结合以下检查即可确诊。

（1）腹部触诊 可摸到方框形扩张的结肠肠型。

（2）直肠指诊 对诊断有帮助，可排除先天性直肠、肛门闭锁和狭窄等器质性病变。指检直肠壶腹有虚感，无大量胎粪滞积，退指后随即有大量的胎粪及臭气排出，这种"爆发式"排泄后，腹胀随即有好转。

（3）X 线检查 腹部平片可见结肠充气扩张，在腹外围呈连续空柱状透亮区，小肠亦有胀气，直肠壶腹无气体。有学者建议做倒置位正侧位腹部、盆腔摄片，如气体不能升入直肠，诊断则更可靠。

（4）钡剂灌肠 对诊断病变在直肠、乙状结肠的病例，准确率达 90% 以上。病变部位可见直肠持续性狭窄，呈漏斗状的移行波与扩张的肠段相接，动态像显示结肠蠕动强烈而规则，排出钡剂后由于肠壁和黏膜增厚，见肠腔内有明显皱褶，类似正常空肠皱褶，被称为所谓的"结肠空肠化"改变。多数患儿不能及时排出钡剂。

（5）直肠活体组织检查　从理论上讲，直肠活检对本病诊断最可靠。但由于新生儿肛门狭小，而切取组织要距齿线2.0cm以上，且深度也要直肠全肌层，因此操作难度大；再加上肛管的直肠神经节细胞稀少，内括约肌部分神经节细胞缺如，切取组织位置偏低，很容易误诊。此外，新生儿，尤其是早产儿神经节细胞特别细小，其核显露不佳，必须是对此有丰富的病理科医师才能诊断。

（6）肛门直肠测压法　由于先天性巨结肠患儿缺乏对直肠扩张所引起的肛门括约肌松弛力，也缺乏肛门直肠反射，因此当气囊充气刺激直肠壁后肛管时，若压力不下降，即可疑为先天性巨结肠症。肛门直肠测压法已作为诊断先天性巨结肠症的重要方法。

2. 鉴别诊断

（1）新生儿单纯性胎粪便秘　新生儿肠蠕动弱，不能将稠厚的粪便排出，可于出生数日后无胎粪，这与巨结肠前几日内的症状可以完全相同。但单纯胎粪便秘患儿行灌肠后能排出胎粪，且以后不会再便秘。

（2）先天性肠闭锁　经用盐水灌肠后没有胎粪排出，或仅见少量灰绿色分泌物排出。腹部X线立位平片可见肠腔扩大和液平面，钡剂灌肠显示结肠细小、小结肠或胎儿型结肠，但这不易与全结肠无神经节细胞症的征象相区别。

（3）新生儿败血症　新生儿可因败血症、脐部感染等继发腹膜炎，此时患儿可出现腹胀、呕吐、便秘或腹泻等症状。本病与新生儿巨结肠并发的小肠、结肠炎的病理不易鉴别，无胎粪延迟排出史。

（4）先天性肠旋转不良　出现呕吐和腹胀，易与先天性巨结肠混淆，但胎粪排出正常，钡剂灌肠显示盲肠位置异常则有较大的鉴别价值。

（二）儿童巨结肠症

1. 诊断

根据便秘的病史和腹胀等体征，结合指诊，确诊并不困难，但必要时仍需要借以下列检查协助证实。

（1）钡剂灌肠检查　可见无神经节细胞肠段发生痉挛狭窄，狭窄区长度从肛门起向近端延展，可达乙状结肠、降结肠，有的甚至达脾曲或横结肠。在狭窄段之近端见异常扩张的结肠，有时在两段之间显示清晰的移行波影相。但在超短段型病例中看不到狭窄段，似乎从耻骨直肠肌环上开始直肠立即扩张。拔除肛管后，钡剂不能自动排空。

（2）组织化学检查　对诊断有疑问时，可采取直肠黏膜活检，行乙酰胆碱酯酶组织化学染色检查。先天性巨结肠症的肠黏膜下层可见增生的，并且对乙酰胆碱酯酶强阳性染色的副交感神经纤维，而正常的直肠黏膜为阴性。

（3）肛门直肠测压法和直肠活体检查　对诊断本病有重要价值。

2. 鉴别诊断

儿童先天性巨结肠症需与特发性巨结肠相鉴别。特发性巨结肠在新生儿期多不存在便秘、腹胀症状，而在幼儿及儿童期出现，症状逐渐加重，经保守疗法可使症状缓解。指诊在直肠壶腹内可触及巨大粪块，钡剂灌肠可见从耻骨直肠肌以上直肠异常扩张，直肠远端无痉挛狭窄肠段，必要时可进行肛门直肠测压和直肠活检。

（三）特殊类型先天性巨结肠症

1. 全结肠无神经节细胞症

确诊往往依靠手术中的病理检查，需在升、横、乙状结肠三处同时取标本，证实肌间神经丛缺乏神经节细胞。钡剂灌肠对确诊有比较大的价值。X 线检查征象特点：直肠、全部结肠直径正常或小于正常，但与胎儿型小结肠不同；结肠袋消失，肠壁变光滑。

2. 超短段型无神经节细胞症

直肠指诊时，手指可通过痉挛段进入空虚扩大的肠腔。钡剂灌肠可见痉挛狭窄段仅占直肠末端的几厘米，在其上段肠腔有明显的扩张。但经过两周的灌肠排便后，扩张的肠腔可明显缩小。

3. 节段性无神经节细胞症

本病特点为仅结肠某一段无肌间神经节细胞，病变段上下肠壁均正常。结肠某一段狭窄痉挛所出现的症状与同等高度的一般先天性巨结肠相同。

（四）中医诊断

中医诊断为肠痹或肠结。

七、治疗

（一）治疗原则

对新生儿和婴幼儿期采用中西医结合疗法，维持营养，争取在合适的时机做根治性手术。儿童巨结肠以手术根治为主，辅以药物治疗。

（二）非手术治疗

1. 内治法

（1）气机郁滞证

证候：大便干结或不干，欲便不得出，或便而不爽，肠鸣，腹中胀痛，嗳气，食少纳呆。舌苔薄腻，脉弦。

治法：行气导滞。

方药：六磨汤加减。

（2）气虚阳衰证

证候：大便排出困难，气短乏力，面白神疲，肢倦懒言，四肢不温，腹中冷痛。舌淡，苔白，脉沉迟。

治法：补气助阳。

方药：黄芪汤合济川煎加减。

（3）气虚血亏证

症状：大便干结，面色无华，心悸气短，失眠多梦，口唇色淡。舌苔薄白，脉细。

治法：补气养血。

方药：八珍汤加减。

2. 外治法

（1）灌肠疗法　对无并发症的婴儿用盐水灌肠，一般 6 周时手术。用细导管注入数毫升盐水，然后吸出，反复冲洗，每日 1 ～ 2 次。对并发小肠结肠炎的婴儿冲洗结肠，同时给予抗厌氧抗生素治疗。较大儿童如有营养不良，用较多量盐水冲洗结肠，待全身情况改善后再做手术。如有粪块存积，可以指扩张肛门，帮助排粪，或用油类保留灌肠，然后盐水灌肠。

（2）扩肛疗法　新生儿可以从 9 号扩肛器开始试用，逐渐增大。3 个月婴儿可用 20 ～ 22 号扩肛器。婴儿侧卧，扩肛器缓慢入肛，扩张肛门内括约肌及痉挛肠段。每次持续半小时，每日 1 次，1 个月为 1 个疗程，坚特 2 ～ 3 个疗程，以巩固疗效。

（3）针灸疗法

1）穴位注射：取肾俞穴，注射人参注射液 1 ～ 2mL，大肠俞穴注射新斯的明 0.1mg，两穴交替使用，1 次 / 日，10 次为 1 个疗程。

2）耳针：取肾、交感、皮质下、直肠上段、结肠穴，1 次 / 日，留针 30 分钟；或用王不留行籽做穴位压迫。

（三）手术治疗

1. 结肠切除 + 直肠后结肠拖出术（Duhamel 术）

（1）适应证　超短型、短段型和常见型先天性巨结肠。

（2）手术步骤

1）麻醉满意后，常规消毒铺巾。下腹横行切口，逐层入腹，切开腹膜时注意勿损伤膀胱（图 23-1）。

2）探查结肠，仔细检查狭窄肠管位置，扩大肥厚肠管范围，确定切除范围（图 23-2）。

3）切开盆底腹膜及直肠两侧后腹膜，将双侧输尿管向外牵开并保护。

4）将预定切除肠管的系膜血管切断、结扎，在切断、结扎前，先用血管钳夹闭阻断血管以观察降结肠微小血管的搏动，以免切断结扎后影响降结肠血运而发生肠坏死。

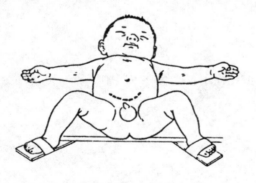
图 23-1　手术切口

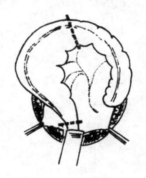
图 23-2　肠管切除范围

5）充分游离结肠（一般游离至脾曲），使正常肠管下拖至肛门无张力为止。沿直肠后至骶前疏松结缔组织与直肠深筋膜鞘分离隧道至齿线水平。

6）在病变肠管近端切断结肠，在耻骨上 2cm 处切断直肠，移除病变肠管后将远近断端缝合包埋，近端缝 4 针牵引线。

7）术者转向会阴部手术，在肛门 3 点、6 点、9 点处缝牵引线将肛门牵开，在皮肤黏膜交界处切开直肠后半周。

8）沿切口向上分开外括约肌达隧道，牵拉近端结肠上的牵引线，将近端结肠牵过隧道口，注意勿扭转肠管。

9）结肠后半周浆肌层与括约肌缝合固定。

10）后半周全层与肛门口皮肤缝合固定，剪除多余的残端肠管。

11）直肠后壁与结肠前壁贴紧，用两把全齿血管钳呈倒"V"形钳夹两肠壁，两止血钳一臂放入直肠腔，另一臂放入结肠腔，两钳进入肠腔3～4cm，其尖端呈交叉状。

12）7～10天，血管钳可自动脱落。近年来有人改用吻合器将两肠腔吻合后立即切开使两肠腔贯通，手术更为方便安全。

13）术者更换手术衣、手套后转回腹部手术，将直肠盲端与结肠前壁固定数针，缝合盆底腹膜及后腹膜。

（3）术后处理

1）禁食2～3天。

2）胃肠减压。

3）肛门清洁护理。

4）留置导尿管1～2天。

5）应用抗生素预防感染。

6）腹部伤口7天拆线，肛门处10天拆线。

（4）术中注意点

1）切除病变肠管范围要足够，以防术后症状复发。

2）分离直肠后，隧道要紧贴直肠后壁操作，注意勿损伤直肠两侧神经和骶前神经而引起尿潴留。

3）术中避免损伤两侧输尿管。

2. 直肠黏膜切除＋结肠鞘内拖出术（Soave术）

（1）适应证　同Duhamel式。

（2）手术步骤

1）常规消毒皮肤后，留置导尿管以免术中膀胱过大影响手术野。扩肛，用络合碘消毒直肠。

2）下腹做横切口。

3）入腹后探查结肠，确定切除肠管的范围。

4）切断结扎乙状结肠系膜血管及直肠上动脉、静脉。

5）在腹膜返折上2cm处环周切开直肠浆肌层，注意勿损伤黏膜。

6）分离黏膜和浆肌层直达肛门，横断黏膜。

7）纵行劈开直肠浆肌层管的后壁，避免狭窄。

8）横断的黏膜管套入浆肌层管从肛门拖出，随后将乙状结肠也拖出肛门。

9）从盆腔内将劈开的浆肌层管与结肠间断缝合固定。

10）切除肛门口多余肠管后，结肠与肛周缝合固定。

（3）术后处理

1）禁食3天。

2）胃肠减压。

3）给予抗生素预防感染。

4）肛门清洁护理。

5）腹部创口7天拆线，肛门部10天拆线。

6）每天定时扩肛排便，坚持半年。

（4）术中注意点   同 Duhamel 式。

3. 尾后路直肠肌层切除术

（1）适应证   先天性巨结肠短段型或超短段型。

（2）手术步骤

1）操作一

A. 肛门后外括约肌外缘做半环形切口。

B. 切开皮肤、皮下组织，沿外括约肌外缘切开盆底肌膜即可暴露直肠。左手食指伸入肛门顶起直肠后壁，切开直肠后壁环肌 5cm 长，使直肠黏膜膨出，同时切开内括约肌及部分外括约肌。

2）操作二

A. 距尾骨尖近端 0.5～1cm 处做 6cm 的横切口，切开皮肤及皮下组织。

B. 横断尾骨尖连同提肛肌向下翻转，显露直肠，左手食指伸入肛门顶起直肠后壁，切开直肠环肌 5cm，使直肠黏膜膨出。

C. 单纯环肌切开时环肌会自行愈合而引起症状复发。为避免症状复发，可将环肌切除 2cm×5cm。

（3）术后处理

1）俯卧位。

2）肛门清洁护理。

3）予抗生素预防感染。

4）每天定时扩肛排便，坚持半年。

5）门诊随诊，注意排便情况。

4. 全结肠无神经节细胞症手术（Martin 术）

（1）适应证   全结肠无神经节细胞症。

（2）手术步骤

1）下腹做横切口入腹。

2）在回肠正常肠管与病变肠管交界处横断肠管，关闭缝合近端肠管。

3）剪开盆底腹膜返折，贴直肠后壁分离隧道达齿状线处。

4）术者转至会阴部手术，于肛门 3 点、6 点、9 点缝牵引线将肛门牵开，在齿状线处切开直肠后半周，并从此切口拖出近端回肠。

5）将回肠系膜缘半周与肛门后半周齿状线处缝合固定两层。

6）用两把 Kocher 钳将直肠后壁与回肠系膜对缘肠壁夹闭成倒"V"形吻合。

7）术者更换手术衣、手套后返回腹部手术，在脾曲斜面切断结肠（避免形成盲袋），将回肠与降结肠、乙状结肠、直肠平行排列，从脾区切断处开始，做侧 – 侧吻合，再用盆腔 Kocher 钳夹住。

8）切除横结肠、升结肠、盲肠及远端回肠，缝合盆底腹膜，逐层关腹。

（3）术后处理   同 Duhamel 术。

第二节　先天性肛门直肠畸形

一、概述

先天性肛门直肠畸形（congenital anorectal malformations，CAM）是胚胎时期后肠发育障碍所致的消化道畸形，是小儿肛肠外科的常见病，占先天性消化道畸形的首位，发病率为 1 :（1500 ～ 5000），男女发病率大致相同，约 50% 以上的先天性的肛门直肠畸形伴有直肠与泌尿生殖系之间的瘘管形成。本病属中医学"锁肛""肛门闭塞"的范畴。

二、病因病机

中医学认为，本病多因先天禀赋不足，父母精气不足，胎儿在孕育阶段母亲营养不良，或早产、禀受胎毒、胎气受损或先天发育不全，致使脏腑器官畸形。大肠谷道乃"传导之官，变化出焉"，又属六腑范畴，"六腑者，所以化水谷而行津液者，故满而不能实"。如今谷道狭小，甚或锁肛，必热结肠燥，既实且满，则见大便秘结，努挣难下；气机逆乱，则升降失调而见腹胀、腹痛、恶心、呕吐等症；日久不治，则见食欲不振、气短乏力、面黄肌瘦等症。

三、病因病理

（一）病因

研究表明，本病是因发育障碍而致畸形。在胚胎 4 ～ 5 周，泌尿生殖道和肛管共同开口于泄殖腔，此后尿生殖膈从头至尾下降，将它分成前方的尿生殖窦与后方的肠管，泄殖腔侧方的两皱裂向中心线引动，使尿生殖道与肠管完全分开。男性内外生殖嵴融合成尿道和阴囊。女性则不融合，形成大小阴唇。尿生膜与胚膜破裂形成各自的开口，在此期间发育障碍会导致不同类型的直肠肛管畸形。

（二）病理

肛门直肠畸形神经病理改变包括骶髓、骶神经、盆神经丛、肛周组织、肛门皮肤神经末梢、直肠远端肠壁内神经系统存在发育障碍。肛门直肠畸形患儿的末段骶髓异常，如中央管呈菱形扩大，实质变薄；中央管和前正中裂未发育，左右前角内侧群的运动神经元在中线处融合；末端骶髓的中央横向扩大，似脊髓裂样改变；前角内侧群的运动神经元的数目减少。

肛门直肠畸形肌肉病理改变包括肛门括约肌复合体、肠壁纵肌和肛门外括约肌发育不良，其肌肉内的运动终板和肌梭等神经器发育基本与周围的神经发育障碍同步，与畸形的严重程度一致。

四、临床分型

1984 年，世界小儿外科医师会议制定了肛门直肠畸形国际分类法，即 Wingapread 分类法（表 23-1）。根据直肠盲端与肛提肌的相互关系来分类：直肠盲端在肛提肌以上为高位畸形，肛提肌中间或稍下方为中位畸形，肛提肌以下为低位畸形。

表 23–1　Wingapread 分类法

位置	男性		位置	女性
高位	肛管直肠发育不全		高位	肛管直肠发育不全
	直肠前列腺尿道瘘			直肠阴道瘘
	无瘘			无瘘
	直肠闭锁			直肠闭锁
中间位	直肠球部尿道瘘		中间位	直肠前庭瘘
	直肠发育不全（无瘘）			直肠阴道瘘
				肛管发育不全（无瘘）
低位	肛门皮肤瘘		低位	肛门前庭瘘
	肛门狭窄			肛门皮肤瘘
				肛门狭窄

五、临床表现

（一）症状体征

绝大多数肛门直肠畸形患儿，在正常位置没有肛门，易于发现。不伴有瘘管的肛门直肠畸形患儿在出生后不久表现为无胎粪排出、腹胀、呕吐；瘘管狭小患儿不能排出胎粪或仅能排出少量胎粪时，喂奶后呕吐，以后可吐粪样物，逐渐腹胀；瘘口较大患儿在生后一段时间可不出现肠梗阻症状，而在几周至数年逐渐出现排便困难。

高位直肠闭锁，肛门、肛管正常的患儿表现为无胎粪排出，或从尿道排出混浊液体，直肠指诊可发现直肠闭锁。

（二）辅助检查

1. X 线检查

临床上先天性肛门直肠畸形的诊断一般并不难。准确地测量直肠闭锁的高度，可了解直肠末端与耻骨直肠肌的位置关系，以及有无泌尿生殖系瘘和腰骶椎畸形的存在，以便合理地选择治疗措施，因此 X 线检查是不可缺少的。

（1）倒立位摄片　是决定直肠盲端位置高低的传统方法。

（2）瘘管造影　对有会阴、舟状窝或阴道瘘的患儿，可经瘘口插入适当大小的导管，注入造影剂，在会阴肛门区放置金属进行标记，X 线检查可以测定直肠盲端的高低位置及肠腔扩张情况。

（3）膀胱尿道造影　自尿道注入碘化钠溶液后拍摄 X 线片，可了解瘘管情况，以及与直肠的关系。

2. B 超测距法

B 超测距法可以准确测量直肠盲端与会阴肛区皮肤的距离。

3. 穿刺抽吸法

用消毒注射器粗针，从相当于正常肛门位置的中心向后上方骶骨方向刺入，边进针边抽吸，当针头进入直肠末端时即有胎粪或气体抽出。

4. 探针检查

应用探针检查瘘道的走向、长短、粗细，同时用指尖在肛门区触摸探针头可大致了解盲端与皮肤的距离。

5. 窥镜检查

对直肠阴道瘘的患儿可用鼻窥镜直接观察瘘口的位置和大小。

六、诊断与鉴别诊断

（一）诊断

先天性肛门直肠畸形多在分娩后常规检查时被发现。如果肛门的开口能排出少量胎粪，有漏诊可能。另外，肛门直肠狭窄、肛门闭锁、直肠缺如等畸形视诊不能被发现，需要进行进一步检查才能正确诊断。

1. 视诊

会阴视诊可大致辨别畸形的类型；低位畸形可见异位开口或肛门被遮盖的痕迹；光滑无孔应考虑高位畸形。男婴从肛门排出绿色尿液则有直肠尿道瘘发生的可能；女婴从阴道排出粪便则有直肠阴道瘘发生的可能。

2. 指诊

指诊对发现隐蔽的肛管、狭窄部位有重要作用，但对婴儿要轻轻探查，用小指进行，以免损伤肛门。

3. 探针

对可疑的外口进一步用探针检查，明确瘘管走向。

4. X 线检查

X 线检查用于确定梗阻的水平。X 线片示胎粪有骨样化或钙化影，表示有直肠膀胱瘘或直肠尿道瘘存在。

5. 尿液检查

尿液沉渣中如发现肠上皮的角化上皮细胞，可疑直肠膀胱瘘或直肠尿道瘘的存在。

6. CT 检查

CT 检查可直视肛提肌群发育及其走向，也可作为术后随访的手段。

（二）鉴别诊断

1. 肛裂

有肛管上皮非特异性放射状纵行溃疡，肛门部有排便周期性疼痛，伴有便血或便秘。肛裂多见于肛管后正中线、前正中线附近，常并发皮下瘘管、哨兵痔及肛乳头肥大。

2. 肛门皲裂

肛门皲裂是在肛门周围皮肤撕裂、溃疡、皮炎、瘙痒的基础上，皮革化后的继发病变，裂口多发，位置不定，裂口表浅至皮下，无哨兵痔及肛乳头肥大，疼痛轻，出血少，冬春季加重，夏季减轻。

3. 肛门移位

胚胎时期原始肛位置异常，致出生后肛门不在正常位置，但排便功能正常，可无任何症状。

4. 直肠肿瘤

肿瘤所致狭窄者，一般病史短，进行性加重，并多有暗红色血便或脓血便史。早期直肠癌多无症状，偶有血便史，故难发现。形成狭窄者，病变已至晚期。位置低者，指诊可触及肿块，不规则，凹凸不平，质硬，压痛，指套上染血。位置较高者，应做乙状结肠镜或纤维镜检，内镜下见到直肠肿块，肠黏膜较完整，活检可确诊。直肠癌低位吻合术或其他保肛术后的狭窄，必须做多处活检以排除局部复发的可能。

5. 性病性淋巴肉芽肿

患者以女性为主，有性病接触史，病变主要在生殖器和腹股沟淋巴结，为病毒性感染。排便困难常伴肛门刺激症状。黏液脓血便，可并发肛瘘。弗莱试验、补体结合试验及病毒检查阳性。

6. 慢性溃疡性直肠炎

直肠多发性溃疡在愈合过程中，可形成广泛的肉芽肿和大量瘢痕，进而导致直肠狭窄。这类患者往往有慢性反复发作的结肠炎病史。

七、治疗

（一）治疗原则

1. 肛门直肠畸形若有瘘孔或有细小瘘孔的低位型者，应在出生后立即手术。

2. 对有大瘘孔、排便无明显障碍者，先行保守疗法，待患儿长至 6 个月再做手术。

3. 对中、高位肛门直肠畸形者，在新生儿期先做结肠造瘘术，3～6 个月再做肛门直肠成形术。

（二）非手术治疗

1. 内治法

（1）湿热下注证

证候：排便不畅，肛门灼热、疼痛，便中带血及黏液。舌淡红，苔黄腻，脉细。

治法：清热利湿。

方药：凉血地黄汤加减。

（2）阴虚肠燥证

证候：大便干结，便难，口干苦，喜饮，小便黄少。舌红，苔薄，脉弦细。

治法：养阴增液，润肠通便。

方药：增液汤合麻仁丸加减。

（3）气血两虚证

证候：大便干燥，无力排出，面色无华，少言懒语。舌淡，苔薄白，脉细。

治法：益气养阴，润肠通便。

方药：补中益气汤合润肠丸加减。

2. 外治法

（1）扩肛法 对于轻度狭窄者，可用手指或扩肛器扩肛。

（2）坐浴法 用中药苦参汤加活血化瘀药物煎汤，坐浴。

（三）手术治疗

1. 新生儿结肠造口术

（1）适应证

1）高、中位肛门，以及直肠闭锁者。

2）低位肛门、直肠闭锁，以及无条件做一期肛门成形术者。

（2）手术步骤

1）常规：麻醉满意后，常规消毒铺巾。

2）切口：选择左下腹斜切口入腹。

3）分离：逐层切开腹壁进入腹腔，分离降结肠与乙状结肠移行部并牵出腹壁切口。操作时需尽可能保留肠系膜血管。

4）造口：确定降结肠末端与乙状结肠起始部交界处的肠管，用两把肠钳钳闭肠管，在两钳之间切断。将两个结肠断端分别置于切口的两端，即降结肠造口的上外侧，无功能的乙状结肠造口在切口的下外侧，腹壁外需留置 2～3cm 的肠管，两造口之间用皮瓣相隔。用 3–0 号吸收线将肠管与腹膜间断缝合，再与筋膜间断缝合固定，然后将肠管与切口皮肤间断缝合固定，造口应高出皮肤 1～1.5cm，最后缝合两造口间的皮肤切口。

5）清洁肠管：经乙状结肠造口插入一根橡皮管，注入生理盐水冲洗远端肠管，清除残余胎粪。

（3）术后处理　术后预防性应用抗生素，需留置鼻胃管和静脉补液。一旦肠功能恢复正常，即可经口喂养。

（4）术中注意点　新生儿结肠壁薄，胀气后尤甚，缝合固定时宜用细针细线，缝线只穿过浆肌层，切忌穿入肠腔。

2. 低位肛门成形术

（1）适应证　低位肛门闭锁。

（2）手术步骤

1）麻醉满意后，常规消毒铺巾。置导尿管做标记，电针刺激肛门隐窝处的皮肤，观察肛门外括约肌的收缩方向，在肛门隐窝中心点处做一个"十"字形切口，每条切线长度约 1.5cm，切口各端不可超过括约肌边缘，以免损伤括约肌。直至直肠盲端，沿直肠盲端仔细向上游离 2～3cm，在无张力下与肛门皮肤吻合。

2）在直肠盲端做"X"形切开，与肛门皮肤切口相交叉，排出气体和胎粪后，用血管钳扩张切口，再以指扩张。

3）对较薄的肛膜，可修剪肛膜边缘。

4）对较厚的肛膜，开一处较深的"十"字形切口，将肛膜的四角和肛管伤口对合，以丝线缝合。

5）肛管内放置围以凡士林纱布的胶管，用其压迫止血 24 小时。

（3）术后处理

1）禁食、输液 3 天。

2）给予抗生素预防感染。

3）肛门清洁护理。

4）10 天后拆线扩肛，每天 1 次，坚持半年，定期门诊复查。

（4）术中注意点

1）在分离的过程中时时触摸尿道，注意勿损伤尿道。

2）术中操作要轻柔，不要损伤括约肌。

3）术后两周开始每天扩肛，坚持半年。

3. 会阴部肛门成形术

（1）适应证　肛管直肠低位闭锁。

（2）手术步骤

1）会阴部肛门原凹陷处做一处正中纵向切口，长约 2.0cm，看到有肌纤维时，用电针刺激切口处，可见肛门外括约肌明显的向心性收缩，在肌环中央用小直钳逐渐插入括约肌，在稍深部可找到深蓝色的直肠盲端，婴儿腹压变化时见有冲击膨出，手感有张力的囊性盲袋。

2）在直肠盲袋周围用小弯钳小心分离盲袋，游离盲袋约 1.5cm，应保留直肠肌层，可先在直肠盲袋靠后侧的骶尾前方分离，继而转向两侧，然后再向直肠尿道间分离，应防止损伤尿道。向深部分离时，可用手指、刀柄、弯钳交替游离直肠盲端，至无张力状态下能与皮肤吻合。

3）直肠盲袋四周肌层与皮下括约肌间断裂，一般缝合 6～8 针即可。切开盲袋，吸尽胎粪，剪除过长的直肠黏膜，用细丝线或 5-0 可吸收线间断缝合皮肤直肠全层。新形成的肛门在稍有张力下可通过小指。

（3）术后处理　同低位肛门成形术。

（4）术中注意点

1）术前留置尿管，术中细致操作，以免损伤尿道。

2）术中应按解剖平面游离直肠盲端，使其在无张力下能与皮肤缝合，直肠肌层完好，血运佳，预防直肠回缩造成瘢痕性肛门狭窄。

3）术中切口不宜过大，经中心位置轻柔扩大括约肌环，避免切断括约肌环，预防肛门失禁。

4. 骶会阴肛门成形术

（1）适应证　绝大多数直肠盲袋平耻骨尾骨线的中高位闭锁患儿。女性肛管直肠闭锁伴直肠舟状窝瘘，男性肛管直肠闭锁有或无直肠后尿道瘘。

（2）手术步骤

1）常规消毒铺巾，留置导尿。消毒女性阴道后，插入一根肛管至阴道内，有舟状窝瘘者经瘘管插入一根粗尿管至直肠，并固定。

2）触摸到尾骨尖上 0.5cm 做弧形切口，以尾骨为中心向两侧延长 2.5～3cm，在尾骨尖上 0.5cm 用锐刀横断尾骨，再向外侧将臀大肌顺肌纤维分开，往深部即见到附于直肠的肛提肌纤维。把尾骨尖连同附着尾骨尖的肌肉向尾端拉开，膨胀的直肠盲端多在尾骨尖水平。充分游离直肠。

3）有直肠尿道瘘或直肠舟状窝瘘的患儿，在游离直肠后方及两侧达 1.5cm 时即可转至直肠前方，探查尿道或阴道内导管，确定直肠尿道间或阴道壁间的解剖平面，锐性分离出直肠。

4）瘘管的处理。男性直肠后尿道的瘘管较短，在无张力下距尿道 0.5cm 处横断直肠，将尿道侧的瘘管黏膜剔除至平尿道，用可吸收线平尿道外结扎瘘管残端的肌层。女性舟状窝瘘口细小者可以不缝合，作为直肠阴道间的引流口。较大的瘘口用可吸收线缝合一层即可。

5）会阴肛门皮肤稍着色，稍有皱纹者，做正中切口，卡 1.8cm，露出肌肉层后，用电针刺激肌肉以判断肛门括约肌的中心，用直钳将括约肌中心肌肉撑开，在反复电刺激引导下，将括约肌中心环逐渐扩大并向上延伸，最后穿过附于尾骨尖的丰富肌肉的中央处，隧道可用子宫颈扩条逐渐扩宽，以能通过食指为准。

6）将已游离延伸的直肠经隧道脱出，检查直肠无旋转，在无张力下时直肠肌层与肛门皮下肌膜做 6～8 针的间断缝合，修去多余的直肠末端，直肠全层与肛门皮肤间断缝合。新的肛门直肠能通过小指尖，电针刺激时有括约肌收缩感。

7）骶尾部创口宜按层缝合，尾骨尖两侧各缝一针，使尾骨切断处对合整齐，直肠后放置引流管。

（3）术后处理　同低位肛门成形术。

5. 腹会阴肛门成形术

（1）适应证　先天性高位肛管直肠闭锁畸形，直肠盲端在骶尾耻骨连线之上，骶尾进路不能完成肛门成形术者。

（2）手术步骤

1）左下腹旁正中切口，从脐水平至耻骨上缘切开皮肤皮下组织。将腹直肌前鞘剪开，把腹直肌及锥状肌推向外侧，剪开后鞘及腹膜进入腹腔。找到乙状结肠后顺沿向下即可见到膀胱后的直肠腹膜返折，经乙状结肠和直肠周围腹膜剪开，在直肠外膜与骶前筋膜间隙钝性游离直肠。一般在膀胱颈后尿道处见到逐渐变小的直肠膀胱瘘管或直肠后尿道瘘管。确定瘘管无误后，距后尿道或膀胱 0.5cm 剪断瘘管，将瘘管内的黏膜剔除，平后尿道水平将瘘管肌层做外结扎。直肠末端做暂时性缝扎封闭。

2）游离乙状结肠系膜时，宜在远离肠管的直肠上动脉和乙状结肠动脉弓交叉点上方切断血管。

3）腹腔内游离出直肠盲端后，沿骶前筋膜前方与尿道间隙之间钝性向下分离，直至接近肛门皮下。术者转至会阴部，在肛门皮肤原凹陷处做 1.8cm 的纵向切口，在电针刺激下，确定肛门括约肌中心，用直钳将括约肌中心撑开并逐步扩大，肌环隧道能通过 13F 子宫扩条或术者食指，并与腹部组配合，准确与骶前间隙贯通，将已游离好的直肠或乙状结肠末端引线拖出会阴肛门处，检查直肠无扭转并轻柔拖出肛门，在无张力时做直肠肌层与皮下括约肌 8 针间断缝合，剪去多余的直肠盲端，行直肠全层与肛门皮肤间断缝合。同时，助手在盆腹膜返折处将腹膜及后腹膜固定于乙状结肠，在盆底放置引流，经左下腹壁引出，逐层关腹。

4）有直肠后尿道瘘或膀胱瘘者，多主张做耻骨上膀胱造口，而且不留置尿管，尤其瘘管处理不够满意者，对防止尿瘘复发有帮助。

（3）术后处理

1）腹会阴手术后一般禁食 48 小时，禁食期间宜给予静脉营养及预防感染。

2）注意观察直肠黏膜色泽，有无发黑、坏死、回缩等，如有则及时处理。

3）术后第 3 周开始扩肛，每天 1 次，一般宜坚持半年。

（4）术中注意点

1）新生儿期由于手术创伤大，一般主张先做结肠造口，待半岁后再做腹会阴肛门成形术。

2）术前应插入导尿管，术中切断瘘管前应反复触摸尿管位置，切勿误伤尿道。瘘管应在尿道侧留有 0.5cm 长的残端，以便妥善结扎。

3）游离直肠时宜紧贴肠壁，靠盆腔的出血点不宜滥用电凝，以防盆丛神经损伤。

4）会阴部切开肛门原凹皮肤后，宜用电针刺激测定括约肌中心点，使直肠通过松紧适中的肌环。

随着微创外科技术的发展，腹腔镜辅助下肛门成形被广泛用于治疗高、中位肛门直肠畸形。

该手术的优点是进一步减少了腹部、骶部的手术创伤，采用腹腔镜能更精准地游离直肠并处理直肠膀胱或直肠尿道等瘘管，并在直视下将直肠盲端经盆底肌中心通过，完成肛门成形术。

第三节 结肠闭锁和狭窄

一、概述

结肠闭锁是引起新生儿期肠梗阻的罕见原因。报道的结肠闭锁发生率差异很大，常被引用的数据是约 20000 个活产婴儿中有 1 例结肠闭锁患儿，比较与事实相接近。结肠闭锁或狭窄没有性别和种族间的差异。本病属中医学"肠痹""肠结"的范畴。

二、病因病机

中医学认为，本病多由先天禀赋不足，父母精气不足，胎儿在孕育阶段母亲营养不良，或早产、禀受胎毒、胎气受损或先天发育不全，致使脏腑器官畸形。

三、病因病理

现代大多数学者分析认为，器官形成阶段宫内供血不足可导致肠闭锁的发生。血管损伤的原因可能是结肠扭转、套叠、栓子或血栓的形成，或结肠因为疝或腹壁缺损导致嵌顿或狭窄。缺血坏死后损伤肠管病灶被重吸收。研究发现，结肠闭锁畸形的类型与小肠闭锁相似，证实了宫内血管梗阻是导致结肠闭锁的病因。对小肠闭锁的分类方法同样也适用于结肠。简而言之，一型闭锁为肠腔内隔膜样闭锁；二型闭锁为近远闭锁端之间有纤维素带相连；三型闭锁为肠完全分离，系膜呈"V"形缺损。三型闭锁是最常见的类型，也可见完全的系膜分离和多发性肠闭锁。

先天性结肠狭窄比结肠闭锁少见，导致狭窄的原因是发育中的结肠血液供应受到了影响。最近，腔内瓣膜部分梗阻认为是引起结肠狭窄的原因。

四、临床表现

（一）症状体征

结肠闭锁或狭窄的患儿在出生时一般无明显异常，但在出生后 24～48 小时出现腹胀。因为梗阻的部位在远端肠管且通常是完全性梗阻，腹胀比较明显并逐渐加重，如果不治疗，在出生的第 2 或第 3 天腹胀会非常明显。因为梗阻的位置在远端，呕吐可以出现较晚或相对较轻。粪汁样呕吐常较晚出现。结肠闭锁的患儿只能排出很少的胎粪或不排出胎粪。直肠指检也只能见到白色的粪便而不是胎粪。在患儿查体时可能会发现合并运动系统畸形或腹壁缺损。

（二）辅助检查

1. 影像检查

肠闭锁患儿的腹部 X 线平片可以出现多发性胀气肠袢和气液平面，也可以出现远端肠管梗阻征象。尽管在新生儿期的小肠和结肠很难分辨，但在结肠，其梗阻近端肠管的扩张程度比小肠梗阻更为明显。气腹征是近端结肠穿孔的表现，约 10% 的结肠闭锁患儿在诊断时存在气腹征。回盲瓣的存在造成结肠近、远端节段性闭袢梗阻，理论上增大了肠穿孔的危险性。诊断结肠闭锁或狭窄的标准检查方法是使用等渗性造影剂进行对比灌肠的放射学检查。完全梗阻的特征是远端的"细小结肠"因废用而狭小，但一般情况下未正常发育正常的肠管。造影剂充填了远端结肠，而在梗阻的位置中断，并与近端扩张肠管内的气体影（梗阻点）相连续。先天性肠狭窄的特征是肠腔狭窄，近端肠管造影剂充盈受限，并常可见近端肠管扩张。

2. B 超检查

B 超检查可显示胎儿小肠袢或结肠扩张，超过该孕周应有的肠管大小。羊水过多不太明显，因为羊水可以在梗阻的小肠近端被吸收。

任何疑为肠梗阻的新生儿均应拍摄腹部 X 线平片。对所有疑为远端肠闭锁的新生儿进行对比灌肠放射学检查是十分必要的，因为医生在手术前需要确认远端肠管是否存在梗阻。此外，这项检查对诊断其他病因，如胎粪性栓塞综合征、先天性巨结肠及新生儿左小结肠综合征等引起的远端肠管梗阻具有重要意义。结肠闭锁或狭窄的患儿，不需要其他的影像学检查明确肠道的解剖结构。

五、诊断与鉴别诊断

（一）诊断

1. 结肠闭锁或狭窄的患儿出生 24 ～ 48 小时出现腹胀，在出生的第 2 或第 3 天腹胀会非常明显，粪汁样呕吐常较晚出现。结肠闭锁的患儿只能排出很少的胎粪或不排出胎粪。

2. 直肠指检也只能见到白色的粪便而不是胎粪。在患儿查体时可能会发现合并运动系统畸形或腹壁缺损。

3. 肠闭锁患儿的腹部 X 线平片可以出现多发性胀气肠袢和气液平面，也可以出现远端肠管梗阻征象。

（二）鉴别诊断

1. 先天性巨结肠症

本病由肠管无神经节细胞所致。出生后有胎粪排出延迟，排便困难，经常经治疗后缓解，但不久又复发，表现为顽固性便秘并进行性加重，伴腹胀、食欲差、贫血等，患儿发育欠佳。体检腹胀、肠型、直肠指诊壶腹部空虚，指检促使气体和粪便排出。钡灌肠可见典型的狭窄段、移行段、扩张段。肛管直肠测压无内括约肌松弛反射。通过直肠黏膜组织化学检查，发现胆碱酯酶阳性神经纤维的存在。

2. 继发性巨结肠症

继发性巨结肠症，如先天性肛门狭窄、肛门闭锁、直肠舟状窝瘘等疾病，或者是由术后引起排便困难而继发的。

3. 先天性肛门直肠畸形

先天性肛门直肠畸形的主要症状为低位肠梗阻表现，一般于出生后 1 ～ 2 天出现急性完全性低位肠梗阻，早期表现为无胎粪排出，喂奶后呕吐，呕吐物为奶并含有胆汁，以后可吐粪样物，腹部逐渐膨胀，患儿脱水。临床上先天性肛门直肠畸形的诊断并不难，但重要的是准确地测量直肠闭锁的高度，了解直肠末端与耻骨直肠肌的位置关系，以及有无泌尿生殖系瘘和腰骶椎畸形的存在，以便合理选择治疗措施，因此 X 线检查是不可缺少的。

六、治疗

（一）辨证论治

1. 湿热下注证

证候：排便不畅，肛门灼热、疼痛，便中带血及黏液。舌淡红，苔黄腻，脉细。

治法：清热利湿。

方药：凉血地黄汤加减。

2. 阴虚肠燥证

证候：大便干结，便难，口干苦，喜饮，小便黄少。舌红，苔薄，脉弦细。

治法：养阴增液，润肠通便。

方药：增液汤合麻仁丸加减。

3. 气血两虚证

证候：大便干燥，无力排出，面色无华，少言懒语。舌淡，苔薄白，脉细。

治法：益气养阴，润肠通便。

方药：补中益气汤合润肠丸加减。

（二）手术疗法

1. 手术原则

手术治疗是结肠闭锁和狭窄的唯一有效方法。一般认为全身情况良好，应选择一期吻合术，反之则先行肠造瘘术，再行二期关瘘术。

2. 术前准备

肠梗阻的患儿应置鼻胃管减压并静脉补液以利于患儿复苏。术前应给予广谱抗生素。

3. 手术方法

肠闭锁的常见类型是两个盲端之间没有肠系膜附连的类型（Ⅲ型）。因为存在肠穿孔和局部扭转的风险，应及时进行手术治疗。以往强调根据闭锁或狭窄的位置，决定手术方式。对右半结肠闭锁应行一期肠吻合术；左半或乙状结肠闭锁应行近端结肠造口术；二期重建肠管连续性以降低感染的风险及肠瘘的发生率。现代实践中，只要患儿情况稳定，无论肠闭锁的位置如何，均应行一期肠吻合术。但是，如果涉及肠管供血、两端肠管的直径相差过大或大量的粪便污染等因素，也不要盲目行一期肠吻合术。因为可能合并先天性巨结肠，行一期肠吻合术时应在手术中行直肠黏膜抽吸活检以评价肠神经节的情况。

第四节　乙状结肠冗长症

一、概述

乙状结肠冗长症（dolichosigmoid）系乙状结肠长度超过正常范围，其长度达 40～60cm 者均可称为乙状结肠冗长。乙状结肠冗长可导致小儿慢性便秘，文献报告约 25% 的小儿便秘患者与乙状结肠过长有关，但并不是所有乙状结肠过长的小儿都有便秘症状。本病属于中医学"便秘"的范畴。

二、病因病机

先天禀赋不足，胎儿在孕育期间母体营养不良，或早产或胚胎期发育不全致胎儿出生后先天缺陷，脏腑虚弱或脏腑器官畸形而为病。

三、病因病理

对乙状结肠冗长段的组织学研究发现，肠壁肌纤维变性伴结缔组织水肿，在肌纤维肥厚的基础上，淋巴细胞浸润，肠黏膜萎缩，淋巴间隙变宽。神经丛无变化，但神经节细胞数量减少，细胞核皱缩、空泡化。

四、临床表现

（一）症状

本症发病年龄多在 6～7 岁，随着年龄的增加，食量增加、便秘逐渐加重，一般每 3 天需要用开塞露或缓泻剂辅助排便 1 次，可出现以左下腹为主的间歇性腹痛和腹胀，排便排气后腹痛、腹胀消失。病史较长的患儿因食欲缺乏，可导致贫血。

乙状结肠冗长症的临床表现分为代偿期、亚代偿期及失代偿期三种类型。

1. 代偿期

代偿期特点是偶有肠功能失调，X 线检查发现乙状结肠冗长。有的主诉为偶尔下腹痛，有的腹痛伴呕吐、腹胀，有的疑为阑尾炎而行手术治疗，术后腹痛不能缓解。该期患儿发育与同龄儿相符，无特殊体征。

2. 亚代偿期

亚代偿期主要症状是间断性便秘，即偶尔 2～3 天排 1 次便，2 岁后出现症状，可能与食物中的水果及蔬菜分量有关，冬季和开春时便秘频发，夏秋两季便秘缓解。该期患儿特点为常有腹痛及腹胀，有粪便沿结肠蓄积体征，因此家长常用缓泻剂。

3. 失代偿期

失代偿期特点是肠功能失调更明显，便秘长达 5 天以上，一些患儿已不能自发排便，只有灌肠后才能排便。有时下腹部增大（胀气）。

（二）体征

有时左下腹肠管胀气，叩诊呈鼓音；有时可在左下腹触及充满硬粪块的乙状结肠，且有压痛。

（三）辅助检查

1. X 线钡灌肠造影

当乙状结肠冗长超过正常范围时，乙状结肠蜿蜒扭曲，有的呈环状绕圈，往往突向右下腹。结肠直肠大多未见器质性病变，少数患儿除了乙状结肠过长，还显示直肠及乙状结肠扩张。

2. 直肠肛管测压检查

直肠肛管松弛反射存在，呈"W"波形，波幅深而宽大，时限明显延长。

五、诊断与鉴别诊断

（一）诊断要点

1. 主要的临床表现为慢性便秘，并有腹胀、左下腹疼痛等症状。
2. 诊断乙状结肠冗长症，要结合临床表现和 X 线钡灌肠资料，以此确定该病的临床分期。
3. 确诊为乙状结肠冗长症的患儿，每年复查次数为代偿期 1 次、亚代偿期 2 次、失代偿期 3 次。

（二）鉴别诊断

1. 先天性巨结肠症

本病由肠管无神经节细胞所致，出生后胎粪排出延迟，排便困难，经治疗后缓解，但不久又复发，表现为顽固性便秘并进行性加重，伴腹胀、食欲差、贫血、发育欠佳。指检促使气体和粪便排出。钡灌肠可见典型的狭窄段、移行段、扩张段。肛管直肠测压无内括约肌松弛反射。直肠黏膜组织化学检查提示有胆碱酯酶阳性神经纤维存在。

2. 继发性巨结肠症

继发性巨结肠症继发于器质性原因，如先天性肛门狭窄、肛门闭锁、直肠舟状窝瘘等疾病，或者是术后引起排便困难而继发的。

3. 内分泌紊乱

甲状腺功能不全患儿基础代谢率低。常有食欲不佳、腹胀、便秘等症状。

4. 中枢神经系统疾病

中枢神经系统疾病常有腰骶椎脊髓脊膜膨出、大脑瘫痪、大脑发育不良、小头畸形、智力障碍、不同程度的便秘或大便失禁等。根据典型的症状、体征及 X 线检查可以确诊。

（三）中医诊断

中医诊断为便秘。

六、治疗

（一）治疗原则

首先应采用系统正规的非手术治疗，包括饮食治疗、功能锻炼、排便习惯养成、心理治疗、药物治疗等。经系统正规非手术治疗无效的情况下，才考虑手术治疗。

（二）保守治疗

非手术治疗为灌肠治疗、饮食治疗、排便训练、扩肛和药物治疗等综合疗法，并需要反复进行治疗。本法是治疗乙状结肠冗长症的主要方法，也适合于所有乙状结肠冗长症患儿。

（1）灌肠治疗　完全排空直肠，保持长期空虚以利恢复肠壁紧张性，可用生理盐水灌肠，配合缓泻剂、开塞露等。

（2）饮食治疗　小儿添加辅食后逐步增加富含纤维素的蔬菜，增加粗粮。

（3）排便训练　每日定时排便很重要，是排便训练中的重要环节。

（4）扩肛　每日扩肛，扩肛器从小号到大号持续 3 个月，目的是刺激直肠壁感觉，促使肠壁正常蠕动，激起排便反射。

（5）药物治疗　乳果糖口服通便，益生菌调节肠道菌群，促进排便。

非手术治疗要达到每 1 ～ 2 天排便 1 次，以保证扩张的直肠持续空虚，减少复发。

（三）手术治疗

1. 手术指征

（1）经非手术治疗无效的顽固性便秘。

（2）非手术治疗中乙状结肠进行性扩张或肌电图显示动力下降。

（3）非手术治疗中腹痛发作不缓解，且除外其他原因所致。

2. 手术方式

手术方法包括经肛门直肠内括约肌切除术、乙状结肠大部切除术、直肠切除降结肠直肠心形吻合术等。

第五节　小儿出血坏死性小肠结肠炎

一、概述

小儿出血坏死性小肠结肠炎（necrotizing enterocolitis of newborn，NEC）为一种获得性疾病，以小肠、结肠广泛或局限性出血坏死为特征，出现腹胀、呕吐、便血为主要症状的疾病。其特征为肠黏膜甚至为肠深层的坏死，常发生在回肠远端和结肠近端，小肠很少受累，腹部 X 线平片部分肠壁囊样积气、动力性肠梗阻、门静脉积气为特点。据报道，在 1000 个出生儿中，0.3 ～ 2.4 个婴儿可发生 NEC，足月儿也可患病，男婴发病率高于女婴，以散发病例为主，无明显季节性，出生后胎粪正常，常在生后 2 ～ 3 周内发病，以 2 ～ 10 天为高峰。

二、病因病机

1. 热毒蕴结

热毒内蕴，下移大肠，灼伤阴络，致血不循经，妄动妄行，胃肠功能障碍，血从大便而下。热邪耗伤津血，血少津枯，影响血的运行，血阻脉络而成瘀血。

2. 气血亏虚

病久气血乏源，而见气虚之症。

三、病因病理

1. 早产

早产是 NEC 的重要发病因素，因免疫功能、肠蠕动差，加之出生时易发生窒息，造成肠壁缺氧损伤，使细菌侵入。

2. 细菌感染

感染是 NEC 的主要原因之一，大多为克雷伯杆菌、大肠埃希杆菌、铜绿假单胞菌等细菌侵入肠道，损伤肠黏膜或引起败血症。

3. 缺氧与缺血

新生儿在窒息、患呼吸系统疾病、休克等缺氧缺血情况时，肠壁血管收缩，导致肠黏膜缺血缺氧，坏死，当血流及氧供恢复时，血管扩张充血，扩张时的再灌注会增加组织损伤。

4. 饮食因素

高渗乳汁或高渗药物溶液可能会损伤肠黏膜，食物中的营养物质有利于细菌生长和碳水化合物发酵产生氢气。

5. 其他

脐动脉或静脉交换输血、红细胞增多症、动脉导管开放、低体温等情况时，NEC 发生率较高。

四、临床分期

改良的贝尔（Bell）分期标准如下表所示（表 23-2）。

表 23-2　改良的 Bell 分期标准

分期	分度	全身表现	胃肠道表现	X 线特点
I A	早期 NEC	体温不升，呼吸暂停，心动过缓，嗜睡	胃潴留，轻度腹胀、呕吐，大便潜血阳性	正常，轻度肠扩张，肠梗阻征象
I B	早期 NEC	同 I A 期	鲜血便	同 I A 期
II A	典型 NEC- 轻度	同 I A 期	I A 期 + 肠鸣音消失，伴或不伴腹部压痛	肠扩张，肠梗阻征象，肠壁积气
II B	典型 NEC- 轻度	同 I A 期 + 轻度代谢性酸中毒，轻度血小板减少	同 I A 期 + 肠鸣音消失，明确的压痛，伴或不伴腹壁蜂窝织炎或右下腹包块	同 II A 期 + 门静脉积气，伴或不伴腹腔积液
III A	进展 NEC- 重度（肠损伤）	同 II B 期 + 低血压，心动过缓，严重呼吸暂停、呼吸性和代谢性酸中毒，DIC，血小板减少	同 I A 期 + 弥漫性腹膜炎征象，明显的压痛和腹胀	同 II B 期 + 腹腔积液
III B	进展 NEC- 重度（肠穿孔）	同 III A 期	同 III A 期	同 II B 期 + 气腹

五、临床表现

（一）症状与体征

1. 腹胀和肠鸣音减弱

腹胀常为 NEC 的首发症状。轻者仅有腹胀，严重病例症状迅速加重，腹胀如鼓，肠鸣音减弱，甚至消失。早产儿 NEC 腹胀不典型。

2. 呕吐

呕吐物可呈咖啡样或带胆汁。部分患儿无呕吐，但胃内可抽出含咖啡或胆汁样胃内容物。

3. 腹泻

腹泻开始时为水样便，每天 5～6 次至十余次。

4. 血便

1～2 天后为血样便，可为鲜血、果酱样或黑便。有些病例可无肉眼血便，仅有大便隐血阳性。

5. 全身症状

NEC 患儿早期反应差、拒食、心动过缓，严重者面色苍白或青灰、四肢厥冷、酸中毒、黄疸加重、反复呼吸暂停、心律减慢、体温正常或有低热，或体温不升。

（二）辅助检查

1. 实验室检查

（1）周围血象　白细胞计数增高，分类核左移，中性粒细胞比例升高，血小板计数减少。

（2）血气分析　可有代谢性酸中毒。

（3）粪便检查　隐血阳性，镜检下有数量不等的白细胞和红细胞。大便及血细菌培养以大肠埃希杆菌、克雷伯杆菌和铜绿假单胞菌多见。

2. 其他辅助检查

腹部 X 线检查对诊断 NEC 有非常大的价值，需多次随访检查，禁行钡餐或钡剂灌肠检查，有引起肠穿孔的危险。临床上引入杜克（Duke）腹部 X 线评分量表，将腹部 X 线表现定为 0～10 分，评分越高病情越严重（表 23-3）。评分大于等于 7 分，提示已发生肠坏死，需要手术治疗。通过腹部 X 线评分量表，将腹部 X 线表现进一步细化和量化，有助于判断 NEC 的严重程度。

表 23-3　Duke 腹部 X 线评分量表

评分（分）	0	1	2	3	4	5	6	7	8	9	10
X线表现	肠腔充气正常	肠腔轻度扩张	肠腔中度扩张，正常充气伴有粪便样球状透明影	局部肠绊中度扩张	局部肠间隙增厚或肠袢分离	多发肠间隙增厚	肠壁积气可能伴有其他异常改变	肠绊固定或持续扩张	肠壁积气	门静脉积气	气腹

3. 细菌培养

腹腔穿刺液涂片及培养大多为杆菌，手术时取腹腔液做细菌培养，阳性率高。

4. 腹部 B 超

腹部 B 超可见肝实质及门脉内间歇出现微小气泡。

六、诊断与鉴别诊断

（一）诊断

1. 高危因素

未成熟幼儿或低出生体重幼儿，伴有缺氧、感染、高渗乳汁喂养或换血输血等情况。

2. 临床表现

多数于生后 2 周内发病，以腹张、呕吐、便血为主要表现。患儿呕吐物含胆汁或咖啡色血性液体，开始为水样腹泻，1～2 天后出现血便并带黏液。随着病情进展，腹胀加重，肠鸣音降低或消失，四肢厥冷，皮肤出现花纹，阵发性呼吸暂停，甚至休克。

3. 影像及实验室检查

腹部 X 线平片为肠腔扩大有气液面，腹壁呈囊样积气；血常规检查为白细胞计数、血小板计数异常。

（二）鉴别诊断

1. 中毒性肠麻痹

临床上表现为腹胀、拒食、呕吐，易把 NEC 误诊为中毒性肠麻痹。但中毒性肠麻痹无便血，X 线片上无肠壁间积气等。

2. 机械性小肠梗阻

本病表现的腹胀、呕吐类似于 NEC，但前者在 X 线腹片上液面的跨度较大，肠壁较薄，无肠间隙增宽、模糊，无肠壁积气，临床上鉴别不难。

3. 肠扭转

肠扭转时机械性肠梗阻症状加重，呕吐频繁，腹部 X 线平片显示十二指肠梗阻影像，腹部密度均匀增深，并存在不规则多形气体影，无明显充气扩张的肠曲。

4. 先天性巨结肠

早期 NEC 表现为小肠大肠普遍胀气时应与先天性巨结肠鉴别。后者以腹胀、排便困难为主，无血便。钡剂灌肠可发现直肠和乙状结肠有扩张段、狭窄段，X 线动态观察腹部变化无肠壁积气征，结合临床较易鉴别。

5. 新生儿出血症

新生儿出生 2～5 天可以出现以胃肠道出血为主的临床表现，由维生素 K 缺乏引起，患儿腹部不胀，腹部 X 线平片无肠腔充气和肠壁积气。

6. 胎粪性腹膜炎

患儿可出现腹胀、呕吐症状，个别病例的腹部 X 线平片偶可见散在小囊泡样肠壁积气影，有典型的异常钙化影，结合临床表现不难鉴别。

7. 新生儿胃穿孔

新生儿胃穿孔多由先天性胃壁肌层缺损引起，常发生于胃大弯近贲门处，常因大量吞气、进奶引起肌层缺损部位破裂穿孔。发病突然，患儿生后 3～5 天突然有进行性腹胀，伴呕吐、呼吸困难和发绀，腹部 X 线平片仅见气腹，无肠壁积气或肠管胀气。

（三）中医诊断

中医诊断为肠痈。

七、治疗

（一）治疗原则

根据改良 Bell 分期，Ⅰ～Ⅱ期 NEC 行内科保守治疗，Ⅱ～Ⅲ NEC 期行手术治疗。治疗以禁食，维持水、电解质和酸碱平衡，供给营养及对症为主。

（二）非手术治疗

1. 禁食

一旦确诊，应立即禁食，轻者 5～10 天，重者 10～15 天或更长。腹胀明显时给予胃肠减压。当腹胀消失，大便潜血转阴，可恢复进食。喂养食品以母乳最好，切忌用高渗乳汁。恢复进食指征：一般情况好转，腹胀消失，肠鸣音恢复，大便潜血实验阴性。

2. 静脉补充液体及维持营养

禁食期间必须静脉补液，维持水电解质及酸碱平衡，供给营养。每日补液量为 80～100mL/kg。保证充足的能量：初期保证每日 209.2kJ/kg（50kcal/kg）能量摄入，以后逐渐增加至 418.4～502.1kJ/kg（100～120kcal/kg）。必要时补充碳水化合物、蛋白质、脂肪、电解质、各种微量元素及维生素等。

3. 抗感染

NEC 患儿多为肠道菌感染，可用氨苄青霉素及丁胺卡那霉素；厌氧菌感染首选甲硝唑。

4. 对症治疗

病情严重伴休克者应及时治疗，扩容除用 2:1 含钠液外，还可用血浆、白蛋白、10% 低分子右旋糖酐。血管活性药物可选用多巴胺、酚妥拉明等，并可给氢化可的松每次 10～20mg/kg，每 6 小时 1 次。缺氧时应面罩吸氧。

（三）手术治疗

1. 手术指征

肠穿孔、肠坏死、腹膜炎症状体征明显，腹腔穿刺阳性，腹壁明显红肿或经内科治疗无效者。

2. 术前准备

（1）积极抗感染及抗休克。

（2）纠正水和电解质紊乱，特别要纠正脱水和酸中毒。

（3）输血（最好为新鲜血）。

（4）禁食及胃肠减压。

（5）体温不升时，应将患儿放入温箱保温。

3. 麻醉方式

一般选用全身麻醉。

4. 手术方法

（1）一期肠切除吻合术

1）适应证：患儿一般情况可，评估能耐受手术，两端肠管血供、质地较好。

2）切除原则：切除穿孔部位或坏死的组织。

3）手术步骤

A. 一般选用脐上横切口，该切口暴露充分织，尽量保留回盲部。

B. 切开皮肤、皮下组织，横断腹直肌及切开部分腹外斜肌、腹内斜肌、腹横肌及腹膜，探查腹腔。

C. 切除病变肠段，行一期缝合。

（2）肠切除＋造瘘术

1）适应证：病变广泛，肠管活力难以确定，或患儿全身情况衰竭，不能耐受一期肠吻合者。

2）切除原则：暂行肠外置肠造瘘术，待病情稳定后，行二期缝合，对多个区域肠坏死，建议切除每一病变肠段和多个造口，不做大范围切除，避免发生断肠综合征。

3）手术步骤

第1步、第2步同一期肠切除吻合术。

第3步为切除坏死肠管，行造瘘术，对于多个区域坏死，则行多个造口。

术后4周至4个月，腹腔内血管性粘连消失、炎症消退后尽早关闭瘘口。

5. 术后处理

术后使用胃肠减压、腹腔置入引流管；禁食，维持患儿的水、电解质、酸碱、热量及营养平衡；合理使用抗生素；加强肠造口的护理。

6. 并发症及预防

（1）腹腔及切口感染。

（2）肠狭窄、肠粘连。

（3）短肠综合征，肠切除后剩余小肠长度小于75cm可发生短肠综合征，腹腔引流、近端造瘘而不行肠切除，或腹腔引流加穿孔肠管修补等均有利于保留肠管长度。

扫一扫，查阅本章数字资源，含PPT、音视频、图片等

第一节　化脓性汗腺炎

一、概述

肛门周围化脓性汗腺炎是指发生于肛门周围皮肤内汗腺感染后，在皮内和皮下组织反复发作，广泛蔓延，形成范围较广的慢性炎症、小脓肿、复杂性窦道和瘘管的疾病。慢性、复发性、无痛性皮肤和皮肤组织下感染，多见于大汗腺分布区域，如肛周、会阴部的包皮、阴阜、小阴唇，其中腋窝最常见。20～40岁身体肥胖多汗者，易患此病，男多于女。本病长期不愈有恶变的可能。本病属中医学"肛周窦道""蜂窝瘘""串臀瘘"的范畴。

二、病因病机

本病多因外感六淫，过食膏粱厚味，内郁湿热火毒，致邪毒壅积皮肤之间，营卫不和，热腐肉烂，化脓成瘘，故《内经·灵枢》曰："营气不从，逆于肉理，乃生痈疽。"

三、病因病理

（一）病因

1. 感染

细菌侵入汗腺、毛囊及与之相通的导管，迅速繁殖，放出毒素，使腺管发炎、水肿、阻塞、化脓，在皮下蔓延扩散，形成多个脓肿。病原菌多为金黄色葡萄球菌、链球菌、厌氧菌和厌氧链球菌。本病感染的细菌有一定的规律性，会阴部主要是厌氧链球菌；肛门和生殖器主要是F组链球菌感染。

2. 痤疮四联症

本病与聚合性痤疮、脓肿性毛囊周围炎或慢性脓皮病可同时存在，但对皮脂腺侵犯不严重，因此可以认为是痤疮的一种特殊类型。

3. 激素

大汗腺即顶泌汗腺，开口于皮脂腺开口的上方，分泌主要受性激素（尤其是雄性激素）影响。

4. 遗传

遗传与其他因素共同参与化脓性汗腺炎的发病。本病有家族高发倾向，属显性遗传性皮肤病，约 1/3 的患者有家族史。

5. 其他

炎症性肠病、肠易激综合征等能使本病患病率升高。另外，应激状态、皮肤卫生、肥胖及某些化妆品也可能为本病发病的影响因素。

（二）病理

早期在大汗腺及其扩张导管周围有白细胞浸润，在腺体及真皮内有大量球菌，以后小汗腺亦受侵，在血管周围有大量淋巴细胞和浆细胞浸润，最后形成脓肿，皮肤附属器官均被破坏，残余的腺体被异物巨细胞围绕，愈合区内可见广泛的纤维化。

化脓性汗腺炎源于毛囊的堵塞，而非大汗腺导管的堵塞，因终末分化缺陷阻碍了毛囊上皮的脱落，毛囊上皮细胞堆积后，大汗腺导管分泌物浓缩、汗腺破裂，然后继发细菌感染。

病理进展过程：①肛周大汗腺（即顶浆分泌腺）腺管阻塞，汗液潴留；②细菌感染，形成脓肿；③反复发作，延及真皮，进而多个腺体受侵，病变蔓延；④引起肛周、臀部、骶尾及阴囊广泛蜂房状脓肿、窦道和致密的疤痕，其中少数通过筋膜扩散至下方的肌肉组织。

四、临床分型

1. 急性型

急性型少见，起病急，肛门周围皮肤变硬，或皮肤深处有硬结，用手触摸时有明显的疼痛，可伴有发热和全身无力。如进行局部热敷或口服抗生素可暂时改善症状，硬结会消散。

2. 慢性型

慢性型最多见。一般是多次反复患病，形成硬结，连成斑块。有脓包，破溃后形成管道。有时因为皮肤和皮下组织的变硬、增厚，形成瘢痕瘤，是本病的特征之一。

五、临床表现

（一）病史

本病多发于 20 ～ 40 岁青壮年，肥胖、多汗，伴痤疮者多发，病程较长，发病缓慢，易反复发作。

（二）症状

1. 肿痛

发病初期，肛门周围皮肤出现与汗腺、毛囊一致的小硬结，色红肿胀，伴有触痛，形如疖肿。

2. 流脓

硬结成脓后，自溃或切开流出糊状臭味的脓性分泌物。若脓液穿破腺管，则炎症向邻近皮内扩散。

3. 全身症状

若继发感染，有发热，头痛、全身不适等症。炎症侵犯肛门括约肌可造成括约肌纤维化，影响肛门功能。

（三）体征

1. 皮色紫暗

炎症反复发作，日久不愈，皮肤紫暗，变厚变硬。

2. 瘢痕

慢性炎症反复发作，纤维增生，皮肤变硬，形成片状瘢痕。

3. 瘘管

炎症蔓延至会阴部、臀部等处，形成较多的皮内窦道及瘘管。

六、诊断与鉴别诊断

（一）诊断

1. 病史

患者有肛门周围皮下反复感染化脓不愈、病程长、发病缓慢的病史。本病多发于青春期后，以 20 ～ 40 岁青壮年多见，多发生在身体健康、皮肤油脂多、有粉刺的年轻人。

2. 症状与体征

（1）皮疹高出皮面，红肿明显，有痛痒感。可触及局部皮下硬结，有压痛，区域淋巴结肿大，有时皮下有数个表浅水疱，皮肤呈紫色、变厚、变硬。

（2）表现为浅表性皮下小瘘管、窦道和小脓肿，与肛管直肠无明显联系。

（3）瘘管形成后，挤压可有分泌物流出，其味恶臭。

（4）愈合后皮下硬化和瘢痕形成。

（5）非大汗腺部位的耳后有黑头粉刺存在是本病早期诊断的标志，女性月经前多病情加重。

3. 辅助检查

（1）血常规为白细胞计数升高。

（2）C 反应蛋白（CRP）水平和中性粒细胞计数升高，可作为该疾病严重程度和炎症等级的重要衡量指标。

（3）脓液细菌培养见金黄色葡萄球菌等致病菌或非致病菌。

（二）鉴别诊断

肛周化脓性汗腺炎的鉴别诊断如下表所示（表 24-1）。

表 24-1　肛周化脓性汗腺炎的鉴别诊断

病名	不同点
多发性复杂性肛瘘	窦道深，与直肠相通
骶尾部畸胎瘤	窦道深，有脓腔
藏毛窦	发于肛门后位，有毛发
克罗恩病	有胃肠道症状，肠镜检查有克罗恩病的相应表现

（三）中医诊断

中医诊断为肛周窦道、蜂窝瘘或串臀瘘。

七、治疗

（一）治疗原则

治疗原则以手术根治为主，配合药物治疗。

（二）保守治疗

1. 内治法

（1）辨证论治

1）实热证

证候：局部红肿疼痛明显，分泌物多，大便燥结，小便短赤。舌质红，苔黄燥，脉洪数。

治法：清热解毒，消肿散结。

方药：仙方活命饮或五味消毒饮加减。

2）痰湿证

证候：身体肥胖，咳嗽痰多，局部湿烂，分泌物多。舌胖淡，苔白腻，脉濡滑或缓。

治法：燥湿祛痰。

方药：二陈汤合三仁汤加减。

3）心脾两虚证

证候：久病体弱，面色苍白，心悸气短，体倦无力，少气懒言，食欲不振，皮色晦暗，大便溏薄，肉芽不鲜，脓水时多时少。舌质淡，苔薄白，脉细弱。

治法：补养心脾，解毒除湿。

方药：归脾汤加连翘、苍术、黄柏、土茯苓。

（2）西医治疗

1）抗感染治疗：抗生素的使用在早期具有重要意义，急性期可酌情应用抗生素，一般根据细菌培养和药敏试验，决定选用抗生素的种类。

2）阿达木单抗：用于中重度化脓性汗腺炎。

3）抗雄性激素治疗：应用抗雄性激素药物如环丙氯地孕酮（cPA）或睾丸酮阻断剂醋酸氯羟甲烯孕酮治疗 2 ～ 3 个月，有较好效果。

4）肾上腺皮质激素的应用：不推荐系统应用激素治疗病变广泛者，病情轻而局限的早期患者，皮疹少而孤立的，可予皮疹内注射糖皮质激素；对反复发作患者可选用泼尼松龙、地塞米松等。

5）异维甲酸（异维 A 酸）：每日 0.5 ～ 1.0mg/kg，连服 4 ～ 8 周，对四联症有良好的疗效，但对化脓性汗腺炎则疗效不明显。

2. 外治法

（1）熏洗法　辨证施治，予以仙方活命饮、五味消毒饮、阳和汤等中药汤剂温后坐浴。

（2）外敷法　据病情辨证选用如意金黄散、化腐生肌散、复方黄柏液等外用药物外敷于创面。

（3）药捻法　创口引流不畅者，可用药捻，对于单发或不太复杂的汗腺炎可望不用于手术而治愈。

3. 其他疗法

早期用红外线灯照射，病程长或反复发作者可用浅层 X 线照射放射治疗。

（三）手术治疗

1. 局部切除术

（1）适应证　经保守治疗效果不佳、反复发作、有蔓延趋势者。

（2）手术步骤

1）麻醉满意后，常规消毒铺巾。视病变范围设计手术范围，切开皮肤后，彻底清除病灶，剔除全部瘘管和窦道，消除腐肉、瘢痕，伤口敞开。

2）术中电灼止血，对梭形切除的创面，可做Ⅱ期缝合。

（3）术后处理

1）术后便后坐浴。

2）预防性应用抗生素预防感染。

3）专科换药。

（4）术中注意点

1）病灶小者，可刮除坏死组织后敞开病灶，从基底部换药促进愈合。

2）病灶广泛，深达正常筋膜者可广泛切除感染灶，充分切开潜在皮下瘘道或窦道，伤口二期愈合或植皮。若病灶遍布两侧臀部时，可分期手术，待一侧臀部创面愈合后，再行对侧手术，以保证术后半臀能坐。

3）病灶特大者，可行广泛切除加转流性结肠造口术。造口是为了避免创口污染，一般不轻易采用。

4）切除病灶及瘢痕组织时，要尽可能保留健康皮桥，如表皮已有破坏，可保留真皮皮岛，以利于伤口生长、愈合。

5）伤口应开放，并定期进行复查。如果伤口生长缓慢，肉芽组织良好，可进行植皮术，但不易完全成活，非必要者尽量勿施。

2. 切除缝合术

（1）适应证　慢性型肛周化脓性汗腺炎病灶范围较小者。

（2）手术步骤

1）以球头探针探入表浅皮下瘘管，用手术刀或电刀一一切开皮肤及皮下瘘管、窦道，刮去肉芽组织。

2）切除全部或部分管壁和变硬的皮肤和皮下组织，修剪创面，然后Ⅰ期缝合伤口。

（3）术后处理

1）术后给予流质饮食 3 天，控制大便 2～3 天。

2）预防性应用抗生素预防感染。

3）术后便后用坐浴，专科换药。

（4）术中注意点

1）对于病灶宽度在 3cm 以内，估计切除后皮肤能够拉拢的，均予彻底切除至脂肪层，再Ⅰ期缝合。

2）因骶尾部张力大且缺乏皮下脂肪，本术式只适于创面较小者，操作时应严格掌握适应证。若病变范围广泛或创面较大，可选择分期手术或彻底切除病灶，伤口Ⅱ期愈合，不可强求本术式。

3. 切除植皮术

（1）适应证　慢性型肛周化脓性汗腺炎病灶范围较广泛者。

（2）手术步骤　用电刀广泛而彻底地切除病灶组织，若伴有感染且深达正常筋膜，应进一步扩创引流，切开所有潜在的皮下瘘及窦道，开放引流，等创面渗出明显减少、肉芽组织新鲜时，行游离皮瓣或带蒂转移皮瓣移植术。

（3）术中注意点　术后植皮条件要求高、皮瓣供血不良及创面感染均易导致植皮失败。

第二节　肛周皮肤湿疹

一、概述

肛周湿疹（eczema of anus，EA）是一种由多种内外因素引起的肛门周围浅层真皮及表皮的炎症，是肛肠科常见的变态反应性皮肤病。其病变多局限于肛门口及肛周皮肤，也可延及会阴部及外生殖器等部位。临床以红斑、丘疹、糜烂、渗出及剧烈瘙痒为主要表现，具有皮损多样性、病变界限不清、易复发为主要特点。由于其病程长，分泌物反复刺激，故肛门及肛周皮肤常常变厚，苔藓样变或皲裂。本病任何年龄与性别均可发生。本病属于中医学"肛门湿疡"的范畴。

二、病因病机

1. 湿热下注

本病常因饮食不节，过食辛辣之物，伤及脾胃，脾失健运，湿热内生，复加外感风湿热之邪，下注肛门留滞于肌肤，内不得通，外不得泄，而致气血不和，营卫不调。

2. 血虚风燥

慢性期因病程缠绵，渗液日久，或过饮燥湿、利湿之剂，伤阴耗血，肝失所养，则风从内生，风胜则燥而出现血虚风燥之证。

三、病因病理

（一）病因

1. 内因

（1）体质与遗传　有些患者经过锻炼增强体质后，再接受以往的刺激因子，可不再发生湿疹，说明湿疹的发生与体质有密切关系。本病与遗传基因也有一定关系，遗传性过敏性皮炎患者对体内或体外的致病因子有较正常人高的敏感性，除湿疹外，还可患其他过敏性疾病，如哮喘、鼻炎等。

（2）精神与神经功能障碍　精神紧张、焦虑压抑、忧思惊恐，可引起湿疹，或使某些湿疹症状加重。神经系统功能障碍，特别是自主神经失调时，常可诱发湿疹。

（3）消化系统功能障碍　胃肠功能紊乱可造成黏膜的分泌物吸收功能失常，使异性蛋白或过敏源进入体内而发生湿疹。胃肠功能失调造成的营养物质缺乏亦是形成湿疹的原因。

（4）内分泌紊乱　妇女内分泌紊乱、月经不调、糖尿病等也易并发湿疹。

2. 外因

（1）某些蛋白质、花粉、皮毛、染料、细菌、日光、寒冷、炎热、干燥、化妆品、肥皂等，可诱发变态反应，而引发湿疹。

（2）局部刺激　如患有痔疮、脱肛、肛管上皮缺损等疾病，肛门分泌物溢于肛门周围，组织蛋白在其体内或体表可诱发自体的变态反应引发湿疹样改变。

（二）病理

1. 急性湿疹以渗出为主。在红斑期，真皮浅层毛细血管扩张，显著水肿，表皮细胞内水肿，严重时可使细胞破裂，细胞间体液增多，表皮内发生水疱，水疱不断增大，融合成大疱，常因搔抓后形成渗出糜烂面，表皮细胞可见角化不全。皮肤附件和血管周围有炎性细胞浸润。

2. 慢性湿疹以增生为主。常见棘状层肥厚，上皮脚延长，表皮细胞间轻度水肿，无水疱形成角质层角化明显不全，基底层有时黑色素增多，真皮浅层血管周围有中度炎性细胞浸润，强力纤维和胶原纤维皆可有变性。

四、临床分型

1. 根据病情，可分为急性湿疹、亚急性湿疹和慢性湿疹

（1）急性湿疹　皮损为多数密集的粟粒大小的丘疹、丘疱疹或小水疱，基底潮红。由于搔抓，疹顶端可见小点状渗出和糜烂，有浆液不断渗出，病变中心部较重，向周围蔓延，外围可有散在丘疹、丘疱疹。合并感染后，可形成脓疱，渗出脓液，结黄绿色或褐色脓痂。

（2）亚急性湿疹　多由急性湿疹炎症减轻，或未及时处理，迁延日久而成。特点是皮疹渗出相对急性较少，以丘疹、丘疙疹、结痂、鳞屑为主，有轻度糜烂面，颜色较暗红，亦可见轻度浸润，剧烈瘙痒。

（3）慢性湿疹　多由急性、亚急性湿疹反复发作不愈而成，少数一开始即呈慢性炎症。特点是肛周皮肤泛发性浸润肥厚，呈暗褐或棕色色素沉着，上覆以少量鳞屑或呈苔藓样化，病程较长，常有急性发作。

2. 根据湿疹各阶段的皮损特点，可分为以下七种类型

（1）红斑型　湿疹初起，患部发热、潮红、发痒、肿胀、分布对称，可逐渐向健康皮肤蔓延。

（2）丘疹型　随病程发展，出现散在或密集成片的小米粒状丘疹。

（3）水疱型　炎性加重，则丘疹出现浆液，变为水疱型，或丘疱疹。

（4）脓疱型　水疱感染成为脓疱，可引起腹股沟淋巴结发炎、肿痛、亦可出现毛囊炎、疖肿或发热。

（5）糜烂型　由于搔抓，水疱或脓疱破裂，浆液或脓汁流出，疮面湿润糜烂，渗液腥臭，触之疼痛。

（6）结痂型　渗液干燥后，形成黏着的痂皮。

（7）鳞屑型　各型湿疹的炎症减轻，患部覆以细微的白色糠皮状脱屑。

五、临床表现

本病起病急速。肛周皮肤出现片状红斑，并向周围扩展，与健康皮肤分界不清，瘙痒难忍。皮肤表面布满浆液，稍抓即破，渗出浆液。感染变成小脓疱疹样皮损，疮面湿润糜烂。延误治疗或治疗不当可转成慢性。皮损区呈灰白色，与健康皮肤分界不清。病变区皮肤增厚粗糙，呈苔藓化，可有皲裂。

六、诊断与鉴别诊断

（一）诊断

1. 病史

询问是否有蛋白质、花粉、皮毛、染料、化妆品、肥皂等接触史，是否患有痔疮、脱肛、肛管上皮缺损、糖尿病等疾病，女性患者是否有月经不调史，症状是否发展迅速且反复发作。

2. 检查

肛门湿疹从外观上看，有以下特点：①皮损形态的多样性，初起表现为患处皮肤潮红、肿胀，向健康皮肤蔓延，呈"红斑性湿疹"；②出现散在或片状的小米粒大小的丘疹，呈"丘疹性湿疹"；③继续发展，丘疹充满浆液，形成丘疱或水疱，呈"水疱样湿疹"；④感染后形成脓疱，呈"脓疱性湿疹"；⑤破裂后疮面渗液糜烂，呈"糜烂性湿疹"；⑥渗液干燥后，形成痂皮，呈"结痂性湿疹"；⑦治疗后炎症消退，皮肤覆以鳞屑，呈"鳞屑性湿疹"。

3. 实验室检查

实验室检查无特异性，血液中嗜酸性粒细胞可能增加。

（二）鉴别诊断

肛门急性湿疹与肛门接触性皮炎鉴别如下表所示（表 24-2、表 24-3）。

表 24-2 肛门急性湿疹与肛门接触性皮炎鉴别

项目	肛门急性湿疹	肛门接触性皮炎
病因	复杂，不易查清	接触物致病，易查清
部位	对称泛发	接触局限
病程	病程长，除去刺激因素后趋向慢性	病程短，病因去除后，易痊愈
皮损特点	皮疹多形性，边界弥漫不清	皮疹为单一形态，边界清楚
复发情况	易复发	不复发

表 24-3 肛门慢性湿疹与肛门神经性皮炎鉴别

项目	肛门慢性湿疹	肛门神经性皮炎
病史	有急性湿疹发作史	先瘙痒，然后出现扁平丘疹，是一种局限性皮肤神经功能障碍性疾病
皮损特点	浸润增厚，边缘较清楚，覆盖鳞屑和痂皮	典型苔藓样改变，无多形性皮疹，无渗出，瘙痒剧烈
分布	肛门周围、会阴	尾骶部、阴囊及会阴
药物敏感性	对刺激性药物敏感	可耐受多种药物
转归	呈急慢性反复发作	病程缠绵易复发

（三）中医诊断

中医诊断为肛门湿疡。

七、治疗

（一）治疗原则

尽可能寻找致病原因，改善可诱发湿疹的环境、生活习惯、饮食嗜好，增强体质。根治可引起湿疹的全身性和肛门直肠病。

（二）治疗

1. 内治法

（1）辨证论治

1）湿热下注证

证候：发病急骤，肛门皮肤潮红，伴有丘疹、水疱、黄水淋漓，局部灼热、瘙痒，大便秘结，小便短赤。舌质红，苔黄腻，脉弦滑或弦数。

治法：清热利湿，祛风止痒。

方药：萆薢渗湿汤加减。

2）血虚风燥证

证候：肛周皮肤肥厚，伴角化皲裂，皮肤损害表面有抓痕和血痂，病程缠绵，反复发作，伴心烦易怒，午后低热，夜寐不佳。舌淡，苔白，脉弦细或沉细。

治法：养血润燥，清热祛风。

方药：滋水清肝饮加减。

3）脾虚湿盛证

证候：肛周皮肤粗糙肥厚，伴有少量渗液，味腥而粘，皮肤表面因搔抓而产生抓痕和出血点，伴有鳞屑，口渴不思饮，大便不干或便溏，腹泻。舌淡胖，舌边有齿痕，苔白腻，脉沉缓或滑。

治法：健脾益气，燥湿祛风。

方药：除湿胃苓汤加减。

4）热毒壅盛证

证候：肛周皮肤红肿，痛不可按，皮损扩大，流脓流水，身热恶寒，头痛乏力。舌红，苔黄厚，脉弦数。

治法：清热解毒。

方药：仙方活命饮加减。

（2）西医治疗

1）抗组胺类药（H_1受体阻断剂）：氯苯那敏、苯海拉明、赛庚啶、酮替芬，也可选用非镇静抗组胺药如阿司咪唑、氯雷他定、西替利嗪、特非那定等抗组胺类药物口服。可单服也可交替使用或联合使用。

2）钙剂及硫代硫酸钠：皮损广泛者可用 10% 葡萄糖酸钙注射液或 10% 硫代硫酸钠注射液，缓慢静脉注射。

3）镇静剂：因湿疹瘙痒严重，影响睡眠，故应同时服用镇静剂，如地西泮。

4）抗生素：有继发感染时应给予有效抗生素治疗。

5）皮质类固醇激素：对多种治疗效果不明显者，可考虑短期应用皮质类固醇激素待症状减轻后逐渐减量至停药。

2. 外治法

（1）湿敷法　①生地榆 30g，马齿苋 30g，煎汤 100mL，湿敷患处，每天 2 次，适用于湿热证候；②冬青叶 100g，加水 500mL 煮沸后取液湿敷肛门局部，每天 2～3 次，适用于各种证候。

（2）熏洗法　①蛇床子 15g，苦参 20g，川椒 10g，艾叶 10g，明矾 30g，加水 200mL，煎汤温后坐浴熏洗局部，每天 2 次，适用于湿热型和脾虚湿盛型肛门湿疹；②花椒 15g，枯矾 15g，朴硝 30g，加水 200mL，煮沸后熏洗患处，每天 2 次，适用于脾虚湿盛证；③ 10% 明矾水温热外洗，适用于慢性湿疹肛门作痒者。

（3）外敷疗法　①湿毒膏：每天 2 次，涂敷患处，外用纱布包扎固定，适用于脾虚湿盛证候；②五倍子散：每天 3 次，涂敷患处，能收湿止痒，适用于血虚风燥证。

（4）外用药　①对急性湿疹，渗液多者用湿敷，可用 5% 硼酸溶液及 5% 醋酸铝溶液，也可用 1:20 硫酸锌铜溶液或 2% 雷锁辛或 0.1% 依沙丫啶溶液，热敷可用 1:8000 或 1:10000 的高锰酸钾溶液；②对慢性湿疹，可用 3%～5% 康馏油糊剂或 2%～5% 的硫磺煤焦油糊剂，也可先用乳剂（配方：樟脑 2g，薄荷脑 2g，硫磺 2g，水杨酸 2g，香脂加至 100g），薄涂一层后再扑粉剂（配方：樟脑 5g，薄荷脑 4g，苯佐卡因 10g，氧化锌 20g，滑石粉加至 100g）。

第三节　肛门瘙痒症（原发性）

一、概述

原发性肛门瘙痒症（pruritus ani，PA）是指肛门周围皮肤无原发性皮肤损害而仅有瘙痒症状的局限性神经机能障碍性皮肤病。在病程中由于搔抓出现各种继发皮肤变化，如抓痕、血痂、皮肤肥厚及苔藓样改变，日久可形成瘙痒－不良刺激－更瘙痒的恶性循环，并可蔓延至会阴、阴囊或阴唇。原发性肛门瘙痒症约占全部肛门瘙痒病症的 45%，此病好发于青壮年，男性发病率高于女性。本病属于中医"痒风""谷道痒"的范畴，现称为"肛痒风"。

二、病因病机

1. 饮食不节

过食膏粱厚味，醇酒炙煿，化湿生热，损伤脾胃，运化失健，湿邪久而郁热，湿热蕴阻肛周肌肤，肛门局部气血失和，复感风邪成病。

2. 情志内伤

情志不舒，忧思恼怒，久则肝郁气滞，脏腑气血失调，五志化火，血热内阻于肛周，复感外风，发为本病。

3. 素体虚弱

先天禀赋不足，气血亏虚，血虚则肌肤失养，易生风化燥，发为本病。

4. 外感风邪

外感风邪，或风热相聚，风湿夹热，留滞于营卫之间，腠理皮肤之中，结而不散，则发痒出疹，而成瘙痒之症。

5. 血虚生风

皮肤腠理需气血营养，血旺则光滑润泽，血虚不能充养皮肤腠理，生风生燥则伴痒。所以前人有"血虚则生风，风聚则发痒"之说。

6. 六淫外袭

因腠理不固，风寒或风热之邪客于皮肤，致使经络受阻，皮肤发痒。

7. 湿热下注

因饮食不当，过食辛辣甘肥，积湿生热，下注肛门，阻塞肛周、皮肤、经络，产生瘙痒。

三、病因病理

（一）病因

1. 粪便

粪便中有很多种化学物质、生物物质，均能刺激皮肤。当粪便沾污肛门周围皮肤时，局部受到刺激可引起瘙痒。

2. 食品

某些食品可以引起肛门部不适，也可引起瘙痒，如辛辣食品或某些调味剂。

3. 肠液刺激

肠液呈碱性（pH 值 8.3 ～ 8.4），而碱性的大肠液加上肠液中的化学物质、细菌、外毒素，以及粪臭素、吲哚等烧灼肛周的皮肤，引起肛门瘙痒。

4. 药物和某些化学物质

许多药物可引起急性肛门瘙痒，最常见的是奎尼丁、秋水仙碱。某些植物、动物的化学成分常可促发肛门瘙痒，如毒常春藤、毒橡树、漆树及生漆、某些人造纤维织物，能引起肛门瘙痒。

5. 解剖及生理因素

肥胖的人容易肛门瘙痒，可能是肥胖形体的臀沟形成持续的湿渍环境，局部清洁难以维持。肛门括约肌张力低下时，可有黏膜脱垂并有粪便渗漏污染肛周而导致瘙痒。

6. 精神因素

肛门瘙痒常在精神紧张或焦虑状态下发病，同时肛门严重瘙痒也可致焦虑不安、睡眠欠佳等精神症状。

（二）病理

由于病程的不同，局部改变也不同。初期局部皮肤发红、光亮，有时干燥，有时潮湿，肛门皮肤皱褶肿胀变平，褶间纵沟变为平坦。病变只累及肛门部分皮肤或肛门全周，其受累及的范围不等。慢性期因纤维组织增生而皮肤变厚，表面粗糙不平，呈黄白色及水肿状态，弹性降低，褶间呈现裂口。本病组织学改变似化学性皮炎的变化，可见上皮细胞水肿、毛囊过度角化、皮脂腺萎缩、血管和淋巴管扩张，但神经末梢没有变化。

本病病理过程：①上皮细胞水肿、肛门皮肤皱襞肿胀变平；②纤维组织增生、皮脂腺萎缩；③皮肤变厚、表面粗糙不平、弹性降低；④表皮脱落，可见出血、糜烂和臭味分泌物。

四、临床分型

根据病情可分为急性肛门瘙痒、慢性肛门瘙痒。

1. 急性肛门瘙痒

急性肛门瘙痒急性发作、渗出，有结痂、糜烂，瘙痒剧烈。

2. 慢性肛门瘙痒

慢性肛门瘙痒一般又可分为三度。

（1）Ⅰ度　肛门皮肤无明显水肿和增厚，仅有轻度搔痕、渗血。

（2）Ⅱ度　肛门皮肤水肿、增厚明显。

（3）Ⅲ度　肛门皮肤色素脱失呈苔藓样变。

五、临床表现

临床表现以肛周局限性皮肤瘙痒为主。初起肛周瘙痒较轻，肛周皮肤无明显变化，略为红赤，多为阵发性，如长期不愈，瘙痒较剧烈，尤以夜间为甚，潮湿环境加剧。常因过度的搔抓或机械性刺激，可出现皮肤出血、糜烂、刺痛，使皮肤增生粗糙，肛门皱襞加深，伴色素沉着或脱失。重者发生感染，病变可向会阴、阴囊或阴唇及双臀皮肤扩展，患者十分痛苦，长期可引起神经衰弱、消瘦、精神不振、失眠、食欲不振等症。

六、诊断与鉴别诊断

（一）诊断依据

1. 病史

有长期而顽固的肛周瘙痒病史。

2. 局部检查

初起肛周无原发性皮损病变，长期发作可见肛门多处皮肤变厚、抓痕、糜烂、出血、皲裂、肛门皱襞粗大，皮肤苔藓样变，皮肤光泽与弹性消失。皮肤长呈灰白色或淡白色浸渍，肛门褶皱肥厚，辐射状皲裂，有时出现湿疹样改变，可继发抓痕、血痂、甚至苔藓化，色素沉着。

3. 排除其他病变

瘙痒是一种自觉症状，因各人的感觉及精神因素的影响而不同，因此患者的反应往往有所夸大或缩小，诊断时需全面询问病史，并行相关的检查。为排除其他病变，应做较详细的全身性检查，如肛周分泌物细菌培养排除致病菌引起的肛门瘙痒；常规实验室检查有血常规、便常规、甲状腺功能、血糖、肝肾功能、血沉、HIV 等，以排除其他疾病引起的瘙痒；盐水节制试验；皮肤变态反应试验，检查皮肤对食物和真菌有无敏感反应等。

（二）鉴别诊断

原发性肛门瘙痒症的鉴别诊断如下表所示（表24-4）。

表 24-4　原发性肛门瘙痒症的鉴别诊断

病名	瘙痒部位	体征
原发性肛门瘙痒症	肛周及会阴	慢性病程，干性抓痕
继发性瘙痒	肛门	痔疮、肛瘘等肛肠病
肛门湿疹	肛周	有急性发作史、渗出倾向
肛门皮炎	肛周	有原发扁平丘疹皮损
老年性瘙痒症	全身及会阴	皮肤干燥、湿疹样病变
冬季瘙痒症	躯干、小腿	皮肤受凉时瘙痒
内分泌性瘙痒	全身瘙痒	糖尿病、甲亢等
神经性瘙痒	全身或肛门	自觉症状与客观体征不相符
肝肾疾病	全身瘙痒	胆盐含量增高、尿毒症

（三）中医诊断

中医诊断为肛痒风。

七、治疗

（一）治疗原则

治疗引起肛门瘙痒的有关疾病，祛除病因，避免和减少局部刺激，区别不同病变，合理施治。对于不明原因的特发性肛门瘙痒症，一般药物治疗效果不佳，可考虑采用局部注射药物或手术疗法。

（二）非手术治疗

1. 内治法

（1）中医辨证论治

1）血虚生风证

证候：肛门部不分昼夜奇痒，或痒如虫行蚁走，局部皮肤干燥无光泽及弹性，皲裂如蛛网延至前阴。伴有面色㿠白，唇白舌淡或心悸失眠，五心烦热，脉细数。

治法：养血润燥，祛风止痒。

方药：四物消风饮或当归饮子加减。

2）湿热阻滞证

证候：肛门瘙痒、渗出、潮湿，被衣裤摩擦痒痛更剧，甚至局部破溃，常伴面色潮红，心烦易怒，胁肋不舒，口苦咽干。舌红，苔黄腻，脉弦数。

治法：清热利湿。

方药：萆薢渗湿汤、龙胆泻肝汤、二妙散加减。

3）风胜挟湿证

证候：肛门顽固瘙痒，时如虫爬，湿润，夏季易发或症状加重，皮肤增厚，常有抓痕，渗出，可伴有身重困倦，腹胀食少。苔白，脉濡缓。

治法：祛风渗湿。

方药：萆薢渗湿汤加减。

4）虫毒骚扰证

症候：肛门瘙痒，有异物感，皮肤增厚，有抓痕，伴有脘腹阵痛、烦闷呕吐，时发时止，得食则吐。

治法：杀虫解毒止痒。

方药：乌梅丸加减。

（2）西医治疗

1）抗组胺药物：可酌情选用抗组胺药物，如苯海拉明、扑尔敏、硫代硫酸钠、非那根等，或静注 10% 葡萄糖酸钙溶液 10mL，或静注痒苦乐民 5～10mL。

2）性激素：更年期或老年患者可适当使用性激素，如男性患者可用丙酸睾丸酮 25mg，肌肉注射，每周 2 次，或服甲基睾丸酮 5mg，每日 2 次。女性可服用乙烯雌酚 0.5mg，每日 2 次；或用黄体酮 10mg，肌肉注射，每日 1 次。

3）抗生素：如患者合并细菌感染则可酌情选用抗生素。

4）抗惊厥药：加巴喷丁和普瑞巴林可抑制神经去极化，常用于治疗不明原因的瘙痒症。

5）镇静剂和安定剂：对于顽固性瘙痒的患者可以考虑使用。

6）皮质类固醇类药物外擦：氢化可的松，每日 2～3 次，临睡前用药。

2. 外治法

（1）熏洗法　可用止痒熏洗剂。方药：苦参、蛇床子、地肤子、白鲜皮、川椒、黄柏，加水 2000mL，煎汤先熏后洗患处，每日 2 次，主治各类肛门瘙痒症。

（2）擦药敷药法　九华粉洗剂，每日 4～5 次，用毛笔蘸药涂抹患处。适用于风热、湿热证。湿毒膏，涂敷局部，每日 2～3 次，适用于血虚、风热证，具有收湿止痒之功。

（3）微波疗法　便后清洁肛门，每日 1 次，每次 15～30 分钟。

（4）针灸疗法　①选肾俞、长强、承山、太溪等穴，大便秘结、腹胀者，配气海、脾俞；心烦低热、夜不能眠者，配神门、曲池。采用强刺激手法，每日 1 次，10 天为 1 疗程，有消炎止痒作用。②用梅花针点刺肛周皮肤，每日 1 次。③用非那根或维生素 B_1 作为水针治疗。

（5）刺络泻血法　皮肤针是刺络泻血法的一种，主要是通过刺出恶血、泻邪以改善经络脏腑气血的功能，从而达到治疗疾病的目的，点刺肛周皮肤，每日 1 次。

3. 其他治疗

（三）手术治疗

1. 皮内注射术

（1）适应证　原发性肛门瘙痒症。

（2）手术步骤

1）肛周皮肤消毒后，在距肛缘 1.0cm 处肛周皮肤瘙痒区皮内、皮下，均匀、点状注射 3～4 圈或局部浸润注射，使注射后皮肤呈皮丘状隆起并呈蓝色，总量可达 20～30mL（图 27-4）。

2）术后用干纱布压盖针眼，防止出血及药液外漏，覆盖无菌敷料，包扎固定。

（3）术后处理

1）术后保持肛周清洁、干燥，便后坐浴 5～7 天。

2）术后口服抗生素预防感染，予以洛芬待因片止痛。

（4）术中注意点　注射时不可过浅过深，过浅则皮肤坏死，过深则影响疗效。注入肌层有引起坏死和形成脓肿的危险。亦不可穿破肛缘皮肤，以免排便污染发炎。缺点：亚甲蓝的毒性作用，易致皮肤溃疡与坏死，且远期疗效不理想。

2. 肛周神经末梢切断并皮肤切除术

（1）适应证　原发性肛门瘙痒症，用保守诸法治疗无效者。

（2）手术步骤

1）常规消毒孔巾，待麻醉生效肛门松弛后消毒肛内。

2）用手术刀在肛门两侧各做一弧形切口，向肛门方向做较为充分的皮下潜形分离，将感觉神经末梢完全切断，复位皮片并戳孔引流（必要时），用丝线间断缝合。

（3）术后处理

1）半流食 2～3 天，然后改普食。

2）卧床 3～5 天，口服抗生素 5～7 天。

3）控制大便，术后 5 天排便为宜，便后保持切口清洁干燥，常规换药，切口术后 7 天拆线。

（4）术中注意点

1）创面不宜过于宽大，以免瘢痕过大，但亦不宜过小过窄，创面要引流通畅。

2）间断缝合肛门皮肤时，严格遵照无菌原则。

3）各切口之间留足皮肤桥，切除深度不损伤括约肌为度。

3. 皮肤切除缝合术

（1）适应证　较小范围、两侧对称的原发性肛门瘙痒症。

（2）手术步骤

1）肛周常规消毒，在肛周两侧距肛缘 1.0cm 各做半月形切口，将瘙痒皮肤包括在切口内，然后将两切口内的半月形瘙痒皮肤切除，保留皮下组织。

2）用剪刀经切口游离创口外侧皮肤与皮下组织，以减少缝合时的张力，并在前后和内侧皮下剪断末梢神经。

3）充分止血后，冲洗伤口，用 4 号丝线间断缝合两侧切口。凡士林纱布敷盖切口，无菌纱布包扎，胶布固定。

（3）术后处理

1）半流质饮食 2 天后改普食。

2）控制大便 3 天，术后保持切口处清洁、干燥。

3）术后 5～7 天拆线。

（4）术中注意点

1）切口不宜太宽，以免缝合时张力太大。

2）止血要充分，可采用电灼、钳夹或结扎法。

第四节　肛门与肛管直肠尖锐湿疣

一、概述

肛门尖锐湿疣（anus condyloma acumimatum，ACA）是一种由人类乳头瘤病毒引起，发生于肛门及肛周皮肤黏膜的表皮瘤样增生性传染病，俗称臊疣。本病好发于皮肤及黏膜交界处，常见于外生殖器及肛门周围等处。近年来此病的发病率明显上升，发病年龄以 16～30 岁多见。中医学称为"肛门臊疣""瘑瘊"的范畴。

二、病因病机

房事不洁或间接接触污秽的物品，湿热淫毒从外侵入外阴皮肤黏膜，导致肝经郁热，气血不和，湿热毒邪搏结而成疣。

三、病因病理

（一）病因

本病由人类乳头瘤病毒（HPV）感染所致，目前通过生物学技术将 HPV 分为 100 多种亚型，引起肛门部尖锐湿疣常见的亚型有 34 种，90% 以上的肛门尖锐湿疣由 HPV6 及 HPV11 引起。目前，肛门尖锐湿疣的发病机制尚不明确，与患者自身免疫功能低下有关。当人体的免疫功能较差，特别是对尖锐湿疣病毒的免疫较差时，一旦局部擦伤或其他外伤处接触到湿疣病毒，病毒进入黏膜或皮肤，停留在局部，引起病变产生尖锐湿疣。

（二）病理

尖锐湿疣形态学上为纤维表皮瘤，由皮肤乳头层发生，生长在皮肤和黏膜表面。初起在肛门皮肤出现乳头状小瘤，质软而脆，黄白色，以后分支增长成圆形、梨形和菜花形。本病有单发，有多发，侵犯大块皮肤，围绕肛门，可蔓延会阴、阴囊、阴茎包皮、阴唇和阴道。巨形者可侵入肛管、直肠下段、直肠后间隙、肛提肌和膀胱。病理组织检查可见表皮乳头瘤样增生、角化不全、片状角化不全、表皮棘层肥厚、基底细胞增生、真皮浅血管扩张，并有以淋巴细胞为主的炎症细胞浸润。在表皮浅层（颗粒层和棘层上部）可见呈灶状、片状及散在分布的空泡化细胞，有时可在角质形成细胞内见到大小不等浓染的颗粒样物质。尖锐湿疣一般增长迅速，有一定的癌变倾向。

本病的病理过程：①表皮棘层上皮细胞群变性、坏死；②部分病变的棘细胞间浆液渗出；③表皮各层及真皮浅层有不同程度的乳头状增生。

四、临床分型

根据病情可分为早期、中期、晚期。

1. 早期

早期为淡红或暗红色针头大的小丘疹。

2. 中期

中期呈乳头状、菜花状、鸡冠状或蕈样疣状物，数量增多。

3. 晚期

晚期疣状物间有脓液、渗液、出血、恶臭，甚则癌变。

五、临床表现

尖锐湿疣好发于肛管黏膜与皮肤交界处。初起时为微小淡红色、暗红色或浅灰色乳头状隆起，质软而脆，逐渐增至米粒大小，增大增多，孤立或融合成小片，或像瓦片重叠。根部常有蒂，表面凹凸不平、柔软湿润，呈乳头样、蕈样或菜花样突起，表面易于糜烂，触之易出血，可渗出恶臭及混浊浆液。患者初无自觉症状，随着损害逐渐增大，可出现瘙痒、疼痛和压迫感，搔抓可引起继发感染。若不早期治疗，则可逐渐增大。

六、诊断与鉴别诊断

（一）诊断

1. 病史

患者多有不洁性生活史或间接感染史，少数尖锐湿疣通过接触污染的用具感染，新生儿亦可通过产道受到感染。

2. 专科检查

将 5% 的冰醋酸涂在患处，3 ～ 5 分钟后疣体变白，即可诊断。但需注意的是醋酸白试验并不是特异试验，且假阳性较常见。

3. 辅助检查

（1）病理组织学检查　病理切片可见角化不良及凹空细胞，或电子显微镜下可见嗜碱性细胞核中有病毒颗粒。

（2）核酸杂交技术检测　核酸杂交可检出 HPV-DNA 相关序列，聚合酶链反应（PCR）检测可见特异性 HPV-DNA 扩增区带。

（3）PCR 检测　PCR 使标本中病毒 DNA 扩增。此法敏感性及特异性很高，可在细胞中检测到病毒的 DNA 分子。

（二）鉴别诊断

尖锐湿疣与肛管上皮癌及扁平湿疣的鉴别如下（表 24-5），尖锐湿疣与寻常疣的鉴别如下（表 24-6）。

表 24-5　尖锐湿疣与肛管上皮癌及扁平湿疣的鉴别

项目	尖锐湿疣	肛管上皮癌	扁平湿疣
病因	人类乳头瘤病毒感染	—	梅毒螺旋体感染
特点	表面有棘刺样颗粒，常有蒂	多见于中年以上，质坚硬易出血，有恶臭	疣面小颗粒状、疣基底宽，无蒂
颜色	色暗红或淡灰色	—	灰黄色
病位	好发于肛周及生殖器	—	好发肛周
病史	有性乱行为	—	有梅毒病史

表 24-6　尖锐湿疣与寻常疣的鉴别

疾病	相同点	不同点	确诊手段
尖锐湿疣 寻常疣	均由病毒引起，形态相似	局部潮湿，角化轻 局部干硬粗糙，角化重	病理检查

（三）中医诊断

中医诊断为肛门臊疣。

七、治疗

（一）治疗原则

肛门尖锐湿疣有较强的传染性及癌变倾向，一经确诊，应积极采取根治措施。治疗上应采取内外相结合的措施。内治重在抗病毒增强免疫力，外治重在根除疣体并消除潜伏期疣和亚临床症状。

（二）非手术治疗

1. 外治法

（1）熏洗法　①马齿苋 60g，大青叶 30g，明矾 20g，土茯苓 60g，板蓝根 60g。煎水，先熏后洗，每日 2 ～ 3 次。②鲜马齿苋 30g，苍术 10g，蜂房 10g，白芷 10g，陈皮 12g，细辛 3g，蛇床子 15g，苦参 20g，加水 1500mL。煎汤洗涤患处，每日 2 ～ 3 次，用于分泌物较多的湿热证肛门疣赘患者。③蛇床子 10g，皂矾 20g，苍术 10g，生薏苡仁 15g，黄柏 12g，雄黄 10g，百部 15g。煎汤熏洗患处，每日 2 次，用于局部瘙痒、肝郁血虚患者。

（2）外涂法

1）0.5% 鬼臼毒素酊（或 0.15% 鬼臼毒素软膏）：每日外用 2 次，连续 3 天，随后停药 4 天，7 天为 1 个疗程，妊娠期禁用。

2）5% 咪喹莫特乳膏：涂于疣体上，睡前隔夜 1 次，次日清晨以肥皂和水清洗用药部位，每周 3 次，用药 10 小时后，最长可用至 16 周，妊娠期慎用。

3）茶多酚软膏（10% 或 15%）：每天 3 次外用直至疣体完全清除，最多应用 16 周。

4）5% 氟尿嘧啶软膏：涂于患处，每日 1 ～ 2 次，孕妇忌用。

5）50% 三氯醋酸溶液：直接涂于疣体上，每日 1 次，用药 1 ～ 2 次。若需重复用药需间隔 1 周，使用时注意保护正常组织黏膜。局部用药刺激大，易引起红肿糜烂疼痛，治疗后复发率高。

2. 其他治疗

（1）重组干扰素 100 万 ～ 300 万单位，肌内或疣体基底部注射，每周 3 次，连续 4 ～ 8 周为 1 个周期；聚肌胞 2 毫克 / 次，肌注，每日 1 次，10 ～ 20 日为 1 个疗程；胸腺肽 5mg，肌内注射，隔日 1 次，10 次为 1 个疗程。

（2）局部注射药。目前，临床上常用的有干扰素制剂、聚肌胞、胸腺素 α 及 5- 氟尿嘧啶等，直接注射到疣基底部，其作用主要是抗病毒和免疫调节。

（3）免疫疗法。先切除和清洗疣体，然后于三角肌处皮下注射自家疫苗 0.5mL，每周 1 次，连续 6 次，这种方法比单纯切除、干扰素、鬼臼脂等治疗要好得多。一般适用于复发性和巨大肛门尖锐湿疣。

（4）液氮或二氧化碳干冰疗法、微波疗法、冷冻疗法、CO_2 激光疗法、高频电刀疗法等可用于治疗肛周、直肠下端尖锐湿疣。

（三）手术治疗

1. 疣体切除术

（1）适应证　肛门尖锐湿疣。

（2）手术步骤

1）视疣体生长范围设计切除范围。密集簇生者，可行放射状梭形切除。散发者可行点状切除，切除深度达皮肤浅层即可。

2）术中电凝止血，梭形切除的创面，可用丝线做间断缝合。无菌纱布压迫创口，外用敷料包扎固定。术后组织送病理检查。

（3）术后处理

1）术后保持肛门清洁、干燥，便后用 1 : 5000 高锰酸钾温水坐浴。

2）每天更换敷料，常规换药，术后 5～7 天拆线。

3）术后予抗湿疣病毒药物治疗。

（4）术中注意点

1）术中尽量保留正常皮肤。

2）注意切除深度，如切除过浅有复发的可能，以切除皮肤层为度。

第二十五章
大肠肛门其他疾病

扫一扫，查阅本章数字资源，含PPT、音视频、图片等

第一节　放射性肠炎

一、概述

放射性肠炎（radiation enteritis，RE）是盆腔、腹腔、腹膜后肿瘤经放射治疗引起的肠道并发症，可分别累及小肠、结肠和直肠。随着放疗技术越来越先进，剂量的增加，RE 的发病率有增多的趋势，尤其是盆腔肿瘤放疗较多，主要以宫颈癌放疗最常见，因此女性较多见，男女放射性肠炎发病率之比为 1:9。本病属于中医学"暴泻""久泄"的范畴。

二、病因病机

本病与射线有关。射线作为致病因子是一种火毒之邪，属于六淫中的"火邪"范畴，正如《素问·至真要大论》曰："诸呕吐酸，暴注下迫，皆属于火。"病邪直伤胃肠，使其功能失常，水谷不化，反为湿滞，火毒与湿蕴结肠道，传化失事而致泄泻。

三、病因病理

（一）病因

1. 肠上皮细胞增生受到抑制

肠黏膜上皮细胞对放射线最为敏感，这些细胞在分化后失去分裂的能力并逐渐移向肠黏膜表面。放射线抑制其增殖，使肠黏膜发生特征性的急性病变。如果放射线不过量，在停止放射治疗后 1～2 周，黏膜损伤便可恢复。

2. 肠黏膜下动脉受损

小动脉的内皮细胞对放射线很敏感。大剂量放射治疗使细胞肿胀、增生，发生纤维样病变，引起闭塞性动脉内膜炎和静脉内膜炎，产生肠壁缺血和黏膜糜烂、溃疡。

3. 肠壁组织受损

肠壁组织经过广泛持续的照射后可引起水肿，肠壁各层均有纤维母细胞增生，结缔组织和平滑肌呈透明样变化，最后导致纤维化、肠管狭窄、黏膜面扭曲和断裂。因此，放射线照射产生的肠道改变可从可逆性黏膜结构改变直到慢性纤维增厚，伴有溃疡的肠管，甚至引起肠梗阻。

放射性肠炎的发生一般与射线照射剂量、治疗间隔时间、照射范围等有关。

（二）病理

放射性肠炎病理改变主要累积肠黏膜和血管结缔组织，可分为急性期和慢性期。

急性 RE 在照射期便可发生，由于肠黏膜有丝分裂活跃的细胞对放射性的损伤较为敏感，放射后数小时肠黏膜上皮发生有丝分裂的上皮细胞数量减少，上皮细胞变性脱落，毛细血管扩张，肠壁充血水肿，此时可表现为恶心、呕吐、腹泻，伴有或不伴有腹绞痛。

慢性 RE 一般在放疗发生后 6～24 个月，病理改变可见肠黏膜下小动脉内皮细胞肿胀，形成闭塞性血管炎，黏膜下层纤维增生，平滑肌透明变性，只要表现为反复发作的便血、腹泻、腹痛，严重者出现肠梗阻、肠穿孔等。

四、临床表现

放射性结肠炎可以发生在放疗的早期，也可以发生在放疗完成之后，甚至可以发生在放疗完成后数月乃至数年。

1. 早期症状

早期症状主要由于放射线对小肠或结直肠损伤诱发的胃肠道反应引起，常见的症状有恶心、呕吐、腹痛、腹泻等。

2. 后期症状

晚期小肠放射性损伤常伴有小肠吸收不良和肠蠕动紊乱，小肠部分性梗阻引起的腹部绞痛，也可有恶心、呕吐和不同程度的吸收不良。

五、诊断与鉴别诊断

（一）诊断

1. 病史

有放射治疗史。

2. 症状

（1）腹痛、腹泻、黏液便或血便、色鲜红或暗红、里急后重。

（2）晚期可出现大便变细或便秘。

3. 体征

直肠指诊可有肛门括约肌痉挛和触痛；有时直肠前壁可有水肿、增厚、变硬、指套染血；有时可触及溃疡、狭窄或瘘道。

4. 辅助检查

（1）纤维结肠镜检查　病变分四度：①Ⅰ度，直肠、结肠黏膜可见轻度充血、水肿、毛细血管扩张，易出血；②Ⅱ度，肠黏膜有溃疡形成，并有灰白色痂膜，黏膜出现坏死现象，有时也有轻度狭窄；③Ⅲ度，可见肠腔严重狭窄，出现肠梗阻；④Ⅳ度，形成直肠阴道瘘或肠穿孔。

（2）X 线检查　钡剂灌肠 X 线检查，可见黏膜皱襞不规则，呈细小的锯齿样边缘，或见有突出至肠腔外的龛影；肠壁僵硬或痉挛，有时可见狭窄和瘘管形成；少数溃疡的边缘隆起，与正常肠段间逐渐移行而无截然的分界线。

（3）肠系膜上、下动脉造影　有助于发现小血管病变，对诊断出血有一定的价值。造影显示动脉狭窄闭塞、扭曲、畸形；静脉狭窄腔不规则，可能有动脉、静脉分流。

（4）D-木糖实验　可检出糖类吸收不良。

（5）粪便脂肪分析　可检出脂肪吸收不良。

（二）鉴别诊断

放射性肠炎的鉴别诊断如下表所示（表25-1）。

表 25-1　放射性肠炎的鉴别诊断

项目	放射性肠炎	急性菌痢	溃疡性结肠炎	肠结核	大肠憩室
放射治疗史	有	无	无	无	无
结核症状	无	无	无	有	无
X线表现	肠黏膜皱襞不规则可有龛影	无	结肠袋消失	肠管狭窄龛影以及激惹征象	有圆形或烧瓶状憩室
大便特点	有黏液血便	脓血便	黏液血便	一般无便血	有便血

（三）中医诊断

中医诊断为暴泻或久泄。

六、治疗

（一）治疗原则

以保守治疗为主，经系统正规的保守治疗无效时，方可考虑手术治疗。

（二）非手术治疗

1. 辨证论治

（1）湿热下注证

证候：便次数增多，便血，色暗红或黏液便，肛门灼热，里急后重，小便短赤。舌红，苔黄腻，脉滑数。

治法：清化湿热，调气行血。

方药：葛根芩连汤加减。

（2）寒湿内停证

证候：腹痛，泻下以黏液为主，里急后重，伴恶心、呕吐、纳呆、头重身困。舌质淡，苔白腻，脉濡。

治法：温化寒湿。

方药：胃苓汤加减。

（3）脾胃虚弱证

证候：便溏，便血，色暗红，或有黏液便，食少，脘腹胀闷，面色萎黄。苔质淡，苔薄白，脉细弱。

治法：健脾益气，养血止血。

方药：参苓白术散合黄土汤加减。

（4）气血两虚证

证候：溏不爽，努挣乏力，腹痛，里急后重，便血色淡，面色无华，倦怠嗜睡。舌淡，脉虚细。

治法：补益气血

方药：八珍汤加减。

2. 西医治疗

（1）*肠内肠外营养支持治疗（HPN）*　急性期 RE 有严重腹泻，甚至有消化道出血，此时肠黏膜较脆弱，不适合肠内营养，应予禁食，行肠外营养，肠外营养治疗患者的 5 年生存率为 64%。

（2）*肠黏膜保护剂*　放疗后肠黏膜受到损害，免疫功能受到抑制，因此保护肠黏膜，提高肠道免疫力显得很重要。其一为谷氨酰胺，主要作用为改善肠黏膜屏障，促进小肠上皮合成 DNA 和蛋白质，促使受损上皮细胞修复，保持肠壁结构的完整性，有效地减少肠道细菌的移位；其二为蒙脱石散，其主要作用是肠黏膜保护剂，可以覆盖于消化道黏膜表面，防止细菌病毒及其各种物理化学因子对消化道黏膜的损伤，能促进上皮细胞的再生和修复，提高黏液分泌及其恢复肠细胞的正常吸收功能。

（3）*生长抑素*　可以减少消化液的分泌和丢失，减少液态对创面的侵蚀作用，控制腹泻及消化道出血，保持内环境的稳态，减轻肠道负担。

（4）*高压氧治疗*　高压氧能使缺血组织的血管扩张，红细胞聚集减轻，较早建立侧支循环，加快血流速度，改善微循环，保护正常组织及促进损伤组织恢复。

（5）*调节肠道菌群*　研究显示肠道菌群失调参与 RE 的发病过程，益生菌制剂可以有效地调节肠道菌群，预防和治疗 RE 所致的放射性腹泻。

（三）放射性肠炎的内镜及手术治疗

内镜治疗多用于治疗以出血为主要症状的放射性肠炎。内镜下直接向出血处喷洒药物，如云南白药、4% 的甲醛等。

手术方式的选择主要取决于损伤的部位，对患者的预后估计和术中探查所见的损伤范围。通常有五种手术方式：闭瘘、切除、旁路、旷置、流转（回肠造口或结肠造口）。

第二节　骶尾部藏毛窦

一、概述

骶尾部藏毛窦（coccygealpilonidalsinus）是位于骶尾部皮内的囊肿或慢性窦道，由于腔内藏有毛发，故称为藏毛窦。本病临床上比较少见，男性多于女性，多在青春期后 20～30 岁发生。本病以肛门坠胀、疼痛、肛周流脓水为特征，伴有感染时可见恶寒、发热、周身不适。本病属于中医学"尾闾窦道"的范畴。

二、病因病机

平素喜食辛辣肥甘，形体肥胖，湿热内生，久而化毒，湿毒相合，下注魄门，或尾部局部残留异物兼有邪毒侵袭，导致局部气血凝滞，蕴蒸化脓，故而肛门肿痛不适或破溃。

三、病因病理

（一）病因

1. 先天性原因

由于骶管残留或骶尾缝发育畸形导致的皮肤的包涵物。

2. 后天获得性病变

由于毛发长入皮肤和皮下组织使囊肿容易感染，窦道不易愈合。

（二）病理

骶尾部藏毛窦主要病理表现包括原发管道、窦腔、次发管道及毛发。原发管道在皮肤开口，向下延伸 3～5cm，末端有小腔，管道内有毛发，有时伸出管道外，切除后敞开标本时发现，毛发为游离的，两端尖细，毛根部一般都指向"颅侧"方向。根部未发现有毛囊、汗腺或皮脂腺。次发管道由深部发出，再向上方经皮肤开口。管道和与之相连的深部小腔有丰富的肉芽组织，镜检可见原发窦道浅部鳞状上皮为衬里，但深部和次发管道都被覆肉芽组织。

四、临床表现

本病多发生在青春期后 20～30 岁年龄段，藏毛囊肿如无继发感染常无症状，仅为骶尾部突起，偶有骶尾部疼痛和肿胀不适。通常主要和首发症状是在骶尾部发生急性脓肿，局部有红、肿、热、痛等急性炎症特点。

藏毛窦静止期在骶尾部中线皮肤处可见不规则小孔，直径 1mm～1cm。周围皮肤红肿变硬，常有瘢痕，有的可见毛发。探针探查可探入 3～4mm，有的可探入 10cm，挤压时可排出稀薄味臭的液体。急性发作期有触痛和红肿，排出较多脓性分泌物，有时可发生脓肿和蜂窝组织炎。

五、诊断与鉴别诊断

（一）诊断

1. 症状

（1）骶尾部胀痛或间歇性流脓水，自行溃破或引流后暂时消退，易复发。

（2）感染严重时可伴有恶寒、发热、周身不适。

2. 体征

（1）视诊骶尾部正中可见一个或几个藏毛凹陷或窦，有一小束毛发由窦外口伸出。

（2）肛门指诊肛内后正中或稍偏一侧骶前可触及肿物，有时有触痛。

（3）探针可从窦口探入，深度不一。

（二）鉴别诊断

骶尾部藏毛窦的鉴别诊断如下所示（表 25-2）。

表 25-2　骶尾部藏毛窦的鉴别诊断

项目	骶尾部藏毛窦	肛周脓肿	肛瘘	骶尾部肉芽肿
体查	骶尾部有相应窦口及毛发	有脓肿形成	可在肛内探触到相应内口	可触及肿块
发热	可有	一般无	可有	一般无
疼痛	一般	剧烈	一般	较少
病变部位及走行	走行方向多向颅侧，很少向下	无特异性	外口距肛门近，瘘管通向肛内	无特异性

（三）中医诊断

中医诊断为尾闾窦道。

六、治疗

（一）治疗原则

一旦明确诊断，即手术根治。

（二）非手术治疗

1. 内治法

（1）火毒蕴结证

证候：周身不适，恶寒、发热，骶尾部红肿疼痛。舌红，苔黄，脉滑数。

治法：清热解毒透脓。

方药：仙方活命饮加减。

（2）正虚邪恋证

证候：骶尾部反复流脓水，间歇性胀痛。舌红，苔薄黄，脉细。

治法：扶正祛邪。

方药：托里消毒散加减。

2. 外治法

熏洗法：黄柏 20g，野菊花 20g，大黄 20g，黄连 20g 合用，煎水 1000 ～ 2000mL 熏洗。

（三）手术治疗

1. 适应证

骶尾部反复出现脓肿、检查见一个或多个藏毛凹陷或窦。

2. 手术步骤

（1）常规消毒铺巾，梭形切口包括全部窦口，最少切除正常皮肤。切开皮肤，向外侧与皮肤表面成 45°角切开皮下脂肪组织，切到臀大肌上方筋膜直到骶骨外侧。由臀大肌浅面和骶骨筋膜将囊肿侵犯的组织整块切除，成为底宽口窄的伤口。

（2）冲洗伤口后，将伤口边缘牵近中线，与骶骨筋膜做袢状缝合。缝线距伤口边缘约 4cm

穿过皮肤、皮下组织和肌肉，近中线穿过骶骨筋膜，然后返回再穿过同侧肌肉和皮下组织，距伤口 3cm 由皮肤穿出。再将缝线距伤口边缘 3cm，同法穿过皮肤、肌肉和骶骨筋膜，再返回距伤口边缘 4cm 穿出皮肤，做成袢状缝线。对侧同法做袢状缝线。

（3）袢状缝距离约 2cm。伤口上端和下端做包括骶骨筋膜的褥式缝线。

（4）牵紧袢状缝线两端，使皮肤和肌肉固定于骶骨筋膜并闭合下方死腔，然后将缝线结扎在橡皮胶管上，帮助压迫伤口。或在袢状缝线之间将皮肤与骶骨筋膜做间断缝合。外盖敷料。

3. 术后处理

手术区完全制动和避免污染是必要的。建议患者早期离床，但不能以切除处着力坐在硬椅子上。应鼓励患者经常坐在垫子上，仅以一侧或另一侧臀部着力。控制大便以减少污染的机会。开放填塞手术后的患者无须制动。不论使用何种方法，都须到专科换药，以避免早期皮桥形成而导致复发。

4. 术中注意点

伤口过大无法缝合则以油纱布填塞伤口由肉芽组织自行愈合。

［1］金虎.现代肛肠病学［M］.北京：人民军医出版社，2009.

［2］陆金根.中西结合肛肠病学［M］.北京：中国中医药出版社，2009.

［3］何永恒.大肠癌的中医药防治［M］.西安：西北大学出版社，2008.

［4］吴孟超，吴在德.黄家驷外科学［M］.北京：人民卫生出版社，2008.

［5］陈少明，田振国，于庆环.肛肠病诊疗新技术图解［M］.沈阳：辽宁科学技术出版社，2008.

［6］荣文舟.肛肠病手术技巧［M］.北京：科学技术文献出版社，2008.

［7］万德森.结直肠癌［M］.北京：北京大学医学出版社，2008.

［8］张启瑜.钱礼腹部外科学［M］.北京：人民卫生出版社，2006.

［9］郑树.结直肠肿瘤基础研究与临床实践［M］.北京：人民卫生出版社，2006.

［10］丁义江.丁氏肛肠病学［M］.北京：人民卫生出版社，2006.

［11］张东铭.大肠肛门局部解剖与手术学［M］.合肥：安徽科学技术出版社，2006.

［12］韩少良，倪士昌.大肠肛门疾病外科治疗［M］.北京：人民军医出版社，2006.

［13］景湘川，荣新奇.肛肠疾病诊断与治疗［M］.北京：人民军医出版社，2006.

［14］汪建平，詹文华.胃肠外科手术学［M］.北京：人民卫生出版社，2005.

［15］罗成华.结直肠肿瘤［M］.北京：科学技术文献出版社，2005.

［16］孙自勤，刘晓峰.肠道病学［M］.济南：山东科学技术出版社，2005.

［17］安阿玥.肛肠病学［M］.北京：人民卫生出版社，2005.

［18］刘子会.新编肛肠病学［M］.海口：南海出版公司，2005.

［19］陈孝平.外科学（上册）［M］.北京：人民卫生出版社，2005.

［20］孙自勤，刘晓峰.肠道病学［M］.济南：山东科学技术出版社，2005.

［21］李春雨，张有生.实用肛门手术学［M］.沈阳：辽宁科学技术出版社，2005.

［22］吴在德，吴肇汉.外科学［M］.6 版.北京：人民卫生出版社.2005.

［23］何永恒.实用肛肠外科学手册［M］.长沙：湖南科学技术出版社，2004.

［24］张燕生.肛肠病手册［M］.北京：人民卫生出版社，2004.

［25］赵宝明，张书信.大肠肛门病学［M］.上海：第二军医大学出版，2004.

［26］荣文舟.中华肛肠病学图谱［M］.2 版.北京：科学技术文献出版社，2004.

［27］金定国.中西医结合肛肠病治疗学［M］.合肥：安徽科学技术出版社.

［28］孟荣贵.现代肛肠外科手术图谱［M］.河南：科学技术出版社，2003.

［29］张庆荣.肛管大肠手术图解［M］.天津：天津翻译出版公司，2002.

［30］任建国.中医肛肠病学［M］.北京：科学出版社，2002.

［31］康白.微生态学原理－微生态基础［M］.大连：大连出版社，2002.

［32］赵宝明.李民山.肛门直肠病诊断治疗学［M］.北京：中国协和医科大学出版社.2001.

［33］吴孟超.手术学全集·普通外科卷［M］.北京：人民军医出版社，2001.

［34］胡伯虎.大肠肛门病治疗学［M］.北京：科学技术文献出版社，2001.

［35］张东铭.盆底与肛门病学［M］.贵阳：贵州科技出版社，2000.

［36］华积德.现代普遍外科学［M］.北京：人民军医出版社，1999.

［37］喻德洪.现代肛肠外科学［M］.北京：人民军医出版社，1997.

［38］黄乃健.中国肛肠病学［M］.济南：山东科学技术出版社，1996.

［39］汪建平.中华结直肠肛门外科学［M］.北京：人民卫生出版社，2014.

［40］陆再英，钟南山.内科学［M］.北京：人民卫生出版社，2008.

教材目录

注：凡标☆号者为"核心示范教材"。

（一）中医学类专业

序号	书 名	主 编		主编所在单位	
1	中国医学史	郭宏伟	徐江雁	黑龙江中医药大学	河南中医药大学
2	医古文	王育林	李亚军	北京中医药大学	陕西中医药大学
3	大学语文	黄作阵		北京中医药大学	
4	中医基础理论☆	郑洪新	杨 柱	辽宁中医药大学	贵州中医药大学
5	中医诊断学☆	李灿东	方朝义	福建中医药大学	河北中医药大学
6	中药学☆	钟赣生	杨柏灿	北京中医药大学	上海中医药大学
7	方剂学☆	李 冀	左铮云	黑龙江中医药大学	江西中医药大学
8	内经选读☆	翟双庆	黎敬波	北京中医药大学	广州中医药大学
9	伤寒论选读☆	王庆国	周春祥	北京中医药大学	南京中医药大学
10	金匮要略☆	范永升	姜德友	浙江中医药大学	黑龙江中医药大学
11	温病学☆	谷晓红	马 健	北京中医药大学	南京中医药大学
12	中医内科学☆	吴勉华	石 岩	南京中医药大学	辽宁中医药大学
13	中医外科学☆	陈红风		上海中医药大学	
14	中医妇科学☆	冯晓玲	张婷婷	黑龙江中医药大学	上海中医药大学
15	中医儿科学☆	赵 霞	李新民	南京中医药大学	天津中医药大学
16	中医骨伤科学☆	黄桂成	王拥军	南京中医药大学	上海中医药大学
17	中医眼科学	彭清华		湖南中医药大学	
18	中医耳鼻咽喉科学	刘 蓬		广州中医药大学	
19	中医急诊学☆	刘清泉	方邦江	首都医科大学	上海中医药大学
20	中医各家学说☆	尚 力	戴 铭	上海中医药大学	广西中医药大学
21	针灸学☆	梁繁荣	王 华	成都中医药大学	湖北中医药大学
22	推拿学☆	房 敏	王金贵	上海中医药大学	天津中医药大学
23	中医养生学	马烈光	章德林	成都中医药大学	江西中医药大学
24	中医药膳学	谢梦洲	朱天民	湖南中医药大学	成都中医药大学
25	中医食疗学	施洪飞	方 泓	南京中医药大学	上海中医药大学
26	中医气功学	章文春	魏玉龙	江西中医药大学	北京中医药大学
27	细胞生物学	赵宗江	高碧珍	北京中医药大学	福建中医药大学

序号	书　名	主　编		主编所在单位	
28	人体解剖学	邵水金		上海中医药大学	
29	组织学与胚胎学	周忠光	汪　涛	黑龙江中医药大学	天津中医药大学
30	生物化学	唐炳华		北京中医药大学	
31	生理学	赵铁建	朱大诚	广西中医药大学	江西中医药大学
32	病理学	刘春英	高维娟	辽宁中医药大学	河北中医药大学
33	免疫学基础与病原生物学	袁嘉丽	刘永琦	云南中医药大学	甘肃中医药大学
34	预防医学	史周华		山东中医药大学	
35	药理学	张硕峰	方晓艳	北京中医药大学	河南中医药大学
36	诊断学	詹华奎		成都中医药大学	
37	医学影像学	侯　健	许茂盛	成都中医药大学	浙江中医药大学
38	内科学	潘　涛	戴爱国	南京中医药大学	湖南中医药大学
39	外科学	谢建兴		广州中医药大学	
40	中西医文献检索	林丹红	孙　玲	福建中医药大学	湖北中医药大学
41	中医疫病学	张伯礼	吕文亮	天津中医药大学	湖北中医药大学
42	中医文化学	张其成	臧守虎	北京中医药大学	山东中医药大学
43	中医文献学	陈仁寿	宋咏梅	南京中医药大学	山东中医药大学
44	医学伦理学	崔瑞兰	赵　丽	山东中医药大学	北京中医药大学
45	医学生物学	詹秀琴	许　勇	南京中医药大学	成都中医药大学
46	中医全科医学概论	郭　栋	严小军	山东中医药大学	江西中医药大学
47	卫生统计学	魏高文	徐　刚	湖南中医药大学	江西中医药大学
48	中医老年病学	王　飞	张学智	成都中医药大学	北京大学医学部
49	医学遗传学	赵丕文	卫爱武	北京中医药大学	河南中医药大学
50	针刀医学	郭长青		北京中医药大学	
51	腧穴解剖学	邵水金		上海中医药大学	
52	神经解剖学	孙红梅	申国明	北京中医药大学	安徽中医药大学
53	医学免疫学	高永翔	刘永琦	成都中医药大学	甘肃中医药大学
54	神经定位诊断学	王东岩		黑龙江中医药大学	
55	中医运气学	苏　颖		长春中医药大学	
56	实验动物学	苗明三	王春田	河南中医药大学	辽宁中医药大学
57	中医医案学	姜德友	方祝元	黑龙江中医药大学	南京中医药大学
58	分子生物学	唐炳华	郑晓珂	北京中医药大学	河南中医药大学

（二）针灸推拿学专业

序号	书　名	主　编		主编所在单位	
59	局部解剖学	姜国华	李义凯	黑龙江中医药大学	南方医科大学
60	经络腧穴学☆	沈雪勇	刘存志	上海中医药大学	北京中医药大学
61	刺法灸法学☆	王富春	岳增辉	长春中医药大学	湖南中医药大学
62	针灸治疗学☆	高树中	冀来喜	山东中医药大学	山西中医药大学
63	各家针灸学说	高希言	王　威	河南中医药大学	辽宁中医药大学
64	针灸医籍选读	常小荣	张建斌	湖南中医药大学	南京中医药大学
65	实验针灸学	郭　义		天津中医药大学	

序号	书 名	主 编		主编所在单位	
66	推拿手法学☆	周运峰		河南中医药大学	
67	推拿功法学☆	吕立江		浙江中医药大学	
68	推拿治疗学☆	井夫杰	杨永刚	山东中医药大学	长春中医药大学
69	小儿推拿学	刘明军	邰先桃	长春中医药大学	云南中医药大学

（三）中西医临床医学专业

序号	书 名	主 编		主编所在单位	
70	中外医学史	王振国	徐建云	山东中医药大学	南京中医药大学
71	中西医结合内科学	陈志强	杨文明	河北中医药大学	安徽中医药大学
72	中西医结合外科学	何清湖		湖南中医药大学	
73	中西医结合妇产科学	杜惠兰		河北中医药大学	
74	中西医结合儿科学	王雪峰	郑 健	辽宁中医药大学	福建中医药大学
75	中西医结合骨伤科学	詹红生	刘 军	上海中医药大学	广州中医药大学
76	中西医结合眼科学	段俊国	毕宏生	成都中医药大学	山东中医药大学
77	中西医结合耳鼻咽喉科学	张勤修	陈文勇	成都中医药大学	广州中医药大学
78	中西医结合口腔科学	谭 劲		湖南中医药大学	
79	中药学	周祯祥	吴庆光	湖北中医药大学	广州中医药大学
80	中医基础理论	战丽彬	章文春	辽宁中医药大学	江西中医药大学
81	针灸推拿学	梁繁荣	刘明军	成都中医药大学	长春中医药大学
82	方剂学	李 冀	季旭明	黑龙江中医药大学	浙江中医药大学
83	医学心理学	李光英	张 斌	长春中医药大学	湖南中医药大学
84	中西医结合皮肤性病学	李 斌	陈达灿	上海中医药大学	广州中医药大学
85	诊断学	詹华奎	刘 潜	成都中医药大学	江西中医药大学
86	系统解剖学	武煜明	李新华	云南中医药大学	湖南中医药大学
87	生物化学	施 红	贾连群	福建中医药大学	辽宁中医药大学
88	中西医结合急救医学	方邦江	刘清泉	上海中医药大学	首都医科大学
89	中西医结合肛肠病学	何永恒		湖南中医药大学	
90	生理学	朱大诚	徐 颖	江西中医药大学	上海中医药大学
91	病理学	刘春英	姜希娟	辽宁中医药大学	天津中医药大学
92	中西医结合肿瘤学	程海波	贾立群	南京中医药大学	北京中医药大学
93	中西医结合传染病学	李素云	孙克伟	河南中医药大学	湖南中医药大学

（四）中药学类专业

序号	书 名	主 编		主编所在单位	
94	中医学基础	陈 晶	程海波	黑龙江中医药大学	南京中医药大学
95	高等数学	李秀昌	邵建华	长春中医药大学	上海中医药大学
96	中医药统计学	何 雁		江西中医药大学	
97	物理学	章新友	侯俊玲	江西中医药大学	北京中医药大学
98	无机化学	杨怀霞	吴培云	河南中医药大学	安徽中医药大学
99	有机化学	林 辉		广州中医药大学	
100	分析化学（上）（化学分析）	张 凌		江西中医药大学	

序号	书名	主编		主编所在单位	
101	分析化学（下）（仪器分析）	王淑美		广东药科大学	
102	物理化学	刘雄	王颖莉	甘肃中医药大学	山西中医药大学
103	临床中药学☆	周祯祥	唐德才	湖北中医药大学	南京中医药大学
104	方剂学	贾波	许二平	成都中医药大学	河南中医药大学
105	中药药剂学☆	杨明		江西中医药大学	
106	中药鉴定学☆	康廷国	闫永红	辽宁中医药大学	北京中医药大学
107	中药药理学☆	彭成		成都中医药大学	
108	中药拉丁语	李峰	马琳	山东中医药大学	天津中医药大学
109	药用植物学☆	刘春生	谷巍	北京中医药大学	南京中医药大学
110	中药炮制学☆	钟凌云		江西中医药大学	
111	中药分析学☆	梁生旺	张彤	广东药科大学	上海中医药大学
112	中药化学☆	匡海学	冯卫生	黑龙江中医药大学	河南中医药大学
113	中药制药工程原理与设备	周长征		山东中医药大学	
114	药事管理学☆	刘红宁		江西中医药大学	
115	本草典籍选读	彭代银	陈仁寿	安徽中医药大学	南京中医药大学
116	中药制药分离工程	朱卫丰		江西中医药大学	
117	中药制药设备与车间设计	李正		天津中医药大学	
118	药用植物栽培学	张永清		山东中医药大学	
119	中药资源学	马云桐		成都中医药大学	
120	中药产品与开发	孟宪生		辽宁中医药大学	
121	中药加工与炮制学	王秋红		广东药科大学	
122	人体形态学	武煜明	游言文	云南中医药大学	河南中医药大学
123	生理学基础	于远望		陕西中医药大学	
124	病理学基础	王谦		北京中医药大学	
125	解剖生理学	李新华	于远望	湖南中医药大学	陕西中医药大学
126	微生物学与免疫学	袁嘉丽	刘永琦	云南中医药大学	甘肃中医药大学
127	线性代数	李秀昌		长春中医药大学	
128	中药新药研发学	张永萍	王利胜	贵州中医药大学	广州中医药大学
129	中药安全与合理应用导论	张冰		北京中医药大学	
130	中药商品学	闫永红	蒋桂华	北京中医药大学	成都中医药大学

（五）药学类专业

序号	书名	主编		主编所在单位	
131	药用高分子材料学	刘文		贵州医科大学	
132	中成药学	张金莲	陈军	江西中医药大学	南京中医药大学
133	制药工艺学	王沛	赵鹏	长春中医药大学	陕西中医药大学
134	生物药剂学与药物动力	龚慕辛	贺福元	首都医科大学	湖南中医药大学
135	生药学	王喜军	陈随清	黑龙江中医药大学	河南中医药大学
136	药学文献检索	章新友	黄必胜	江西中医药大学	湖北中医药大学
137	天然药物化学	邱峰	廖尚高	天津中医药大学	贵州医科大学
138	药物合成反应	李念光	方方	南京中医药大学	安徽中医药大学

序号	书 名	主编		主编所在单位	
139	分子生药学	刘春生	袁 媛	北京中医药大学	中国中医科学院
140	药用辅料学	王世宇	关志宇	成都中医药大学	江西中医药大学
141	物理药剂学	吴 清		北京中医药大学	
142	药剂学	李范珠	冯年平	浙江中医药大学	上海中医药大学
143	药物分析	俞 捷	姚卫峰	云南中医药大学	南京中医药大学

（六）护理学专业

序号	书 名	主编		主编所在单位	
144	中医护理学基础	徐桂华	胡 慧	南京中医药大学	湖北中医药大学
145	护理学导论	穆 欣	马小琴	黑龙江中医药大学	浙江中医药大学
146	护理学基础	杨巧菊		河南中医药大学	
147	护理专业英语	刘红霞	刘 娅	北京中医药大学	湖北中医药大学
148	护理美学	余雨枫		成都中医药大学	
149	健康评估	阚丽君	张玉芳	黑龙江中医药大学	山东中医药大学
150	护理心理学	郝玉芳		北京中医药大学	
151	护理伦理学	崔瑞兰		山东中医药大学	
152	内科护理学	陈 燕	孙志岭	湖南中医药大学	南京中医药大学
153	外科护理学	陆静波	蔡恩丽	上海中医药大学	云南中医药大学
154	妇产科护理学	冯 进	王丽芹	湖南中医药大学	黑龙江中医药大学
155	儿科护理学	肖洪玲	陈偶英	安徽中医药大学	湖南中医药大学
156	五官科护理学	喻京生		湖南中医药大学	
157	老年护理学	王 燕	高 静	天津中医药大学	成都中医药大学
158	急救护理学	吕 静	卢根娣	长春中医药大学	上海中医药大学
159	康复护理学	陈锦秀	汤继芹	福建中医药大学	山东中医药大学
160	社区护理学	沈翠珍	王诗源	浙江中医药大学	山东中医药大学
161	中医临床护理学	裘秀月	刘建军	浙江中医药大学	江西中医药大学
162	护理管理学	全小明	柏亚妹	广州中医药大学	南京中医药大学
163	医学营养学	聂 宏	李艳玲	黑龙江中医药大学	天津中医药大学
164	安宁疗护	邸淑珍	陆静波	河北中医药大学	上海中医药大学
165	护理健康教育	王 芳		成都中医药大学	
166	护理教育学	聂 宏	杨巧菊	黑龙江中医药大学	河南中医药大学

（七）公共课

序号	书 名	主编		主编所在单位	
167	中医学概论	储全根	胡志希	安徽中医药大学	湖南中医药大学
168	传统体育	吴志坤	邵玉萍	上海中医药大学	湖北中医药大学
169	科研思路与方法	刘 涛	商洪才	南京中医药大学	北京中医药大学
170	大学生职业发展规划	石作荣	李 玮	山东中医药大学	北京中医药大学
171	大学计算机基础教程	叶 青		江西中医药大学	
172	大学生就业指导	曹世奎	张光霁	长春中医药大学	浙江中医药大学

序号	书 名	主 编		主编所在单位	
173	医患沟通技能	王自润	殷越	大同大学	黑龙江中医药大学
174	基础医学概论	刘黎青	朱大诚	山东中医药大学	江西中医药大学
175	国学经典导读	胡真	王明强	湖北中医药大学	南京中医药大学
176	临床医学概论	潘涛	付滨	南京中医药大学	天津中医药大学
177	Visual Basic 程序设计教程	闫朝升	曹慧	黑龙江中医药大学	山东中医药大学
178	SPSS 统计分析教程	刘仁权		北京中医药大学	
179	医学图形图像处理	章新友	孟昭鹏	江西中医药大学	天津中医药大学
180	医药数据库系统原理与应用	杜建强	胡孔法	江西中医药大学	南京中医药大学
181	医药数据管理与可视化分析	马星光		北京中医药大学	
182	中医药统计学与软件应用	史周华	何雁	山东中医药大学	江西中医药大学

（八）中医骨伤科学专业

序号	书 名	主 编		主编所在单位	
183	中医骨伤科学基础	李楠	李刚	福建中医药大学	山东中医药大学
184	骨伤解剖学	侯德才	姜国华	辽宁中医药大学	黑龙江中医药大学
185	骨伤影像学	栾金红	郭会利	黑龙江中医药大学	河南中医药大学洛阳平乐正骨学院
186	中医正骨学	冷向阳	马勇	长春中医药大学	南京中医药大学
187	中医筋伤学	周红海	于栋	广西中医药大学	北京中医药大学
188	中医骨病学	徐展望	郑福增	山东中医药大学	河南中医药大学
189	创伤急救学	毕荣修	李无阴	山东中医药大学	河南中医药大学洛阳平乐正骨学院
190	骨伤手术学	童培建	曾意荣	浙江中医药大学	广州中医药大学

（九）中医养生学专业

序号	书 名	主 编		主编所在单位	
191	中医养生文献学	蒋力生	王平	江西中医药大学	湖北中医药大学
192	中医治未病学概论	陈涤平		南京中医药大学	
193	中医饮食养生学	方泓		上海中医药大学	
194	中医养生方法技术学	顾一煌	王金贵	南京中医药大学	天津中医药大学
195	中医养生学导论	马烈光	樊旭	成都中医药大学	辽宁中医药大学
196	中医运动养生学	章文春	邬建卫	江西中医药大学	成都中医药大学

（十）管理学类专业

序号	书 名	主 编		主编所在单位	
197	卫生法学	田侃	冯秀云	南京中医药大学	山东中医药大学
198	社会医学	王素珍	杨义	江西中医药大学	成都中医药大学
199	管理学基础	徐爱军		南京中医药大学	
200	卫生经济学	陈永成	欧阳静	江西中医药大学	陕西中医药大学
201	医院管理学	王志伟	翟理祥	北京中医药大学	广东药科大学
202	医药人力资源管理	曹世奎		长春中医药大学	
203	公共关系学	关晓光		黑龙江中医药大学	

序号	书 名	主 编	主编所在单位	
204	卫生管理学	乔学斌　王长青	南京中医药大学	南京医科大学
205	管理心理学	刘鲁蓉　曾 智	成都中医药大学	南京中医药大学
206	医药商品学	徐 晶	辽宁中医药大学	

（十一）康复医学类专业

序号	书 名	主 编	主编所在单位	
207	中医康复学	王瑞辉　冯晓东	陕西中医药大学	河南中医药大学
208	康复评定学	张 泓　陶 静	湖南中医药大学	福建中医药大学
209	临床康复学	朱路文　公维军	黑龙江中医药大学	首都医科大学
210	康复医学导论	唐 强　严兴科	黑龙江中医药大学	甘肃中医药大学
211	言语治疗学	汤继芹	山东中医药大学	
212	康复医学	张 宏　苏友新	上海中医药大学	福建中医药大学
213	运动医学	潘华山　王 艳	广东潮州卫生健康职业学院	黑龙江中医药大学
214	作业治疗学	胡 军　艾 坤	上海中医药大学	湖南中医药大学
215	物理治疗学	金荣疆　王 磊	成都中医药大学	南京中医药大学